国家卫生健康委医院管理研究所药事管理研究部
中国医院协会药事管理专业委员会 组织编写

# 临床药物治疗学
# 消化系统疾病

分册主编　韩　英　高　申　文爱东　邹多武
副 主 编　郭长存　王　卓　崔丽娜　田　泾
编　　委（以姓氏笔画为序）

| | | | | |
|---|---|---|---|---|
| 于齐宏 | 王　卓 | 王　磊 | 王秀芳 | 王明明 |
| 王学彬 | 王婧雯 | 王聪聪 | 尤国皎 | 文爱东 |
| 尹　芳 | 孔祥毓 | 邓　丽 | 邓　娟 | 邓子云 |
| 卢瑷瑷 | 田　泾 | 台宗光 | 吕顺莉 | 朱绍华 |
| 朱疆依 | 乔　逸 | 刘　振 | 李韦韦 | 杨云云 |
| 杨依磊 | 时永全 | 邹多武 | 张　伟 | 张　玲 |
| 张　维 | 张　琰 | 张小刚 | 陈　虹 | 陈　瑜 |
| 林　寒 | 周新民 | 郑林华 | 赵九龙 | 党　欢 |
| 徐　灿 | 高　申 | 高正军 | 郭长存 | 郭桂萍 |
| 海文利 | 曹珊珊 | 崔丽娜 | 葛　洁 | 韩　英 |
| 韩　霜 | 韩者艺 | 普燕芳 | 曾婷婷 | 樊婷婷 |

U0212521

人民卫生出版社

图书在版编目（CIP）数据

临床药物治疗学 . 消化系统疾病 / 韩英等主编 . —
北京：人民卫生出版社，2020
ISBN 978-7-117-29351-8

Ⅰ.①临…　Ⅱ.①韩…　Ⅲ.①药物疗法②消化系统疾
病 —药物疗法　Ⅳ.①R453②R570.5

中国版本图书馆 CIP 数据核字（2020）第 109357 号

| 人卫智网　www.ipmph.com | 医学教育、学术、考试、健康，购书智慧智能综合服务平台 |
| --- | --- |
| 人卫官网　www.pmph.com | 人卫官方资讯发布平台 |

临床药物治疗学——消化系统疾病

分册主编：韩　英　高　申　文爱东　邹多武
出版发行：人民卫生出版社（中继线 010-59780011）
地　　址：北京市朝阳区潘家园南里 19 号
邮　　编：100021
E - mail：pmph @ pmph.com
购书热线：010-59787592　010-59787584　010-65264830
印　　刷：三河市尚艺印装有限公司
经　　销：新华书店
开　　本：787×1092　1/16　印张：22
字　　数：535 千字
版　　次：2020 年 11 月第 1 版　2020 年 11 月第 1 版第 1 次印刷
标准书号：ISBN 978-7-117-29351-8
定　　价：68.00 元
打击盗版举报电话：010-59787491　E-mail：WQ @ pmph.com
质量问题联系电话：010-59787234　E-mail：zhiliang @ pmph.com

# 《临床药物治疗学》丛书编委会

# 《临床药物治疗学》丛书分册目录

| 序号 | 书名 | 分册主编 |
|---|---|---|
| 1 | 总论 | 吴永佩　蒋学华　蔡卫民　史国兵 |
| 2 | 感染性疾病 | 颜　青　夏培元　杨　帆　吕晓菊 |
| 3 | 心血管系统疾病 | 李宏建　高海青　周聊生　童荣生 |
| 4 | 呼吸系统疾病 | 蔡映云　吕迁洲 |
| 5 | 消化系统疾病 | 韩　英　高　申　文爱东　邹多武 |
| 6 | 血液系统疾病 | 缪丽燕　马满玲　吴德沛　周　晋 |
| 7 | 内分泌代谢疾病 | 母义明　郭代红　彭永德　刘皋林 |
| 8 | 神经系统疾病 | 钟明康　王长连　洪　震　吴　钢 |
| 9 | 肾脏疾病 | 史　伟　杨　敏 |
| 10 | 器官移植 | 陈　孝　王长希　刘懿禾　徐彦贵 |
| 11 | 肿瘤 | 于世英　杜　光　黄红兵 |
| 12 | 外科疾病 | 甄健存　廖　泉　蒋协远 |
| 13 | 妇产科疾病 | 赵　霞　张伶俐 |
| 14 | 儿科疾病 | 徐　虹　孙　锟　李智平　张　健 |
| 15 | 老年疾病 | 王建业　胡　欣 |
| 16 | 营养支持治疗 | 梅　丹　于健春 |

# 序　一

　　医师、药师、护士、医疗技师是医疗机构四大核心技术支撑系统的重要成员,药师是医院药事管理和促进合理用药的主要技术力量,在指导患者安全用药、维护患者用药权益方面起着重要作用。

　　我国自2002年提出医院要建立临床药师制以来,其发展健康迅速,临床药师在临床用药中的作用逐步明显。为提高临床药师参加药物治疗的能力,我们医院管理研究所药事管理研究部和中国医院协会药事管理专业委员会,邀请300余名药学与医学专家以及部分临床药师共同编写了适合我国国情的《临床药物治疗学》系列丛书。感谢医药学专家做了一件值得庆贺、有助于提高药物治疗水平、有益于患者的好事。

　　临床药师具有系统的临床药学专业知识与技能,掌握药物特点与应用,了解疾病与药物治疗原则,是医疗团队的重要成员,其与医师、护士合作,为患者提供优质药物治疗的药学专业技术服务,直接参与临床药物治疗工作。临床药师是现代医疗团队的重要成员,各医疗机构要爱护关心他们的成长,积极支持他们的工作,充分发挥他们在药事管理和药物治疗中的专业技能,将临床药学作为专业学科建设加以严格管理,为实现医疗机构医疗水平的持续提升创造条件。希望临床药师要学好用好临床药物治疗学,发挥专业特长,促进合理用药,提高医疗技术水平,在维护患者利益中发挥更大作用。

　　简写"序",以祝贺《临床药物治疗学》丛书的出版。

张宝文

2016 年 4 月

# 序 二

第二次世界大战后,欧美国家制药工业快速发展,新药大量开发。但随着药品品种和使用频率的增加,临床不合理用药加重,严重的药物毒副作用和过敏反应也不断增多,患者用药风险增加。同时,人类面临的疾病负担严峻,慢性病及其他疾病的药物应用问题也愈加复杂,合理用药成为人类共同关心的重大民生问题。

为促进药物合理使用,美国于 1957 年首先提出高等医药院校设置 6 年制临床药学专业 Pharm D. 课程教育,培养临床型药学专业技术人才。截至 2013 年,美国 135 所高等医药院校的药学教育总规模 90% 以上为临床药学 Pharm D. 专业教育。同期,美国在医院建立了临床药师制,即临床药师参加临床药物治疗,规定 Pharm D. 专业学位是在医院上岗药师的唯一资格,并在医院建立学员毕业后以提高临床用药实践能力为主的住院药师规范化培训制度。1975 年,美国医院临床药学界编辑出版了《临床药物治疗学》丛书,现已出第 10 版,深受广大药师和高校药学院学生的欢迎。

我国自实行改革开放政策以来,社会经济迅猛发展,党和政府更加关注民生问题,广大人民群众随着生活水平的大幅提升,也要求获得更好的医药卫生服务。

改革开放前医院药师的任务是保障临床诊疗用药的需求,但伴随着改革开放,我国制药工业快速发展,国外药企大量进入,药品品种和品规猛增。医药流通领域不规范竞争加重,临床不合理用药日趋严重。为此,原卫生部在 20 世纪末提出药学部门工作要转型,药师观念和职责要转变,规定医院要"建立临床药师制",培养配备专职临床药师,参加临床药物治疗。并规定医院要建立临床医师、临床药师、护士等组成的临床医疗团队,临床医师和临床药师要共同为患者临床药物治疗负责。我国于 21 世纪初加快了临床药学学科建设与临床药师制体系建设,尽管临床药师队伍在药物应用实践中迅速成长,但由于历史原因导致我国在临床药学学科定位与发展方向、药学教育培养目标以及医疗机构医疗工作模式等的缺陷,使临床药师普遍感到临床药学专业系统性知识不足、临床药学思维能力不足和临床药物治疗实践技能不足。针对临床药学学科建设与临床药师制体系建设中这一突出问题,为充分发挥临床药师在药品应用和药事管理中的专业技术作用,提高临床药物治疗水平,促进合理用药,我们邀请了 300 余名药学与医学专家以及部分临床药师,启动了《临床药物治疗学》系列丛书的编写。本丛书以临床药物治疗学的理论以及药物治疗理论与实践的结合、诊疗活动与药物治疗实践和药物治疗的监护与效果评价,试用案例分析教育、论述典型的药物治疗方案和药学监护,突出临床思维与临床药学思维的建立与运用。丛书的编写与出版,希望能体现国内外临床药物治疗学和临床实践活动最新发展趋势,反映国际上临床药学领域的新理论、新知识、新技术和新方法。

我们期待为临床药师培训基地提供一套实用的教材,为提高培训基地的培训质量,提升临床药师的专业知识水平,增强参与临床药物治疗工作的能力打下基础。同时,也为在临床参与药物治疗实践工作的临床药师和从事处方审核调剂、药物制剂、药品物流管理以及系统药品质量监管等药剂工作的药师提供自学教材;并为医疗机构医务人员和高等医药院校临床药学专业和药学专业学生教学提供一本理论与实践紧密结合的参考用书。

由于这是一部多学科药物治疗学的系统丛书,缺乏编写经验,不足之处在所难免,恳请医药学界专家和读者,特别是广大临床药师提出问题,找出差距,为修订编写第 2 版打好基础。

我们衷心感谢各分册主编、编委与全体编写者的辛勤劳动和有关人士的热忱支持!

吴永佩　蔡映云

2016 年 4 月

# 前　言

工欲善其事,必先利其器。对于外科医师来讲,手术刀为其"器";对于内科医师而言,药物为其"器"。

作为从事医疗一线工作几十年的内科医师、药师,我们深感药物对于我们之重要,尤如宝剑之于英雄及红粉之于佳人。在很大程度上,我们依靠药物在治疗疾病的实践效果验证医师临床判断和药师用药建议的正确,实现我们的临床意图,帮助患者疾病恢复。有好药方能有内科名医,否则即为无米之炊。

药物的发展会引起疾病治疗方式的变革。比如在质子泵抑制剂出现之前,相当一部分的消化性溃疡患者需要手术治疗。自从质子泵抑制剂应用于临床之后,2~6 周的标准治疗即可使 95% 的溃疡患者痊愈。再比如抗乙肝病毒核苷(酸)类药物的出现极大地改善了慢性乙型肝炎患者的长期预后并减少了肝癌的发生。随着丙型肝炎直接抗病毒药物的问世,8~24 周就可以治愈不同疾病状态的丙型肝炎。

然好"器"尚需用好,尤如一把好剑,用好了斩妖除魔,用不好屡生祸端。只要在正确的时机给患者应用对症的药物,那么每种药都可能是好药。本书的编写目的即是指导我们把握正确的时机给患者用对药。本书没有按药物的作用进行分类,而是按疾病将相关知识进行归纳总结,更贴近临床,更方便医师、药师参阅。本书对消化系常见疾病的常用药进行了分析、比较,既总结了共性,又提炼出了个性,在传递知识的同时,辅以实际的案例以增强本书的可读性与实战性。这些特点必将使本书成为深受临床医师及临床药师欢迎的"良器"。

韩　英　高　申　文爱东　邹多武
2020 年 6 月

# 目 录

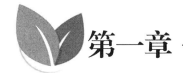

# 第一章

# 消化系统疾病诊断与药物治疗概述

## 第一节 消化系统疾病概述

消化系统(digestive system)由消化管及消化腺两大部分组成。消化管包括口腔、咽、食管、胃、小肠(十二指肠、空肠、回肠)和大肠(盲肠、阑尾、结肠、直肠、肛管)等。临床上常将口腔到十二指肠的这一段称为上消化道,空肠以下的部分称为下消化道。消化腺有小消化腺和大消化腺两种。小消化腺散在于消化道各部的管壁内,大消化腺有 3 对唾液腺(腮腺、下颌下腺、舌下腺)、肝脏和胰腺,它们均借助导管,将分泌物排入消化管内。消化系统疾病谱广,治疗药物种类繁多。为此,医师与药师均应该掌握消化系统的结构功能特点与疾病之间的关系,才能将患者的症状与疾病联系起来,以正确诊断疾病、制订合理及个体化的用药方案,了解用药后预期的治疗效果以及如何根据病情进一步调整治疗方案。

### 一、消化系统的结构功能特点与疾病之间的关系

人体需要的营养物质包括蛋白质、脂肪、糖、维生素、无机盐和水,主要通过消化道摄取、消化和转运获取,并将未能利用的或代谢的产物以尿或粪便的形式排出体外。食物转变为营养物质需要经过消化、吸收两大过程。消化道对食物的消化包括机械性消化和化学性消化。消化道通过肌肉的收缩和舒张功能将食物碾碎,并推送至远端。胃肠道内的腺体、肝脏、胆囊、胰腺分泌消化液,将蛋白质、脂肪、淀粉进一步分解为可吸收的小分子物质,由肠黏膜上皮细胞吸收,经过肝脏加工后供全身组织利用。

#### (一)胃肠道的动力与功能紊乱

消化道的活动既受外来自主神经(交感、副交感神经)支配,也受胃肠道内在肠神经系统(enteric nervous system,ENS)调控。两个系统相互协调统一,对胃肠道动力的调节起重要作用。一般交感神经对胃肠道运动与消化腺起抑制作用,副交感神经则反之。ENS 可以不依赖中枢神经系统独立行使功能。可直接接收胃肠道腔内的各种信号,被激活后分泌的神经递质为多肽分子,如 P 物质、阿片类多肽、生长抑素、肠血管活性肽等。然而这些肽类物质同时也接受中枢神经的调节(脑 - 肠轴),它在调控胃肠道的运动、分泌、血液和水及电解质转运上都有重要作用。因此各种精神因素,尤其是长期高度紧张可以干扰高级神经的正常活动,通过脑 - 肠轴引起内脏感觉敏感性异常,进而引起胃肠道功能紊乱。胃肠动力性疾病是指胃肠道收缩及蠕动异常,包括痉挛或麻痹等。外源性或内源性因素都可以引起肠道协调收

缩异常。胃肠动力性疾病包括功能性消化不良、胃食管反流、便秘、腹泻、肠易激综合征、麻痹性肠梗阻等。

### (二)胃肠道的内分泌功能

胃肠道含有多种内分泌细胞,其合成与释放的激素主要在胃肠道内发挥作用,同称为胃肠激素。胃肠激素调节消化道上皮和腺体的分泌及消化道的运动,相互之间存在调控与反馈,保持平衡,以维持消化道的正常生理功能。胃肠激素分泌紊乱可引起严重的胃肠功能障碍,如促胃液素分泌过多可产生胃泌素瘤、血管活性肠肽(vasoactive intestinal peptide,VIP)分泌过多可造成严重腹泻等。

### (三)胃肠道的肌肉与疾病

胃肠运动的结构基础是消化道的平滑肌,它除了具有一般平滑肌的共性之外,还具有自身的特点。它兴奋性较低,收缩缓慢,常处于微弱的持续收缩状态,也具有很大的伸展性,因此既可使消化道保持一定的形状,也可容纳食物。对电、针刺和刀割等机械刺激不敏感,但对缺血、牵拉、温度和化学刺激很敏感。平滑肌瘤是起源于平滑肌组织的良性肿瘤,是最常见的良性消化道肿瘤;胃肠道间质瘤(gastrointestinal stromal tumor,GIST)源于消化道的间叶组织,是具有多向分化潜能的原始间质干细胞及潜在恶性生物学行为的肿瘤,可以发生在消化道的任何部位。

### (四)消化道的免疫功能

胃肠道相关淋巴组织是黏膜相关淋巴组织的重要组成,胃肠道也是人体重要的免疫器官之一。肠黏膜免疫系统是抵御饮食中的抗原、细菌、病毒和毒素侵袭的第一道防线。并且,肠道免疫也在维持自身稳态中具有重要作用。肠道免疫与肠道菌群关系密切,在免疫防御功能减弱的条件下可发生机会性感染。肠道免疫失衡可以导致自身免疫病,如炎性肠病等。肠道免疫系统紊乱也可以发生肿瘤,如胃黏膜相关淋巴瘤及胃肠道淋巴瘤等。

### (五)肝脏的结构功能特点

肝脏有肝动脉、门静脉双重血液供应,是糖、脂肪、蛋白质、维生素等多种物质合成、分解、代谢及转运的中心。胆道系统与门静脉并行,胆道系统炎症或梗阻可引起严重的肝脏疾病。当肝功能障碍时,糖代谢可受影响,发生高血糖及糖耐量异常,严重障碍时可发生低血糖等;蛋白合成能力降低可导致低蛋白血症;凝血因子减少导致凝血功能障碍;胆酸排泄障碍时则可引起胆汁淤积性肝病和脂溶性维生素代谢障碍。

肝细胞内含有多种代谢酶,药物或毒物在体内均需要通过肝细胞内以细胞色素 P450 为主的一系列酶的作用进行生物转化。当肝脏受损时,经肝脏代谢的药物的药动学将发生变化,用药时需考虑调整剂量。同时,药物、毒物及其代谢产物也可损伤肝脏,导致药物性肝病。肝脏内也还有大量的免疫细胞,可以发生自身免疫性肝炎、原发性胆汁性胆管炎等自身免疫病。

## 二、消化系统疾病的分类

按病变部位分类,消化系统常见的疾病与主要临床表现如下:

1. 食管疾病 主要症状为胸骨后烧灼感、反酸、吞咽困难及疼痛等。常见疾病包括胃食管反流病、食管肿瘤、食管贲门失迟缓症及食管溃疡等。

2. 胃、十二指肠疾病 主要症状为上腹部疼痛、腹胀、恶心、呕吐、嗳气等。常见疾病包括急、慢性胃炎,消化性溃疡,胃癌及肿瘤等。

3. 小肠疾病 主要症状为脐周疼痛、腹泻、便血、腹部包块、全身营养不良、梗阻等。常见疾病包括急性肠炎、急性出血性坏死性肠炎、肠结核、克罗恩病、吸收不良综合征、小肠肿瘤等。

4. 结肠、直肠疾病 主要症状为黏液便、腹泻、便秘、便血、腹痛、腹部包块等。常见疾病包括各种急、慢性结肠炎,肠易激综合征,溃疡性结肠炎,息肉,血管性疾病,结、直肠癌等。

5. 肝脏疾病 主要表现为乏力、纳差、右上腹不适或疼痛、皮肤和巩膜黄染等。常见疾病包括病毒性肝病、酒精性肝病、代谢相关脂肪性肝病、自身免疫性肝病、遗传性肝病、药物性肝病,各种病因所致的肝硬化、肝脓肿、肝癌等。

6. 胆道疾病 主要表现为右上腹疼痛(可向肩背部放射)、黄疸、发热、代谢紊乱等。常见疾病包括胆囊炎、胆管炎、胆石症、胆管癌等,还有近年来逐渐被认识的 IgG4 相关的胆管炎等。

7. 胰腺疾病 主要表现为腹部疼痛、后背部胀痛、纳差、恶心、呕吐、发热、黄疸等。常见疾病包括急、慢性胰腺炎和胰腺癌,还有近年来逐渐被认识的自身免疫性胰腺炎 I 型的 IgG4 相关胰腺炎等。

8. 腹膜、肠系膜疾病 主要表现为腹痛、腹胀、腹水等。常见疾病包括原发性和继发性腹膜炎、肠系膜淋巴结结核、原发性或继发性腹膜肿瘤等。

消化系统包含多个器官,疾病谱广泛,与消化系统的生理功能密切相关。理解疾病的病理生理学基础对于正确使用药物治疗消化系统疾病具有重要意义。

## 第二节 消化系统疾病的诊断

消化系统疾病的主要临床表现如食欲减退、厌油腻、恶心、呕吐、腹胀、腹痛等症状缺乏特异性,亦可见于其他系统性疾病。因此,正确的诊断尤为重要。正确的诊断需建立在详尽的病史采集、体格检查、常规实验室检查及特殊检查收集的基础上,由临床基础知识和临床经验丰富的医师对这些资料进行全面综合分析,以最大限度减轻患者的精神负担和减少医疗资源的浪费。

### 一、消化系统疾病常见的临床症状及体征

#### (一)病史与症状

病史采集在消化系统疾病的诊断中十分重要。不少消化系统疾病的典型症状可为疾病诊断提供重要线索甚至作出临床诊断,也有不少疾病虽有明显的症状却不伴有明显的体征。因为不少症状可几乎发生在大多数消化系统疾病中,但同一症状在不同疾病中的特点迥异,故病史采集要务必细致,掌握消化系统疾病问诊的要领,腹痛便是一个典型例子。针对主要症状,要尽可能地了解其起病情况(如发病有关的病因和诱因、起病急骤或缓慢)、发病经过、用药情况等,要详细了解症状发生的部位、性质、持续时间、程度、缓解和加重因素及伴随症状等。此外,患者的年龄、性别、籍贯、职业、精神、体力状态、饮食和生活习惯、用药史、烟酒等个人嗜好、家族史及手术史等对诊断亦尤为重要。

消化系统疾病的临床症状很多,包括纳差、恶心、呕吐、嗳气、吞咽困难、胃灼热、腹胀、腹

痛、腹泻、便秘、呕血、黑便、便血、黄疸等。不同消化系统疾病的主要症状及症状组合不同，个别症状在不同疾病中的表现特点各有不同。

### （二）体征

体格检查在病史采集的基础上进行，不仅要进行全面系统的体格检查，而且还要对患者陈述的主要症状有的放矢、重点深入检查，从而获得客观的临床资料，为疾病诊断提供依据。全面系统而有重点的体格检查在消化系统疾病的诊断与鉴别诊断中十分重要。如观察面部表情可反映腹痛的严重程度；强迫体位和希氏面容可能与腹膜炎有关；口腔溃疡和大关节炎可能与炎性肠病相关；皮肤黏膜表现如肝病面容、肝掌、蜘蛛痣、黄疸、瘀点等是肝病诊断的重要线索；左侧锁骨上窝淋巴结群肿大多见于胃癌、食管癌转移；腹部膨隆提示腹水、肠积气或腹腔肿块；胃肠型及蠕动波多提示胃肠道梗阻；腹壁静脉曲张多提示门静脉高压（需查血流方向以便于与下腔静脉阻塞相鉴别）。听诊注意肠鸣音的特点对消化道活动性出血及急腹症的鉴别诊断至关重要。叩诊查出移动性浊音提示已有中等量以上的腹水。腹部触诊对识别腹部体征及诊断疾病十分重要。腹壁紧张度、压痛及反跳痛对腹痛的诊断与鉴别诊断至关重要；触诊腹部包块时应注意详细了解其部位、大小、形态、质地、表面情况、活动性、压痛及搏动感等，以判断疾病性质和所累及的脏器。须重视肛门直肠指诊在有下腹痛、腹泻、便秘、便血症状的患者疾病诊断中的重要性，可发现大多数直肠肿瘤及胃肠道恶性肿瘤的盆腔转移。

## 二、实验室与辅助检查

### （一）实验室检查

血、尿、粪常规和血液生化检查对消化系统疾病的诊断具有重要价值，对疾病的严重程度和活动度判断有重要帮助。如血常规检查可反映有无贫血，是血小板减少还是白细胞减少，还是三系都减低；是脾功能亢进还是恶性贫血；是营养不良还是消耗性疾病；是免疫性疾病还是药物毒物所致或 Hp 感染等。尿常规检查需要明确尿的 pH，尿比重，有无尿蛋白，尿红、白细胞，尿细菌，尿胆原，尿胆色素。结合尿的检查来区别是肝脏、肾脏疾病及黄疸的性质。粪便常规是胃肠道疾病的一种简便易行的诊断手段。粪便的肉眼观、显微镜检、隐血试验、细菌培养、找虫卵及脂肪滴可为肠道感染、腹泻、便秘、寄生虫病和消化道出血等疾病提供重要证据；血沉、C 反应蛋白及 PCT 可作为判断炎症、感染及结核活动性的重要指标；血、尿胆红素，尿胆原和包括血清酶学在内的肝功能试验指标的测定对于黄疸的性质和肝胆疾病的诊断、病情严重程度的确定有重要价值；血、尿淀粉酶测定对急性胰腺炎有重要的诊断价值；各型病毒性肝炎标志物检测可确定肝炎的类型；肿瘤标志物如甲胎蛋白、CA19-9、癌胚抗原等对于消化道肿瘤的辅助诊断、疗效评估、预后判断有重要价值；某些自身抗体测定对自身免疫性肝病、恶性贫血等有鉴别诊断价值。腹水检查如腹水常规、生化、细胞学及细菌培养对鉴别肝硬化、腹腔结核和腹腔恶性肿瘤有实用价值。

### （二）影像学检查

1. 超声检查　超声检查因其无创性、多切面、可重复及费用低而成为普遍适用于腹部疾病的首选检查。B 超可显示肝、胆囊、胰、脾等脏器的大小、轮廓及这些脏器的炎症、结石、囊肿、脓肿、肿瘤、淋巴结等病变，可观察胆道系统有无扩张并判断梗阻的部位及性质，门静脉及脾静脉的直径、血流方向及有无栓子，还可观察肝静脉及下腔静脉等，有助于门静脉高压的诊断与鉴别诊断;既可了解肠道有无梗阻及血管的情况,也可了解有无腹水及腹水的量,对判断腹腔实质性肿块的大小、性质、定位等也有一定价值。B超对靠近腹壁的结构观察较为理想,但易受腹壁脂肪及胃肠气体的影响,故肥胖者、胃肠胀气明显者的检查结果准确性受影响,其中以对腹膜后结构的影响最大。此外,B超引导下可行各种经皮穿刺,如对腹膜、肝脏、胰腺肿瘤及腹部包块等进行穿刺活组织检查;穿刺肝脓肿脓液引流;肝囊肿的穿刺引流抽液无水乙醇注射治疗;肝血管瘤的治疗及3cm以下的小肝癌的微波及射频治疗等。

2. X线检查 X线检查依然是目前诊断胃肠道疾病的常用手段。腹部平片有助于胃肠穿孔、胃肠梗阻及不透X线的胆石症等疾病的诊断。X线钡餐造影可观察全胃肠道,发现胃肠道的炎症、溃疡、肿瘤、静脉曲张、结构畸形及运动异常等,特别是通过造影可以对食管、胃癌侵犯的范围进行判断,对膈疝的诊断优于内镜检查。气钡双重对比造影能更清楚地显示黏膜表面的细小结构,提高微小病变的发现率。近年来随着数字减影血管造影技术的应用,消化系统疾病的诊断水平逐渐提高,如门静脉及下腔静脉造影有助于门静脉高压的诊断与鉴别诊断,选择性腹腔动脉造影、肠系膜动脉造影对不明原因消化道出血的诊断有十分重要的价值。

3. 计算机断层成像(computed tomography,CT)和磁共振显像(magnetic resonance imaging,MRI) 该类检查因其敏感度和分辨率高,可反映轻微的密度改变,对病灶的定位和定性效果较佳,因此在消化系统疾病的诊断上越来越重要。CT对腹腔内脏器病变,尤其对肝、胰、胆系病变如结石、囊肿、脓肿、肿瘤等的诊断有重要作用;对弥漫性病变如脂肪肝、肝硬化、胰腺炎等也有重要价值。对于空腔脏器的恶性肿瘤性病变,CT能显示肿瘤边缘与周围组织的关系,并明确有无转移病灶,对肿瘤的TNM分期有一定的价值。MRI因其显示的图像反映组织的结构差异,因此对占位性病变的定性诊断尤佳。对于应用MRI难以判断性质或<1cm的占位性病变,近年来应用细胞特异性的摄取造影剂钆塞酸二钠注射液(普美显)可以更加清楚地观察范围和性质,准确率达95%左右。随着CT或MRI图像后处理技术的迅速发展,其中磁共振胰胆管成像(magnetic resonance cholangiopancreatography,MRCP)已成为一项成熟的技术,在临床上代替侵入性经内镜逆行胰胆管造影(endoscopic retrograde cholangiopancreatography,ERCP)用于胆胰管病变的诊断。

4. 放射性核素检查 $^{13}$C及$^{14}$C尿素呼气试验是诊断幽门螺杆菌感染常用的非侵入性试验,其敏感性和特异性较高。$^{99m}$Tc-PMT肝肿瘤阳性显像有助于原发性肝癌的诊断。静脉注射$^{99m}$Tc标记的红细胞对不明原因消化道出血的诊断有特殊价值。放射性核素检查还可应用于胃肠运动如胃排空、肠转运时间等研究。

5. 正电子发射断层显像(PET) PET反映生理功能而非解剖结构,根据示踪剂的摄取水平将生理过程形象化和数量化,从而阐明体内脏器的正常功能及功能失调。近年,与CT和MRI结合应用于消化系统肿瘤的诊断、分级和鉴别诊断,有助于提高诊断的准确性。

**(三)内镜检查**

内镜检查是20世纪消化病学的革命性进展,它具有其他传统检查手段不可比拟的优势。应用内镜直接观察消化道腔内病变,将其拍照、录像记录,并可取活组织行病理学检查,且结合染色、放大、超声等技术,对病变性质和范围诊断的准确率几乎接近100%。根据检查部位的不同,将消化内镜分为胃镜、十二指肠镜、胆道镜、小肠镜、结肠镜、腹腔镜等。其中,以胃镜和结肠镜最常用。急诊胃镜对上消化道出血原因及部位的诊断至关重要。超声内镜即经内镜超声扫描,对胃肠道隆起性病变的大小、深度、性质、起源及周围关系进行观察,并可在超声引导下进行穿刺活组织检查。染色内镜即胃镜或结肠镜下喷洒染色剂,根据着色的情况判别早期病变及其范围,以提高早期癌的检出率。应用十二指肠镜将导管插入十二指肠乳头进行内镜逆行胰胆管造影(ERCP),已成为诊断和治疗胰腺、胆道疾病的重要手段。小肠镜可以观察小肠全貌,对以往不易发现的小肠病变如小肠出血、结核、克罗恩病、肿瘤等有诊断价值。胶囊内镜对那些由于因各种原因不能接受内镜检查的患者进行无创性检查,但由于吞服胶囊以后不可控,使全面观察病变及准确定位受到限制。目前磁控胃镜已经问世,可以在人为控制下对病变进行反复观察,但对肠道还不能实现。

### (四) 活组织和脱落细胞检查

1. 活组织检查　取活组织做组织病理学检查对疾病诊断具有确诊价值,尤其对诊断有疑问者,应尽可能做活检。消化系统的活组织检查包括内镜窥视下直接取食管、胃或肠道黏膜病变组织做病理学检查;经腹腔镜对腹膜或病灶取材做病理学检查;超声或 CT 引导下,由细针经皮穿刺取材,如经皮肝穿刺取肝脏组织做组织学和细胞学检查;此外,外科手术取活组织检查也属此范畴。

2. 脱落细胞检查　冲洗或擦刷消化道黏膜(尤其是食管和胃的管腔黏膜),最好在内镜直视下进行,收集脱落细胞做病理学检查,有利于癌瘤的诊断,对食管癌和胃癌的确诊率较高;收集腹水离心浓缩找癌细胞等。

### (五) 胃肠动力学检查

此项检查对诊断胃肠道动力障碍性疾病有相当重要的价值。目前临床上常做的包括食管、胃、胆道、直肠等处压力的测定,食管 24 小时 pH 监测,胃 pH、胃排空时间、胃肠经过时间测定及结肠动力测定,排便流速测定等。

### (六) 脏器功能试验

如胃液分泌功能检查、胰腺外分泌功能检查、小肠吸收功能检查、肝脏储备功能检查、Oddi 括约肌功能检测等分别用于有关疾病的辅助诊断。

### (七) 剖腹探查

对疑似器质性疾病而通过多项检查又不能确定诊断者,可考虑剖腹探查。

# 第三节　消化系统疾病的治疗

## 一、消化系统疾病的治疗措施概述

### (一) 一般治疗

1. 饮食营养　消化系统的主要功能是负责食物的摄取、消化、代谢及转运,该系统任何部位的疾患均会影响以上生理功能的正常运行,饮食及营养不当会导致疾病或加快疾病进展,因此合适的饮食及合理的营养在疾病治疗过程中占有重要地位。应根据疾病的种类,发病的部位、性质及病情的严重程度决定是否禁食或限制饮食,如急性胆囊炎、胆石症、消化道出血、急性胰腺炎等应予以禁食、水,肝硬化应低脂高蛋白饮食,肝豆状核变性应低铜饮食等;若患者存在明显的梗阻性病变征象,应首先给予禁饮食,必要时予以胃肠减压。存在消化系统疾病的患者往往有食欲下降、呕吐、腹胀、腹泻、消化吸收不良等症状,在饮食限制的基础上常会导致水、电解质紊乱和酸碱失衡及营养障碍。因此，支持疗法至关重要，应注意给予患者易消化吸收的高营养食物，以口服为主，必要时给予静脉输液，甚至全胃肠外营养或全胃肠内营养（要素饮食）。烟、酒、刺激性及过热的食物易引起食管及胃的炎症，过硬的食物会引起肝硬化失代偿期患者出现消化道大出血，进食过快、过多或进食后喜平卧会诱发或加重胃食管反流等。

2. 生活安排与心理治疗　病程急性期宜适当休息，随着病情恢复从完全卧床、部分时间卧床逐步过渡到正常活动。在恢复期间保证充足的休息和睡眠，随着病情恢复可逐步开始工作，但活动程度需根据病情进行限制，如代偿功能良好（Child-Pugh A 级）的慢性肝病患者可从事一般脑力或轻体力活动，以及适度的锻炼如散步、快走、太极拳和广播操等。肝硬化伴食管静脉曲张者，即使无出血，也要限制运动量。对于肝代偿功能差（如 Child-Pugh B 和 C 级）的患者，不宜进行较重的体力劳动和脑力劳动工作。

人群中患功能性胃肠病者比较多，同时不少器质性消化系统疾病在疾病过程中亦会引起功能性症状，而精神紧张或劳累又会诱发或加重器质性疾病。因此，心理治疗相当重要，医生需要向患者耐心解释病情，使患者消除紧张心理，必要时予以心理治疗，适当使用镇静药等，还要教育患者注意劳逸结合、合理安排作息生活。

**（二）药物治疗**

1. 针对病因或发病环节的治疗　有明确病因的消化系统疾病多为感染性疾病，如细菌引起的胃肠道炎症、胆系炎症、幽门螺杆菌相关性胃肠疾病，病毒引起的乙、丙型病毒性肝炎及 CMV 和 EB 病毒相关性肝炎等，这类疾病予以抗菌药或抗病毒药治疗多可被彻底治愈或良好控制。大多数消化系统疾病的病因未明，治疗上主要针对发病的不同环节，阻断病情发展的恶性循环、促进病情缓解、改善症状和预防并发症的发生。如抑酸药或促胃肠动力药治疗胃食管反流病、抑酸药或黏膜保护剂治疗消化性溃疡、抑制炎症反应药治疗炎性肠病、抗纤维化药治疗早期肝硬化、熊脱氧胆酸治疗原发性胆汁性胆管炎、激素治疗自身免疫性肝炎、血管活性药治疗门静脉高压引起的食管 - 胃底静脉曲张出血等。这类治疗有 2 个要点应予注意，一是由于发病机制及病理生理涉及多个方面，因此强调综合治疗及不同时期治疗措施的合理选择；二是由于病因未被根本去除。一些疾病尽管可以临床治愈或病情缓解，但病因导致的并发征还在继续，有些停药会复发，因此，一些疾病缓解期往往需要定期复查及维持治疗。

2. 对症治疗　消化系统疾病的症状如恶心、呕吐、腹痛、腹泻等不但令患者经受难以忍受的痛苦，而且会导致机体功能及代谢紊乱，从而进一步加剧病情发展。因此，在病因不清未能对因治疗或治疗还未发挥作用时往往要考虑先予以对症治疗。镇痛药、止吐药、止泻药及抗胆碱药是常见的对症治疗药物，但应注意药物使用应权衡利弊，酌情使用，否则会影响对疾病本身的判断和治疗。如过强的止泻药用于急性胃肠感染会影响肠道有毒物质的排泄，在治疗重症溃疡性结肠炎时会诱发中毒性巨结肠。还要注意对症治疗有时因掩盖疾病的主要临床表现而影响临床判断，甚至延误治疗。如急腹症病因诊断未明者用强力镇痛药、结肠癌用止泻药等可能导致漏诊及误诊等。

**（三）手术治疗或介入治疗**

经内科治疗无效、疗效不佳或出现严重并发症的消化系统疾病可考虑手术治疗。对于肿瘤早期、空腔脏器穿孔、严重大出血保守治疗效果不好、器质性梗阻的消化系统疾病或晚期肝病需肝脏移植的患者,手术治疗往往是疾病治疗的根本办法或最终途径。手术指征的掌握应从病情出发,结合患者手术耐受的能力,考虑手术可能引起的并发症及术后复发的风险,权衡利弊,综合考虑。

随着介入治疗的发展,许多以往需要外科手术治疗的消化系统疾病,被创伤小、恢复快的微创介入治疗所替代,或与外科手术配合治疗,大大拓展了消化系统疾病的治疗领域。其中发展迅速的消化内镜下治疗可进行食管狭窄扩张、食管支架置入术、早期食管癌切除、食管息肉及黏膜下肿瘤切除治疗等;非静脉曲张性上消化道出血治疗(局部药物喷洒、局部药物注射、微波、激光、热探头止血、血管夹钳夹等);食管-胃底静脉曲张止血(食管静脉套扎术、硬化剂注射及胃底静脉组织胶注射);十二指肠乳头括约肌切开、胆道碎石及取石、胆管内/外引流;经皮内镜下胃造瘘等,内镜下治疗均有很好的疗效。血管介入技术常见的有经颈静脉肝内门体分流术(TIPS)治疗门静脉高压及狭窄血管支架置入术治疗巴德-吉亚利综合征(Budd-Chiari syndrome)、肝动脉栓塞化疗(TAE)治疗肝癌等。超声引导下肝血管瘤硬化术、囊肿/脓肿穿刺引流术及肿瘤微波固化治疗术亦得到广泛应用。近年来,随着干细胞技术的发展,自体外周血干细胞移植对于改善肝硬化失代偿期患者的肝脏合成能力也在临床探索研究中取得较好的效果。

## 二、其他疾病用药史对消化系统的影响

### (一) 呼吸系统疾病治疗药物对消化系统的影响

在呼吸系统疾病治疗药物中,β 受体激动剂可促进糖原和脂肪分解,增加组织耗氧量,作用于 $\beta_2$ 受体,使肾、肠系膜血管及冠状动脉亦不同程度舒张,血管总外周压力降低。非选择性 β 受体激动剂异丙肾上腺素口服易在肠黏膜与硫酸基结合而失效。$\beta_2$ 受体激动剂可解除胃肠道平滑肌痉挛。

糖皮质激素在肝脏中代谢转化,肝、肾功能不全时,糖皮质激素的血浆 $t_{1/2}$ 延长。糖皮质激素对三大物质的代谢有重要影响,可促进糖异生,减少组织对糖的利用,促进乳酸等在肝脏和肾脏合成葡萄糖。另外,糖皮质激素具有强大的抗炎作用,能抑制多种原因造成的炎症反应。但是炎症作为机体的一种防御性机制,炎症反应后期更是组织修复的重要过程,因此其抑制炎症的同时还会导致感染扩散、创面愈合延迟。长期大剂量服用糖皮质激素可刺激胃酸、胃蛋白酶分泌并抑制胃黏液分泌,降低胃肠黏膜的抵抗力,故可加重胃十二指肠溃疡,甚至造成消化道出血或穿孔;对少数患者还会偶发胰腺炎或脂肪肝。因此,在使用糖皮质激素治疗的过程中,应密切注意消化道症状及消化道疾病如消化性溃疡、急性胃黏膜病变等的发生。

氨茶碱的治疗窗窄,血药浓度 >20mg/L 时会导致消化系统的不良反应,如上腹部疼痛、恶心、呕吐、胃食管反流、食欲减退等。因此,在使用茶碱时要监测其血药浓度。在治疗浓度范围内可合并使用促胃肠动力药,以减少或减轻胃肠道不良反应。抗胆碱药可以解除胃肠道痉挛,并辅助治疗消化性溃疡。白三烯受体拮抗剂常见的不良反应为轻度的胃肠道反应及氨基转移酶升高,停药后即可恢复。

有些祛痰药服用后可致恶心、呕吐,对于溃疡病患者和肝、肾功能不全患者要慎用。

呼吸系统疾病在使用 CYP3A4 酶的强效抑制剂如氟康唑、伏立康唑时,会延长 Q-T 间期。因此,禁止与促胃肠动力药多潘立酮合用。

**（二）循环系统疾病治疗药物对消化系统疾病的影响**

在冠心病的药物治疗中,阿司匹林作为非甾体抗炎药会诱发或加重消化性溃疡,同时抗血小板药会加重消化道出血症状。他汀类的不良反应少而轻,大剂量使用时患者偶可出现胃肠道反应等;偶见有无症状性氨基转移酶/肌酸磷酸激酶升高,停药后即恢复正常;与某些抗生素合用会增加肌病的风险;其中洛伐他汀对肝脏有很高的选择性;在与抗真菌药伊曲康唑等合用时,亦会使得肌病的风险增加。

抗高血压药中,β受体拮抗剂可作用于肝,通过兴奋α受体,促进糖原分解,又使肝血流量下降,减少肝对胰岛素和糖的摄取;它还促进生长激素分泌,对抗由胰岛素介导的对糖的利用;它降低组织胰岛素受体对胰岛素的敏感性,致血糖升高。因此,应慎用于伴有糖耐量异常的高血压患者。β受体拮抗剂不应与维拉帕米或地尔硫䓬合用。苯烷基胺类如维拉帕米会导致便秘。中枢性交感神经抑制剂如可乐定、甲基多巴,大约8%的患者会出现肝功能损害,较少见但更严重的副作用有心肌炎、溶血性贫血、慢性肝炎。外周性交感神经抑制剂如神经节阻滞药樟磺咪芬的副作用可有肠麻痹,故不宜用于腹部手术后高血压的紧急降压治疗。萝芙木类还可使胃液分泌增多,因此该药在合并消化系统用药时,要减少药物剂量。有些药物使用时需定期监测肝功能。

利尿药会与抗生素等多种药物发生药物相互作用。硝普钠大剂量长期或连续使用(特别是肝、肾功能损害严重的患者),也可引起血浆氰化物或硫化物浓度升高而中毒,可致甲状腺功能减退症。

在抗心律失常药中:

(1)ⅠA类药:如奎尼丁,口服后几乎全被胃肠道吸收,本药在肝、肾功能不全及低血浆蛋白时与蛋白结合少,游离型增多,易致中毒。疗效和毒性反应与血药浓度有良好的相关性,但也有例外。

(2)ⅠB类药物:如利多卡因,肝功能差者慎用;妥卡尼,肾功能不全时半衰期延长;苯丙胺,胃肠道反应不常见,可引起胆汁淤积性黄疸及粒细胞减少症,因此不宜作为抗室性期前收缩的首选药物;莫雷西嗪,肾功能不全者其半衰期将大大延长。

(3)ⅠC类药物,如氟卡尼,肝、肾功能减低者应减量使用。

心衰时的药物治疗对消化系统疾病药物治疗的影响参照抗高血压药。

**（三）泌尿系统疾病药物治疗对消化系统的影响**

泌尿系统用药,利尿剂使用参见前面所述。使用环孢素(CsA)时应将血胆固醇浓度调整至6.5mmol/L以下。用药期间定期监测血药浓度,使CsA的血药浓度维持在100~200ng/ml。另外,由于CsA具有肝、肾毒性,用药期间应定期监测肝和肾功能。本药停药后易复发,其长期缓解率不及环磷酰胺。麦考酚酸酯(MMF)是一种新型的免疫抑制剂,抑制T、B淋巴细胞增殖,因其肝损害的副作用,用药期间也应定期监测肝功能。

很多化疗药物都具有一定的肝、肾毒性,易造成肝、肾损伤,因此,在使用时需定期检查肝、肾功能,必要时使用保肝药。唑类抗真菌药伊曲康唑、咪康唑、克霉唑中的杂环氮原子能与P450血红素中的铁原子直接结合,从而抑制P450的活性。其中伊曲康唑是肝脏CYP3A4的强效抑制剂,当他克莫司(FK506)与其合用时,肝代谢会因此受到抑制,使其血药浓度升高。

当泌尿系统疾病使用华法林时需要注意,如果患者正在使用奥美拉唑,应减少华法林的用量,因为奥美拉唑可延缓经肝脏代谢的药物在体内的消除,增加前者的血药浓度。

其余泌尿系统药物对消化系统的影响参照其他系统。

**(四)糖尿病治疗药物对消化系统的影响**

磺脲类药物的副作用及使用时的注意事项:如果使用的种类或剂量不当,低血糖是最常见的副作用。其他副作用少见,偶可出现消化道反应、皮疹、粒细胞减少、肝功能损害、头痛等。磺脲类药物如格列吡嗪、格列齐特与 $H_2$ 受体拮抗剂雷尼替丁合用时,有引起严重低血糖的风险。其机制可能是 $H_2$ 受体拮抗剂具有肝药酶抑制作用,使磺脲类药物在肝脏中的代谢减慢,故两类药物合用时应特别警惕在开始合用及停用 $H_2$ 受体拮抗剂后可能发生的低血糖或高血糖。

双胍类药物的不良反应有胃肠道反应,如腹泻、腹胀、恶心、食欲减退、口中异味、上腹不适等,这些现象仅在部分患者中发生,餐中或餐后立即服药可减少副作用。在患者患有肾功能不全(血肌酐 >133μmol/L,GFR<60)、肝功能不全,或心、肺功能不全和贫血及缺氧状态或剂量过大时可发生乳酸性酸中毒。肾脏动静脉造影前后 1 天应停药,因有导致急性肾衰竭的报道。据报道该药对维生素 $B_{12}$、叶酸、铁在胃肠道内的吸收有一定的影响,可能导致贫血,长期使用时应注意补充。偶可出现皮疹。因此,肝、肾功能不全,心、肺功能不全,严重贫血、缺氧的糖尿病患者不宜使用此类药物。

由于 α- 葡糖苷酶抑制剂的主要作用是抑制淀粉类食物分解为葡萄糖,减缓葡萄糖的吸收来达到降低血糖的目的。一些未分解的碳水化合物进入大肠,在细菌的作用下会产生大量气体和有机酸,产生腹胀气、肛门排气增多、腹泻等现象。因此,一些情况下不宜使用α- 葡糖苷酶抑制剂,如肠炎、溃疡、消化不良、疝气、由肠粘连引起的不完全性肠梗阻;肝硬化或其他较严重的肝脏疾病;肾功能不全(血清肌酐 >180μmol/L);糖尿病急性并发症,包括酮症酸中毒、高渗性昏迷、乳酸性酸中毒;发生某些应激状态,如严重感染、较严重的创伤、较大的手术、分娩、妊娠、哺乳;对 α- 葡糖苷酶抑制剂过敏;同时使用助消化药如各种消化酶、胆盐等可降低 α- 葡糖苷酶抑制剂的效果。

胰岛素增敏剂禁用于具有急性并发症、严重的慢性并发症、肝功能不全、三级心功能以上的心脏功能不全者,以及较大的手术、创伤、严重的感染、妊娠期及哺乳期的 2 型糖尿病患者。

那格列奈的适应证同瑞格列奈。由于该药吸收快,作用迅速,采用每次主餐前立即服药,每次 30~120mg,从 30~60mg 开始,根据血糖变化逐渐加量,最大剂量不超过每次 160mg。那格列奈的不良反应很少,其低血糖的发生率仅 0.3%。未发现明显的肝、肾功能损害,耐受性良好。轻至中度肾脏功能不全者以及轻度肝功能异常者可以继续使用,但中至重度肝脏功能不全者应避免使用。

口服降血糖药如大多数磺脲类药物、双胍类药物在肝脏代谢,经肾脏排出。当糖尿病患者出现肾脏病变或肾功能减退时,这些降血糖药经过肾脏的排出减少而堆积在体内,如按常规剂量服用,可能会增加药物的毒性反应。如磺脲类药物,特别是格列本脲可能导致致命性的低血糖;双胍类药物可能引起血乳酸增加,严重者造成乳酸性酸中毒。因此,当肾功能不全较严重时,原则上应选用胰岛素治疗。但根据肾功能损害程度不同,血糖升高程度不严重时也可选择以下口服药物治疗,如格列奈类药物、噻唑烷二酮类药物、α- 葡糖苷酶抑制剂、磺脲类药物中的格列喹酮。GLP-1 被称为"胰高血糖素样肽 -1",其生理功能主要是刺激餐后胰岛素的释放,抑制胃酸分泌,减缓胃排空,作用于中枢,产生饱腹感,减少食欲。

**（五）抗甲状腺疾病治疗药物对消化系统的影响**

抗甲状腺药物常用有甲巯咪唑（MMI）或丙硫氧嘧啶（PTU）。二者都可能引起药物性肝损害。患者可出现乏力、纳差、食欲不振、恶心、呕吐,重症出现皮肤瘙痒、黄疸等症状。一般 MMI 或 PTU 所致药物性肝损伤多发生于治疗后的 4 个月内。肝损伤类型包括胆汁淤积型、肝细胞型或者混合型,可见 GPT、GOT、TBIL 升高,部分患者可发生肝脏功能衰竭。因此建议抗甲状腺药物治疗前 4 个月内每 2~4 周检测肝功能 1 次,避免出现严重的药物性肝损害。

在甲状腺功能减退疾病的治疗中,甲状腺功能减退症患者在使用消化系统抗酸药时,要权衡抗酸药与甲状腺疾病药物的使用。

含铝药物（抗酸药、复方硫糖铝）可能降低左甲状腺素的作用,因此应在服用含铝药物之前至少 2 小时服用含有左甲状腺素的药物。另外,考来烯胺（消胆胺）会抑制左甲状腺素的吸收,必须服用是需间隔 2 小时以上。

**（六）神经系统疾病治疗药物对消化系统的影响**

缺血性脑卒中在使用直接口服抗凝药物（DOAC）（如达比加群、利伐沙班或阿哌沙班等）可增加胃肠道出血的风险。一项研究显示阿哌沙班有最好的胃肠道安全性,利伐沙班安全性最低。服用 DOAC 的患者胃肠道出血事件随年龄的增加而增加;年龄 ≥ 75 岁者风险最大。巴比妥类抗癫痫药物（如苯巴比妥、司可巴比妥等）为肝药酶诱导剂,提高药酶活性,长期用药不但加速自身代谢,还可加速其他药物代谢。如在应用氟烷、恩氟烷、甲氧氟烷等制剂麻醉之前有长期服用巴比妥类药物者,可增加麻醉剂的代谢产物,增加肝脏毒性的危险。苯巴比妥可减少胃液分泌,降低胃张力,引起消化不良症状。

在使用抗血小板聚集药氯吡格雷治疗时,应避免与奥美拉唑联合使用。美国 FDA 新获得的数据显示,氯吡格雷与奥美拉唑存在药物相互作用,如果患者服用奥美拉唑联合氯吡格雷,奥美拉唑可使氯吡格雷的活性代谢产物及抑制血小板凝集作用减少近一半。应避免与氯吡格雷联合使用的药物还包括埃索美拉唑、西咪替丁、氟康唑、伏立康唑、依曲韦林、非氨酯、氟西汀、氟伏沙明和噻氯匹定,因为它们可抑制 CYP2C19 酶,因而也可与氯吡格雷发生相似的药物相互作用。

癫痫患者在使用苯妥英治疗时,合用埃索美拉唑 40mg,可使其血浆苯妥英的谷浓度上升 13%。因此,苯妥英治疗癫痫期间,当合用或停用埃索美拉唑时,建议监测苯妥英的血药浓度。

阿尔茨海默病治疗用药卡巴拉汀胃肠道反应多见,可导致恶心、呕吐、腹泻、腹痛、食欲减退、消化不良、体重下降等。肠梗阻、胃和十二指肠溃疡活动期患者慎用。

# 第四节　肝脏对药动学及药效学的影响

## 一、肝脏对药动学的影响

众所周知,肝脏是药物代谢的主要场所,大多数药物的体内代谢过程与肝脏有关。在患有肝脏疾病时,常伴有不同程度的肝细胞坏死和肝纤维化,肝血流量降低,肝细胞微粒体内代谢酶减少、活性降低,使药物代谢减慢,药物的半衰期延长,易发生药物中毒。不仅如此,肝脏疾病状态下还会影响药物的吸收、分布、代谢。一般来讲,不同程度的肝功能损害患者的药动学均有不同程度的改变。

**（一）对药物吸收的影响**

肝脏疾病如肝硬化伴门静脉高压时,胃肠黏膜淤血、水肿,会改变小肠黏膜的吸收功能,使药物的吸收出现异常。此外,肝功能不全时胆汁的形成或排泄障碍,使脂肪不能形成微粒而发生脂肪泻。脂肪泻则导致无机盐(铁、钙)及维生素(叶酸、维生素 $B_{12}$、维生素 A、维生素 D 及维生素 K)及一些脂溶性高的药物(如地高辛)吸收障碍,但对水溶性药物无明显影响。肝脏疾病时,内源性的缩血管物质在肝内灭活减少,影响高摄取药的摄取比例,药物不能有效地经过肝脏的首过效应,使具有首过效应的药物生物利用度明显提高,血药浓度明显提高,药物不良反应发生率也可能相应增加。

**（二）对药物分布的影响**

药物在体内的分布主要通过与血浆蛋白结合而转运。血浆中与药物结合的蛋白质主要是白蛋白、脂蛋白和酸性 α- 糖蛋白,酸性药物主要与白蛋白结合,碱性药物主要与脂蛋白和酸性糖蛋白结合。但在肝脏疾病时,尤其严重肝功能不全时,一方面肝脏蛋白合成减少,另一方面血浆中的内源性抑制物如脂肪酸、尿素及胆红素等蓄积,使药物与血浆蛋白的结合率降低,血浆中的游离型药物明显增加;同时游离型药物的增加又使药物的组织分布范围扩大,半衰期延长。

**（三）对药物代谢的影响**

肝脏是药物体内代谢的最主要器官,肝脏疾病涉及复杂的病理紊乱,可导致肝脏血流量减少、肝外或肝内血液分流、肝细胞功能障碍、血清蛋白数量和性质改变,以及胆汁流量改变,从而使药物经肝的清除发生变化。肝功能不全可显著影响部分药物的体内过程。药物在肝脏的清除常用肝清除率($Cl_H$)来衡量,肝清除率定义为单位时间内灌注肝脏且被清除的药物的血液容积。一般来讲,肝清除率等同于非肾清除率,等于体内总清除率($Cl_E$)减去肾脏清除率($Cl_R$):$Cl_H=Cl_E-Cl_R$。当然,这个差值只能包括肝外非肾排泄。影响肝清除率的因素包括肝血流($Q$)、血流中未被血浆蛋白结合的药物比例($f_u$)和固有清除率($Cl_{int}$)。

目前有一些理论常用于解释慢性肝脏疾病对肝脏药物清除率的影响,但仍不清楚哪种理论最为恰当。尽管如此,对肝功能不全症状明显患者的研究发现一些客观的现象,一些药物(通常是非限制性代谢药物)的固有清除率在这些患者中出现降低,以致 $f_u$、$Cl_{int}$ 成为限制因素,清除率不再接近肝灌注率。

肝药酶的功能对药物在肝脏的清除率影响很大,尤其是肝摄取率低的药物。慢性肝炎和肝硬化者肝微粒体酶合成减少,细胞色素 P450 含量降低,可使许多药物的代谢减慢。如肝坏死患者氯霉素的肝代谢减慢,使其骨髓抑制的毒性增加。由于药物代谢的结果是不同的,因此肝脏对药物代谢的影响有可能增加药物毒性,也有可能降低药物疗效。由于细胞色素 P450 的多态性,它们作用于不同的底物而表现出各自的代谢反应,因此肝功能障碍使其所受的影响不同。如安替比林与苯妥英钠,两者都在肝内转化,但肝硬化时,只有安替比林的代谢明显受影响,苯妥英钠则不受影响。严重的慢性肝脏疾病常同时伴有药物的血浆蛋白结合率降低,这主要是因为肝脏蛋白合成受影响所致。药物的血浆蛋白结合率降低也与肝脏疾病导致胆红素代谢与其他内源性因素改变有关。肝硬化时,原来具有较高的血浆蛋白结合率的药物将受显著影响,使游离型药物增加。药物的血浆蛋白结合率降低不仅影响肝清除率,也能影响药物的分布与肾脏排泄。肝清除率越大,半衰期越短;表观分布容积越大,半衰期越长。当药物的血浆蛋白结合率降低使血管内外交换增加时,表观分布容积也加大,此时虽然肝清除率未变,但半衰期仍可延长。胆汁排泄是药物排泄的重要途径之一,某些药物的原型或其代谢产物可迅速经过主动转运系统从胆汁排出。在肾功能不全时,原经肾排泄的药物也会从胆汁排泄。肝脏疾病时,由于进入肝细胞的药物减少或由于肝细胞储存或代谢药物的功能降低,还可能由于从肝细胞到胆汁的主动转运过程发生障碍,都会部分或完全地阻断某些药物从胆汁排泄。

例如 CYP3A4,它是人类最重要、在肝脏中含量最丰富的药物代谢性 CYP450,占肝脏 CYP450 的 60%,能够代谢 120 多种不同种类的药物,不同程度地参与 60% 的临床药物的代谢。有报道肝硬化而无梗阻性黄疸的患者,CYP3A4 蛋白的活性和表达均减少。在肝硬化患者中,由 CYP3A4 代谢的药物清除减少,如利多卡因、硝苯地平、咪达唑仑等。

## 二、肝脏对药效学的影响

肝功能损害会影响药物的吸收、分布、血浆蛋白结合率以及肝药酶的数量和活性,结果导致药物的作用和药理效应发生改变。也就是说,在肝功能损害时,由于药动学发生改变,药物的药理效应可表现为增强或减弱。慢性肝病时,血浆白蛋白合成减少,药物的血浆蛋白结合率下降,在应用治疗范围的药物剂量时,游离型药物的血药浓度相对升高,不仅使其药理效应增强,也可能使不良反应的发生率相应增加。例如临床上在慢性肝病患者中给予巴比妥类药物往往诱发肝性脑病,即与肝功能损害时药效学的改变有关。

## 三、肝功能不全时药物用法的调整策略

对于经肝脏代谢的药物,肝脏疾病时可使药物的清除率减慢,半衰期延长,药物作用延长可致毒性增加,故应调整给药方案,降低剂量或延长用药间隔,尤其是对那些经过肝脏代谢消除且不良反应多的药物更应注意。例如肝病患者合并心功能不全、快速型室上性心律失常时应用洋地黄类药物治疗,宜选用主要由肾脏排泄的地高辛,而不宜选用主要由肝脏排泄的洋地黄毒苷,以免蓄积中毒。再如肝功能不全时,应用口服抗凝血药如香豆素类等对凝血功能的抑制较明显,停药后恢复也较迟,这可能是因为肝脏利用维生素合成凝血酶及其他凝血因子的能力降低,也可能与游离型药物增加、作用增强有关。肝脏疾病时更需要进行对肝功能不良患者的药物治疗监测,如奎尼丁、苯妥英钠、氨茶碱等,应根据监测结果调整给药剂量。

肝脏疾病时影响药效的发挥。肝硬化门静脉高压门腔静脉贯通开放时,可使药物口服后绕过肝脏吸收,生物利用度增加,作用增强,如普萘洛尔、维拉帕米等。而有些药物则需经过肝脏代谢才能活化成有效药物,在肝功能不良时药效降低,如泼尼松需要在肝中经 11β- 羟基类固醇脱氢酶催化转化成泼尼松龙才能发挥疗效。在急、慢性肝病患者中,有些口服泼尼松后血浆中的泼尼松龙水平明显低于正常,而在肝病临床恢复时服用泼尼松后血中的泼尼松龙水平明显回升,故肝病患者宜用泼尼松龙代替泼尼松。另外,免疫抑制剂硫唑嘌呤、抗肿瘤药环磷酰胺等均需在肝内活化后才能显效,肝病患者应用时应注意。不过,对一般药物而言,由肝功能不良所致的血药浓度变化常不超过 2~3 倍,在没有受体敏感性改变的情况下,血药浓度的这种变化对许多药物的临床意义并不很重要,因此,还需要具体问题具

体分析,同时应考虑药物本身所具有的肝毒性。

同一药物在不同类型的肝病患者中,药动学参数的变化可能不同甚至相反。Verbeeck
等首次提出根据肝提取率的高(EH>0.6)、中(0.3<EH<0.6)、低(EH<0.3)三分类法调整肝功能
不全时的药物剂量。对于高、中提取率的药物,由于肝功能不全影响其口服生物利用度,故
应降低首剂量和维持剂量。对于肝提取率低的药物,肝清除率与游离型药物比例密切相关,
而肝功能不全时高血浆蛋白结合率药物的游离型药物比例变化幅度较低血浆蛋白结合率药
物大,易引起不良反应。因此,Delcò 等在三分类法的基础上提出四分类法,即将肝提取率低
的药物分为高血浆蛋白结合率药物(PB>90%)和血浆蛋白结合率低于 90% 的药物 2 类,并
且提出剂量调整方法。在药品说明书和临床研究资料缺乏肝功能不全剂量调整信息的情况
下,根据肝提取率调整剂量不失为一种可行的方法。

基于药动学参数的肝功能不全药物剂量调整方法总结如表 1-1 所示。同时,为了安全
起见,建议参考文献方法首先评价肝功能,再根据评价结果选择药物和剂量调整方法,尽量
选择不受肝功能不全影响的药物,流程示意图见图 1-1。

总之,患者存在肝脏疾病时,我们要结合药物特性及药动学参数调整给药剂量,同时也
应针对研究机构和药品研发部门,根据药政部门发布的肝功能不全药动学研究指南积极开
展临床试验,为剂量调整提供准确的参考依据。

表 1-1 肝功能不全患者基于药动学参数的药物剂量调整方法

| 依据 | 剂量调整方法 | 剂量调整原因 | 药物举例 |
| --- | --- | --- | --- |
| 消除参数 | | | |
| Cl 不变,$t_{1/2}$ 不变 | 不变 | 肝功能不全时,Cl 不变,$t_{1/2}$ 不变 | 奥沙西泮、甲苯磺丁脲 |
| Cl ↓ 或 $t_{1/2}$ ↑ | 剂量 ↓ 或 $\tau$ ↑ | 肝功能不全时,Cl 降低,$t_{1/2}$ 延长 | 利多卡因、地西泮 |
| Cl ↑ 或 $t_{1/2}$ ↓ | 剂量 ↑ 或 $\tau$ ↓ | 肝功能不全时,Cl 升高,$t_{1/2}$ 缩短 | 甲苯磺丁脲 |
| 肝提取率 | | | |
| EH>0.6 | p.o.:首次剂量,维持剂量 ↓<br>i.v.:首次剂量不变,维持剂量 ↓ | $Cl_{hep}$ 约等于 $Q$,肝功能不全时 $Q$ 减少,$Cl_{hep}$ 下降,如果出现肝静脉门体分流,口服药物的 BA 也增加 | 氯美噻唑 |
| 0.3<EH<0.6 | 首次剂量:正常剂量的低限,维持剂量 ↓ | $Cl_{hep}=f_u \times Cl_i /[Q+(f_u \times Cl_i)]$,肝功能不全时 BA 受影响较 EH>0.6 的药物小,肝药酶数量减少且活性降低,$Cl_i$ 降低 | 可待因、伊曲康唑 |
| EH<0.3,PB>90% | 根据 $C_u$ 调整剂量 | $Cl_{hep}$ 约等于 $f_u \times Cl_i$,肝功能不全时游离型药物浓度变化大 | 苯妥英、丙戊酸 |
| EH<0.3,PB<90% | 首次剂量不变,维持剂量 ↓ | $Cl_{hep}$ 约等于 $f_u \times Cl_i$,肝功能不全时 BA 几乎不受影响,肝药酶的数量减少且活性降低,$Cl_i$ 降低 | 异烟肼、茶碱 |

注:↓—减少;↑—增加;$Cl_{hep}$—肝清除率;$Cl_i$—肝内在清除率;$f_u$—游离型药物比例;$Q$—肝血流量;$Cl_{hep}=f_u \times Cl_i /[Q+(f_u \times Cl_i)]$;$\tau$—给药间隔;$C_u$—游离型药物浓度;BA—生物利用度。

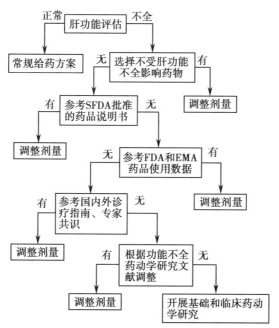

图 1-1 肝功能不全时制订给药方案的流程示意图

（王秀芳 韩者艺 邓 娟 韩 英 王 磊）

# 参 考 文 献

［1］MARY ANNE KODA-KIMBLE, LLOYD YEE YOUNG, WAYNE A.KRADJAN, et al. 临床药物治疗学：消化性疾病.8 版 . 王秀兰,焦月,张澍田,主译 . 北京：人民卫生出版社,2007.

［2］欧阳钦 . 消化系统疾病查房释疑 .2 版 . 北京：人民卫生出版社,2009.

［3］LEE GOLDMAN, ANDREW I. SCHAFER. 西氏内科学：消化系统疾病分册 .24 版 . 北京：北京大学医学出版社,2012.

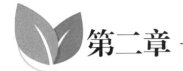

# 第二章

# 消化系统的常用药物评价

## 第一节　抗　酸　药

抗酸药是能中和胃酸,降低胃内容物酸度,迅速缓解胃灼热、疼痛等症状的弱碱性药物。抗酸药是消化性溃疡特别是十二指肠溃疡的主要治疗药物之一。本类药物不直接抑制胃酸分泌,口服后能直接中和胃酸,减轻或消除胃酸对溃疡面的刺激和腐蚀作用,从而缓解疼痛;同时能减弱胃蛋白酶活性,降低胃液对溃疡面的自我消化,从而有利于溃疡愈合。

吸收性抗酸药主要包括碳酸氢钠,此类药物经口服后除在胃内中和胃酸外,尚易被肠道吸收而引起碱血症,因此还可用于酸中毒和碱化尿液;非吸收性抗酸药的代表药物有碳酸钙、氧化镁、氢氧化铝(片剂或凝胶)、三硅酸镁等,此类药物含有难吸收的阳离子,口服后只能直接中和胃酸而不被胃肠道吸收。有些胶体制剂(如氢氧化铝凝胶、三硅酸镁)除能中和胃酸外,尚能在溃疡面上形成一层具有保护作用的新黏膜,减少胃酸和胃蛋白酶对溃疡面的腐蚀和消化作用。

### 一、药理作用

此类药物为弱碱性化合物,口服可迅速中和胃酸,降低胃蛋白酶活性,减少胃酸和胃蛋白酶对溃疡面的侵蚀和消化作用;有些胶体制剂(如氢氧化铝凝胶、三硅酸镁)可在溃疡面上形成一层保护膜,促进溃疡愈合并有明显的止痛效果。胃酸被中和后,可使幽门紧张度降低,缓和因幽门痉挛引起的疼痛。应用单一品种的抗酸药有一定的不良反应,且在临床上达不到满意的效果,因而在临床上多采用复方制剂以互相取长补短。

### 二、药动学

酸碱中和原理:弱碱性物质降低胃内酸度,解除胃酸对十二指肠黏膜的侵蚀及刺激作用,起到缓解疼痛和促进愈合的作用。此类药物大多含有难吸收的阳离子,口服后只能直接中和胃酸而不被胃肠道吸收。抗酸药的作用特点见表2-1。

### 三、临床应用

由于此类药物不能调节胃酸分泌,有些甚至可能造成反跳性的胃酸分泌增加,所以抗酸药并不是治疗消化性溃疡的首选药物或单独使用的药物。

表 2-1 抗酸药的作用特点

| 药物 | 抗酸强度 | 显效时间 | 持续时间 | 碱血症 | 保护溃疡 | 影响排便 |
|---|---|---|---|---|---|---|
| 氢氧化镁 | 强 | 较快 | — | — | — | 轻泻 |
| 三硅酸镁 | 较弱 | 慢 | 持久 | — | + | 轻泻 |
| 氧化镁 | 强 | 慢 | 持久 | — | — | 轻泻 |
| 氢氧化铝 | 较强 | 慢 | 持久 | — | + | 便秘 |
| 碳酸钙 | 较强 | 较快 | 持久 | — | — | 便秘 |
| 碳酸氢钙 | 强 | 快 | 短 | + | — | — |
| 铝碳酸镁 | 强 | 快 | 短 | — | + | 轻泻 |

理想的抗酸药应具备以下特点:①中和胃酸的作用强大而持久,使胃内容物的 pH 维持在 3.5 以上,此时胃蛋白酶的消化作用大部分停止;②与胃酸作用不产生二氧化碳;③不引起便秘和腹泻;④不易吸收,不碱化体液;⑤有收敛作用。抗酸药种类虽多,但若以上述标准去衡量,没有一个臻于理想。这就需要我们在选择抗酸药时除了考虑其价格和是否适口外,更重要的是要考虑其副作用。例如碳酸钙和氢氧化铝可致便秘,特别是对于老年人,因此常常需要加用含镁的化合物来克服其致便秘的效应。

## 四、给药方案

一般液态或粉剂抗酸药比片剂有效,这可能是分散更快的结果。若应用片剂,应该在咽下前嚼碎或者使用分散片。抗酸治疗的主要限制因素是胃排空速率,因此抗酸药的投药频度便成为合理治疗最重要的一环。有 3 个因素影响抗酸药在体内作用的持续时间:①抗酸药的中和能力;②胃酸分泌的速率;③胃排空速率。其中以第 3 个因素最重要。也就是说,抗酸药在尚未发挥其全部效能以前已被排入肠道,从而不能再发生效力。为了达到持续中和胃酸的目的,不是增加药物剂量,而是增加投药频度。临床上在进行抗酸治疗时,常常辅以抗胆碱药,使胃的运动减弱,从而延长胃排空时间和增加抗酸药的作用时间。此外,饭后 1 小时服药,由于胃排空减慢,药效可维持 3 小时之久。一般情况下,抗酸药的用药时间是每次饭后 1 和 3 小时以及睡前各 1 次,一日共用药 7 次。

抗酸治疗的目的在于使溃疡完全愈合,愈合的时间一般需要 8 周。在溃疡完全愈合以前,症状往往早已消失。因此,绝对不应以症状消失作为停止抗酸治疗的标准。否则,症状会迅速重现,这实际上是原有溃疡的恶化而不是疾病的复发。抗酸治疗的时间不应少于 3 个月。

## 五、不良反应

碳酸氢钠如果未被中和,吸收后引起酸碱失衡,严重者可以引发碱中毒。碳酸钙中和反应产生二氧化碳,易引起腹胀、呃逆;同时由于钙离子可刺激 G 细胞分泌促胃液素,使胃酸分泌增加,因此能引起所谓的胃酸分泌的反跳现象。氢氧化铝的铝离子可松弛胃平滑肌,引起胃排空延迟和便秘。对于肾功能不全患者,吸收铝离子可能会导致骨质疏松症、脑病和近端肌病。含镁制剂中的镁离子能升高肠道内渗透压,引起腹泻。新的铝碳酸镁复合物使得腹泻和便秘的副作用相互抵消,但是由于含铝,肾功能损伤患者不能长期、大剂量应用。尿毒症患者应禁用含镁抗酸药,以免发生高镁血症。由于氢氧化铝在肠内与磷酸盐结合,长期服用可以导致骨代谢异常和骨质软化。氢氧化铝凝胶尚含一定量的钠,水肿患者应用抗酸药时应慎重考虑。

铝离子和镁离子的化合物有吸附药物和形成不被吸收的不溶性复合物的倾向。一般而言,应避免同时服用抗酸药和需全身吸收的药物,与其他药物间隔 2 小时服用可以避免大部分药物相互作用。此类抗酸药普遍存在的一个问题是给药频繁,患者的顺应性差。

氢氧化铝在肠腔内和无机磷酸盐结合,致使粪便中的磷酸盐排泄增多和血清磷酸盐浓度降低,可利用氢氧化铝的这一特性来治疗尿毒症。

碳酸钙虽然是最便宜和作用最强的抗酸药,但是偶然发生的高钙血症限制了它的应用。应用放射性示踪物的研究表明,碳酸钙中钙的吸收和可溶性盐葡萄糖酸钙中钙的吸收程度相同,为 9%~37%,因此肾病患者应避免应用。

## 六、相互作用

与抗酸药联用产生相互作用的机制主要是其影响胃内 pH、碱化体液、吸附作用以及金属离子螯合作用。常见的药物相互作用如下:

1. 泼尼松龙 泼尼松龙与某些抗酸药同服可降低泼尼松龙的生物利用度。建议肾上腺皮质激素类药物不与含铝、镁抗酸药同服。

2. 西咪替丁 含铝或镁抗酸药能显著降低西咪替丁的生物利用度,使其血浆峰浓度下降 33.4%,血浆最小有效浓度维持时间缩短 2 小时左右,药 - 时曲线下面积也降低,但两者给药时间间隔 2 小时以上可将上述影响降至最低。

3. 抗心律失常药 在抗心律失常治疗中,常常联用抗酸药来克服这些药物的胃肠道反应。据报道,在体外试验中,抗酸药能够不同程度地吸附某些抗心律失常药,并影响它们通过人造肠黏膜的扩散速率。氢氧化铝不应与硫酸奎尼丁、盐酸普鲁卡因胺和盐酸普萘洛尔联用,氧化镁不应与硫酸奎尼丁或盐酸普萘洛尔联用。

4. 异烟肼 异烟肼中的肼基可与含钙、铝等金属离子的抗酸药产生络合作用,使异烟肼的吸收减少、疗效减弱。氢氧化铝因能延缓胃排空,从而也减慢异烟肼的吸收速度。

5. 呋喃妥因 本药在酸性尿液中可提高抗菌活性,与碳酸氢钠合用时可使药效减弱或消失。

6. 喹诺酮类 含镁、铝等抗酸药可与环丙沙星形成螯合物,使后者的吸收减少,血浆峰浓度降低为原来的 1/10~1/6,抗菌活性降低。抗酸药还可减少氧氟沙星的肝肠循环和血药浓度,使其抗菌疗效降低。

7. 地高辛 含钙、镁或铝等抗酸药对地高辛有吸附作用,可影响地高辛的疗效。若提前 2 小时服地高辛,可将这一作用降至最低水平。但当停用抗酸药时,若不调整地高辛的剂量,将导致地高辛的毒性增加。

8. 奎尼丁 氢氧化铝及硅酸镁对奎尼丁具有吸附作用,减少其吸收而降效。碳酸氢钠可提高尿液 pH,使奎尼丁的排泄减慢、血药浓度升高、药效和毒性都增加。

9. 非甾体抗炎药 水杨酸类及吲哚美辛等为酸性药物,在胃内主要以游离型形式吸收，与抗酸药同服时可使它们的离子型形式增多、吸收减少、药效下降。碳酸氢钠还可提高尿 pH，使水杨酸类的解离度增大、肾小管重吸收减少、排泄量增加、血药浓度下降。

# 第二节　抑　酸　药

抑酸药能通过多种机制抑制胃酸分泌，是治疗消化性溃疡的首选药。胃壁细胞上存在 3 种受体，即组胺 -2（$H_2$）受体、促胃液素受体和 M 胆碱受体。当这些受体激动时会促使细胞内的 cAMP 水平增加，通过激活蛋白激酶而活化碳酸酐酶，从而使细胞内的 $H_2CO_3$ 形成 $H^+$ 和 $HCO_3^-$。$H^+$ 在壁细胞内经 $H^+$，$K^+$-ATP 酶（$H^+$ 泵，也称质子泵）排泌到腺腔内并进入胃囊形成胃酸。当分泌的 $H^+$ 增加时，胃囊内形成高酸状态，从而出现临床症状甚至相关疾病。抑酸药的主要作用机制就是能阻断这些生理、生化过程，抑制胃酸分泌。

## 一、$H_2$ 受体拮抗剂

代表药物如西咪替丁、雷尼替丁、法莫替丁、尼扎替丁等。适用于治疗胃酸分泌增加的疾病，如胃、十二指肠溃疡，糜烂性胃炎，部分反流性食管炎，胃酸过多所致的胃痛、胃灼热、反酸。对那些与胃酸分泌增加无关的疾病，如部分功能性消化不良、胆汁反流性胃炎、萎缩性胃炎、胃癌、胃肠痉挛、胃肠道寄生虫病没有十分显著的疗效。适用于症状轻、非急性期疾病。

### （一）药理作用

$H_2$ 受体拮抗剂的作用机制是组胺与 $H_2$ 受体拮抗剂结合后，首先激活作为受体一部分的腺苷酸环化酶，催化胃壁细胞上的 ATP 转换成 cAMP，最后在 $H^+$，$K^+$-ATP 酶和蛋白激酶的参与下分泌胃酸。$H_2$ 受体拮抗剂能选择性地与组胺 $H_2$ 受体结合，竞争性地拮抗组胺对 $H_2$ 受体的作用，从而抑制胃酸分泌。$H_2$ 受体拮抗剂能不仅抑制基础胃酸分泌，而且能部分阻断进食、促胃液素、低血糖和刺激迷走神经等所致的胃酸分泌。以往研究还表明，$H_2$ 受体拮抗剂不但具有抑制胃酸和胃蛋白酶活性的作用，还具有改善胃黏膜的微循环而促进细胞再生，尽快修复溃疡的作用。

### （二）药动学

$H_2$ 受体拮抗剂口服吸收迅速，1~3 小时后达到血药浓度峰值，与血浆蛋白的结合率较低，仅小部药物被肝脏代谢（10%~35%），以代谢产物或原型药物从肾脏滤过和肾小管分泌的方式排出。肌酐清除率低的患者应减少药量。血液透析只能排出少量药物，提示晚期肝病合并肾脏功能不全的患者慎用。主要 $H_2$ 受体拮抗剂的药动学参数比较见表 2-2。

表 2-2　主要 $H_2$ 受体拮抗剂的药动学参数比较

| | 西咪替丁 | 雷尼替丁 | 法莫替丁 | 尼扎替丁 |
|---|---|---|---|---|
| 生物利用度 /% | 80 | 50 | 40 | >90 |
| 相对强度 | 1 | 5~10 | 32 | 5~10 |
| 血浆半衰期 /h | 1.5~2.3 | 1.6~2.4 | 2.5~4 | 1.1~1.6 |
| 疗效持续时间 /h | 6 | 8 | 12 | 8 |
| 抑制 P450 酶的相对强度 | 1 | 0.1 | 0 | 0 |

**（三）临床应用**

主要应用于胃、十二指肠溃疡的治疗，能减轻溃疡引起的疼痛，促进胃、十二指肠溃疡愈合。此外，亦可用于无并发症的胃食管反流的治疗和预防应激性溃疡的发生。

**（四）给药方案**

1. 西咪替丁　片剂：治疗十二指肠溃疡或病理性高分泌状态，一次 0.2~0.4g，一日 4 次，餐后及睡前服，或一次 0.8g，睡前 1 次服；预防溃疡复发，一次 0.4g，睡前；肾功能不全患者用量减为一次 0.2g，12 小时 1 次；老年患者用量酌减。小儿：口服，一次按体重 5~10mg/kg，一日 2~4 次。注射液：静脉滴注，本品 0.2g 用 5% 葡萄糖注射液或 0.9% 氯化钠注射液或葡萄糖氯化钠注射液 250~500ml 稀释后静脉滴注，滴速为每小时 1~4mg/kg，每次 0.2~0.6g。静脉注射，用上述溶液 20ml 稀释后缓慢静脉注射（2~3 分钟），6 小时 1 次，每次 0.2g。肌内注射，一次 0.2g，6 小时 1 次。

2. 雷尼替丁　口服，每日 2 次，每次 150mg，早晚饭时服。维持剂量每日 150mg，于饭前顿服。有报道每晚 1 次服 300mg，比每日服 2 次，每次 150mg 的疗效好。多数病例可于 4 周内收到良效，4 周溃疡愈合率为 46%，6 周为 66%，用药 8 周愈合率可达 97%。用于反流性食管炎的治疗，每日 2 次，每次 150mg，共用 8 周。对卓 - 艾综合征，开始每日 3 次，每次 150mg，必要时剂量可加至每日 900mg。对慢性溃疡病有复发史患者，应在睡前给予维持量。对急性十二指肠溃疡愈合后的患者，应进行 1 年以上的维持治疗。长期（应不少于 1 年）在晚上服用 150mg，可避免溃疡（愈后）复发。吸烟者早期复发率较高。有关资料表明，用药 1 年后的复发率：胃溃疡约 25%；十二指肠溃疡约 32%。治疗上消化道出血，可用本品 50mg 肌内注射或缓慢静脉注射（1 分钟以上），或以每小时 25mg 的速率间歇静脉滴注 2 小时。以上方法一般 1 日 2 次或每 6~8 小时 1 次。在肾功能不全者，本品的血浆浓度升高，$t_{1/2}$ 延长。因而，当患者肌酐清除率 <50ml/min 时，剂量应减少一半。老年人的肝肾功能降低，为保证用药安全，剂量应进行调整。

3. 法莫替丁　口服，一次 20mg，一日 2 次，早、晚餐后或睡前服。在消化性溃疡并发上消化道出血或胃及十二指肠黏膜糜烂出血者必须减少胃酸分泌而又不宜经口服给药时，使用本品。20mg 本品用 5% 葡萄糖 250ml 稀释静脉滴注，时间维持 30 分钟以上，或加生理盐水 20ml 静脉缓慢推注（不少于 3 分钟）。一日 2 次（间隔 12 小时），疗程 5 天，一旦病情许可，应迅速将静脉用药改为口服给药。

4. 尼扎替丁　活动性十二指肠溃疡：口服，每日 1 次，300mg 睡前服用，或每日 2 次，每次 150mg；良性胃溃疡治疗：口服，每日 1 次，300mg 睡前服用；预防十二指肠溃疡：口服，每日 1 次，150mg 睡前服用。

**（五）不良反应**

不良反应发生率较低（<3%），以轻微的腹泻、便秘、眩晕、乏力、肌肉痛、皮疹、皮肤干燥、脱发为主。较少见中枢神经系统反应，如嗜睡、焦虑、幻觉、谵妄、语速加快、定向障碍等，可能发生于静脉注射给药之后。其他不良反应包括少数患者出现血细胞减少。长期大剂量使用西咪替丁对内分泌系统有影响，原因是与雄性激素受体结合，拮抗其作用，偶见男性出现精子数目减少、性功能减退、乳腺发育以及女性溢乳等。此外，偶见心动过缓，肝、肾功能损伤，白细胞减少等。

**（六）相互作用**

1. 乳酶生片　$H_2$ 受体拮抗剂抑制胃酸分泌,使胃肠道的酸度降低,而乳酶生可使肠道产生大量乳酸以提高酸度,两药合用具有相互拮抗作用,并使两药的疗效均降低,故不宜同时服用。

2. 碱性药物　铝碳酸镁片、氢氧化铝或含氢氧化铝的药物均为碱性药,具中和胃酸的作用,使胃酸浓度下降,并在溃疡表面形成保护膜,阻碍 $H_2$ 受体拮抗剂的吸收和作用发挥,使其疗效下降,故 $H_2$ 受体拮抗剂不宜与碱性药物联合使用。

3. 硫糖铝　硫糖铝为一种黏膜保护剂,可在溃疡面形成一层保护膜,隔绝胃酸、胃蛋白酶及食物对溃疡黏膜的侵蚀,使溃疡组织修复、再生愈合。如果 $H_2$ 受体拮抗剂与硫糖铝同时服用,可由于 $H_2$ 受体拮抗剂改变胃酸 pH 而降低硫酸铝的疗效,故两者一般不应联用。必须联用时应分开来服,先服硫糖铝,隔至少半小时再服 $H_2$ 受体拮抗剂。

4. 甲氧氯普胺、多潘立酮　此 2 种药物为多巴胺受体拮抗剂,能促进胃肠蠕动,改变胃排空速率,使药物在胃肠内通过较快,吸收时间减少,特别是使 $H_2$ 受体拮抗剂的吸收减少,并减慢血药峰值的到达时间,降低药物疗效。因此,$H_2$ 受体拮抗剂不宜与甲氧氯普胺、多潘立酮等同时服用,如必须合用则应适当增加 $H_2$ 受体拮抗剂的剂量。

5. 氨基糖苷类抗生素　$H_2$ 受体拮抗剂可使氨基糖苷类的神经肌肉阻滞作用增强,剂量过大时可导致呼吸抑制或呼吸停止,故原则上这 2 类药物不宜联用。

另外,西咪替丁为肝药酶抑制剂,可抑制苯二氮䓬类、华法林、苯妥英、普萘洛尔、茶碱、奎尼丁等药物在体内转化,使上述药物的血药浓度升高。

## 二、$H^+,K^+$-ATP 酶抑制剂（质子泵抑制剂）

质子泵抑制剂包括奥美拉唑、兰索拉唑、泮托拉唑、雷贝拉唑、艾司奥美拉唑、艾普拉唑等药物。这些药物可使正常人及溃疡患者的基础胃酸分泌及由组胺、促胃液素等刺激引起的胃酸分泌明显受到抑制;还对胃黏膜有保护作用,尤其对阿司匹林、乙醇、应激所致的胃黏膜损伤有保护作用;也可增强抗菌药如阿莫西林、克拉霉素、甲硝唑、四环素、呋喃唑酮等对幽门螺杆菌的根除率(除提高 pH 外,也可能与通过抑制细菌 ATP 酶活性而抑制细菌生长有关),故常用于十二指肠溃疡、胃溃疡、反流性食管炎和胃泌素瘤等病,是治疗消化性溃疡的首选药。

**（一）药理作用**

质子泵抑制剂如奥美拉唑、兰索拉唑、泮托拉唑、雷贝拉唑、艾司奥美拉唑是一类无活性的前体药物,进入肠道被吸收后进入血液。由于它们属弱酸性的苯并咪唑类化合物,在酸性的胃壁细胞分泌小管内转化为次磺酸和亚磺酰胺。后者与 $H^+,K^+$-ATP 酶 α 亚单位的巯基共价结合使酶失活,阻断胃酸分泌的最后步骤。由于药物与酶的结合不可逆,因此其抑制胃酸分泌的作用强大并且持久。同时使胃蛋白酶分泌减少,具有胃黏膜保护作用。此外,体内外试验证明此类药物对幽门螺杆菌有抑制作用。由于其疗效显著,此类药物已经超过 $H_2$ 受体拮抗剂,成为目前世界上应用最广的抑制胃酸分泌的药物。

**（二）药动学**

质子泵抑制剂在体内迅速代谢,血浆半衰期 <2 小时。血浆蛋白结合率较高(>90%),说明该类药物在组织中的分布较少。质子泵抑制剂主要通过细胞色素 P450 酶系(主要为

CYP2C19 和 CYP3A4)在肝内代谢,并主要经肾清除(兰索拉唑除外)。质子泵抑制剂的药动学比较见表 2-3。

表 2-3　质子泵抑制剂的药动学比较

| | 奥美拉唑 | 兰索拉唑 | 泮托拉唑 | 雷贝拉唑 | 艾司奥美拉唑 |
|---|---|---|---|---|---|
| 血浆半衰期 /h | 0.5~1 | 1.3~1.7 | 1 | 1.2 | 1.2(20mg),1.5(40mg) |
| 达峰时间 /h | 0.5~3.5 | 1.7 | 1.1~3.1 | 2.5 | 1.6(肝硬化者为 2) |
| 生物利用度 /% | 单次 40,连续 70 | 80~85 | 77 | 52 | 单次 64,连续 90 |
| 食物对生物利用度的影响 | 无影响 | 减少 | 无影响 | 无影响 | 减少 |
| 血浆蛋白结合率 /% | 95 | 97 | 98 | 96.3 | 97 |
| 主要代谢途径 | CYP2C19 | CYP2C19 | CYP2C19 | CYP2C19/CYP3A4 | CYP2C19 |
| 次要代谢途径 | CYP3A4 | CYP3A4 | CYP3A4 | 非酶 | CYP3A4 |
| 肾清除 /% | 77 | 14~23 | 71~80 | 90 | 80 |
| 乳汁排泄 | 有 | 有 | 有 | 有 | 有 |

多数质子泵抑制剂主要通过 CYP2C19 代谢,其多态性对 5 种质子泵抑制剂的影响大小排序为奥美拉唑 > 泮托拉唑 > 兰索拉唑 > 艾司奥美拉唑 > 雷贝拉唑。

雷贝拉唑受 CYP2C19 多态性的影响较小,是因为其还有非酶代谢途径,在体内形成葡糖醛酸结合物和硫醚羧酸后由尿排泄,其余部分通过 CYP2C19 和 CYP3A4 代谢为去甲雷贝拉唑和砜类代谢物而排出体外。

艾司奥美拉唑(奥美拉唑的 S- 异构体)在肝内虽全部由 CYP2C19 和 CYP3A4 代谢,但在肝内通过 CYP2C19 代谢的比率较奥美拉唑及其 R- 异构体小。此外,由于代谢的差异,艾司奥美拉唑与奥美拉唑相比,口服后有更高的生物利用度。

**(三) 临床应用**

临床用于治疗反流性食管炎、消化性溃疡、上消化道出血、幽门螺杆菌感染及胃泌素瘤等疾病,还可用于预防应激性溃疡。

**(四) 给药方案**

质子泵抑制剂是前体药物,经代谢生成的活性产物作用于活化的质子泵才能发挥最佳抑酸效果,因此该类药物的最佳服药时间为早餐前 30 分钟;若每天服用 2 次,另一次应在晚餐前 30 分钟服用。长期应用质子泵抑制剂会产生诸多不良反应,应权衡利弊。常见质子泵抑制剂的给药方案见表 2-4。

**(五) 不良反应**

质子泵抑制剂代表药物的主要不良反应见表 2-5。

表 2-4 质子泵抑制剂代表药物的常规给药方案

| | 奥美拉唑 | 兰索拉唑 | 泮托拉唑 | 雷贝拉唑 | 艾司奥美拉唑 |
|---|---|---|---|---|---|
| 常规剂量 | 20~40mg,1 次 /d | 15~30mg,1 次 /d | 40mg,1 次 /d | 20mg,1 次 /d | 20~40mg,1 次 /d |
| 儿童 | <20kg 者 10mg,<br>>20kg 者 20mg,<br>1 次 /d | <30kg 者 15mg,<br>>30kg 者 30mg,<br>1 次 /d | 无临床资料 | 不推荐使用 | 无临床资料 |
| 老年人 | 无须调整 | 无须调整 | 无须调整 | 无须调整 | 无须调整 |
| 肾功能异常 | 无须调整 | 无须调整 | 无须调整 | 无须调整 | 严重者慎用 |
| 肝功能异常 | 严重者日剂量<br>≤ 20mg | 严重者调整剂量 | 严重者调整剂量 | 严重者慎用 | 严重者日剂量<br><20mg |

表 2-5 质子泵抑制剂代表药物的主要不良反应

| | 常见(1%~10%) | 偶见(1‰~1%) | 罕见(<1‰) |
|---|---|---|---|
| 奥美拉唑 | 头痛、头晕、皮疹、腹痛、腹泻、恶心、胃肠胀气、呕吐、酸反流、便秘等 | 谷丙转氨酶(GPT)、谷草转氨酶(GOT)和胆红素一过性增高、外周神经炎、阳痿、男性乳房女性化等 | Stevens-Johnson 综合征、口腔炎、系统性红斑狼疮等 |
| 兰索拉唑 | 头痛、头晕(青少年:3%;成人:<1%)、腹泻、腹痛、便秘(儿童:5%;成人:1%)、恶心(青少年:3%;成人:<1%) | 肝功能异常、电解质紊乱等 | 血小板减少、上呼吸道炎症、Stevens-Johnson 综合征等 |
| 泮托拉唑 | 头痛(成人非常常见:12%;儿童和青少年:>4%)、面部水肿(儿童、青少年和成人:≤ 4%)、头晕、皮疹、腹痛、腹泻、恶心、氨基转移酶增高、关节痛等 | 急性间质性肾炎、过敏性休克、过敏反应、血管性水肿等 | 难辨梭状芽孢杆菌相关性腹泻、精神错乱、皮肤红斑狼疮、横纹肌溶解症、严重的皮肤病反应等 |
| 雷贝拉唑 | 腹泻、腹痛、呕吐(儿童和青少年常见)、外周性水肿、头痛、头晕、恶心、胃肠胀气等 | 氨基转移酶升高、关节痛、肌痛、感染等 | 粒细胞缺乏症、过敏反应、血管性水肿、视物模糊、骨折、大疱性皮疹、难辨梭状芽孢杆菌相关性腹泻等 |
| 艾司奥美拉唑 | 头痛、头晕、皮肤瘙痒、内分泌和代谢紊乱、胃肠胀气、腹泻、腹痛、氨基转移酶升高等 | 注射部位疼痛、血肌酐升高、血小板定量紊乱等 | 贫血、血管性水肿、肌痛、过敏性休克、严重的皮肤反应等 |

## (六)相互作用

质子泵抑制剂可与多种药物发生相互作用,但具有明显临床意义的较少。质子泵抑制剂影响其他药物的作用机制主要分为两类:一类是由于质子泵抑制剂抑制胃酸分泌,使胃内 pH 发生改变,因而影响药物的吸收;另一类是由于质子泵抑制剂主要通过肝药酶 CYP450 酶代谢,因而能影响经 CYP450 代谢的药物的代谢。

由于质子泵抑制剂抑制胃酸分泌的能力较强,使胃内 pH 明显升高,影响一些弱酸性药物的吸收;相反,一些弱酸性药物的吸收则随胃内 pH 的升高而增加。由于 pH 升高,可使一些对酸不稳定的药物在胃中破坏减少,使药物的吸收和血药浓度增加(表 2-6);也可使一些缓控释制剂受到破坏而使药物的溶出增多。另外,质子泵抑制剂可使铁剂、铋盐、钙盐及维生素 $B_{12}$ 等的吸收减少。

**表 2-6 质子泵抑制剂对弱酸性或弱碱性药物离子化、溶解度和吸收的影响**

| | 离子化 | 溶解度 | 吸收 | 药物举例 |
|---|---|---|---|---|
| 弱酸性药物 | ↓ | ↑ | ↑ | 地西泮、阿司匹林、呋塞米 |
| 弱碱性药物 | ↑ | ↓ | ↓ | 四环素、吲哚美辛、氯霉素、氨苄西林 |

质子泵抑制剂均通过肝脏代谢,其代谢主要依赖 CYP2C19 和 CYP3A4,因此质子泵抑制剂能影响通过 CYP2C19 和 CYP3A4 代谢的药物。具体见表 2-7。

**表 2-7 质子泵抑制剂对其他经 P450 酶代谢的药物的影响**

| 被测药物 | P450 酶 | 奥美拉唑 | 兰索拉唑 | 泮托拉唑 | 雷贝拉唑 | 艾司奥美拉唑 |
|---|---|---|---|---|---|---|
| 地西泮 | CYP2C19 | 清除率↓ | 无 | 无 | 无 | 无 |
| 地高辛 | CYP2C19 | 吸收↑ | — | 吸收↑ | 吸收↑ | — |
| 甲氨蝶呤 | — | 肾排泄↓ | — | — | — | — |
| 硝苯地平 | CYP3A4 | 吸收↑ 清除率↓ | — | 吸收↑ | — | 无 |
| 苯妥英 | CYP2C19 | 清除率↓ 半衰期↑ | 无 | 无 | 无 | 无 |
| 茶碱 | CYP1A2 | 无 | 清除率↑ | 无 | 无 | 无 |
| 华法林 | CYP2C19 | 清除率↓ | 无 | 无 | 无 | 无 |
| 卡马西平 | CYP2C8, CYP3A4 | 清除率↓ | 无 | 无 | 无 | 无 |
| 环孢素 | CYP3A4 | 无 | 代谢↓ | — | 代谢↓ | 无 |
| 克拉霉素 | CYP3A4 | 代谢↓ | 无 | 无 | — | 无 |
| 普萘洛尔 | CYP2D6 | 无 | 无 | 无 | — | 无 |
| 美托洛尔 | CYP2D6 | 无 | — | 无 | — | 无 |

## 三、M 胆碱受体拮抗剂和促胃液素受体拮抗剂

M 胆碱受体拮抗剂能竞争性地拮抗 M 胆碱受体,在一般治疗剂量时仅抑制胃酸分泌;也阻断乙酰胆碱对胃黏膜中的嗜铬细胞抑制 G 细胞 M 受体的激动作用,减少组胺和促胃液素等物质释放,间接减少胃酸分泌。此外,这类药物还有解痉作用。在 $H_2$ 受体拮抗剂和质子泵抑制剂出现之前,广泛用于治疗消化性溃疡。但由于其抑制胃酸分泌的作用较弱,不良反应也较多,目前已较少用于溃疡的治疗。

阿托品和溴丙胺太林可减少胃酸分泌,解除胃痉挛,但不良反应较多。哌仑西平主要拮

抗 $M_1$ 受体,同时也有拮抗 $M_2$ 受体的作用,能显著抑制胃酸分泌,对唾液腺、平滑肌和心房的 M 受体亲和力低,能明显缓解溃疡患者的症状,用于治疗胃十二指肠溃疡。不良反应以消化道症状为主,表现为口干,还可能有视物模糊、头痛、眩晕、嗜睡等。$H_2$ 受体拮抗剂可增强本品的作用。替仑西平与哌仑西平相似,作用较强,作用持续时间较长,半衰期约为 14 小时,主要用于治疗溃疡,不良反应相对较少而轻。促胃液素受体拮抗剂丙谷胺与促胃液素竞争促胃液素受体,有抑制胃酸分泌的作用;同时也促进胃黏膜黏液合成,增强胃黏膜的黏液 - 碳酸氢盐屏障,从而发挥抗溃疡作用。

# 第三节 胃黏膜保护剂

胃黏膜保护剂主要是通过增强胃黏膜的细胞屏障、黏液 - 碳酸氢盐屏障或是两者的效应发挥抗溃疡作用。具体作用为促进胃黏液和碳酸氢盐分泌、促进胃黏膜细胞的前列腺素合成、增加胃黏膜血流量,从而发挥预防和治疗胃黏膜损伤、促进组织修复和溃疡愈合的作用。有些药物还兼有抗幽门螺杆菌和抗酸作用。胃黏膜保护剂种类很多,有胶体铋剂、前列腺素及其衍生物,还有硫糖铝、伊索拉定等,分别通过不同的机制保护胃黏膜、促进溃疡愈合。

## 一、胶体铋剂

### (一)药理作用

可在胃黏膜上形成保护性薄膜,并能刺激胃黏膜上皮细胞分泌黏液,增加对黏膜的保护作用。此外,能杀灭幽门螺杆菌,促进胃炎愈合。

### (二)药动学

胶体果胶铋口服后在肠道内吸收甚微,血药浓度和尿中的浓度极低,绝大部分药物随粪便排出体外。对受损黏膜具有高度选择性,胶体碱式枸橼酸铋钾在受损组织中的铋浓度为正常组织中的 3.1 倍,而胶体果胶铋为 4.34 倍。复方铝酸铋口服后在胃黏膜及溃疡表面形成保护膜,不被胃肠道吸收,通过肠道排出体外。枸橼酸铋钾在胃中形成不溶性胶沉淀,很难被消化道吸收,仅有少量的铋可被吸收。常用胶体铋剂的药动学特性比较详见表 2-8。饮食影响和服药时间见表 2-9。

表 2-8 常用胶体铋剂的药动学特性比较

| 药动学参数 | 药物名称 | | |
| --- | --- | --- | --- |
| | 枸橼酸铋钾 | 枸橼酸铋钾 - 克拉霉素 - 替硝唑 | 次水杨酸铋 |
| $C_{max}$ | 口服 2.4g 为 5~14μg/L | 克拉霉素:单剂口服 400mg 为 2.2mg/L<br>替硝唑:每日给药 1g 为 8mg/L | — |
| $t_{max}$ | — | 替硝唑:口服 2g 为 2 小时 | 口服后 4 小时 |
| 半衰期 | 5~11 天 | 克拉霉素:4.4 小时;替硝唑:11.6~13.3 小时 | 33 小时 |
| 血浆蛋白结合率 | — | 克拉霉素:65%~75% | — |
| 肾脏排泄率 | — | 克拉霉素:36%;替硝唑:16% | 水杨酸:95%;<br>铋剂:0.003% |
| 生物利用度 | — | 克拉霉素:55% | 铋剂:不足 1%;<br>水杨酸:超过 80% |

表 2-9 饮食对常用胶体铋剂的影响及其服药时间

| | 胶体果胶铋 | 枸橼酸铋钾 | 复方铝酸铋 | 枸橼酸铋钾 - 克拉霉素 - 替硝唑 | 次水杨酸铋 | 胶体酒石酸铋 |
|---|---|---|---|---|---|---|
| 饮食影响 | 饮用牛奶时服用本药会降低本药的疗效 | 牛奶可干扰本品的作用,不能同时服用 | 本药不能与牛奶同服,如需合用,应至少间隔半小时以上 | 不可与高蛋白饮食(如牛奶)或碳酸类饮料同时服用,以免影响疗效 | — | 本品不宜与牛奶同时服用,会降低药效 |
| 服药时间 | 饭前半小时服用,严重患者睡前加服 1 次 | 餐前半小时和睡前服用 | 饭后口服均可 | 枸橼酸铋钾片早、晚餐前半小时空腹服用;克拉霉素片和替硝唑片早、晚餐后服用 | 饭前或饭后口服均可 | 饭前或饭后口服均可 |

### (三)临床应用

铋化合物作为药物应用已有 200 余年的历史,最早用于治疗梅毒和皮肤疾病。1786 年 Odier 报道碱式硝酸铋用于治疗单纯性消化不良。目前复方铋剂已广泛用于胃肠道疾病的治疗,包括口腔炎、胃肠功能紊乱、腹泻、消化性溃疡以及 Hp 感染。

### (四)给药方案

铋化合物大多经肝、肾代谢,特殊人群使用时需遵医嘱,谨慎使用。用法用量详见表 2-10。

表 2-10 常用胶体铋剂的用法用量

| | 胶体果胶铋 | 枸橼酸铋钾 | 复方铝酸铋 | 枸橼酸铋钾 - 克拉霉素 - 替硝唑 | 碱式碳酸铋 | 碱式硝酸铋 | 次水杨酸铋 | 胶体酒石酸铋 |
|---|---|---|---|---|---|---|---|---|
| 成人 | p.o.150mg q.i.d. | p.o.0.3g q.i.d. | p.o.1~2片(每片铝酸铋200mg)t.i.d. | 枸橼酸铋钾片:p.o. 0.6g b.i.d.克拉霉素片:p.o. 0.25g b.i.d.替硝唑片:0.5g b.i.d. | p.o.0.3~0.6g t.i.d. | p.o.0.3~2g t.i.d. | p.o. 3g t.i.d.梅毒配合治疗:i.m. 0.2g q.w. | p.o.165mg q.i.d. |
| 肝功能不全 | 慎用 | 慎用 | | 减量,严重肝功能损害者禁用 | | 尚不明确 | 慎用 | |
| 肾功能不全 | 禁用 | 禁用 | 禁用 | 严重肾功能损害者禁用 | 禁用 | 尚不明确 | 慎用 | 禁用 |
| 孕妇 | 禁用 | 禁用 | 禁用 | 禁用 | 禁用 | 尚不明确 | 禁用 | 禁用 |
| 哺乳期妇女 | 暂停 | | 禁用 | 禁用 | 尚不明确 | 尚不明确 | 慎用 | 暂停 |
| 儿童 | p.o.,酌减 | 慎用 | | 慎用 | 3 岁以下的儿童禁用或慎用 | 尚不明确 | p.o. t.i.d.3 岁以下按体重计 6.4~13kg 0.5g,13kg 以上 0.75g3~6 岁:0.75g6~9 岁:1.5g9~12 岁:2.25g | 尚不明确 |

（五）不良反应

铋化合物口服方便,服药期间不良反应少,耐受性较好。服药后可能出现头痛、腹泻、便秘、恶心等不适,但可以耐受。常用胶体铋剂的不良反应见表2-11。

表 2-11 常用胶体铋剂的不良反应

| 药物名称 | 常见 | 少见 | 偶见 |
|---|---|---|---|
| 胶体果胶铋 | — | — | 消化系统:恶心、便秘 |
| 枸橼酸铋钾 | 消化系统:口中可能带有氨味,且舌、粪便可被染成黑色,易与黑粪症相混淆<br>泌尿系统:长期大剂量服用可能引起肾脏毒性,导致可逆性肾衰竭,并于10日内发作<br>骨骼肌肉:与铋性脑病相关的骨性关节炎,常以单侧或双侧肩疼痛为先兆症状 | 神经系统:头痛、头晕、失眠<br>消化系统:恶心、呕吐、便秘、食欲减退、腹泻等<br>过敏反应:皮疹 | — |
| 复方铝酸铋 | — | — | 消化系统:恶心、腹泻 |
| 枸橼酸铋钾-克拉霉素-替硝唑 | 神经系统:焦虑、失眠、幻觉、头晕、头痛、乏力及双硫仑样反应等<br>泌尿系统:尿色变深<br>消化系统:食欲下降、口内金属味、恶心、呕吐、上腹痛、腹泻、舌苔及大便呈灰黑色等,可有便秘<br>血液系统:中性粒细胞减少<br>过敏反应:皮肤瘙痒、皮疹及 Stevens-Johnson 综合征 | — | 肝胆:氨基转移酶短暂升高等肝脏毒性<br>消化系统:难辨梭状芽孢杆菌引起的假膜性小肠结肠炎 |
| 碱式碳酸铋 | 消化系统:舌苔和大便可呈黑色,中和胃酸时所产生的二氧化碳可能引起嗳气和继发性胃酸分泌增加 | — | 神经系统:可引起可逆性精神错乱 |
| 碱式硝酸铋 | 消化系统:胃肠功能障碍及食欲减退<br>其他:大量服用易致亚硝酸盐中毒,出现高铁血红蛋白血症 | — | — |
| 次水杨酸铋 | 消化系统:便秘 | — | — |
| 胶体酒石酸铋 | — | — | 消化系统:恶心、便秘 |

（六）相互作用

常用胶体铋剂的相互作用见表2-12。

## 二、前列腺素及其衍生物

前列腺素及其衍生物是近20年来发现的并日益引起人们重视的一类抗消化性溃疡药。此类药物对胃黏膜屏障有加强作用,使胃酸不致回流侵入造成细胞伤害,并可促进重碳酸盐及黏液分泌,使上皮细胞被覆一层较厚的黏液层,且因重碳酸盐覆盖造成胃腔内细胞间的酸碱度差别,进而保护细胞,使其不直接受到胃酸伤害。前列腺素可增加胃肠道黏膜的血流量,且能促进受伤细胞再生。现常用的前列腺素类药物主要为米索前列醇。

表 2-12 常用胶体铋剂的相互作用

| 胶体铋剂 | 其他药物 | 相互作用 |
|---|---|---|
| 胶体果胶铋 | 强力制酸药及 $H_2$ 受体拮抗剂 | 降低本药的疗效 |
| 枸橼酸铋钾 | 四环素 | 影响四环素的吸收 |
|  | 制酸药 | 干扰本药的作用,不宜同时服用 |
| 复方铝酸铋 | 四环素 | 影响四环素的吸收 |
|  | 抗酸药 | 不能同时服用,如需合用,至少间隔半小时以上 |
| 枸橼酸铋钾 - 克拉霉素 - 替硝唑 | 参见枸橼酸铋钾、克拉霉素和替硝唑的相互作用 | |
| 碱式碳酸铋 | 乳酶生 | 可降低乳酸杆菌的活力,降低乳酶生的疗效,两药不宜联用 |
|  | 地高辛 | 可使地高辛的口服吸收减少 |
|  | 四环素、土霉素、环丙沙星、诺氟沙星等口服抗生素 | 可因螯合作用而减少后者的吸收,并减少其抗菌活性,应避免同时服用 |
| 碱式硝酸铋 | 尚不明确 | |
| 次水杨酸铋 | 罗望子 | 可降低胃肠道 pH,从而促进水杨酸自胃肠道的吸收,使水杨酸的血药浓度增加而导致水杨酸中毒,故两者不宜联用 |
|  | 甲氨蝶呤 | 可降低肾对甲氨蝶呤的清除,使其血药浓度增加而致中毒,故两者不宜联用 |
|  | 多西环素、米诺环素、土霉素、四环素等 | 可降低这些药物的吸收,减弱这些药物的药效,故不宜合用 |
|  | 丙磺舒 | 可拮抗其促尿酸排泄作用,故两者不宜合用 |
|  | 华法林 | 有潜在的相互作用,使华法林从蛋白结合部位移出,导致出血的风险增加 |
| 胶体酒石酸铋 | 制酸药 | 降低本药的疗效 |

（一）药理作用

本品为最早进入临床的合成前列腺素 $E_1$ 的衍生物,在动物及人体上均已证实它有强大的抑制胃酸分泌的作用。用药后不论是基础胃酸或组胺、促胃液素及食物刺激引起的胃液分泌量和酸排出量均显著降低,胃蛋白酶排出量也减少。但作用机制尚未阐明,可能与影响腺苷酸环化酶的活性从而降低壁细胞的 cAMP 水平有关。动物实验还证明有防止溃疡形成的作用。因此认为本品除抑制胃酸分泌外,尚具有强大的细胞保护作用。此外,本品还具有 E 类前列腺素的药理活性,可软化宫颈、增强子宫张力和宫内压。与米非司酮序贯使用,可显著增高和诱发早孕子宫自发收缩的频率和幅度,用于终止早孕。其不良反应较硫前列酮和卡前列甲酯小,且使用方便。

### （二）药动学

口服吸收良好,人口服单剂量后,$t_{max}$ 为 0.5 小时,消除半衰期为 20~40 分钟,血浆蛋白结合率为 80%~90%。药物在肝、肾、肠、胃等组织中的浓度高于血液。以放射性核素标记的本品于口服后从尿中排出约 75%,自粪便排出约 15%,8 小时内尿中的排出量为 56%。

### （三）临床应用

用于治疗胃十二指肠溃疡和预防非甾体抗炎药引起的出血性消化性溃疡;与抗孕激素药物米非司酮序贯应用,用于终止停经 49 天以内的早期妊娠。

### （四）不良反应

常见胃肠道不良反应,并呈剂量相关性。主要不良反应为稀便或腹泻,发生率约为 8%,大多数不影响治疗。其他可有轻微短暂的恶心、头痛、眩晕和腹部不适。极个别的妇女可出现皮疹、面部潮红、手掌瘙痒、寒战、一过性发热,甚至过敏性休克。

### （五）相互作用

1. 抗酸药(尤其是含镁抗酸药)与本品合用时会加重本品所致的腹泻、腹痛等不良反应。

2. 有联用保泰松和本品后发生神经系统不良反应的报道,症状包括头痛、眩晕、潮热、兴奋、一过性复视和共济失调。

3. 与环孢素及泼尼松联用可降低肾移植排斥反应的发生率。

4. 进食时服用本品可使其吸收延迟,表现为达峰时间延长、血药峰浓度降低,从而使其不良反应的发生率亦降低。

## 三、其他胃黏膜保护药

### （一）药理作用

目前,有较多新类型的具有胃黏膜保护作用的药物用于胃溃疡、胃炎的治疗。此类药物的化学结构不同于前列腺素类药物,但是具有前列腺素类药物的药理作用。此类药物中常用药物包括:硫糖铝、甘草锌、替普瑞酮(teprenone)、吉法酯(gefarnate)、瑞巴派特(rebamipide)等。

### （二）药动学

硫糖铝:服用硫糖铝后,可以释放出铝离子和八硫酸蔗糖复合离子,胃肠道吸收仅 5%,作用持续时间约 5 小时,主要随粪便排出,少量以双糖硫酸盐随尿排出。慢性肾功能不全患者的血清铝和尿铝浓度明显高于肾功能正常者。磷酸铝在体内几乎不吸收。

甘草锌:据文献报道和生物利用度研究证明,锌是在十二指肠和近端小肠内吸收,人体锌的主要排泄途径为肠道。口服甘草锌 2~4 小时血锌即达最高浓度,6 小时后恢复正常,不造成体内蓄积。

吉法酯口服易吸收,口服给药 50mg/kg,吸收率为 60%~70%,6 小时血药浓度达峰值,可广泛分布于各组织,以胃肠组织浓度最高,在肝脏代谢,主要以代谢物的形式经呼吸道、尿或粪便排泄。

常用的其他胃黏膜保护剂的药动学特性比较详见表 2-13。

表 2-13 常用的其他胃黏膜保护药的药动学特性比较

| 药动学参数 | 药物名称 | | | |
|---|---|---|---|---|
| | 瑞巴派特 | 替普瑞酮 | 甘珀酸钠 | 伊索拉定 |
| $C_{max}$ | — | 胶囊剂：1 669ng/ml<br>颗粒剂：1 296ng/ml | 20~30μg/ml | 154ng/ml |
| $t_{max}$ | 0.5~4 小时 | 5 小时 | 1 小时 | 3.5 小时 |
| 半衰期 | 2 小时 | 5~11 天 | — | 150 小时 |
| 血浆蛋白结合率 | 98% 以上 | — | 99% 以上 | |
| 肾脏排泄率 | — | 22.7% | 约 1% | 7% 左右 |

**（三）临床应用**

大多用于治疗胃炎，胃、十二指肠溃疡。合理选用保护胃黏膜保护药，不仅在消化性溃疡急性期可取得较好的疗效，而且若与其他抗溃疡制剂配伍对防止复发具有更好的疗效。

**（四）给药方案**

一般而言，哪类患者须特别使用胃黏膜保护剂仍未有很好的结论，但有下列情形可加用保护胃黏膜保护药：经常复发或发生消化性溃疡的并发症；消化道症状持续半年以上仍未痊愈者；胃部有糜烂性病变者；十二指肠溃疡并发有胃溃疡；年龄在 60 岁以上者；嗜刺激性食物或嗜烟者；常服用非甾体抗炎药等伤胃药物者。常用的其他胃黏膜保护药的用法用量详见表 2-14。

**（五）不良反应**

常用的其他胃黏膜保护剂的不良反应见表 2-15。

**（六）相互作用**

常用的其他胃黏膜保护药的相互作用见表 2-16。

表 2-14 常用的其他胃黏膜保护药的用法用量

| | 硫糖铝 | 瑞巴派特 | 替普瑞酮 | 甘草锌 | 吉法酯 | 甘珀酸钠 | 伊索拉定 |
|---|---|---|---|---|---|---|---|
| 成人 | p.o.1g t.i.d./<br>q.i.d. | p.o.0.3g<br>q.i.d. | p.o.50mg<br>t.i.d. | p.o.<br>片剂：0.5g t.i.d.<br>颗粒剂：10g<br>t.i.d. | p.o.50mg<br>（预防），100mg<br>（治疗）t.i.d. | p.o.50~<br>100mg<br>t.i.d. | p.o.4mg<br>q.d./b.i.d. |
| 肝功能不全 | 无须调整剂量 | 尚不明确 | 尚不明确 | 尚不明确 | — | 慎用 | 慎用 |
| 肾功能不全 | 调整剂量 | 尚不明确 | 尚不明确 | 慎用 | — | 慎用 | — |
| 孕妇 | 慎用 | 尚不明确 | 慎用 | 尚不明确 | 慎用 | 禁用 | 权衡利弊 |
| 哺乳期妇女 | 慎用 | 暂停 | 尚不明确 | 尚不明确 | 慎用 | 禁用 | 尚不明确 |

续表

| | | 硫糖铝 | 瑞巴派特 | 替普瑞酮 | 甘草锌 | 吉法酯 | 甘珀酸钠 | 伊索拉定 |
|---|---|---|---|---|---|---|---|---|
| 儿童 | p.o.<br>十二指肠溃疡、胃溃疡：40~80mg/kg q.i.d.或0.5~1g q.i.d.<br>反流性食管炎：6岁以下0.5g q.i.d.；6岁以上1g q.i.d. | | 尚不明确 | 尚不明确 | p.o.10~30mg/kg t.i.d. | p.o.50~100mg t.i.d. | 慎用 | 不推荐 |

表 2-15　常用的其他胃黏膜保护药的不良反应

| 药物 | 不良反应 |
|---|---|
| 硫糖铝 | 消化系统：腹泻、恶心、胃部不适、消化不良、口干等<br>神经系统：眩晕、嗜睡、头晕或头痛<br>皮肤：皮疹、瘙痒等 |
| 瑞巴派特<br>（偶见） | 血液系统：白细胞减少（不足0.1%）和血小板减少<br>神经系统：麻木、眩晕、嗜睡<br>消化系统：味觉异常、嗳气、呃逆、呕吐、胃灼热、腹痛、腹胀、便秘、腹泻及口渴等<br>肝胆：可引起GPT、GOT、$\gamma$-GPT和ALP值升高等肝功能异常，黄疸<br>内分泌系统：乳腺肿胀、乳房疼痛、男性乳房肿大、诱发乳汁分泌<br>呼吸系统：咳嗽、呼吸困难<br>过敏反应：皮疹及瘙痒等<br>其他：心悸、发热、颜面潮红、月经异常、血尿氮素升高及水肿等 |
| 替普瑞酮<br>（少见） | 神经系统：头痛等<br>消化系统：便秘、腹胀、腹泻、口渴、恶心、腹痛等，GOT及GPT轻度升高<br>皮肤：皮疹等<br>其他：血清总胆固醇升高等 |
| 甘草锌<br>（偶见） | 在治疗胃肠溃疡中，由于用量较大、疗程较长，个别患者可能出现排钾潴钠和轻度水肿的不良反应，但停药后症状可自行消失 |
| 吉法酯<br>（偶见） | 心悸、胃肠道反应（如口干、恶心、便秘等） |
| 甘珀酸钠<br>（常见） | 头痛、腹泻、潮红等，也可引起水钠潴留而出现水肿、血压升高、低血钾，甚至可发生心力衰竭 |
| 伊索拉定 | 恶心、呕吐、腹泻、便秘，也可见食欲减退、上腹不适等（少见）；有GPT、GOT、ALP和LDH轻度可逆性升高（少见）；偶见皮疹、胸部压迫感 |

**表 2-16 常用的其他胃黏膜保护药的相互作用**

| 胃黏膜保护药 | 合用药物 | 相互作用 |
|---|---|---|
| 硫糖铝 | 脂溶性维生素(维生素 A、维生素 D、维生素 E 和维生素 K) | 干扰脂溶性维生素的吸收 |
| | 口服抗凝血药(如华法林)、地高辛、喹诺酮类药(如环丙沙星、洛美沙星、诺氟沙星、司氟沙星)、苯妥英、布洛芬、吲哚美辛、氨茶碱、甲状腺素等药物 | 可降低这些药物的消化道吸收 |
| | 四环素 | 可影响四环素的胃肠道吸收 |
| | 多酶片 | 与多酶片合用时,两者的疗效均降低 |
| | 阿米替林 | 可明显影响阿米替林的吸收 |
| | 制酸药(如西咪替丁、$H_2$ 受体拮抗剂) | 可干扰本品的药理作用 |
| | 抗胆碱药 | 可缓解本品所致的便秘和胃部不适等不良反应 |
| 瑞巴派特 | | 尚无报道 |
| 替普瑞酮 | | 尚不明确 |
| 甘草锌 | 四环素、诺氟沙星、环丙沙星等药物 | 可降低这些药物的活性,故不宜同服 |
| 吉法酯 | 螺内酯 | 可降低本品的吸收 |
| | 阿米洛利 | 可延缓本品的代谢和降低本品的疗效 |
| 甘珀酸钠 | 抗酸药及抗胆碱药 | 可能减少本品的吸收 |
| | 洋地黄 | 正在使用的患者不宜服本品 |
| | 保钾药 | 合用可减少本品的不良反应 |
| 伊索拉定 | | 尚未见报道 |

# 第四节 促动力药

胃肠动力是消化系统发挥生理功能的基本要素,胃肠动力障碍所导致的一系列疾病包括胃食管反流病(GERD)、功能性消化不良(FD)、慢性便秘(chronic constipation)及假性肠梗阻(IPO)等,促进和恢复胃肠动力的正常运行是治疗这类疾病的基本方案。目前,用于治疗胃肠动力障碍性疾病的药物主要包括多巴胺拮抗剂(如甲氧氯普胺、多潘立酮、伊托必利等)、血清素激动剂(如普卢卡必利)及胃动素受体激动剂(如红霉素)。其他促动力药还有胆囊收缩素受体拮抗剂右氯谷胺为氯谷胺的 R- 异构体,选择性更高,可以改善便秘型肠激惹综合征,选择性更高,目前仍处于临床试验中。

## 一、药理作用

促动力药是指能增强胃肠道收缩力、加速胃肠运动和减少通过时间的药物,具有增强胃肠平滑肌收缩力、协调胃肠运动规律性、促进胃肠排空和移动,并能降低细菌滞留时间,减少溃疡创面感染的机会,同时减轻食物对胃窦部 G 细胞和壁细胞的刺激,抑制胃酸分泌,改善功能性消化不良等症状的作用。

## 二、药动学

常用促动力药的药动学特性比较详见表 2-17。

**表 2-17　常用促动力药的药动学特性比较**

| 药动学参数 | 药物名称 | | | |
| --- | --- | --- | --- | --- |
| | 甲氧氯普胺 | 多潘立酮 | 莫沙必利 | 伊托必利 |
| $C_{max}$ | 29~29ng/ml | — | 30.7ng/ml | — |
| $t_{max}$ | 1~2 小时 | 15~30 分钟 | 0.8 小时 | 30 分钟 |
| 半衰期 | 4~6 小时 | 7~8 小时 | 2 小时 | 6 小时 |
| 血浆蛋白结合率 | 13%~22% | 92%~93% | 99% | — |
| 肾脏排泄率 | 85% | 30% | 0.1% | 75% |
| 生物利用度 | 70% | 14% | — | — |

## 三、临床应用

促胃肠动力药从多巴胺受体拮抗剂到外周多巴胺受体拮抗剂,再到节前神经元 5- 羟色胺 4 (5-HT4) 受体激动剂,新的药物靶点还包括胆囊收缩素受体拮抗剂、阿片受体拮抗剂和促胃动素受体激动剂。临床上最早应用的是具有镇吐与兴奋胃肠运动作用的多巴胺受体拮抗剂甲氧氯普胺,但因其能透过血脑屏障而引起中枢副作用,现已少用。第一个外周多巴胺受体拮抗剂多潘立酮对血脑屏障的通透性差,对中枢多巴胺受体的作用小,是第二代促胃肠动力药。另一个多巴胺受体拮抗剂伊托必利兼有胆碱酯酶激动剂的作用,安全性更高,患者的耐受性更好,并且不会导致 Q-T 间期延长或产生其他心血管不良反应。随后,莫沙必利问世,通过兴奋肌间神经丛的 5-HT 受体,刺激乙酰胆碱释放,增强胃及十二指肠运动,对小肠和结肠基本无作用,从而增强胃肠运动,尚未见严重的不良反应报道,临床正在被广泛使用。阿片肽受体拮抗剂对胃肠道亦有推动作用,爱维莫潘在腹部手术患者研究中发现,能够加快胃肠动力功能恢复,缓解术后不适。促胃动素是消化间期循环释放的内源肽,主要分布于上消化道,促胃动素受体激动剂红霉素的多项临床研究报道证实其能直接激动消化道平滑肌及肠神经元上的促胃动素受体而发挥促动力作用。目前,用于治疗胃肠动力障碍性疾病的药物主要包括多巴胺拮受体抗剂、血清素激动剂及促胃动素受体激动剂。虽然这些药物具有一定的促动力效应,但是症状缓解率较低及药物不良反应发生率高。近年来,有学者发现胃肠道的间质卡哈尔细胞与胃肠动力障碍性疾病密切相关。大量研究证实,间质卡哈尔细胞是胃肠动力的起搏细胞,该类细胞的异常可能是引起疾病状态发生的直接原因。这一发现为今后促动力药的研究提供新的思路,高选择性的促动力药将成为治疗胃肠动力障碍性疾病的有效选择。

## 四、给药方案

促胃肠动力药的用法用量详见表 2-18。

表 2-18　促胃肠动力药的用法用量

| | 甲氧氯普胺 | 多潘立酮 | 莫沙必利 | 伊托必利 |
|---|---|---|---|---|
| 成人 | p.o.5~10mg t.i.d. | p.o.10mg t.i.d. | p.o.5mg t.i.d. | p.o.50mg t.i.d. |
| 肝功能不全 | 慎用 | 慎用 | — | — |
| 肾功能不全 | 慎用 | 减量 | — | — |
| 孕妇 | 有潜在的致畸作用,不宜应用 | 慎用 | 避免使用 | 慎用 |
| 哺乳期妇女 | 少乳者可短期用之于催乳 | 暂停 | 避免使用 | 暂停 |
| 儿童 | 儿童不宜长期应用 | 可使用混悬液 | 尚未确定 | 尚未确定 |

## 五、不良反应

常用促动力药的不良反应见表 2-19。

表 2-19　常用促动力药的不良反应

| 药物 | 不良反应 |
|---|---|
| 甲氧氯普胺 | 昏睡、烦躁不安、疲乏无力;迟发性运动障碍等帕金森样症状;高泌乳素血症、乳房胀痛、泌乳及月经不调 |
| 多潘立酮 | 短时的腹部痉挛性疼痛、血清泌乳素水平可升高;有镇静作用,可引起倦怠、嗜睡、头晕等;其他尚可见便秘、腹泻、皮疹及溢乳等 |
| 莫沙必利 | 腹泻、腹痛、口干、皮疹、倦怠、头晕、不适、心悸等 |
| 伊托必利 | 未见锥体外系反应、血清泌乳素水平升高的报道 |

## 六、相互作用

常用促动力药的相互作用见表 2-20。

表 2-20　常用促动力药的相互作用

| 促动力药 | 其他药物 | 相互作用 |
|---|---|---|
| 甲氧氯普胺 | 对乙酰氨基酚、左旋多巴、锂化物、四环素、氨苄西林、乙醇和地西泮等 | 胃内排空增快,使后者在小肠内的吸收增加 |
| | 乙醇或中枢抑制药等 | 镇静作用均增强 |
| | 抗胆碱药和麻醉止痛药 | 有拮抗作用 |
| | 抗毒蕈碱麻醉性镇静药 | 甲氧氯普胺对胃肠道的能动性效能可被抵消 |
| | 正在使用单胺氧化酶抑制剂的高血压患者 | 可释放儿茶酚胺,使用时应注意监控 |
| | 对乙酰氨基酚、四环素、左旋多巴、乙醇、环孢素 | 可增加其在小肠内的吸收 |
| | 阿扑吗啡 | 中枢性与周围性效应均可被抑制 |
| | 西咪替丁、慢溶型剂型地高辛 | 药物的胃肠道吸收减少;本品还可增加地高辛的胆汁排出,从而改变其血药浓度 |
| | 与能导致锥体外系反应的药物,如吩噻嗪类药等 | 锥体外系反应发生率与严重性均可有所增加 |

续表

| 促动力药 | 其他药物 | 相互作用 |
|---|---|---|
| 多潘立酮 | 抗胆碱药(如山莨菪碱等) | 可能会减弱本品的作用 |
| | 对乙酰氨基酚、氨苄西林、左旋多巴、四环素等 | 可增加药物的吸收速率,但不影响对乙酰氨基酚的血药浓度 |
| | 抑制胃酸分泌的药物及抗酸药 | 使胃内 pH 改变,减少本品的吸收 |
| | 锂剂和地西泮类药物 | 可引起锥体外系症状 |
| | 唑类抗真菌药、大环内酯类抗生素、HIV 蛋白酶抑制剂类抗艾滋病药 | 不宜合用 |
| | 地高辛 | 可减少地高辛的吸收 |
| 莫沙必利 | 与抗胆碱药(如硫酸阿托品、丁溴东莨菪碱等) | 可能会减弱本药的作用 |
| 伊托必利 | 乙酰胆碱 | 可增强乙酰胆碱的作用,故使用时应谨慎 |
| | 抗胆碱药(如替喹溴铵、丁溴东莨菪碱等) | 可能会减弱本品促进胃肠道运动的作用 |
| | 具有肌肉松弛作用的药物(地西泮类、氯唑沙宗等) | 可相互抵消作用 |

# 第五节 胃肠解痉药

胃肠解痉药又称抑制胃肠动力药,通过阻断胆碱神经介质与受体的结合,解除胃肠痉挛,松弛胃肠道平滑肌,降低蠕动幅度和频率,同时可抑制多种腺体(如汗腺、唾液腺、胃液等)分泌,从而达到缓解阵发性腹痛或绞痛的目的。临床常用于辅助治疗胃酸过多,胃、十二指肠溃疡,胃炎,胰腺炎等,也可用于治疗胆道痉挛、胃肠痉挛、胆石症等。

胃肠解痉药的主要作用机制是减弱胃肠道的蠕动功能,松弛食管及胃肠道括约肌,从而减慢胃排空和小肠转运,减弱胆囊收缩和降低胆囊压力,减弱结肠的蠕动,减慢结肠内容物的转运。目前临床上常用的解痉药以 M 胆碱受体拮抗剂为主,多为非特异性受体拮抗剂,包括颠茄生物碱类及其衍生物和大量人工合成代用品,如阿托品、山莨菪碱、东莨菪碱、颠茄等。此外,还有一些功能调节药也具有解痉作用,如匹维溴铵、阿尔维林等。

## 一、M 胆碱受体拮抗剂

M 胆碱受体拮抗剂能松弛胃肠平滑肌,从而解除平滑肌痉挛,缓解或消除胃肠平滑肌痉挛所致的绞痛。大剂量可抑制胃酸分泌,但对胃酸浓度、胃蛋白酶和黏液的影响很小。

### (一)药理作用

M 胆碱受体拮抗剂抑制受体节后胆碱能神经支配的平滑肌痉挛和腺体活动,并根据剂量大小,有兴奋或抑制中枢神经系统(central nervous system,CNS)的作用。除一般的抗 M 胆碱作用外,大剂量时能松弛血管平滑肌、扩张血管、解除痉挛性收缩、改善微循环。颠茄成分以颠茄生物碱为主,生物碱主要由莨菪碱和少量的东莨菪碱组成,以莨菪碱计算,不少于总生物碱的 0.30%。作用与阿托品相同,但较弱。氢溴酸山莨菪碱与阿托品相比,具有选择性较高、毒副作用较低的优点。丁溴东莨菪碱对心脏、瞳孔及唾液腺等腺体分泌的抑制作用较阿托品弱,很少出现类似于阿托品引起的中枢神经兴奋、扩瞳、抑制唾液分泌等副作用。

常用 M 胆碱受体拮抗剂的药理作用比较见表 2-21。

表 2-21 常用 M 胆碱受体拮抗剂的药理作用比较

| 药物 | 作用机制 | 作用特点 | 药物性质 | 中枢神经系统 | 外周抗胆碱作用 |
|---|---|---|---|---|---|
| 颠茄 | M 胆碱受体 | 作用比阿托品弱。解除平滑肌及血管(尤其是微血管)痉挛,抑制腺体分泌 | | | |
| 硫酸阿托品 | M 胆碱受体;神经节 $N_1$ 受体(大剂量) | 解除平滑肌痉挛,抑制腺体分泌,扩瞳、升高眼压,调节麻痹,解除迷走神经对心脏的抑制,使心跳加快 | 易透过生物膜,可透过血脑屏障、胎盘 | 兴奋(大剂量)或抑制(中毒剂量) | 弱 |
| 氢溴酸山莨菪碱 | M 胆碱受体 | 作用与阿托品相似或稍弱,能松弛平滑肌,解除微血管痉挛,其扩瞳和抑制腺体分泌的作用为阿托品的 1/20~1/10,中枢作用较弱 | 脂溶性较差,不易通过血脑屏障 | 较弱 | 明显 |
| 丁溴东莨菪碱 | M 胆碱受体;$N_2$ 受体(大剂量) | 其外周作用与阿托品相似,仅在作用程度上略有不同,中枢作用较弱,但具中枢镇静或催眠作用 | 不易通过血脑屏障 | 镇静(大剂量)或催眠(中毒剂量) | 明显 |

### (二)药动学

颠茄和氢溴酸山莨菪碱的人体药动学参数尚未见研究,硫酸阿托品与丁溴东莨菪碱的药动学参数见表 2-22。

表 2-22 常用 M 胆碱受体拮抗剂的药动学参数

| 药动学参数 | 药物名称 | |
|---|---|---|
| | 硫酸阿托品 | 丁溴东莨菪碱 |
| 吸收 | 口服后自胃肠道迅速吸收 | 口服不易吸收 |
| $t_{max}$ | 口服 1~2 小时;肌内注射 15~20 分钟 | 静脉注射 10~15 分钟;皮下或肌内注射 15~30 分钟 |
| 血浆消除 $t_{1/2}$ | 3.7~4.3 小时 | 5~6 小时 |
| 代谢途径 | 主要通过肝细胞酶水解代谢,有 13%~50% 在 12 小时内以原型经肾随尿排出 | 主要随粪便排出,静脉用药后有一部分自尿中排出 |
| 药效作用时间 | 4~6 小时 | 2~6 小时 |

### (三)临床应用

M 胆碱受体拮抗剂临床主要用于缓解胃肠道痉挛性疼痛,但不能消除病因,只能缓解症状,使用抗胆碱药可能会掩盖一些急性疾病,应提高警惕。根据药理药效学不同,M 胆碱受体拮抗剂的适应证也有所区别,常用 M 胆碱受体拮抗剂的胃肠解痉适应证及给药方案如下。

1. 颠茄 应用于缓解胃肠道痉挛性疼痛,如胃十二指肠溃疡,胃肠道、肾、胆绞痛等。用法为片剂口服,每次 10mg,疼痛时服,必要时 4 小时后可重复 1 次。酊剂口服,每次 0.3~1ml,每日 1~3ml;极量为每次 1.5ml,每日 3 次。

2. 硫酸阿托品 用于各种内脏绞痛,如胃肠绞痛及膀胱刺激症状,对胆绞痛、肾绞痛的疗效较差。用法为口服,每次 0.3~0.6mg,每日 3 次;极量为每次 1mg,每日 3mg。皮下注射、肌内注射或静脉注射,每次 0.3~0.5mg,每日 0.5~3mg;极量为每次 2mg。

3. 氢溴酸山莨菪碱 应用于血管痉挛和栓塞引起的循环障碍、解除平滑肌痉挛、胃肠绞痛、胆道痉挛。用法为口服,每次 5mg,每日 3 次;肌内注射,每次 5~10mg,每日 1~2 次。

4. 丁溴东莨菪碱 应用于各种病因引起的胃肠道痉挛、胆绞痛、肾绞痛或胃肠道蠕动亢进、子宫痉挛等,比阿托品、山莨菪碱的作用强,起效更快,副作用小。用法为口服,每次 10~20mg,每次 3~5 次,整片或整粒吞服;肌内注射或静脉注射,每次 20~40mg 或每次 20mg,间隔 20~30 分钟再用 20mg。

**(四)不良反应**

常用 M 胆碱受体拮抗剂的不良反应大多与其抗胆碱特性有关,常见少汗、口干、视物模糊、嗜睡、心悸、皮肤潮红、恶心、呕吐、眩晕、头痛、过敏反应、排尿困难、精神异常等反应。不良反应程度会随用药剂量增加而加重,其中阿托品不同剂量所致的不良反应大致如表 2-23 所示。

表 2-23 阿托品不同剂量所致的不良反应

| 剂量 | 不良反应 |
| --- | --- |
| 0.5mg | 轻微的心率减慢,略有口干及少汗 |
| 1mg | 口干、心率加速、瞳孔轻度扩大 |
| 2mg | 心悸、显著口干、瞳孔扩大,有时出现视物模糊 |
| 5mg | 上述症状加重,并有言语不清、烦躁不安、皮肤干燥发热、小便困难、肠蠕动减少 |
| 10mg 以上 | 上述症状更重,脉速而弱,中枢兴奋现象严重,呼吸加快加深,出现谵妄、幻觉、惊厥等;严重中毒时可由中枢兴奋转入抑制,产生昏迷和呼吸麻痹等。阿托品的最低致死剂量,成人为 80~130mg,儿童为 10mg |

对 M 胆碱受体拮抗剂过敏者、高热者、颅内压增高、脑出血急性期、哺乳期妇女、前列腺肥大及青光眼患者禁用,但丁溴东莨菪碱对呼吸中枢具有兴奋作用,但对中枢神经系统具有显著的镇静作用,所以很少出现类似于阿托品引起的中枢神经兴奋、扩瞳、抑制唾液分泌等副作用。因此对严重心脏病、器质性幽门狭窄或麻痹性肠梗阻患者禁用,青光眼及前列腺肥大者仍需慎用。

**(五)相互作用**

常用 M 胆碱受体拮抗剂的药物相互作用有:

1. 与尿碱化药包括含镁或钙的制酸药、碳酸酐酶抑制剂、碳酸氢钠、枸橼酸盐等配伍使用时,阿托品的排泄延迟、作用时间和 / 或毒性增加。

2. 与金刚烷胺、吩噻嗪类药、其他抗胆碱药、扑米酮、普鲁卡因胺、某些抗心律失常药(如奎尼丁、丙吡胺等)、三环类抗抑郁药合用时会增加毒性。

3. 与单胺氧化酶抑制剂(包括呋喃唑酮、丙卡巴肼等)配伍使用时,可加强抗 M 胆碱作用的副作用。

4. 可拮抗甲氧氯普胺、多潘立酮等的促胃肠动力作用。

5. 应用抗胆碱药期间,舌下含化硝酸甘油预防或治疗心绞痛时,因唾液减少使后者的崩解减慢,从而影响其吸收,作用有可能推迟和 / 或减弱。

6. 丁溴东莨菪碱与拟肾上腺素能药物(如右旋苯丙胺 5mg)合用可增强止吐作用,减少其嗜睡作用,但口干更显著。与地高辛、呋喃妥因、维生素 $B_2$ 等合用时,会明显增加后者的吸收。

## 二、其他功能调节药

### (一)药理作用

其他功能调节药如匹维溴铵、阿尔维林等也具有解痉作用。

匹维溴铵是对胃肠道具有高度选择性解痉作用的钙通道阻滞剂,通过阻滞钙离子流入肠壁平滑肌细胞,防止肌肉过度收缩而达到解痉作用,能消除肠壁平滑肌高反应性,并增加肠道蠕动能力,主要对结肠平滑肌具有高度选择性。匹维溴铵没有抗胆碱能作用,也没有对心血管系统的副作用。

阿尔维林为人工合成的罂粟碱衍生物,临床常用其枸橼酸盐。直接作用于平滑肌,是一种特异性的平滑肌解痉药,其作用机制为影响离子通道的电位敏感度与磷酸 - 肌醇代谢途径。阿尔维林选择性地作用于胃肠道、子宫、生殖泌尿道的平滑肌,在正常剂量下对气管和血管平滑肌几无影响。对平滑肌的解痉作用为罂粟碱的 2.5~3 倍,抑制组胺的反应为阿托品的 5 倍,而抑制乙酰胆碱的反应仅为阿托品的万分之一。故对青光眼及前列腺肥大患者无禁忌,也无成瘾性。

### (二)药动学

匹维溴铵和枸橼酸阿尔维林的药动学参数见表 2-24。

表 2-24 匹维溴铵和枸橼酸阿尔维林的药动学参数

| 药动学参数 | 药物名称 | |
| --- | --- | --- |
| | 匹维溴铵 | 枸橼酸阿尔维林 |
| 吸收 | 低于 10% 的口服剂量经胃肠道吸收,与血浆蛋白的结合率为 97% | 口服吸收后在体内迅速被代谢 |
| $t_{max}$ | 口服 1 小时 | 口服 60~120mg,0.5~1 小时,峰浓度为 9.7mg/ml ± 0.8mg/ml |
| 血浆消除 $t_{1/2}$ | 1.5 小时 | 0.8 小时 ±1 小时 |
| 代谢途径 | 几乎全部在肝脏代谢并清除 | 代谢物有 4 种,其中对平滑肌产生抑制作用的主要为第一种代谢产物,其作用强度为本品原型的数倍。主要随尿以结合形态排出 |

### (三)临床应用与给药方案

根据作用机制不同,匹维溴铵和枸橼酸阿尔维林的临床适应证与给药方案也有所区别,见表 2-25。

表 2-25 匹维溴铵和枸橼酸阿尔维林的临床适应证与给药方案

| 药物名称 | 临床应用 | 给药方案 |
|---|---|---|
| 匹维溴铵 | 与肠易激综合征有关的腹痛、排便紊乱、肠道不适;钡剂灌肠前准备 | 口服:50mg/次,3次/d,根据病情可增至100mg/次;检查前3天100mg/次,2次/d,检查前清晨再口服100mg,进餐时整片吞服 |
| 枸橼酸阿尔维林 | 解除平滑肌痉挛,如肠易激综合征、憩室疾病引起的疼痛、肠痉挛、胆道痉挛、痛经、子宫痉挛,泌尿道结石或感染引发的痉挛性疼痛,下泌尿道感染引起的尿频、膀胱痉挛及其他痉挛性疼痛 | 口服:60~120mg/次,3次/d |

**(四)不良反应**

匹维溴铵的常见不良反应有腹痛、腹泻、便秘,偶见瘙痒、皮疹、恶心、口干等。国外资料报道,2例患者在两餐之间口服匹维溴铵后出现胃灼热和吞咽困难,内镜检查显示有急性食管溃疡形成,停药后即可恢复。妊娠期间禁止使用,哺乳期间应避免服用;勿用于儿童。

枸橼酸阿尔维林在治疗剂量下几乎无副作用,超过剂量则会有胃肠道不适、嗜睡、头晕、虚弱、头痛、口干或低血压。孕妇或哺乳期妇女慎用,前列腺肿瘤患者不宜使用,对本品过敏、麻痹性肠梗阻者禁用。

**(五)相互作用**

匹维溴铵的药物相互作用尚不明确。

三环类抗抑郁药、普鲁卡因或其衍生物、抗组胺药等可加强枸橼酸阿尔维林的作用;全身性抗胆碱药可降低枸橼酸阿尔维林的作用。

# 第六节 泻 药

便秘是消化系统的常见症状,其中部分是由胃肠道的器质性疾病所致而须进行对因治疗,但有部分病例无明显的病因可究,即所谓功能性者,则须对症处理。另外,泻药还用于涉及胃肠道的各种检查和手术的肠道清洁如钡剂灌肠等。泻药(purgative,cathartic)是一类能增加肠内水分、软化粪便或润滑肠道、促进蠕动、加速排便的药物,临床主要用于治疗功能性便秘。目前临床应用的泻药品种较多,按作用机制分为容积性泻药、渗透性泻药、刺激性泻药、润滑性泻药。

## 一、容积性泻药

容积性泻药能增加大便量、刺激肠蠕动,从而缓解便秘症状,对于以粪便干结为主者效果较好,但药物一般需要几天才能发挥作用。容积性泻药可用于结肠造口术、回肠造口术、痔疮、肛裂、便秘型肠易激综合征。但必须保证充分的水分摄入,以防肠梗阻的发生。粗加工的麸皮是最好的容积性泻药,可以配合食物或果汁使用。精加工的麦麸虽然口感好,但是吸水性比较差。燕麦麦麸类提取物也可以作为容积性泻药。临床常用药物为欧车前亲水胶。

**(一)药理作用**

欧车前亲水胶是一种无刺激性的、纯天然的水溶性纤维,为容积性泻药,可在肠道内吸收水分形成黏液团块,进而增加粪便容积,促进肠道蠕动。

**（二）药动学**

在胃肠道内可将液体吸附到固体部分,使粪便变软而易排出,具有双相调节作用,腹泻时则使水样便减少。

**（三）临床应用**

1. 便秘及相关疾病　功能性便秘、肠易激综合征、憩室病、痔疮、肛裂、肛肠手术及其他外科手术后,维持正常的排便功能。

2. 非特异性腹泻。

3. 高胆固醇血症。

4. 非胰岛素依赖型糖尿病的辅助治疗。

**（四）给药方案**

口服,成人,一次 6g,一日 1~3 次,以 300ml 水搅匀后,餐后半小时服用。

**（五）不良反应**

偶有轻微的腹胀、恶心、便秘、肠绞痛等,从小剂量开始可避免,坚持服用可消失。对车前子过敏者,吸入或摄入本药可能会引起过敏反应。亦有支气管痉挛、鼻炎等变态反应。

**（六）相互作用**

可降低华法林、水杨酸盐、留钾利尿药等的作用。

**（七）注意事项**

对本药及欧车前草过敏;原因不明的腹痛、炎症性肠道疾病、肠梗阻、胃肠出血及粪便嵌塞;孕妇、哺乳期妇女及婴幼儿;长期卧床后或吞咽困难者禁忌。

## 二、渗透性泻药

本类药物主要通过将身体的水分吸到肠道或防止大便中的水分被吸收来增加肠道中的水分。在使用时需补充水分,以减少渗透性泻药使人体脱水的不良反应。临床常用的有乳果糖、聚乙二醇、盐类泻药(如硫酸镁)。乳果糖是半合成双糖,在胃肠道中不被吸收,导致渗透性腹泻。它可以降低粪便 pH,抑制产氨细菌增殖,因而可用于治疗肝性脑病。聚乙二醇是无活性的乙二醇多聚体,在胃肠道中不被吸收,通过增加局部渗透压,使水分保留在结肠肠腔内。盐类泻药如镁盐适于需快速清洁肠道的患者,需保证液体摄入,偶尔使用效果比较好,防止滥用。禁止使用钠盐,因为其可能引起某些敏感患者水钠潴留。

**（一）药理作用**

硫酸镁以不同的方式给药时其药理作用不同,内服不被吸收,在肠内形成一定的渗透压,使肠内保有大量水分,刺激肠道蠕动而排便。同时促使肠壁释放胆囊缩素,致泻作用增加;小剂量可使奥迪括约肌松弛,胆囊收缩,增加胆汁引流。

乳果糖口服后在结肠被细菌分解成乳酸,刺激结肠局部渗出,引起粪便容积增加,致肠蠕动而促进排便。乳酸还可抑制结肠对氨的吸收,有降低血氨的作用。

聚乙二醇的作用机制基本上是物理作用,通过增加局部渗透压,使水分保留在结肠腔内,增加肠道内液体的保有量,因而使大便软化和含水量增加,进而促进其在肠道内的推动和排泄。由于聚乙二醇具有很高的分子量,所以不会被吸收,也不会在消化道被分解代谢。与乳果糖类的渗透性泻药不同,它不在肠道内被细菌分解,也不产生有机酸或气体,不改变粪便的酸碱性,对肠道 pH 没有影响。

### (二)药动学

硫酸镁口服后约 20% 被吸收,并随尿液排出,约 1 小时发挥作用,疗效维持 1~4 小时。乳果糖口服不吸收,以原型到达结肠,继而被肠道菌群分解代谢,口服后 48 小时内起效,在 25~50g 剂量下可以完全代谢,超过该剂量时则部分以原型排出。聚乙二醇口服在肠道内不吸收或极少吸收。

### (三)临床应用

硫酸镁用于急性便秘或排出肠内毒素,也用作驱虫药的导泻。因高渗硫酸镁能刺激十二指肠黏膜,反射性地使胆总管括约肌松弛和胆囊排空而起到利胆作用,可用于阻塞性黄疸、慢性胆囊炎等,外用于十二指肠引流、局部热敷、消炎退肿。

乳果糖用于慢性或习惯性便秘,并预防和治疗各种肝病引起的高氨血症以及血氨升高所致的肝性脑病。

聚乙二醇用于成人便秘的症状治疗和肠道手术前以及肠镜、钡灌肠和其他检查前的肠道清洁准备。

### (四)给药方案

临床常用的渗透性泻药的给药方案比较详见表 2-26。

表 2-26　临床常用的渗透性泻药的给药方案比较

| 人群 | 药物名称 | | |
| --- | --- | --- | --- |
| | 硫酸镁 | 乳果糖 | 聚乙二醇 |
| 成人 | (1)用于导泻:口服,一次 5~20g,一日 1 次,用水 100~400ml 溶解后顿服<br>(2)用于利胆:服用 33% 的溶液剂,一次 10ml,一日 3 次 | (1)用于便秘:口服,一次 5~10g,一日 1~2 次<br>(2)用于肝性脑病:口服,初期的 1~2 日一次 10~20g,一日 2~3 次;后改为一次 3~5g,一日 2~3 次;以一日排软便 2~3 次为宜。灌肠,200g 加适量水,保留或流动灌肠 30~60 分钟,每 4~6 小时 1 次 | 溶解于水中服用,一次 10g,一日 1~2 次;或一日 20g,顿服 |
| 儿童 | — | (1)用于便秘:6~12 岁儿童一次 5g,1~5 岁儿童一次 3g,婴儿一次 1.5g,均为一日 1~2 次<br>(2)用于肝性脑病:6 岁以下儿童和婴儿的起始剂量为 1.7~6.7g,分次给予;年龄较大的儿童一日 27~60g,后调整剂量到一日软便 2~3 次 | 8 岁以上儿童的用法用量同成年人;8 岁以下儿童不适用 |

### (五)不良反应

1. 硫酸镁　①导泻时如浓度过高,可引起脱水;胃肠道有溃疡、破损之处易造成镁离子大量吸收而引起中毒。②静脉注射时常引起潮红、出汗、口干等症状,快速静脉注射时可引起恶心、呕吐、心慌、头晕,个别出现眼球震颤,减慢注射速度症状可消失。③肾功能不全者用药剂量大,血镁浓度达 5mmol/L 时,可出现肌肉兴奋性受抑制、感觉反应迟钝、膝跳反射消失、呼吸开始受抑制,血镁浓度达 6mmol/L 时可发生呼吸停止和心律失常、心脏传导阻滞,浓度进一步升高可使心搏停止。④连续使用可引起便秘,部分患者可出现麻痹性肠梗阻,停药后好转。⑤极少数血钙降低,再现低钙血症。⑥镁离子可自由透过胎盘屏障,造成新生儿高镁血症,表现为肌张力低、吸吮力差、不活跃、哭声不响亮等,少数有呼吸抑制现象。⑦少数孕妇出现肺水肿。

2. 乳果糖 偶见腹部不适、胀气或腹痛;剂量大时偶见恶心、呕吐。长期大量使用可致水、电解质紊乱。

3. 聚乙二醇 由于在消化道内不被吸收或吸收量极少,潜在毒性极低,可能会导致腹泻,少数甚至腹胀、腹痛、恶心,停药后 24~48 小时恢复正常。罕见过敏反应,如皮疹、荨麻疹和水肿。特例有报道过敏性休克。

### (六)相互作用

临床常用的渗透性泻药的相互作用详见表 2-27。

表 2-27 常用渗透性泻药的相互作用

| 药物名称 | 其他药物 | 相互作用 |
| --- | --- | --- |
| 硫酸镁 | 四环素<br>双膦酸盐 | 口服镁盐会降低四环素和双膦酸盐的吸收,应间隔数小时单独给药 |
| 乳果糖 | 结肠 pH 依赖性药物(如 ASA) | 乳果糖可导致 pH 下降,故可能引起结肠 pH 依赖性药物的失活 |
| 聚乙二醇 | | 可能缩短其他口服药物在消化道内的停留时间,干扰药物吸收,服用该药应与其他药物间隔较长时间(至少 2 小时) |

## 三、刺激性泻药

此类药物本身或其体内代谢产物与肠黏膜接触,刺激肠壁,改变肠黏膜的通透性,使电解质和水分向肠腔扩散,使肠腔水分增加,蠕动增强,引起泻下。如比沙可啶、酚酞、蓖麻油、蒽醌类、丹蒽醌等。由于在动物肿瘤研究中发现丹蒽醌具有致癌性和遗传毒性,所以其适应证比较局限。有些刺激性比较强的药如鼠李、蓖麻油已基本不用。刺激性泻药能够增加肠道蠕动,常引起腹痛,故肠梗阻患者应禁用。因刺激性泻药可造成结膜黏膜黑便病,引起药物剂量增加而疗效降低,加重便秘,进而增加癌变风险,不建议长期使用。

### (一)药理作用

酚酞口服后在肠内遇胆汁及碱性液形成可溶性钠盐,刺激结肠黏膜,促进结肠蠕动,并阻止肠液被吸收而起缓泻作用。作用温和,临床治疗效果的个体差异较大。

比沙可啶与酚酞同属二苯甲烷类刺激性泻药,口服或直肠给药后转换成有活性的代谢物,在结肠产生较强的刺激作用,还可刺激局部轴突反射和阶段反射,产生广泛的结肠蠕动;同时可抑制结肠内钠离子、氯离子和水分的吸收,增大肠内容积,引起反射性排便。

### (二)药动学

酚酞口服后约 15% 被吸收,主要由肾排泄,有肝肠循环,一次给药后可以持续 3~4 天。比沙可啶主要作用于大肠,口服 6~12 小时起效,栓剂直肠给药后 15~60 分钟起效,灌肠后 5~20 分钟起效。治疗剂量下只有 5% 被吸收,主要经粪便排泄,少量吸收的以葡糖醛酸化物的形式自尿排泄。

（三）临床应用

酚酞适用于习惯性顽固性便秘,也用于肠道检查或外科手术前肠道排空。自啮齿动物致癌报道后,因为担心酚酞的潜在致癌作用,部分国家已停止使用。比沙可啶主要用于急、慢性便秘,也可用于腹部 X 线检查、内镜检查和术前肠道清洁。

（四）给药方案

临床常用的刺激性泻药的给药方案比较详见表 2-28。

表 2-28　临床常用的刺激性泻药的给药方案

| 人群 | 药物名称 | |
| --- | --- | --- |
| | 酚酞 | 比沙可啶 |
| 成人 | 口服,一次 50~200mg,睡前服用 | (1)治疗便秘:每晚服用 5~10mg 或清晨给予栓剂或灌肠 10mg<br>(2)完全肠排空:口服 10~20mg,然后次日清晨给予栓剂 10mg |
| 儿童 | 睡前服用。2~5 岁儿童一次 15~20mg,6 岁及以上儿童一次 25~50mg | (1)10 岁以上儿童治疗便秘:清晨直肠置入栓剂 5mg;4 岁以上儿童晚上口服 5mg。肠排空:实施探查或外科手术前晚上口服 5mg,当天清晨直肠给药 5mg<br>(2)10 岁以上儿童的口服给药剂量同成年人 |

（五）不良反应

酚酞偶致过敏反应,肠绞痛,心、肺、肾损害及出血倾向等;长期使用可致水、电解质丢失和结肠功能障碍。

比沙可啶偶见明显的腹部绞痛,停药后即消失;直肠给药后有时有刺激性,反复应用可致直肠炎、胃肠痉挛;可引起过度腹泻;可出现尿色异常和低钾血症。

（六）相互作用

临床常用的刺激性泻药的相互作用详见表 2-29。

表 2-29　常用刺激性泻药的相互作用

| 药物名称 | 其他药物 | 相互作用 |
| --- | --- | --- |
| 酚酞 | 碳酸氢钠 | 可引起粪便变色 |
| | 氧化镁 | |
| 比沙可啶 | 阿片类止痛剂 | 使用阿片类止痛剂的癌症患者的耐受性差,可能会造成腹痛、腹泻和大便失禁 |

## 四、润滑性泻药

通过润滑肠壁、软化粪便的作用而发挥泻下作用,此类药物多为油类,如液体石蜡有明显的润滑作用,甘油、纤维素类等也有类似作用。

（一）药理作用

液体石蜡为矿物油,产生润滑肠壁和软化粪便的作用,使粪便易于排出。甘油能润滑并刺激肠壁,软化大便,便秘时可用栓剂或 50% 溶液灌肠;可提高血浆渗透压,可作为脱水剂,用于降低眼压和颅内压;外用有吸湿作用,并使局部组织软化用于冬季皮肤干燥皲裂等。甘油有轻度的刺激性导泻作用,直肠内给药后很快起效。

### (二)药动学

液体石蜡口服不吸收,同时阻止肠内水分的吸收。甘油口服吸收良好,并迅速代谢;直肠给药用于软化大便 15~30 分钟起效。80% 的甘油在肝脏代谢为葡萄糖和糖浆,并氧化为水和二氧化碳。10%~20% 在肾脏代谢,可被肾小球滤过,在浓度达到 0.15mg/ml 时完全被肾小管重吸收。高浓度时可在尿中出现并导致渗透性利尿。清除半衰期为 30~45 分钟。

### (三)临床应用

适用于老年人和儿童便秘。液体石蜡还可用于肠梗阻、粪便块嵌塞,也用于器械润滑。

### (四)给药方案

液体石蜡通常在晚间给药,口服每日剂量可以高达 45ml,但是不应该在睡觉前即刻服用,服用后应保持直立位至少 2 小时以减少脂肪性肺炎的风险。液体石蜡也可以 120ml 灌肠使用。甘油栓剂可用于便秘,或 50% 溶液灌肠。

### (五)不良反应

液体石蜡口服可妨碍钙、磷及脂溶性维生素的吸收,并有吸入性肺炎的风险。曾有报道,在全身吸收液体石蜡后在肝、脾或肠系膜淋巴结内发生异物肉芽肿或液体石蜡瘤。甘油口服有轻微的不良反应,如头痛、咽部不适、口渴、恶心、呕吐、腹泻及血压轻微降低等。

### (六)相互作用

30% 甘油和 20% 维生素 C 混合液联合应用具有相加作用。液体石蜡可干扰钙、磷及脂溶性维生素的吸收。

## 五、其他药物

肠道清洗药仅用于结肠手术、结肠镜检查、影像学检查前的肠道清洗,以保证肠道中无固体内容物,不能用于便秘的治疗。

# 第七节 止 泻 药

腹泻仅仅是各种疾病的一个症状,其病因多种多样,食物中毒、细菌感染、消化不良、肠功能紊乱、内分泌障碍、肝胆胰功能不全等均可引起腹泻。如肠炎、痢疾是细菌引起的肠道感染,所引起的腹泻是肠道受到细菌毒素的刺激而作出的反应,它可排出毒素和细菌毒素,在这种情况下不宜用止泻药,否则会影响肠道对细菌毒素的排出,使毒血症加重。腹泻应针对病因进行治疗,对腹泻剧烈而持久的患者可适当给予止泻药(antidiarrhoeal drug)。止泻药可通过减少肠道蠕动或保护肠道免受刺激而达到止泻的作用。止泻药适用于剧烈腹泻或长期慢性腹泻,以防止机体过度脱水、水盐代谢失调、消化及营养障碍。包括改变胃肠道运动功能药、收敛保护药、吸附药、黏膜保护剂等。

## 一、改变胃肠道运动功能药

可以提高胃肠张力,抑制肠道蠕动,缓解急性腹泻症状,适用于治疗成人无并发症的急性腹泻,不适用于幼儿,一旦脱水,必须补偿体液和电解质。本类药物包括地芬诺酯、洛哌丁胺、阿片制剂。阿片制剂用于较严重的非细菌性感染性腹泻,临床使用的制剂有阿片酊和复方樟脑酊,复方樟脑酊是阿片酊的复方制剂。对于重症患者,补液和维持电解质平衡是首要和重要的治疗。临床常用药物有地芬诺酯、洛哌丁胺。

**（一）药理作用**

1. 地芬诺酯(苯乙哌啶)　为人工合成的哌替啶衍生物,对肠道运动的影响类似于阿片类,通过激动 μ 阿片受体,能提高肠道张力,减少胃肠推进性蠕动,使肠内容物通过延迟,利于肠内水分的吸收,发挥止泻作用,现已替代阿片制剂成为有效的非特异性止泻药。

2. 洛哌丁胺　为哌啶醇衍生物,有类似于哌啶的结构。主要作用于胃肠道的 μ 阿片受体,还可阻止乙酰胆碱和前列腺素释放,拮抗平滑肌收缩而抑制肠蠕动和分泌,止泻作用比吗啡强 40~50 倍。止泻作用快、强、持久,治疗量对中枢神经系统无作用。

**（二）药动学**

临床常用的改变胃肠道运动功能药的药动学特性比较详见表 2-30。

表 2-30　临床常用的改变胃肠道运动功能药的药动学特性

| 药动学参数 | 药物名称 | |
| --- | --- | --- |
| | 地芬诺酯 | 洛哌丁胺 |
| 吸收特点 | 经胃肠道吸收良好 | 与肠壁有高亲和力和明显的首关代谢,使其几乎不进入全身血液循环 |
| $t_{max}$ | 2 小时 | 口服胶囊后 5 小时或口服溶液剂 2.5 小时 |
| 半衰期 | 母体药物的消除半衰期为 2.5 小时,地芬诺酯酸的半衰期为 1.9~3.1 小时 | 9~14 小时,平均为 10.8 小时 |
| 血浆蛋白结合率 | — | 97% |
| 代谢 | 大部分在肝脏代谢,代谢产物为地芬诺酯酸(有活性)和羟基地芬诺酯酸(无活性) | 几乎全部进入肝脏代谢 |
| 排泄 | 主要以代谢产物的形式随尿排泄,49% 随粪便排泄 | 大部分经肠道排泄,尿中的排泄量占 5%~10% |

**（三）临床应用**

地芬诺酯临床用于急、慢性功能性腹泻,慢性肠炎。洛哌丁胺不仅可以用于控制急、慢性腹泻症状,也可用于回肠造瘘术者,可增加大便稠硬度,减少排便量和次数,尤其适应于临床应用其他止泻药效果不明显的慢性功能性腹泻。

**（四）给药方案**

临床常用的改变胃肠道运动功能药的给药方案比较详见表 2-31。

**（五）不良反应**

1. 地芬诺酯　①胃肠道反应:食欲减退、恶心、呕吐、腹胀或不适、麻痹性肠梗阻、中毒性巨结肠、胰腺炎等;②神经系统反应:头痛、困倦、头晕、坐立不安、欣快、忧郁、四肢麻木;③过敏反应:血管性水肿、荨麻疹、瘙痒、牙龈肿胀。儿童特别容易出现过量反应。

2. 洛哌丁胺　腹痛或胃胀气、恶心、便秘、口干、头晕、疲乏以及超敏反应,包括皮疹等不良反应已有报道。该药与麻痹性肠梗阻相关,尤其是婴儿及年幼儿童,致死病例已有报道。过量时可能出现抑郁,儿童或肝损害患者更易发生。

表 2-31　临床常用的改变胃肠道运动功能药的给药方案

| 人群 | 药物名称 | |
| --- | --- | --- |
| | 地芬诺酯 | 洛哌丁胺 |
| 成人 | 成人口服每次 2.5~5mg,每日 2~3 次,腹泻控制时即可减少剂量 | (1)急性腹泻:起始剂量为 4mg,以后每次不成形便后服用 2mg<br>(2)慢性腹泻:起始剂量为 4mg,以后可调节每日剂量以维持每日 1~2 次正常大便。一般维持剂量为每日 2~12mg<br>(3)成人的每日最大剂量不超过 16mg |
| 儿童 | 2~4 岁,每次 1.25mg,每日 3 次;4~8 岁的起始剂量为每次 2.5mg,每日 3 次;8~12 岁,每次 2.5mg,每日 4 次;超过 12 岁,每次 5mg,每日 3 次 | 5 岁以上的儿童:<br>(1)急性腹泻:起始剂量为 2mg,以后每次不成形便后服用 2mg<br>(2)慢性腹泻:起始剂量为 2mg,以后可调节每日剂量以维持每日 1~2 次正常大便。一般维持剂量为每日 2~12mg<br>(3)儿童的每日最大剂量不超过 6mg/20kg |

## (六) 相互作用

常用的改变胃肠道运动功能药的相互作用见表 2-32。

表 2-32　常用的改变胃肠道运动功能药的相互作用

| 药物名称 | 其他药物 | 相互作用 |
| --- | --- | --- |
| 地芬诺酯 | 巴比妥类 | 增强这几类药物的中枢作用 |
| | 阿片类 | |
| | 中枢抑制药 | |
| 洛哌丁胺 | 奎尼丁 | 可导致洛哌丁胺的血浆浓度增加 2~3 倍 |
| | 利托那韦 | |
| | 其他 P 糖蛋白抑制剂 | |

# 二、收敛保护药

该类药物可使肠黏膜表面蛋白凝固、沉淀,从而减轻刺激,降低炎性渗出,发挥收敛、止泻作用。常用药物如鞣酸蛋白。

## (一) 药理作用

鞣酸蛋白含鞣酸 50% 左右,口服后再肠内分解释放鞣酸,使肠黏膜表面蛋白凝固、沉淀,从而减轻刺激,降低炎性渗出,发挥收敛、止泻作用。

## (二) 药动学

服用后在胃内不分解,在小肠分解出鞣酸。

## (三) 临床应用

临床用于急性胃肠炎和非细菌性腹泻的治疗。

## (四) 给药方案

口服,成人一次 0.9~1.8g,一日 3 次,空腹服用。儿童用量见表 2-33。

表 2-33 鞣酸蛋白的儿童用量

| 年龄/岁 | 体重/kg | 一次用量/g | 一日次数 |
|---|---|---|---|
| 1~3 | 10~15 | 0.3 | 3 |
| 4~6 | 16~21 | 0.6 | 3 |
| 7~9 | 22~27 | 0.9 | 3 |
| 10~12 | 28~32 | 1.2 | 3 |

**（五）不良反应**

长期服用可引起便秘。

**（六）相互作用**

能影响胰酶、胃蛋白酶、乳酶生等的药效，不宜同服。不应与碱性药物同服，因 B 族维生素可能被破坏。

## 三、吸附药

能吸附肠道内气体，起到止泻和阻止毒物吸收的作用。常用药物如药用炭。

**（一）药理作用**

药用炭（活性炭）能吸附肠道内细菌及气体，起到止泻和防止毒物吸收的作用。

**（二）药动学**

口服不吸收，仍由肠道排出。

**（三）临床应用**

用于食物、生物碱等中毒及腹泻、腹胀等；也可作为腹部 X 线平片摄片前和腹部 B 超检查前用药。

**（四）给药方案**

口服，用于解毒，成人一次 30~100g，混悬于温水中服用；用于肠道疾病，一次 1~3g，一日 3 次，餐前服用。

**（五）不良反应**

可出现恶心，长期或大量服用可引起便秘。

**（六）相互作用**

不宜与维生素、抗菌药、洋地黄、生物碱类、乳酶生及其他消化酶等药物合用，以免被吸附而影响疗效。

## 四、黏膜保护剂

该类药物对消化道黏膜有很强的覆盖能力，通过与黏液糖蛋白结合，提高黏膜屏障对攻击因子的防御功能。常用药物如蒙脱石。

**（一）药理作用**

蒙脱石是从天然蒙脱石中提取的具有双八面体层纹结构的微粒，有加强、修复消化道黏膜屏障，固定、清除多种病原体和毒素的作用。作用机制包括：①覆盖消化道黏膜，与黏液蛋白结合，从质和量 2 个方面增强黏液屏障，起到防止 $H^+$、胃蛋白酶、胆盐、溶血磷脂酰胆碱、非甾体抗炎药、乙醇以及各种病毒、细菌及其毒素等对消化道黏膜的侵害作用；②促进损伤的消化道黏膜再生;③吸附消化道内的气体和各种攻击因子,将其固定在肠腔表面,使其失去致病作用,随肠道蠕动排出体外;④平衡消化道的正常菌群,提高消化道的免疫功能;⑤促进肠黏膜细胞的吸收作用,减少其分泌,缓解由于双糖降低或缺乏造成糖脂消化不良而导致的渗透性腹泻。

### (二)药动学

该药不被胃肠道吸收,故不进入血液循环,对肝、肾、中枢神经及心血管等无影响。不改变食物从口腔至结肠的运行时间,不影响葡萄糖和氨基酸的吸收,也不影响 X 线检查,不改变大便颜色。口服 2 小时后可均匀覆盖在整个肠腔表面,6 小时后连同所吸收的攻击因子随消化道蠕动排出。

### (三)临床应用

临床常用于急、慢性腹泻的治疗,尤其对儿童急性腹泻的疗效较好,也可用于肠易激综合征、结肠炎、肠道菌群失调等。

### (四)给药方案

口服,成人一次 3g,一日 3 次,倒入 50ml 温水中,搅匀后服用。1 岁以下儿童一日 3g,分 2 次服用;1~2 岁儿童一次 3g,2 岁以上儿童一次 3g,均分 1~2 次服用。急性腹泻服用本品治疗时,首次剂量加倍。

### (五)不良反应

偶见便秘、大便干结。

### (六)相互作用

与诺氟沙星合用可提高对致病性细菌感染的疗效;可减轻红霉素的胃肠道反应,提高红霉素的疗效。

### (七)注意事项

不可将本品直接倒入口中服用,以免在消化道黏膜上的分布不均,影响疗效。

## 五、其他药物

### (一)解痉药

在治疗与腹泻相关的腹部痉挛时可以应用解痉药,但不作为腹泻的主要治疗药物。抗痉挛和抗呕吐药因疗效较差且易引起不良反应,应避免应用于幼儿胃肠炎。

### (二)抑菌、杀菌类

单纯性胃肠炎一般不需要用抗菌药,因为即使不用抗菌药病情通常也会迅速缓解,而且病毒也是感染性肠炎的常见病原体。但全身性细菌感染所致的腹泻必须给予适当的系统治疗。抑菌、杀菌类止泻药是对明确诊断为细菌感染患者所进行的抗菌治疗。常用药物如小檗碱、诺氟沙星、呋喃唑酮等。

### (三)微生态调节剂

微生态调节剂通过调整肠道微生态、保持微生态平衡来提高宿主的健康水平。能重建人体肠道菌群平衡,促进肠道内环境稳定,有利于控制某些感染性菌群失调和菌群定位转移等所引起的腹泻。包括双歧三联活菌、乳酸杆菌、双歧杆菌四联菌等。

### (四)中药止泻药

常用的中药止泻药有五倍子、石榴皮、赤石脂等,具有吸附和收敛作用,用于外感寒湿、暴饮暴食、消化不良以及因实热积滞所致的腹泻有一定的效果。常用的中成药止泻药如香连丸、固本益肠丸等。

# 第八节 止 吐 药

止吐药是治疗或预防恶心和呕吐的药物,包括与癌症的治疗、麻醉和运动相关的恶心和呕吐等。按目前已知的止吐药作用机制和发展历史主要分为三大类:传统止吐药、5-HT₃受体拮抗剂和 NK-1 受体拮抗剂。

目前国内癌症患者持续增加,止吐类药物的市场需求不断增长。美国 NCCN 有关止吐的临床实践指南(V.1.2013)对癌症患者在预防化疗引起的恶性、呕吐用药方面提出新建议,为各国医师在临床用药选择时提供依据。由于其极强的权威性,不仅对临床用药选择产生很大的影响,也对新药研发和市场销售起到方向性的指导作用。

## 一、传统止吐药

延髓的呕吐中枢可接受来自于催吐化学感受区(CTZ)、前庭器官、内脏等的传入冲动而引发呕吐。已知 CTZ 含有丰富的多巴胺、组胺、胆碱受体,前庭器官有胆碱能、组胺能神经纤维与呕吐中枢相关联。

### (一)药理作用

1. 多巴胺(DA)受体拮抗剂 通过作用于延髓 CTZ 中的多巴胺受体,提高 CTZ 的感受阈值而发挥中枢性止吐作用。

2. 作用于 H₁ 受体和 M 受体的药物 抗组胺类药物如苯海拉明和异丙嗪,其作用受体为组胺 H₁ 受体。抗胆碱类药物如东莨菪碱,作用于 M 受体。

3. 作用于大脑皮质的药物 如大麻类药物、苯二氮䓬类药物、吩噻嗪类药物等,可能作用于 D 受体、内啡肽受体,抑制前列腺素合成,抑制大脑皮质的兴奋性,提高反应阈值。

4. 类固醇激素类药物 亦常作为止吐辅助药物,其止吐机制不明,据推测可能与 CTZ 受体膜或抑制前列腺素合成,并为前列腺素 G 受体拮抗剂有关。

### (二)药动学

20 世纪 70—80 年代,多巴胺受体拮抗剂占据着止吐领域的重要地位,其代表药物是甲氧氯普胺。其主要经肾脏排泄,口服起效时间为 0.5~1 小时,静脉注射起效时间为 1~3 分钟,作用持续时间为 1~2 小时,半衰期为 4~6 小时。常用传统止吐药的药动学特性比较详见表 2-34。

### (三)临床应用

在预防低度催吐化疗药物所致的呕吐和解救性治疗中,2014 版《肿瘤治疗相关呕吐防治指南》中详细描述了甲氧氯普胺、苯海拉明、东莨菪碱、氯丙嗪在临床的应用范围。

### (四)给药方案

甲氧氯普胺对于肾功能 Ccr=40ml/min 者不需要调整剂量,Ccr<40ml/min 者初始给予正常剂量的 50%;肝功能不全者无须调整剂量。常用传统止吐药的用法用量见表 2-35。

表 2-34　常用传统止吐药的药动学特性比较

| 药动学参数 | 药物名称 | | | |
| --- | --- | --- | --- | --- |
| | 甲氧氯普胺 | 苯海拉明 | 东莨菪碱 | 氯丙嗪 |
| 起效时间 | 口服为 30~60 分钟,静脉给药为 1~3 分钟,持续时间为 1~2 小时 | — | p.o.、i.m. 为 0.5~1 小时,i.v. 为 10 分钟,t.d 为 6~8 小时 持续时间:i.m. 为 4~6 时,i.v. 为 2 小时,透皮给药为 72 小时 | i.m. 为 15 分钟,口服为 30~60 分钟 持续时间:口服为 4~6 小时 |
| 半衰期 | 4~6 小时 | 7~12 小时 | 1~4 小时(氢溴酸盐) | 2 小时 |
| 血浆蛋白结合率 | 13%~22% | 98.5% | 约 4% | 92%~97% |
| 肾脏排泄率 | 85% | — | <10% | <1% |
| 生物利用度 | 70%(口服) | 42%~62% | 8% | 32% |
| 服药时间 | 餐前及睡前服用 | — | | — |

表 2-35　常用传统止吐药的用法用量

| | 甲氧氯普胺 | 苯海拉明 | 东莨菪碱 | 氯丙嗪 |
| --- | --- | --- | --- | --- |
| 预防低度催吐、化疗药物所致的呕吐 | 10~40mg 口服或静脉给药,q.d.,必要时每 4~6 小时 1 次,应用 3~4 天 | 每 4~6 小时 25~50mg 口服或静脉给药 | 辅助治疗 | 每 4~6 小时口服或静脉推注 10mg |
| 解救性治疗 | | | | 每 12 小时 25mg 纳肛或每 4~6 小时 10mg 口服或静脉给药 |

## (五)不良反应

研究表明,多巴胺受体拮抗剂与糖皮质激素联用,可增加疗效并减轻毒副作用;但长期反复或大剂量使用因阻断多巴胺受体,使胆碱能受体相对亢进而发生神经中枢抑制或锥体外系反应,表现为肌震颤、发声困难、共济失调等。因此,多巴胺受体拮抗剂的临床应用受到限制。常用传统止吐药的不良反应见表 2-36。

表 2-36　常用传统止吐药的不良反应

| 不良反应 | 甲氧氯普胺 | 苯海拉明 | 东莨菪碱 | 氯丙嗪 |
| --- | --- | --- | --- | --- |
| 常见 | 昏睡、烦躁不安、疲乏无力 | 头晕、头昏、恶心、呕吐、食欲缺乏以及嗜睡 | 口干、眩晕,严重时瞳孔散大、皮肤潮红、灼热、兴奋、烦躁、谵语、惊厥、心跳加快 | 口干、上腹不适、食欲缺乏、乏力及嗜睡 |
| 少见 | 乳腺肿痛、恶心、便秘、皮疹、腹泻、睡眠障碍、眩晕、严重口渴、头痛、容易激动 | — | — | 骨髓抑制 |
| 偶见 | — | 皮疹、粒细胞减少 | — | 引起癫痫、过敏性皮疹或剥脱性皮炎及恶性综合征 |

### （六）相互作用

甲氧氯普胺可通过 CYP1A2 及 CYP2D6 代谢，因此可能与其他相应的底物产生相互作用。常用传统止吐药的药物相互作用见表 2-37。

**表 2-37 常用传统止吐药的药物相互作用**

| 药物名称 | 相互作用的药物 | 相互作用的结果 |
| --- | --- | --- |
| 甲氧氯普胺 | 吩噻嗪类药物 | 甲氧氯普胺的锥体外系不良反应被增强 |
| | 抗胆碱药（阿托品、溴丙胺太林等） | 甲氧氯普胺的增强胃肠运动功能被减弱 |
| | 西咪替丁 | 西咪替丁的口服生物利用度降低 |
| | 乙酰氨基酚、氨苄西林、左旋多巴、四环素 | 增加合用药物的吸收速率 |
| | 地高辛 | 地高辛的吸收减少 |
| 苯海拉明 | 对氨基水杨酸钠 | 降低对氨基水杨酸钠的血药浓度 |
| 东莨菪碱 | 抗抑郁、治疗精神病和帕金森病的药物 | 可能增强这些药物的作用，故不能合用 |
| 氯丙嗪 | 乙醇或其他中枢神经系统抑制药 | 中枢抑制作用加强 |
| | 抗高血压药 | 直立性低血压 |
| | 碳酸锂 | 血锂浓度增加 |
| | 单胺氧化酶抑制剂及三环类抗抑郁药 | 两者的抗胆碱作用加强，不良反应加重 |

## 二、5-HT$_3$ 受体拮抗剂

5-羟色胺（5-HT）是人体内一种重要的中枢递质，其受体分为 5-HT$_1$、5-HT$_2$、5-HT$_3$ 和 5-HT$_4$ 共 4 种类型及若干亚型。其中，5-HT$_3$ 受体属于一种配基调控的离子通道型受体，广泛分布于中枢神经系统、孤束核（NTS）和外周神经系统（迷走神经、交感神经、副交感神经等）的神经细胞上。

### （一）药理作用

此类药物的共同特点是其分子结构与 5-HT$_3$ 相似，可有效、高选择性地与 5-HT$_3$ 受体结合，竞争性地抑制 5-HT$_3$ 与其受体结合，从而阻止恶心、呕吐的发生。各种司琼类药物具有类似的止吐作用和安全性。

### （二）药动学

此类药物第一代（昂丹司琼、格拉司琼、多拉司琼）在有效剂量下的疗效和耐受性未发现存在明显的差异，而第二代帕洛诺司琼发现具有更高的受体结合亲和力和更长的半衰期。口服和静脉用药的疗效和安全性相似。常见 5-HT$_3$ 受体拮抗剂的药动学特性比较详见表 2-38。

### （三）临床应用

化疗可使 5-HT$_3$ 从消化道的嗜铬细胞中释放出来，与消化道黏膜迷走神经末梢的 5-HT$_3$ 受体结合，进而刺激呕吐中枢引起呕吐。近年来认为 5-HT$_3$ 是在与化疗所致的恶心、呕吐，特别是急性呕吐中发挥重要作用的递质。

表 2-38　5-HT$_3$ 受体拮抗剂的药动学特性比较

| 药动学参数 | 药物名称 | | | | |
|---|---|---|---|---|---|
| | 昂丹司琼 | 格拉司琼 | 托烷司琼 | 阿扎司琼 | 帕洛诺司琼 |
| 半衰期 | 3 小时 | 6 小时 | 20 分钟 | 0.13 小时（α）/<br>4.3 小时（β） | 40 小时 |
| 血浆蛋白结合率 | 75% | 65% | 71% | — | 62% |
| 肾脏排泄率 | 代谢物 44%~60%，原型 5% | 代谢物 48%，原型 11% | 10% | 64.3% ± 15% | 80% |
| 生物利用度 | 50%~70%（口服） | 66%（贴剂） | 60%~100% | — | 97% |

**（四）给药方案**

此类药物对于肝、肾功能不全患者均无须调整剂量。常见 5-HT$_3$ 受体拮抗剂的用法用量详见表 2-39。

表 2-39　5-HT$_3$ 受体拮抗剂在化疗中的给药剂量和服药日程

| 药物名称 | 给药途径 | 止吐剂量（第 1 天） | 止吐剂量（第 2 天） | 止吐剂量（解救性治疗） |
|---|---|---|---|---|
| 昂丹司琼 | 静脉注射 | 8~16mg | 8~16mg | 16mg |
| | 口服 | 16~24mg | 8mg b.i.d. 或 16mg q.d. | 16mg |
| 格拉司琼 | 静脉注射 | 3mg | 3mg | 3mg |
| | 口服 | 2mg q.d. 或 1mg b.i.d. | 2mg q.d. 或 1mg b.i.d. | 2mg q.d. 或 1mg b.i.d. |
| 托烷司琼 | 静脉注射 | 5mg | — | — |
| | 口服 | 5mg | — | — |
| 阿扎司琼 | 静脉注射 | 10mg | 10mg | — |
| 帕洛诺司琼 | 静脉注射 | 0.25mg | — | — |

**（五）不良反应**

常见不良反应包括轻度头痛、短暂无症状的氨基转移酶升高和便秘。值得注意的是增加 5-HT$_3$ 受体拮抗剂的用药剂量不会增加疗效，但可能增加不良反应，甚至发生严重的不良反应（Q-T 间期延长）。常见 5-HT$_3$ 受体拮抗剂的不良反应详见表 2-40。

表 2-40　5-HT$_3$ 受体拮抗剂的不良反应

| 不良反应 | 昂丹司琼 | 格拉司琼 | 托烷司琼 | 阿扎司琼 | 帕洛诺司琼 |
|---|---|---|---|---|---|
| 常见 | 头痛、腹部不适、便秘、口干、皮疹 | 头痛、倦怠、发热、便秘 | 头痛、头昏眩晕、疲劳和胃肠功能紊乱 | 口渴、便秘、头痛、头晕、腹部不适，严重者休克、过敏性休克 | 头痛、便秘、腹泻、头晕、疲劳、腹痛、失眠 |
| 偶见 | 支气管哮喘或过敏反应、短暂无症状的氨基转移酶增加 | 短暂无症状的氨基转移酶升高 | — | — | — |

（六）相互作用

体内帕洛诺司琼通过肾排泄和多种 CYP 酶参与的代谢这 2 种途径进行消除。体外试验进一步证实帕洛诺司琼既不是 CYP3A4/5、CYP2C9 等的抑制剂，也不诱导其活性。因此，产生明显的临床药物相互作用的可能性很低。临床研究表明，帕洛诺司琼能安全地与皮质类固醇类、镇痛药、止吐药、解痉药和抗胆碱药一起使用。5-HT₃ 受体拮抗剂的药物相互作用见表 2-41。

表 2-41　5-HT₃ 受体拮抗剂的药物相互作用

| 药物名称 | 相互作用的药物 | 相互作用的结果 |
| --- | --- | --- |
| 昂丹司琼 | 地塞米松 | 加强止吐效果 |
| 格拉司琼 | 地塞米松 | 可提高本品的疗效，降低不良反应 |
| 托烷司琼 | 利福平或其他肝药酶诱导剂 | 可使托烷司琼的代谢加快，血药浓度降低 |
|  | 氟哌啶醇、地塞米松 | 可提高托烷司琼的疗效，降低不良反应 |
| 阿扎司琼 | 碱性药物，如呋塞米、甲氨蝶呤、氟尿嘧啶等 | 配伍时有可能出现混浊或析出结晶，也可能降低阿扎司琼的含量，应先与生理盐水混合后配伍 |

## 三、NK-1 受体拮抗剂

2003 年默克公司的新药阿瑞吡坦经 FDA 批准上市，标志着新一代化疗止吐药物 NK-1 受体拮抗剂正式进入临床应用。

（一）药理作用

NK-1 受体拮抗剂通过与 NK-1 受体（主要存在于中枢神经系统及其外围）结合来阻滞 P 物质的作用，可以通过血脑屏障，对 NK-1 受体具有选择性和高亲和性，而对 NK-2 和 NK-3 受体的亲和性很低。

（二）药动学

阿瑞吡坦的生物利用度为 60%~65%，血浆蛋白结合率静脉给药时 >99%、口服 >95%，主要通过肝脏 CYP3A4 代谢以及清除，口服给药的半衰期为 9~13 小时。

（三）临床应用

预防与高致吐性化疗相关的恶心、呕吐以及预防术后恶心呕吐（PONV）。

（四）给药方案

美国临床肿瘤学会（2017）建议第 1 天化疗前 125mg，第 2 和第 3 天每天 80mg；多国癌症支持治疗协会和欧洲肿瘤内科学会（2016）建议第 1 天化疗前 125mg，第 2 和第 3 天每天 80mg。预防术后恶心呕吐（PONV）建议麻醉诱导前 3 小时内口服 40mg。

成人肾功能损害者无须调整剂量。晚期肾病进行透析者无须调整剂量。血液透析不能除去阿瑞吡坦。肝功能损害：成人轻至中度损伤（Child-Pugh A 或 B 级）者无须调整剂量，严重损伤（Child-Pugh C 级）者谨慎使用。

（五）不良反应

常见不良反应有疲劳、中性粒细胞减少症；上市后有病例报告腹胀、异常梦、步态异常、寻常痤疮、过敏反应、血管性水肿、焦虑、心脏病、胸部不适、寒战、认知功能障碍、结膜炎、中性粒细胞减少、定向障碍、嗜睡、排尿困难、水肿、上腹痛、兴奋、血尿、高血糖、低钠血症、口渴、肌肉痉挛、肌痛、中性粒细胞减少性小肠结肠炎、十二指肠溃疡穿孔、尿频、烦渴、鼻腔卡他症状皮肤病变、皮肤光敏性、打喷嚏、葡萄球菌感染、Stevens-Johnson 综合征、口腔炎、咽喉刺激、耳鸣、中毒性表皮坏死松解症、体重增加。

### (六) 相互作用

主要经 CYP3A4 代谢，次要经 CYP1A2、CYP2C19 代谢。因此避免与阿司咪唑、布地奈德(全身)、西沙必利联合应用，可能会增加这些药物的血清浓度。

# 第九节 利 胆 药

利胆药系指对肝细胞有直接作用，促进胆汁生成与分泌，增加胆汁排出量，并能刺激十二指肠黏膜，反射性地引起胆囊收缩，松弛胆总管括约肌，促进胆囊排空，清除胆汁淤积和胆道炎症的药物。

按其作用分为 2 类：固体利胆药和水分利胆药。固体利胆药可以促使肝脏分泌胆盐、胆色素等固体成分，不刺激水分的分泌，产生的胆汁的比重不下降，如茴三硫、苯丙醇等；水分利胆药促使肝脏分泌富于水分的胆汁，而固体成分的总量并不增加，产生的胆汁的比重、黏度和固体浓度均减少，如去氢胆酸等。固体利胆药除有利胆作用外，还有改善肝功能的作用。水分利胆药可用于胆道外科手术后冲洗胆总管和引流管，也可用于洗除胆总管内的小结石。水分利胆作用可使胆道充盈，从而使手术时易于辨认。胆囊造影时静脉用药可以加速胆囊显影，并使残留的造影剂排出。

## 一、药理作用

熊脱氧胆酸为鹅脱氧胆酸(正常胆汁中的初级胆酸)的 7β- 异构体，具有以下作用特点：①增加胆酸的分泌，导致胆酸成分的变化，使其在胆汁中的含量增加，有利胆作用。②能抑制肝脏胆固醇的合成，显著降低胆汁中胆固醇和胆固醇酯的量及胆固醇的饱和指数，从而有利于结石中的胆固醇逐渐溶解；还能促进液态胆固醇晶体复合物形成，后者可加速胆固醇从胆囊向肠道排泄、清除。③松弛胆胰壶腹括约肌，加强利胆作用。④减少肝脏脂肪，增加肝脏过氧化氢酶的活性，促进肝糖原蓄积，提高肝脏的抗毒、解毒能力；并可降低肝脏和血中的甘油三酯浓度。⑤抑制消化酶、消化液分泌。⑥国外研究亦表明对慢性肝脏疾病具有免疫调节作用，能明显降低肝细胞 I 型人类白细胞组织相容性抗原(HLA)的表达，降低活化 T 细胞的数目。

腺苷蛋氨酸是存在于人体所有组织和体液中的一种生理活性分子，它作为甲基供体(转甲基作用)和生理性硫基化合物(如半胱氨酸、牛磺酸、谷胱甘肽和辅酶 A 等)的前体(转硫基作用)参与体内重要的生化反应。在肝内，通过使质膜磷脂甲基化而调节肝脏细胞膜的流动性，而且通过转硫基反应可以促进解毒过程中硫化产物的合成。只要肝内腺苷蛋氨酸的生物利用度在正常范围内，这些反应就有助于防止肝内胆汁淤积。

茴三硫为促胆汁分泌药，具有以下作用特点：①促进胆汁排出，使胆酸、胆色素及胆固醇等固体成分的分泌量显著增加，特别是增加胆色素分泌。②增强肝脏谷胱甘肽水平,明显增强谷氨酰半胱氨酸合成酶、谷胱甘肽还原酶和谷胱甘肽硫转移酶活性,降低谷胱甘肽过氧化物酶,从而增强肝细胞活力,使胆汁分泌增多,且能消除肝炎病灶的肝充血等症状,促进肝细胞活化,有利于肝功能恢复正常。③有催涎促消化作用,能促进唾液分泌,对抗抗精神病药引起的唾液减少,促进胃肠蠕动和肠内气体排出,可迅速消除腹胀、便秘、口臭、恶心、腹痛等症状。④分解胆固醇和解毒作用,促进体内醇类物质快速代谢而消除,降低血中的胆固醇含量并防止其沉着或附着于血管内壁;对乙醇、药物、食物等引起的中毒具有较好的解毒及抗过敏作用。⑤还能促进尿素生成和排泄,有明显的利尿作用。

亮菌甲素能促进胆汁分泌,松弛胆管末端括约肌,也能降低十二指肠的紧张度,从而对胆道系统压力起到很好的调节作用,使胆汁顺利进入十二指肠。由于胆汁流量增加,有可能将小结石、细菌及其代谢物、炎性渗出物等冲洗出胆道,从而有减轻或消除疼痛和炎症作用。此外,还可促进免疫功能及增强吞噬细胞的吞噬功能。

## 二、药动学

利胆药品种较多,具有各自的药动学特征。常用利胆药的药动学特点见表 2-42。

表 2-42 常用利胆药的药动学特点

| 药动学参数 | 药物名称 | | | |
| --- | --- | --- | --- | --- |
| | 熊脱氧胆酸 | 腺苷蛋氨酸 | 茴三硫 | 亮菌甲素 |
| $C_{max}$ | 口服 360mg,298ng/ml ± 96ng/ml | 口服 1 000mg,18.4ng/ml ± 6.26ng/ml | | |
| $t_{max}$ | 口服 360mg,1.6 小时 ± 0.3 小时 | 口服 1 000mg,2.03 小时 ± 0.96 小时 | 口服 15~30 分钟起效,1 小时后达峰 | 口服 15~30 分钟达峰 |
| 半衰期 | 3.6 小时 ± 0.4 小时 | 1.5 小时 | | 片剂:在大鼠体内其 $t_{1/2\alpha}$ 为 2~6 分钟,$t_{1/2\beta}$ 为 33 分钟 |
| 排泄 | 肝脏首关代谢60%,经粪便排泄 | 50% 肾脏 | 肾排泄 | 片剂:48 小时内 89% 由尿中排出,12 小时内 10% 由胆汁排出,自粪便排约占 8% |

## 三、临床应用及其特点

熊脱氧胆酸用于胆管细胞性胆汁淤积性肝病。腺苷蛋氨酸用于各种原因(妊娠、药物、乙醇、病毒性)引起的肝内胆汁淤积。茴三硫用于胆囊炎、胆石症及消化不适,并用于急、慢性肝炎的辅助治疗。亮菌甲素用于治疗急性胆道感染,但治疗有梗阻型者效果不显著,亦可用于病毒性肝炎,还可用于治疗慢性胃炎。

常用利胆药的用法用量、不良反应及相互作用见表 2-43 和表 2-44。

表 2-43 常用利胆药的用法用量

| 药物名称 | 给药方法 |
|---|---|
| 熊脱氧胆酸 | 每日 8~10mg/kg,早、晚进餐时分次给予 |
| 腺苷蛋氨酸 | 初始治疗:肌内注射或静脉注射,一日 500~1 000mg,共 2 周。静脉注射必须非常缓慢<br>维持治疗:片剂,口服,一日 1 000~2 000mg |
| 茴三硫 | 口服,一次 25mg,t.i.d. |
| 亮菌甲素 | 片剂:①用于急性胆囊炎、慢性胆囊炎的急性发作,口服,一次 10~40mg,一日 4 次,7~14<br>天;②用于慢性浅表性胃炎、慢性浅表性萎缩性胃炎,口服,一次 10mg,t.i.d. |

表 2-44 常用利胆药的不良反应及相互作用

| 药物名称 | 不良反应 | 相互作用 |
|---|---|---|
| 熊脱氧胆酸 | 腹泻,发生率约为 2%;其他偶见的不良反应有便秘、胃痛、胰腺炎、过敏、头痛、头晕和心动过速等 | 避孕药可增加胆汁饱和度,用本品治疗时应尽量采取其他节育措施以免影响疗效;药用炭、考来烯胺(cholestyramine,消胆胺)、考来替泊(colestipol,降胆宁)和含铝制酸药都能与 CDCA 结合,减少其吸收,不宜同用;与鹅脱氧胆酸(CDCA)合用,胆汁中的胆固醇含量和饱和度的降低程度均大于两药单独使用,也大于两药的相加作用,这可能与两药对胆固醇的合成、代谢和溶解动力学的不同作用机制有关 |
| 腺苷蛋氨酸 | 对本药特别敏感者偶可引起昼夜节律紊乱;抑郁症患者使用本品出现自杀意识/观念或行为者极罕见;少数患者服药后有胃灼热、上腹痛,其他还有浅表性静脉炎、恶心、腹泻、出汗和头痛等 | 尚不明确 |
| 茴三硫 | 偶有发生荨麻疹样红斑,停药即消失,可致发热、头痛等过敏反应;可发生腹胀、腹泻、腹痛、恶心、肠鸣等胃肠道反应;可引起尿液变色;长期服用可致甲状腺功能亢进 | 尚不明确 |
| 亮菌甲素 | 尚未见有关严重不良反应报道,如有上腹不适或轻微腹泻,停药症状可消失 | 尚不明确 |

# 第十节 助消化药

　　助消化药是指能促进胃肠消化过程的药物,通常分为 2 类:一类是消化分泌液内的正常成分,如盐酸和多种消化酶制剂;另一类是能促进消化液分泌,增强消化酶活性或抑制肠道过度发酵的药物,也用于消化不良的辅助治疗,如维生素 B 等。本章节主要介绍前一类药物。

## 一、药理作用

助消化药主要用于消化不良、食欲缺乏及肝、胰疾病引起的消化功能障碍的辅助治疗。临床常用的助消化药主要有胃蛋白酶、胰酶、胰淀双酶片、复方淀粉酶粉、多酶片、乳酶生片等。本类药物的药理作用主要是当消化分泌功能减弱时，能够起到补充治疗的作用。如胰酶是从动物胰脏中得到的多种酶混合物，为胰液中的正常成分，胰蛋白酶能使蛋白转化为蛋白胨，胰淀粉酶能使淀粉转化为糊精和糖等，从而起到促进消化和增进食欲的作用。

## 二、药动学

助消化药主要为消化液的正常成分，尚无药动学参数。目前仅有报道胰酶的药动学数据：口服30分钟起效，120~300分钟达最大效应。胰酶制剂口服后在胃中溶解，释放出百颗胰酶超微颗粒。这些微粒有肠溶包衣，可避免在胃中失活，并在胃内与食糜充分均匀混合。肠溶片在十二指肠近端(pH=5.5)溶解，30分钟内释放出 >80% 的活性酶，保证适当的消化和及时的营养吸收。

## 三、临床应用

胃蛋白酶主要用于胃蛋白酶缺乏或消化功能减退引起的消化不良。乳酶生为活肠球菌的干燥制剂，能在肠内分解糖类，生成乳酸，使肠内酸度增加，从而抑制腐败菌的生长繁殖，并防止肠内发酵，减少嗳气，促进消化和止泻。用于消化不良、腹胀及儿童饮食失调所引起的腹泻、绿便等。胰酶（又称胰液素、胰酶素）在中性或弱酸性环境中可促进蛋白质、淀粉及脂肪消化，可用于各种原因引起的胰腺外分泌功能不足的替代治疗，以缓解消化不良或食欲减退等症状。多酶片由胰酶与胃蛋白酶组成，用于消化不良、食欲缺乏。复合消化酶胶囊能促进各种植物纤维素分解，促进蛋白质、脂肪及碳水化合物的消化和吸收，促进肠内气体排出，消除腹部胀满感。同时，其所含的3种不同颜色的药丸可定位释放，保证各种酶的活性在合理部位释放。复方阿嗪米特是一种复方制剂。其中，胰酶内含淀粉酶、蛋白酶和脂肪酶，可用于改善碳水化合物、脂肪、蛋白质的消化和吸收，恢复机体的正常消化功能。纤维素酶4000具有解聚和溶解或切断细胞壁作用，使植物营养物质变为可利用的细胞能量。它还具有改善胀气和肠道中菌群失调引起的酶失调的作用。二甲基硅油可以消除胃肠道胀气，主要用于胆汁分泌不足或消化酶缺乏引起的症状。

## 四、给药方案

助消化药主要为消化液的正常成分，药效受进食影响较大，多为饭前给药。各类物的具体给药方案详见表 2-45。

## 五、不良反应

助消化药主要为消化液的正常成分，不良反应较少，耐受性较好，服药后偶有过敏反应等。干酵母和乳酶生的不良反应较少，但仍不可过量，过量可能发生腹泻；胰酶所致的不良反应可偶见腹泻、便秘、恶心及皮疹，在酸性条件下易被破坏，故须用肠溶衣片，口服时不可嚼碎，应整片吞下；复方消化酶用药后可有呕吐、泄泻、软便等现象，可能发生口内不快感。

另外需要注意本类药物大多数为酶类或活菌,不太稳定,放置日久,药物的效价下降,故宜用新制产品,一般在生产后放置不宜超过 24 个月,并应置于冷暗处贮存,过期后不得再用。

表 2-45　常用助消化药的给药方案

| 药物名称 | 剂型 | 服用方法 | 服药时间 | 用量 |
|---|---|---|---|---|
| 胃蛋白酶 | 颗粒 | p.o. | 饭前 | 0.3~0.6g,3 次 /d |
| | 口服液 | p.o.,服时摇匀 | 饭前 | 10ml,3 次 /d |
| | 片剂 | p.o. | 饭前 | 0.3~0.6g,3 次 /d |
| 胰酶 | 肠溶片 | 整片吞服 | 饭前半小时 | 0.3~0.6g,3 次 /d |
| | 肠溶胶囊 | 整粒吞服 | 饭前半小时 | 0.3~0.6g,3 次 /d |
| 复方消化酶 | 胶囊 | p.o. | 餐后 | 1~2 粒,3 次 /d |
| 复方阿嗪米特 | 片剂 | p.o. | 餐后 | 1~2 片,3 次 /d |
| 多酶片 | 片剂 | p.o. | 饭前 | 1~2 片,3 次 /d |
| 干酵母 | 片剂 | p.o. | 饭后嚼碎 | 成人 3~6 片,3 次 /d |
| | | | | 儿童 1~3 片,3 次 /d |

## 六、相互作用

助消化药与其他药物代谢物之间的潜在相互作用的发生率较低。部分药物在酸性和碱性条件下均可降低或失活助消化药的效价,口服时避免用酸碱性较强的药物和食物。但也并非绝对不能同时服用,例如胰酶不宜与酸性药物同服,而与等量的碳酸氢钠同服却可增加疗效。胃蛋白酶在碱性环境活性降低,与稀盐酸同服可增加疗效。常用助消化药的药物相互作用见表 2-46。

表 2-46　常用助消化药的药物相互作用

| 药物名称 | 相互作用 |
|---|---|
| 胃蛋白酶 | 不宜与抗酸药同服;在碱性环境中活性降低;与铝制剂相拮抗,不宜合用 |
| 胰酶 | 不宜与酸性药物同服,与等量碳酸氢钠同服可增加疗效 |
| 复方消化酶 | 不宜与酸性药物同服;与铝制剂相拮抗,不宜合用;与阿卡波糖或米格列醇合用时,后两者的疗效降低 |
| 复方阿嗪米特 | 未进行该项实验且无可靠的参考文献 |
| 多酶片 | 铝制剂可能影响本品的疗效,故不宜合用 |
| 干酵母 | 不能与碱性药物合用,否则维生素可被破坏 |

# 第十一节　微生态调节剂

微生态调节剂是指一切能促进正常微生物群生长繁殖,并产生一定的生态效应的制剂。广义地说既包括正常微生态成员,尤其是优势种群在内的活的生物制剂,还应包括一切能促进正常微生物生长、繁殖,尤其是调整和恢复群落、优势种群的物质,也就是说这些物质可以是活的生物制剂,也可以是非生命的有机或无机化合物。在 20 世纪 80 年代中期,日本微生态调节剂就已有 26 种之多。欧美国家也有一些微生态调节剂,且数量品种在不断增加。在我国,1990 年上海信谊药厂研制的双歧三联活菌胶囊(培菲康)为我国的第一个微生态调节剂。微生态调节剂可以分为益生菌、益生元和合生元 3 类。益生元是促进益生菌生长的物质;合生元是益生菌和益生元同时存在的制剂,或再加入维生素、微量元素等,既可发挥益生菌的生理性细菌活性,又可选择性地增加这种菌的数量,使益生作用更显著持久。

## 一、药理作用

1. 调整微生态失调　双歧杆菌和乳酸杆菌制剂口服后在肠内繁殖,产生大量乳酸和醋酸,促进肠蠕动,改善排便;同时对外袭菌有抑制作用,可消除肠道感染或腹泻。其可产生大量挥发性脂肪酸,对需氧菌的过度繁殖有抑制作用;乳酸杆菌和双歧杆菌均可抑制肠道腐败菌和产生尿素酸的细菌,减少内毒素和尿素酶的含量,降低血氨,从而治疗肝性脑病。使用双歧杆菌和乳酸杆菌,对老年病的防治有益。

2. 生物拮抗　微生态调节剂中的活菌可以成为微群落中的一员,对非自然的微生物发生拮抗作用。如乳酸杆菌可黏附于肠道细胞上起占位性竞争作用,防止致病菌的定居。同时还争夺营养,其代谢产物(脂肪酸)产生抗生素和细菌素的作用。肠道菌群对痢疾杆菌的拮抗能力按顺序为大肠埃希菌、脆弱类杆菌、粪链球菌及分枝杆菌;此外,大肠埃希菌对鼠伤寒沙门菌也有拮抗作用。

3. 代谢作用　微生态调节剂的代谢产物如乳酸、醋酸及其他有机酸等改善生化和物理环境,从而有利于保持生态平衡。乳酸杆菌可产生天然抗生素、嗜酸菌素、乳糖菌素;链球菌可产生乳酸链球菌肽,生成过氧化氢,起杀菌作用。

4. 抗肿瘤作用　含双歧杆菌、干酪乳杆菌的微生态调节剂可通过抑制将前致癌物转化为活性致癌物的细菌生长,并激活机体巨噬细胞的吞噬活性,产生 TNF-α、IFN-γ、NO 等细胞因子,直接抑制肿瘤细胞生长,或使结肠癌的有关酶(硝基还原酶、β- 葡糖苷酶)活性降低;或与活性致癌物(黄曲霉毒素 $B_1$、亚硝酸铵等)结合,从而抑制其吸收等方式抑制肿瘤发生。酸化肠道,促进肠蠕动,缩短致癌物质与肠黏膜上皮的接触时间,有利于致癌物质的排泄。同时还可调节手术、化疗和过敏性疾病引起的菌群失调,防治由此产生的免疫功能低下、二重感染等。

## 二、药动学

微生态调节剂主要活菌制剂,目前尚无药动学参数。

## 三、临床应用

微生态调节剂主要用于肠道菌群失调引起的腹泻、腹胀等,也用于慢性腹泻和轻、中型急性腹泻,以调节肠道功能;缓解便秘、幽门螺杆菌相关性胃炎、抗生素相关性腹泻、炎性肠病;还可作为肝硬化,急、慢性肝炎及肿瘤化疗和肠道菌群失调所致的内毒素血症等的辅助用药。《中国消化道微生态调节剂临床应用专家共识(2016 年版)》推荐对由肠道菌群组成改变、细菌代谢活性变化或菌群在局部分布变化而引起的肠道菌群失衡患者可以使用微生态调节剂。患者需符合以下标准：

(1)病史中具有能引起肠道微生态失衡的原发性疾病。

(2)有肠道微生态失衡的临床表现,如腹泻、腹胀、腹痛、腹部不适等症状。

(3)有肠道微生态失衡的实验室依据:①粪便镜检球菌与杆菌比值,成人参考值为1:3。但正常参考值各家报道不一,有建议采用康白标准(3:7)。②粪便菌群涂片或培养中非正常细菌明显增多,甚至占绝对优势。③李兰娟院士实验室用 B/E 值,粪便定量 PCR 检测双歧杆菌与肠杆菌 DNA 拷贝数的对数比值(B/E 值)<1。④粪便细菌指纹图谱等新技术检测,明确肠道微生态改变。

## 四、给药方案

微生态调节剂通过扶植正常菌群,排除致病菌和条件致病菌侵袭,发挥生物拮抗作用。抗菌药或吸附剂对此类药物药效的影响较大,应注意间隔服用。各类药物的具体给药方案详见表 2-47。

表 2-47　常用微生态调节剂的给药方案

| 药物名称 | 剂型 | 服用方法 | 用量 |
|---|---|---|---|
| 地衣芽孢杆菌活菌 | 胶囊 | p.o.,首次加倍 | 成人 2 粒,q8h. |
| | | | 儿童 1 粒,q8h. |
| 蜡样芽孢杆菌活菌 | 胶囊 | p.o. | 成人 2 粒,q8h. |
| | | | 儿童 1 粒,q8h. |
| | 片剂 | p.o. | 成人 2 片,q8h. |
| | | | 儿童 1 片,q8h. |
| 复方嗜酸乳杆菌 | 片剂 | p.o. | 成人 1~2 片,q8h. |
| 复合乳酸菌 | 片剂 | p.o. | 成人 1~2 片,q8h. |
| 双歧杆菌、嗜酸乳杆菌、肠球菌三联活菌 | 片剂 | 用温开水或温牛奶冲服 | 成人 4 片,2~3 次 /d |
| | | | 6 个月的婴儿 1 片,2~3 次 /d |
| | | | 6 月~3 岁儿童 2 片,2~3 次 /d |
| | | | 3~12 岁儿童 3 片,2~3 次 /d |
| 枯草杆菌、肠球菌二联活菌 | 片剂 | p.o. | 成人及 12 岁以上的儿童 1~2 片,2~3 次 /d |
| 双歧杆菌活菌 | 胶囊 | 餐后口服 | 成人 1~2 粒,早、晚各 1 次 |

## 五、不良反应

微生态调节剂的耐受性相对较好,不良反应较少。大部分微生态调节剂的不良反应尚不明确,仅部分药物偶有过敏及便秘等反应。如过量服用地衣芽孢杆菌活菌可导致便秘。枯草杆菌二联活菌的不良反应偶见心悸、头痛、头晕、恶心。服药期间应停用其他抗菌药。

## 六、相互作用

微生态调节剂与抗菌药合用时可减低其疗效,故不应同服,必要时可间隔 3 小时服用。另外,铋剂、鞣酸、药用炭、酊剂等能抑制、吸附活菌,不能合用。本类药物需要置于 –4℃的冰箱内,不要用热开水服用。如服用过量或出现严重不良反应,应立即就医。对本类药物过敏者禁用,过敏体质者慎用。若药物的性状发生改变时禁止使用。

# 第十二节　抗肝炎病毒药

目前抗肝炎病毒药主要包括核苷(酸)类似物(nucleoside/nucleotide analogue,NA)、干扰素(interferon,IFN)和直接抗病毒药(direct-acting antiviral agent,DAA)。核苷(酸)类似物作用于病毒的逆转录过程,抑制乙型肝炎病毒复制;干扰素通过协助人体免疫系统提升来防御病毒的能力;直接抗病毒药通过直接抑制丙型肝炎蛋白酶、RNA 聚合酶来抑制病毒。

## 一、核苷(酸)类似物

核苷(酸)类似物主要分为 3 类,包括 L- 核苷类,如拉米夫定、替比夫定和恩曲他滨;脱氧鸟苷类似物,如恩替卡韦;无环核苷磷酸盐化合物,如阿德福韦酯、替诺福韦酯。NA 治疗乙型肝炎的疗程一般较长,长期用药的最主要的问题是病毒变异和病毒变异后发生的耐药性。此外,还存在疗效不持久、必须长期用药维持、停药后复发率高等问题。

### (一) 药理作用

核苷(酸)类似物在肝细胞内被磷酸化为有活性的代谢产物,抑制 HBV-DNA 多聚酶(逆转录酶),并与核苷酸竞争性地掺入病毒 DNA 链,终止 DNA 链延长和合成,从而抑制乙型肝炎病毒的复制。对干扰素无应答或过敏患者可联合使用 NA,也可单独使用。对人类免疫缺陷病毒(HIV)感染者,拉米夫定与齐多夫定联用可显著而持久地增加 $CD4^+$ 细胞数,使病毒负荷减轻。

### (二) 药动学

核苷(酸)类似物的血浆蛋白结合率低,主要经肾脏清除。替诺福韦几乎不经胃肠道吸收,因此进行酯化成盐,成为替诺福韦酯富马酸盐,与食物同服时生物利用度可增大约 40%。口服恩替卡韦时进食标准高脂餐或低脂餐,会明显影响恩替卡韦的药动学参数,因此应空腹服用,即餐前或餐后至少 2 小时。常用核苷(酸)类似物的药动学特性比较见表 2-48。

表 2-48　常用核苷(酸)类似物的药动学特性比较

| 药动学参数 | 药物名称 | | | | |
|---|---|---|---|---|---|
| | 拉米夫定 lamivudine,LAM | 阿德福韦酯 adefovir dipivoxil,ADV | 恩替卡韦 entecavir,ETV | 替比夫定 telbivudine,LDT | 替诺福韦酯 tenofovir disoproxil fumarate,TDF |
| $C_{max}$ | 口服 0.1g 为 1.1~1.5μg/ml | 口服 10mg 为 18.4ng/ml ± 6.26ng/ml | 口服 0.5mg 为 4.2ng/ml | 口服 600mg 为 3.69μg/ml ± 1.25μg/ml | 口服 300mg 为 296ng/ml |
| $t_{max}$ | 口服 0.1g 为 0.5~1 小时 | 口服 10mg 为 0.58~4.00 小时(中值为 1.75 小时) | 口服 0.5mg 为 0.5~1.5 小时 | 口服 600mg 为 1~4 小时(中值为 2 小时) | 口服 300mg 为 1 小时 |

续表

| 药动学参数 | 药物名称 | | | | |
|---|---|---|---|---|---|
| | 拉米夫定 lamivudine, LAM | 阿德福韦酯 adefovir dipivoxil, ADV | 恩替卡韦 entecavir, ETV | 替比夫定 telbivudine, LDT | 替诺福韦酯 tenofovir disoproxil fumarate, TDF |
| 半衰期 | 5~7 小时 | 7.5 小时 | 128~149 小时 | 40~49 小时 | 17 小时 |
| 血浆蛋白结合率 | <36% | <4% | 13% | 3.3% | 低于 0.7%（体外） |
| 肾脏排泄率 | >90% | 45% | 62%~73% | 42% | 70%~80% |
| 生物利用度 | 80%~85% | 59% | 100% | 68% | 5%~40% |
| 食物影响 | 延缓吸收，不改变生物利用度 | 无影响 | 延缓吸收，降低生物利用度 | 无影响 | 与食物同服时生物利用度可增大约 40% |
| 服药时间 | 饭前或饭后口服均可 | 饭前或饭后口服均可 | 空腹服用（餐前或餐后至少 2 小时） | 饭前或饭后口服均可 | 与食物同服 |

**（三）临床应用**

核苷（酸）类似物主要用于乙型肝炎病毒感染，与其他逆转录酶抑制剂联合用于治疗人类免疫缺陷病毒感染。《慢性乙型肝炎防治指南(2015 年版)》推荐，接受抗病毒治疗的人群需同时满足以下条件：①HBeAg 阳性患者，HBV-DNA=20 000IU/ml（相当于 $10^5$copies/ml）；HBeAg 阴性患者，HBV-DNA=2 000IU/ml（相当于 $10^4$copies/ml）。②一般要求 GPT 持续升高 = 2ULN。对于初治的慢性乙型肝炎患者，应选择强效、高耐药基因屏障的抗病毒药恩替卡韦、替诺福韦酯。

治疗中定期检测 HBV-DNA 以及时发现原发性无应答或病毒学突破。一旦发生病毒学突破，需要进行基因型耐药的检测，并尽早给予挽救性治疗（表 2-49）。对于 NA 发生耐药者，改用聚乙二醇干扰素 α（Peg IFN-α）治疗的应答率较低。

表 2-49 核苷（酸）类似物的挽救性治疗推荐

| 耐药种类 | 推荐药物 |
|---|---|
| 对 LAM 或 LDT 耐药 | 换用 TDF，或加用 ADV |
| 对 ADV 耐药，之前未使用 LAM | 换用 ETV，或 TDF |
| 治疗 LAM/LDT 耐药时出现对 ADV 耐药 | 换用 TDF，或 ETV+ADV |
| 对 ETV 耐药 | 换用 TDF，或加用 ADV |
| 发生多药耐药突变（A181T+N236T+M204V） | ETV+TDF，或 ETV+ADV |

### （四）给药方案

核苷（酸）类似物主要经肾脏清除，肝功能不全者无须调整剂量，肾功能不全者需要调整给药剂量或给药间隔，其中肌酐清除率 <50ml/min 的患者禁用拉米夫定片，可给予拉米夫定口服溶液（5mg/ml）调整用药剂量。核苷（酸）类似物的用法用量详见表 2-50。慢性乙型肝炎患者采用核苷（酸）类似物治疗的推荐疗程为①HBeAg 阳性慢性乙型肝炎患者：总疗程建议至少 4 年，在达到 HBV-DNA 低于检测下限、GPT 复常、HBeAg 血清转换后，再巩固治疗 3 年（每隔 6 个月复查 1 次）仍保持不变者可考虑停药，但延长疗程可减少复发；②HBeAg 阴性慢性乙型肝炎患者：建议达到 HBsAg 消失且 HBV-DNA 检测不到，再巩固治疗 1 年半（经过至少 3 次复查，每次间隔 6 个月）仍保持不变时，可考虑停药。

表 2-50　常用核苷（酸）类似物的用法用量

| | | 拉米夫定 | 阿德福韦酯 | 恩替卡韦 | 替比夫定 | 替诺福韦酯 |
|---|---|---|---|---|---|---|
| 肾功能正常 | | p.o.100mg q.d. | p.o.10mg q.d. | p.o. 0.5mg q24h. 难治性或对拉米夫定或替比夫定耐药 1mg q24h. | p.o. 600mg q.d. | p.o. 300mg q.d. |
| 肌酐清除率 /（ml/min） | 50~90 | 100mg q.d. | 10mg q.d. | 0.5mg q24h | 600mg q.d. | 300mg q.d. |
| | 10~50 | 25~50mg q.d. | 10mg q48h.~q 72h. | 0.5mg q48h.~q72h. 或 0.15~0.25mg q24h. | Ccr 30~49 : 600mg q.d. Ccr 10~29 : 600mg q72h. | Ccr 30~49 : 300mg q48h. Ccr 10~29 : 300mg q72h.~q96h. |
| | <10 | 10~15mg q.d. | 10mg q72h. | 0.5mg q5d.~q7d. 或 0.05mg q24h. | 600mg q96h. | — |
| 血液透析 | | 10~15mg q.d. | 10mg q.w.（透析后给药） | 0.5mg q5d.~q7d. 或 0.05mg q24h.（透析后给药） | 600mg q96h.（透析后给药） | 透析：每 3 次透析后 300mg 非透析：300mg q.w. |

治疗过程中应每 3~6 个月复查肝脏生化学指标及 HBV-DNA，每 6 个月复查血常规、乙型肝炎五项、甲胎蛋白、腹部超声等；服用替比夫定的患者应每 3~6 个月监测肌酸激酶，服用替诺福韦酯或阿德福韦酯的患者应每 3~6 个月监测肌酐和血磷。

### （五）不良反应

核苷（酸）类似物口服方便，服药期间不良反应少，耐受性较好。服药后可能出现头痛、腹泻、恶心等不适以及耐药、停药后乙型肝炎病情加重等情况。头痛、腹泻及恶心等不良反应具有非特异性，一般建议对症处理，病情严重且考虑与 NA 治疗明确相关的患者可考虑换药物。除上述常见不良反应外，已报道的不良反应还包括肾功能损伤、低磷性骨病、肌损伤、乳酸酸中毒与周围神经病等，虽然这些不良反应的总体发生率并不高，但如不及时发现与处理，有可能引起较为严重的临床后果。常用核苷（酸）类似物的不良反应见表 2-51。

表 2-51 常用核苷（酸）类似物的不良反应

| 不良反应类型 | 拉米夫定 | 阿德福韦酯 | 恩替卡韦 | 替比夫定 | 替诺福韦酯 |
|---|---|---|---|---|---|
| 肾损伤 | — | ++（3%~12%） | — | — | ++（2.6%） |
| 骨质疏松症与骨软化症 | — | + | — | — | + |
| 肌损伤 | ++（4.1%） | — | — | ++（9%~12.9%） | — |
| 周围神经病 | + | — | + | ++（1.9%~7.3%） | — |
| 乳酸酸中毒 | — | — | + | + | — |

注："+"有个案报道；"++"安慰剂对照研究中有该不良反应发生率的报道，括号内为相关研究报道的不良反应发生率；"—"暂无相关数据。

### （六）相互作用

核苷（酸）类似物的药物代谢和血浆蛋白结合率低，并主要以药物原型经肾脏清除，故与其他药物代谢物之间的潜在相互作用的发生率很低。常用核苷（酸）类似物的相互作用见表 2-52。

表 2-52 常用核苷（酸）类似物的相互作用

| 核苷（酸）类似物 | 其他药物 | 相互作用 |
|---|---|---|
| 拉米夫定 | 扎西他滨 | 拉米夫定可能抑制扎西他滨在细胞内的磷酸化 |
| | 齐多夫定 | 可增加齐多夫定的血药峰浓度 |
| | 甲氧苄啶/磺胺甲噁唑 | 与甲氧苄啶 160mg/磺胺甲噁唑 800mg 同时服用，可使拉米夫定的暴露量增加 40% |
| 阿德福韦酯 | 布洛芬 | 可使阿德福韦酯口服的生物利用度增加 |
| | 影响肾功能的药物，如环孢素、他克莫司、氨基糖苷类、万古霉素、非甾体抗炎药 | 可能引起肾功能损害 |
| 恩替卡韦 | 利巴韦林 | 肝毒性增加 |
| | 更昔洛韦 | 血液系统毒性增加 |
| 替比夫定 | 拉米夫定 | 可能出现中性粒细胞减少 |
| | 聚乙二醇干扰素 α-2a | 可能会增加发生周围神经病变的风险 |
| 替诺福韦酯 | 阿扎那韦 | 降低阿扎那韦的 AUC 和 $C_{min}$ |
| | 去羟肌苷 | 去羟肌苷的 $C_{max}$ 和 AUC 显著升高 |
| | 双氯芬酸 | 推测双氯芬酸减慢替诺福韦的肾脏清除而加重其肾脏毒性 |

## 二、干扰素

干扰素具有增强清除病毒的免疫功能和直接抑制病毒的作用。目前用于抗肝炎病毒的主要为重组人干扰素，包括普通干扰素 α（IFNα-2a、IFNα-2b、IFNα-1b）和聚乙二醇干扰素 α（Peg IFNα-2a、Peg IFNα-2b）。具有高 HBeAg 血清学转换率（HBeAg 转阴，anti-HBe 转阳）、停药后疗效持久、复发率低、病毒变异较少等优点。

**（一）药理作用**

干扰素具有广谱抗病毒、抑制细胞增殖以及提高免疫功能等作用。干扰素 α 是一种糖蛋白，与细胞表面的特异性 α 受体结合，诱导细胞产生多种抗病毒蛋白，从而抑制病毒在细胞内的复制。干扰素可通过调节免疫功能增强巨噬细胞、淋巴细胞对靶细胞的特异性细胞毒作用，有效地遏制病毒侵袭和感染的发生；增强自然杀伤细胞的活性，抑制肿瘤细胞生长，清除早期恶变细胞等。聚乙二醇干扰素 α 是聚乙二醇与普通干扰素 α 结合形成的长效干扰素，Peg IFN-α 相较于普通 IFN-α 能取得相对较高的 HBeAg 血清转换率、HBV-DNA 抑制及生化学应答率。

**（二）药动学**

重组人干扰素 α-2a 的主要清除途径为肾脏分解代谢，胆汁分泌与肝脏代谢清除是次要途径。聚乙二醇干扰素 α-2a 的动物实验显示主要在肝脏代谢，代谢物主要通过肾脏排出体外。而聚乙二醇干扰素 α-2b 的肾脏清除率为 30%。常用干扰素 α 的药动学特性比较见表 2-53。

表 2-53 常用干扰素 α 的药动学特性比较

| 药动学参数 | 药物名称 | | | |
| --- | --- | --- | --- | --- |
| | 重组人干扰素 α-2a | 重组人干扰素 α-2b | 聚乙二醇干扰素 α-2a | 聚乙二醇干扰素 α-2b |
| $C_{max}$ | 肌内注射 3 600IU，峰浓度为 1 500~2 800pg/ml（平均为 2 020pg/ml）；皮下注射 3 600IU，峰浓度为 1 250~2 320pg/ml（平均为 1 730pg/ml） | — | 皮下注射 180μg，$C_{max}$ 为 14ng/ml ± 2.5ng/ml | — |
| $t_{max}$ | 肌内注射 3 600IU，达峰时间为 3.8 小时；皮下注射 3 600IU，达峰时间为 7.3 小时 | 皮下注射或肌内注射 500 万 IU/m²，达峰时间为 3~12 小时 | 皮下注射 180μg，达峰时间为 72~96 小时 | 皮下给药为 15~44 小时 |
| 半衰期 | 3.7~8.5 小时（平均为 5.1 小时） | 2~3 小时（皮下注射或肌内注射）；2 小时（静脉给药） | 60~80 小时（静脉给药）；50~130 小时（皮下注射） | 40 小时（范围为 22~60 小时） |
| 生物利用度 | >80% | 100% | 61%~84% | — |

**（三）临床应用**

干扰素临床主要用于成人慢性乙型肝炎和慢性丙型肝炎，且不伴有肝功能代偿失调。《慢性乙型肝炎防治指南（2015 年版）》推荐，接受抗病毒治疗的人群需同时满足以下条件：① HBeAg 阳性患者，HBV-DNA ≥ 20 000IU/ml（相当于 $10^5$copies/ml）；HBeAg 阴性患者，HBV-DNA ≥ 2 000IU/ml（相当于 $10^4$copies/ml）。②一般要求 GPT 持续升高 ≥ 2ULN，如果干扰素治疗则 GPT ≤ 10ULN，血清总胆红素应 <2ULN。对于初治的慢性乙型肝炎患者，优先推荐选用恩替卡韦、替诺福韦酯或聚乙二醇化干扰素。IFN-α 有导致肝衰竭等并发症的

可能性,因此禁用于肝硬化失代偿期患者。

《丙型肝炎防治指南(2015 年版)》推荐,所有 HCV-RNA 阳性的患者只要有治疗意愿,无治疗禁忌证,均应接受抗病毒治疗。聚乙二醇干扰素联合利巴韦林(PR)方案是我国现阶段 HCV 现症感染者抗病毒治疗的主要方案,可应用于所有基因型 HCV 感染且同时无治疗禁忌证的患者。

**(四) 给药方案**

常用干扰素 α 的用法用量详见表 2-54。慢性乙型肝炎患者采用干扰素治疗的推荐疗程为①HBeAg 阳性慢性乙型肝炎患者:IFN-α 和 Peg IFN-α 的推荐疗程为 1 年,若经过 24 周治疗,HBsAg 定量仍 >20 000IU/ml,建议改用 NA 治疗;②HBeAg 阴性慢性乙型肝炎患者:IFN-α 和 Peg IFN-α 的推荐疗程为 1 年,若经过 12 周治疗,未发生 HBsAg 定量下降,且 HBV-DNA 较基线下降 < 2log10IU/ml,建议改用 NA 治疗。

对于基因 1 或 6 型的慢性丙型肝炎患者:①首先推荐使用聚乙二醇干扰素联合利巴韦林治疗,基本疗程为 48 周。②普通 IFN-α 联合利巴韦林治疗。IFN-α 3~5MIU,隔日 1 次,肌内注射或皮下注射,联合口服利巴韦林 1 000mg/d,建议治疗 48 周。③不能耐受利巴韦林不良反应者的治疗。可单用普通 IFN-α 或 Peg IFN-α,方法同上,或在医师指导下使用 DAA治疗。基因 2 或 3 型的慢性丙型肝炎患者:①聚乙二醇干扰素联合利巴韦林治疗。为 HCV 基因 2 或 3 型的首先推荐方案,利巴韦林的给药剂量为 800mg/d。②普通 IFN-α 联合利巴韦林治疗。IFN-α 3mU,每周 3 次,肌内注射或皮下注射,联合应用利巴韦林 800~1 000mg/d,治疗 24~48 周。③不能耐受利巴韦林不良反应者的治疗。可单用普通 IFN-α 或 Peg IFN-α,或在医师指导下使用 DAA 治疗。无论何种基因型,如治疗 12 周 HCV-RNA 下降幅度 <2log10 或 24 周仍可检测到,则考虑停药。

表 2-54　常用干扰素 α 的用法用量

| | 重组人干扰素 α-2a | 重组人干扰素 α-2b | 聚乙二醇干扰素 α-2a | 聚乙二醇干扰素 α-2b |
|---|---|---|---|---|
| 乙型肝炎 | 450 万 ~500 万 IU,每周 3 次,皮下注射,共用 6 个月 | 推荐剂量为每周总量 30~35MIU。皮下注射,每天 5MIU,连续 7 天;或每周 3 次,每次 10MIU(隔日 1 次),共 16~24 周 | 每次 180μg,每周 1 次,共 48 周,腹部或大腿皮下注射 | 1.0μg/kg,每周 1 次,皮下注射 |
| 丙型肝炎 | 起始剂量:300 万 ~600 万 IU,每周 3 次,皮下注射或肌内注射 3 个月作为诱导治疗<br>维持剂量:GPT 正常患者需要再以 30 万 IU,每周 3 次,注射 3 个月作为完全缓解的巩固治疗;GPT 异常者必须停止治疗 | 单独治疗:推荐剂量为 3MIU 皮下注射,每周 3 次(隔日 1 次)<br>与利巴韦林合用:参考利巴韦林说明书 | 单药或与利巴韦林联合应用时的推荐剂量为每次 180μg,每周 1 次,腹部或大腿皮下注射;联合治疗时同时口服利巴韦林 | 皮下注射,每周 1 次,体重 65kg 以下者每次 40μg,体重 65kg 以上者每次 50μg;同时口服利巴韦林 |

注:MIU= 百万国际单位。

### （五）不良反应

干扰素 α 广泛应用于慢性乙型肝炎和慢性丙型肝炎的抗病毒治疗,但存在较多的不良反应,常见不良反应有流感样症状、外周血细胞和血小板计数下降、内分泌和代谢性疾病、消化道症状和神经精神异常等,发生率见表 2-55。少数患者可引起严重不良反应,如间质性肺炎、自身免疫性溶血或严重的精神疾病等。正确处理 IFN-α 治疗中的不良反应可提高患者的依从性,从而有效提高 IFN-α 的疗效。发生严重不良反应者常需停止治疗,以保证患者的安全。

表 2-55 聚乙二醇干扰素 α-2a/2b 的不良反应发生率

| 不良反应 | | | 不良反应发生率 |
|---|---|---|---|
| 流感样症状 | | 发热 | 41%~49% |
| | | 肌痛 | 40%~56% |
| | | 关节痛 | 22%~34% |
| | | 头痛 | 43%~62% |
| | | 疲乏 | 60%~90% |
| | | 食欲下降 | 24%~30% |
| 外周血细胞 | 中性粒细胞减少 | $<0.75 \times 10^9/L$ | 22.2%~27% |
| | | $<0.5 \times 10^9/L$ | 3%~6% |
| | 血小板减少 | $<100 \times 10^9/L$ | <5% |
| | | $<25 \times 10^9/L$ | <1% |
| 神经精神症状 | | 抑郁 | 5% |
| | | 躁狂 | 3%~15% |
| | | 失眠 | 7% |
| 皮肤疾病 | | 瘙痒 | 19%~29% |
| | | 皮疹 | 16%~24% |
| | | 注射局部反应 | 23%~75% |
| | | 脱发 | 28%~36% |
| | | 皮肤干燥 | 10%~24% |
| 内分泌和代谢性疾病 | 甲状腺功能异常 | | 5%~15% |
| | 糖尿病 | 1 型糖尿病 | 2.6% |
| | | 2 型糖尿病 | 1.7% |
| 呼吸系统症状 | | 呼吸困难 | 13%~26% |
| | | 咳嗽 | 10%~23% |
| 体重减轻 | | | 20%~30% |
| 消化道症状 | | 腹泻 | 15%~25% |
| | | 腹痛 | 10%~15% |
| | | 恶心 | 30%~40% |
| | | 呕吐 | 10%~15% |

### （六）相互作用

已发现干扰素 α-2a 可以增加之前使用或合并使用的药物的神经毒性、血液毒性和心脏毒性，聚乙二醇干扰素 α-2a 也不能排除会产生类似的相互作用。常用干扰素 α 的相互作用见表 2-56。

表 2-56　常用干扰素 α 的相互作用

| 干扰素 | 其他药物 | 相互作用 |
| --- | --- | --- |
| 干扰素 α-2a | 茶碱 | 体内茶碱的清除率降低，可能引起茶碱中毒 |
| 干扰素 α-2b | 齐多夫定 | 可能协同增强对白细胞的不良反应 |
| 聚乙二醇干扰素 α-2a | 茶碱 | 可能引起茶碱中毒，茶碱的 AUC 升高 25% |
|  | 替比夫定 | 可能会增加发生周围神经病变的风险 |
| 聚乙二醇干扰素 α-2b | 茶碱 | 体内茶碱的清除率降低，可能引起茶碱中毒 |

## 三、直接抗病毒药

直接抗病毒药可直接作用于丙型肝炎病毒复制过程中的"非结构蛋白"（non structural protein，NSP），抑制丙型肝炎病毒复制，达到清除丙型肝炎病毒的目的，是一类小分子化合物，具有持续病毒学应答率高、疗程短、不良反应发生率低等优点，已广泛用于慢性丙型肝炎的抗病毒治疗。

### （一）药理作用

"非结构蛋白"在病毒复制过程中起促进病毒复制和／或协助病毒蛋白组装等非常重要的作用，包括 NS2、NS3、NS4A、NS4B、NS5A 和 NS5B。目前直接抗病毒药主要分为 3 类：NS3/4A 蛋白酶抑制剂、NS5B 聚合酶抑制剂和 NS5A 抑制剂。其中 NS5B 聚合酶抑制剂分为核苷类和非核苷，核苷类聚合酶抑制剂与 NS5B 聚合酶发生竞争性结合，导致病毒 RNA 链的延长提前终止，抑制丙型肝炎病毒复制。非核苷类聚合酶抑制剂会直接加入 NS5B 聚合酶结构中，改变 NS5B 聚合酶的形状，使它不能与病毒 RNA 的核苷结合，失去"催化"病毒复制的作用。常用直接抗病毒药的作用机制及规格见表 2-57。

表 2-57　常用直接抗病毒药的作用机制及规格

| 药物名称 | 作用机制 | 规格 | 剂量 |
| --- | --- | --- | --- |
| 西米普韦（simeprevir） | NS3/4A 蛋白酶抑制剂 | 150mg，胶囊 | 150mg q.d.（早上服用） |
| 阿舒瑞韦（asunaprevir） | NS3/4A 蛋白酶抑制剂 | 100mg，胶囊 | 100mg b.i.d.（早、晚服用） |
| 达卡他韦（daclatasvir） | NS5A 抑制剂 | 30mg 或 60mg，片剂 | 60mg q.d.（早上服用） |
| 索非布韦（sofosbuvir） | NS5B 聚合酶核苷类似物抑制剂 | 400mg，片剂 | 400mg q.d.（早上服用） |
| 来迪派韦索磷布韦（sofosbuvir/ledipasvir） | NS5B 聚合酶核苷类似物抑制剂 /NS5A 抑制剂 | 400mg sofosbuvir，90mg ledipasvir，片剂 | 1 片 q.d.（早上服用） |

续表

| 药物名称 | 作用机制 | 规格 | 剂量 |
|---|---|---|---|
| technivie（paritaprevir/ ombitasvir/ritonavir） | NS3/4A 蛋白酶抑制剂 / NS5A 抑制剂 /CYP3A4 强力抑制剂 | 75mg paritaprevir, 12.5mg ombitasvir, 50mg ritonavir, 片剂 | 2 片 q.d.（早上服用） |
| viekira pak （paritaprevir/ombitasvir/ ritonavir+ dasabuvir） | NS3/4A 蛋白酶抑制剂 / NS5A 抑制剂 /CYP3A4 强力抑制剂 /NS5B 聚合酶非核苷类似物抑制剂 | 75mg paritaprevir, 12.5mg ombitasvir, 50mg ritonavir, 250mg dasabuvir, 片剂 | paritaprevir/ombitasvir/ritonavir 2 片 q.d.（早上服用） dasabuvir 250mg b.i.d.（早、晚服用） |

### （二）药动学

常用直接抗病毒药的药动学特性比较见表 2-58。索非布韦在肝脏中被广泛代谢形成药理学活性核苷酸（尿苷）类似物三磷酸 GS-461203，再经去磷酸化形成核苷无活性代谢物 GS-331007，GS-331007 的血浆蛋白结合率很低，主要经肾脏清除。

表 2-58　常用直接抗病毒药的药动学特性比较

| 药动学参数 | 药物名称 | | | |
|---|---|---|---|---|
| | 索非布韦 | 西米普韦 | 达卡他韦 | 阿舒瑞韦 |
| $t_{max}$ | 索非布韦：0.5~2 小时 GS-331007：2~4 小时 | 4~6 小时 | <2 小时 | 1~4 小时 |
| 半衰期 | 索非布韦：0.4 小时 GS-331007：27 小时 | 未感染 HCV 者：10~13 小时 HCV 感染者：41 小时 | 12~15 小时 | 17~23 小时 |
| 血浆蛋白结合率 | 索非布韦：61%~65% | >99.9% | 99% | >99% |
| 代谢 | 肝脏代谢 | CYP3A4（可能还有 CYP2C8 和 CYP2C19） | CYP3A4 | CYP3A，也是 P-gp 和 OATP 的底物 |
| 排泄率 | 粪便：14% 尿液：80% | 粪便：91% 尿液：<1% | 粪便：88% 尿液：6.6% | 粪便：84% 尿液：<1% |
| 生物利用度 | — | 62% | 67% | 9.3% |
| 食物影响 | 无影响 | 高脂、高热量饮食增加生物利用度，延缓吸收 | 高脂、高热量饮食降低 $C_{max}$ 和 AUC | — |

西米普韦在口服给药后 4~6 小时达到最大血浆浓度，血浆蛋白结合率较高，广泛分布于肠道和肝脏，主要经肝脏 CYP3A4 代谢，可能还有 CYP2C8 和 CYP2C19，氧化代谢为未改变的药物（主要）和代谢物（次要），经胆汁排泄，在肾脏的清除作用不显著。

HCV 感染受试者多次口服达卡他韦，剂量范围为 1~100mg，每天 1 次，血浆峰浓度发生在给药后 2 小时内，终末消除半衰期范围为 12~15 小时。达卡他韦是 CYP3A 的底物，主要经 CYP3A4 代谢。

### （三）临床应用

直接抗病毒药临床主要用于慢性丙型肝炎的抗病毒治疗。《丙型肝炎防治指南(2015年版)》推荐,所有 HCV-RNA 阳性的患者只要有治疗意愿,无治疗禁忌证,均应接受抗病毒治疗。《丙型肝炎防治指南(2018 年 EASL)》指南建议推荐无干扰素、无利巴韦林的全 DAA 治疗方案。

### （四）给药方案

根据《丙型肝炎防治指南(2018 年 EASL)》指南,推荐无干扰素、无利巴韦林的治疗方案。不同基因型初治或经治失败的非肝硬化及肝硬化代偿期丙型肝炎病毒感染者的最新指南推荐治疗方案见表 2-59(部分药物国内尚无上市)。常用直接抗病毒药的用法用量见表 2-60。

**表 2-59　不同基因型初治或经治失败的非肝硬化及肝硬化代偿期丙型肝炎病毒感染者的推荐治疗方案**

| 基因分型 | | 治疗方案 | | | | | | | |
| --- | --- | --- | --- | --- | --- | --- | --- | --- | --- |
| | | SOF/LDV | SOF/VEL | OBV/PTV/r+DSV | GZR/EBR | SOF+DCV | GLE/PIB | SOF/VEL/VOX | SOF+SIM |
| 非肝硬化 | GT1a 初治 | 8~12周 | 12周 | × | 12周(HCV-RNA≤800IU/ml) | × | 8周 | | |
| | 经治 | × | 12周 | × | 12周(HCV-RNA≤800IU/ml) | × | 8周 | | |
| | GT1b 初治 | 8~12周 | 12周 | 8周(F0~F2),12周(F3) | 8周(F0~F2),12周(F3) | × | 8周 | | |
| | 经治 | 12周 | 12周 | 12周 | 12周(HCV-RNA≤800IU/ml) | × | 8周 | | |
| | GT2 初治 | | 12周 | | | × | 8周 | | |
| | 经治 | | 12周 | | | × | 8周 | | |
| | GT3 初治 | | 12周 | | | × | 8周 | × | |
| | 经治 | | 12周 | | | × | 12周 | × | |
| | GT4 初治 | 12周 | 12周 | × | 12周(HCV-RNA≤800IU/ml) | × | 8周 | | × |
| | 经治 | × | 12周 | × | × | × | 8周 | | × |
| | GT5/6 初治 | 12周 | 12周 | | | × | 8周 | | |
| | 经治 | × | 12周 | | | × | 8周 | | |

续表

| | 基因分型 | | 治疗方案 | | | | | | | |
|---|---|---|---|---|---|---|---|---|---|---|
| | | | SOF/LDV | SOF/VEL | OBV/PTV/r+DSV | GZR/EBR | SOF+DCV | GLE/PIB | SOF/VEL/VOX | SOF+SIM |
| 肝硬化代偿期 | GT1a | 初治 | 12周 | 12周 | × | 12周（HCV-RNA≤800IU/ml） | × | 12周 | | |
| | | 经治 | × | 12周 | × | 12周（HCV-RNA≤800IU/ml） | × | 12周 | | |
| | GT1b | 初治 | 12周 | 12周 | 12周 | 12周 | × | 12周 | | |
| | | 经治 | 12周 | 12周 | 12周 | 12周 | × | 12周 | | |
| | GT2 | 初治 | | 12周 | | | × | 12周 | | |
| | | 经治 | | 12周 | | | × | 12周 | | |
| | GT3 | 初治 | | × | | | × | 12周 | 12周 | |
| | | 经治 | | × | | | × | 16周 | 12周 | |
| | GT4 | 初治 | 12周 | 12周 | × | 12周（HCV-RNA≤800IU/ml） | × | 12周 | | × |
| | | 经治 | × | 12周 | × | × | × | 12周 | | × |
| | GT5/6 | 初治 | 12周 | 12周 | | | × | 12周 | | |
| | | 经治 | × | 12周 | | | × | 12周 | | |

注：SOF/VEL—索磷布韦/维帕他韦；SOF/VEL/VOX—索磷布韦/维帕他韦/伏西瑞韦；GLE/PIB—格卡瑞韦/哌仑他韦；SOF/LDV—索磷布韦/雷迪帕韦；OBV/PTV/r—帕利普韦/奥比塔韦/利托那韦；DSV—达塞布韦；GZR/EBR—格佐普韦/艾尔巴韦。

表 2-60 常用直接抗病毒药的用法用量

| | | 索非布韦 | 西米普韦 | 达卡他韦 | 阿舒瑞韦 | harvoni | technivie | viekira pak |
|---|---|---|---|---|---|---|---|---|
| 肾功能正常 | | 400mg p.o. q.d. | 150mg p.o. q.d. | 60mg p.o. q.d. | 100mg p.o. b.i.d. | 1片 p.o. q.d. | 2片 p.o. q.d. | paritaprevir/ombitasvir/ritonavir 2片 q.d. dasabuvir 250mg b.i.d. |
| 肌酐清除率/（ml/min） | 50~90 | 400mg q.d. | 150mg q.d. | 60mg q.d. | 100mg b.i.d. | 1片 q.d. | 2片 q.d. | paritaprevir/ombitasvir/ritonavir 2片 q.d. dasabuvir 250mg b.i.d. |
| | 10~50 | 慎用 | 慎用 | 60mg q.d. | 100mg q.d. | 慎用 | 2片 q.d. | paritaprevir/ombitasvir/ritonavir 2片 q.d. dasabuvir 250mg b.i.d. |
| | <10 | 慎用 | 慎用 | 60mg q.d. | 100mg q.d. | 慎用 | 无数据 | 无数据 |
| 血液透析 | | 无数据 | 无数据 | 无数据 | 100mg b.i.d. | 无数据 | 无数据 | 无数据 |

### (五) 不良反应

常用直接抗病毒药的不良反应见表 2-61。索非布韦与利巴韦林联用观察到的最常见的不良反应为疲乏和头痛；与聚乙二醇干扰素 α 和利巴韦林联用观察到的最常见的不良反应为疲乏、头痛、恶心、失眠和贫血。西米普韦、聚乙二醇干扰素和利巴韦林联用观察到的最常见的不良反应为皮疹（包括光敏感）、瘙痒、恶心。达卡他韦和索非布韦联用观察到的最常见的不良反应为头痛和疲乏；达卡他韦、索非布韦和利巴韦林联用观察到的最常见的不良反应为头痛、贫血、疲乏和恶心。

**表 2-61 常用直接抗病毒药的不良反应**

| 药物名称 | 不良反应发生率 | | |
| --- | --- | --- | --- |
| | >10% | 1%~10% | <1%（上市后和 / 或病例报告） |
| 索非布韦 | 中枢神经系统:疲劳、头痛、失眠、寒战、烦躁;皮肤:瘙痒症、皮疹;胃肠道:恶心、食欲下降、腹泻;血液和肿瘤:血红蛋白下降、贫血、中性粒细胞减少;神经肌肉和骨骼:虚弱、肌痛;呼吸道:流感样症状;其他:发热 | 胃肠道:血清脂肪酶增加;血液和肿瘤:血小板减少症;肝脏:血清胆红素增加;肾脏:肌酸激酶增加 | 心动过缓、全血细胞减少、HBV 再激活、严重抑郁、自杀意念 |
| 西米普韦 | 中枢神经系统:头痛、疲劳、失眠、头晕;皮肤:皮肤光敏性、皮疹、瘙痒症;内分泌和代谢:淀粉酶增加;胃肠道:恶心、腹泻;肝脏:血清胆红素增加、高胆红素血症;神经肌肉和骨骼:肌痛;呼吸系统:呼吸困难 | 胃肠道:血清脂肪酶增加;肝脏:血清碱性磷酸酶增加 | 肝衰竭、肝功能失代偿、HBV 再激活 |
| 达卡他韦 | 中枢神经系统:疲劳、头痛;胃肠道:恶心;血液和肿瘤:贫血 | 中枢神经系统:嗜睡、失眠;皮肤:皮疹;胃肠道:腹泻、血清脂肪酶增加 | HBV 再激活 |
| 阿舒瑞韦 | 中枢神经系统:疲劳、头痛、失眠、易怒;皮肤:瘙痒症、皮疹、脱发;胃肠道:恶心;血液和肿瘤:贫血、中性粒细胞减少症;肝脏:血清 GOT、GPT 升高;神经肌肉和骨骼:虚弱;呼吸道:流感样症状 | 心血管:心房颤动、高血压、晕厥;中枢神经系统:健忘症、焦虑、抑郁、注意力紊乱、头晕、情绪不稳、不适、疼痛、睡眠障碍、眩晕;皮肤:皮炎、湿疹、红斑、剥脱性皮炎、斑丘疹、银屑病、脂溢性皮炎、干皮病;内分泌和代谢:体重减轻;胃肠道:腹痛、便秘、食欲减退、腹泻、消化不良、吞咽困难、痔疮、口腔炎、呕吐;血液和肿瘤:嗜酸性粒细胞增多、白细胞减少、淋巴细胞减少、血小板减少症;肝脏:血清胆红素升高、高胆红素血症;感染:流感;神经肌肉和骨骼:关节痛、背痛、肌肉骨骼胸痛、肌痛;眼科:眼干燥症;呼吸系统:咳嗽、呼吸困难、劳累时呼吸困难、鼻咽炎、口咽疼痛;其他:发热 | 多形红斑、HBV 再激活 |

### (六) 相互作用

大部分直接抗病毒药经过多种药物代谢酶代谢和不同的药物转运蛋白进行转运,容易与其他药物产生药物相互作用。直接抗病毒药常见的禁止合用药物见表 2-62。索非布韦是药物转运蛋白 P-gp 和乳腺癌耐药蛋白(BCRP)的底物,P-gp 诱导剂(利福平或圣约翰草)可能减低索非布韦的血浆浓度;索非布韦和胺碘酮共同给药可出现严重的症状性心动过缓。

**表 2-62　直接抗病毒药常见的禁止合用药物**

| 药物名称 | 禁止合用的药物 |
| --- | --- |
| 阿舒瑞韦 | CYP3A 诱导剂:苯妥英钠、卡马西平、利福平、依法韦仑 |
| | CYP3A 抑制剂:氟康唑、克拉霉素、地尔硫草、维拉帕米、阿扎那韦 |
| | CYP2D6 底物:硫利达嗪 |
| 达卡他韦 | OATP1B1 抑制剂:利福平、环孢素、吉非罗齐 |
| | CYP3A 诱导剂:苯妥英钠、卡马西平、利福平、依法韦仑 |
| | CYP3A 底物:阿夫唑嗪、胺碘酮、决奈达隆、奎尼丁、咪达唑仑、阿司咪唑 |
| Technivie | CYP3A 诱导剂:米托坦、卡马西平、苯巴比妥、利福平 |
| | CYP3A 抑制剂:洛伐他汀、辛伐他汀、阿托伐他汀、克拉霉素、伊曲康唑 |
| 索非布韦 | P-gp 诱导剂:利福平、利福布汀、卡马西平、莫达非尼 |
| Harvoni | P-gp 诱导剂:利福平、利福布汀、卡马西平、苯巴比妥 |

西米普韦与相关药物(如他汀类、钙通道阻滞剂、红霉素、地高辛、胺碘酮、氟卡尼等抗心律失常药)合用时可能显著影响其血浆浓度;CYP3A 的中度或强抑制剂可能显著增加西米普韦的血浆浓度;CYP3A 的中度或强诱导剂可能显著减低西米普韦的血浆浓度。

CYP3A 的中度或强诱导剂可能减低达卡他韦的血浆水平和疗效;CYP3A 的强抑制剂(如克拉霉素、伊曲康唑、利托那韦等)可能增加达卡他韦的血浆水平。

## 第十三节　肝病辅助用药

由于很多肝脏疾病的病因或发病机制尚未完全了解,目前还没有特效药物,临床上用于治疗肝脏疾病的多数药物仅具有辅助治疗作用,尚属对症治疗,其中有些药物的疗效还有待于评价。治疗一方面着眼于保护肝细胞,以求恢复肝细胞的活力和功能;另一方面希望减少结缔组织增生,防止肝硬化发生。很多保护肝脏的药物产生疗效是因为参与了肝脏的生理代谢或其酶系统。肝脏病变时这些物质是否缺乏,病变的肝细胞能否利用这些物质促进肝细胞修复尚未得到肯定;尚缺乏足够的证据证明这类物质对肝脏病变是有益的,因此,称这些药物为肝病辅助用药。具体种类包括肝细胞膜保护剂、抗氧化保肝药、抗炎保肝药、解毒保肝药。

## 一、肝细胞膜保护剂

### （一）药理作用

多烯磷脂酰胆碱在化学结构上与内源性磷脂一致，主要进入肝细胞，并以完整的分子形式与肝细胞膜及细胞器膜相结合。另外，这些磷脂分子尚可分泌入胆汁。其具有以下生理功能：通过直接影响膜结构，使受损的肝功能和酶活力恢复正常；调节肝脏的能量平衡；促进肝组织再生；将中性脂肪和胆固醇转化成容易代谢的形式；稳定胆汁。

### （二）药动学

口服给药，90% 的多烯磷脂酰胆碱在小肠吸收，大部分被磷脂酶 A 分解为 1- 酰基溶血磷脂酰胆碱，50% 在肠黏膜立即再次酰化为多聚不饱和磷脂酰胆碱，通过淋巴循环进入血液，主要通过高密度脂蛋白结合到达肝脏。6~24 小时后磷脂酰胆碱的平均血药浓度为 20%，胆碱的半衰期为 66 小时，不饱和脂肪酸的半衰期为 32 小时。粪便中的排泄率不超过 5%。

### （三）临床应用

多烯磷脂酰胆碱可用于非酒精性脂肪肝，酒精性肝病，急、慢性病毒性肝炎，药物性肝炎，自身免疫性肝病的辅助治疗，改善患者的氨基转移酶水平、修复肝细胞膜。

### （四）给药方案

1. 多烯磷脂酰胆碱注射液　常用剂量为每日 232.5~465mg，重症患者每日 465~930mg。

2. 多烯磷脂酰胆碱胶囊　常用剂量为每次 456mg，每日 3 次；随着肝功能好转，剂量可调整为每次 232.5mg，每日 3 次。

### （五）不良反应

在大剂量服用时偶尔会出现胃肠道紊乱，例如主诉胃部不适、软便和腹泻。在极罕见的情况下可能会出现过敏反应，如皮疹、荨麻疹、瘙痒等。

### （六）相互作用

多烯磷脂酰胆碱与抗凝血药之间的相互作用尚无法排除，因此需要对抗凝血药的剂量进行调整。

## 二、抗氧化保肝药

肝功能异常表现为血清氨基转移酶升高，氨基转移酶存在于肝细胞的线粒体中，只要肝脏发生炎症、坏死、中毒等损害，氨基转移酶就可以从肝细胞中释放到血液中。目前常用的抗氧化保肝药有水飞蓟素、双环醇。

### （一）药理作用

抗氧化保肝药对肝细胞膜有稳定作用，阻止或避免溶解性成分流失；可降低肝损害动物的血清谷丙转氨酶水平，减轻肝细胞变性、坏死以及肝细胞的炎症反应和纤维化过程；可增强肝细胞的修复和再生能力；对肝损害的症状、体征和肝功能均有明显的改善作用。

### （二）药动学

水飞蓟宾是水飞蓟素中含量和活性最高的成分，采用水飞蓟宾的药动学参数作为水飞蓟素的参考。水飞蓟宾由于水溶性差，吸收率很低，大鼠灌胃给药后的绝对生物利用度仅为 0.95%，水飞蓟宾葡甲胺的生物利用度可提高 10 倍。水飞蓟素和双环醇均经过 CYP450 代谢，主要经粪便排泄。常用抗氧化保肝药的药动学特性比较见表 2-63。

表 2-63 常用抗氧化保肝药的药动学特性比较

| 药动学参数 | 药物名称 | |
| --- | --- | --- |
| | 水飞蓟素 / 水飞蓟宾葡甲胺 | 双环醇 |
| $C_{max}$ | 口服 360mg，298ng/ml ± 96ng/ml | 口服 25mg，50ng/ml |
| $t_{max}$ | 口服 360mg，1.6 小时 ± 0.3 小时 | 口服 25mg，1.8 小时 |
| 半衰期 | 6.3 小时 | 6.26 小时 |
| 生物利用度 | 9.5% | 58% |
| 代谢 | CYP450 | CYP450 |
| 服药时间 | 餐前 | 餐前 |
| 血浆蛋白结合率 | 70.3% ± 4.6% | 78% |
| 排泄 | 80% 经粪便排泄，其余经尿液排泄 | 主要经粪便排泄 |

**（三）临床应用**

抗氧化保肝药用于慢性乙型肝炎和慢性丙型肝炎患者，可改善肝功能、抑制肝纤维化；对脂肪肝可有效改善肝功能和肝脏组织学炎症；对药物性肝损伤可迅速恢复肝功能指标，同时合并药物性肝损伤高危因素的患者可以预防性应用；本品安全性好，可用于慢性肝炎的儿童、青少年及老年人。

**（四）给药方案**

1. 水飞蓟素　起始剂量为 140mg，每日 3 次；维持剂量为 140mg，每日 2 次，餐前服用。
2. 双环醇　常用剂量为 25mg，每日 3 次；最大负荷剂量为 50mg，每日 3 次，餐前服用。

**（五）不良反应**

抗氧化保肝药的不良反应见表 2-64。

表 2-64 抗氧化保肝药的不良反应

| | 水飞蓟素 | 双环醇 |
| --- | --- | --- |
| 皮肤 | — | 皮疹 |
| 胃肠道 | 轻度腹泻 | 胃部不适、腹胀、恶心 |
| 肝功能 | — | 血清氨基转移酶升高 |
| 代谢 | — | 一过性血糖升高、脱发 |
| 神经系统 | — | 头痛、头晕、睡眠障碍 |
| 肾脏 | — | 一过性血肌酐升高 |
| 血液系统 | — | 血小板下降 |

**（六）相互作用**

有研究表明参与双环醇和水飞蓟素代谢的主要为 CYP3A，但目前尚未发现有明显的药物相互作用的药物。

### 三、抗炎保肝药

甘草酸类制剂具有类似于糖皮质激素的非特异性抗炎作用而无抑制免疫功能的不良反应,可改善肝功能。目前甘草酸类制剂发展到了第四代,代表药物为异甘草酸镁注射液、甘草酸二铵肠溶胶囊。药理实验证明,该类药物可针对炎症通路,广泛抑制各种病因介导的相关炎症反应,减轻肝脏的病理损害,改善受损的肝细胞功能。

#### (一) 药理作用

甘草酸类制剂可抑制由炎症刺激诱导的磷脂酶 $A_2$/ 花生四烯酸关键炎症反应信号在起始阶段的代谢水平,抑制 3 条炎症通路相关炎症反应信号的活性,下调炎症通路上游的相关促炎症细胞因子,阻断炎症通路下游,包括一氧化氮、前列腺素和活性氧的生成。该类药物能刺激单核吞噬细胞系统、诱生 IFN-γ 并增强 NK 细胞活性,从而发挥免疫调节功能;还兼具抗过敏、抑制钙离子内流等作用。临床研究证明,该类药物可改善各类肝炎所致的血清氨基转移酶升高等生化异常,明显减轻肝脏病理损害,改善受损的肝细胞功能,对慢性肝炎、药物性肝损伤均有较好的作用。

#### (二) 药动学

常用抗炎保肝药的药动学特性见表 2-65。

**表 2-65　常用抗炎保肝药的药动学特性**

| 药动学参数 | 药物名称 | |
| --- | --- | --- |
| | 异甘草酸镁 | 甘草酸二铵 |
| $C_{max}$ | 静脉滴注 100mg,28.79ng/ml ± 3.54ng/ml | 口服 150mg,73.85ng/ml ± 25.25ng/ml |
| $t_{max}$ | 静脉滴注 100mg,1.72 小时 ± 0.27 小时 | 口服 150mg,11.5 小时 ± 3.07 小时 |
| 半衰期 | 23.1~24.6 小时 | 11.84 小时 ± 3.56 小时 |
| 肝肠循环 | — | 是 |
| 食物影响代谢 | 否 | 否 |
| 服药时间 | — | 餐前 |
| 血浆蛋白结合率 | 87.7% | 92.5% |
| 排泄 | 90.3% 经粪便排泄,其余经尿液排泄 | 70% 经粪便排泄,20% 经呼吸道以二氧化碳的形式排出 |

#### (三) 临床应用

甘草酸类制剂适用于药物性肝损伤,肝功能异常的病毒性肝炎,酒精性和非酒精性脂肪性肝病,自身免疫性肝病(尤其是存在激素和免疫抑制剂禁忌证),肝功能异常的肝硬化与肝癌患者。肝胆外科围手术期使用甘草酸类制剂有助于降低手术所致的肝功能异常的发生率。

#### (四) 给药方案

1. 异甘草酸镁　静脉滴注,每次 100mg 加入 100ml 10% 葡萄糖注射液中,每日 1 次。
2. 甘草酸二铵　口服,每次 150mg,每日 3 次。

#### (五) 不良反应

抗炎保肝药的不良反应见表 2-66。

表 2-66 抗炎保肝药的不良反应

表 2-66 抗炎保肝药的不良反应

|  | 异甘草酸镁 | 甘草酸二铵 |
| --- | --- | --- |
| 皮肤 | — | 瘙痒、荨麻疹 |
| 胃肠道 | 轻度腹泻 | 胃部不适、腹胀、恶心 |
| 肝功能 | 谷丙转氨酶升高 | 血清氨基转移酶升高 |
| 神经系统 | 头晕 | 头痛、头晕 |
| 心血管系统 | 心悸 | 血压升高 |
| 血液系统 | 骨髓抑制 | 血小板数量下降 |
| 电解质 | 低钾 | 低钾 |

### （六）相互作用

抗炎保肝药的相互作用见表 2-67。

表 2-67 抗炎保肝药的相互作用

| 甘草酸类制剂 | 其他药物 | 相互作用 |
| --- | --- | --- |
| 异甘草酸镁 | 呋塞米、依他尼酸 | 合用时由于呋塞米、依他尼酸的利尿作用,导致低钾血症 |
| 甘草酸二铵 | 暂无可靠报道 |  |

## 四、解毒保肝药

解毒保肝药包括 2 类,第一类的代表药物有谷胱甘肽、硫普罗宁、乙酰半胱氨酸、葡醛内酯、联苯双酯,分子中含有巯基;第二类的代表药物有门冬氨酸钾镁、门冬氨酸鸟氨酸,门冬氨酸和鸟氨酸是 2 个主要的氨解毒物质。

### （一）药理作用

谷胱甘肽、硫普罗宁、乙酰半胱氨酸、葡醛内酯、联苯双酯分子中含有巯基,可参与体内的三羧酸循环及糖代谢,激活多种酶,从而促进糖、脂肪及蛋白质代谢,并能影响细胞的代谢过程,可减轻组织损伤,促进修复。另一类代表药物有门冬氨酸钾镁、门冬氨酸鸟氨酸,门冬氨酸和鸟氨酸是两个主要的氨解毒物质。鸟氨酸作为鸟氨酸氨基甲酰转移酶和氨基甲酰 - 磷酸盐合成酶的底物和催化剂参与氨合成尿素的过程。

### （二）药动学

常用解毒保肝药的药动学特性见表 2-68。

### （三）临床应用

谷胱甘肽用于病毒性、药物性、酒精性及其他化学物质引起的肝损害;硫普罗宁用于改善各类急、慢性肝炎的肝功能,包括脂肪肝、酒精性肝病、药物性肝损伤及重金属中毒的解毒;乙酰半胱氨酸用于肝衰竭的早期治疗,以降低胆红素、提高凝血酶原活动度;葡醛内酯用于急、慢性肝炎的辅助治疗;联苯双酯用于慢性迁延型肝炎伴有谷丙转氨酶(GPT)升高异常的患者;门冬氨酸鸟氨酸用于因急、慢性肝病如肝硬化、脂肪肝、肝炎所致的高氨血症。

表 2-68 常用解毒保肝药的药动学特性

| | 谷胱甘肽 | 乙酰半胱氨酸 | 联苯双酯 | 门冬氨酸鸟氨酸 |
|---|---|---|---|---|
| $C_{max}$ | 口服 600mg,23.17μmol/L ± 7.66μmol/L | — | 口服 50mg,8.23μmol/L ± 1.32μmol/L | 口服 5g,35.37mol/L ± 8.36mol/L |
| $t_{max}$ | 口服 600mg,1.35 小时 ± 0.27 小时 | — | 口服 50mg,1 小时 | 口服 5g,30~60 分钟 |
| 半衰期 | 24 小时 | 5.6 小时 | 3.5 小时 | 0.3~0.4 小时 |
| 生物利用度 | 口服药物的生物利用度低,有首过效应 | — | 30% | 82% |
| 血浆蛋白结合率 | — | 83% | 32% | — |
| 排泄 | 主要从肾脏排泄,通过肾小球直接滤过和利用γ-谷氨酰胺转肽反应的非滤过机制两种方式由肾脏排出 | 30% 经尿液排泄 | 70% 经粪便排出 | 50% 经尿液排泄 |

**(四)给药方案**

1. 谷胱甘肽　病毒性肝炎:1.2g q.d. i.v.,30 天;重症肝炎:1.2~2.4g q.d. i.v.,30 天;活动性肝炎:1.2g q.d. i.v.,30 天;脂肪肝:1.8g q.d. i.v.,30 天;酒精性肝炎:1.8g q.d. i.v.,14~30 天;药物性肝炎:1.2~1.8g q.d. i.v.,14~30 天。

2. 硫普罗宁　静脉滴注,一次 0.2g,一日 1 次。

3. 乙酰半胱氨酸　口服,一次 0.6g,一日 1~2 次。

4. 葡醛内酯　口服,一次 0.1~0.2g,一日 3 次。

5. 联苯双酯　口服,一次 25~50mg,一日 3 次。

6. 门冬氨酸鸟氨酸　急性肝炎:静脉滴注一日 5~10g,一日 1 次;慢性肝炎或肝硬化:静脉滴注,一日 10~20g(病情严重者以一日最大剂量不超过 40g 为宜);肝性脑病:第 1 天的第 1 个 6 小时内用 20g 静脉滴注,第 2 个 6 小时内分 2 次静脉滴注给药,一次 10g。

**(五)不良反应**

解毒保肝药的不良反应见表 2-69。

表 2-69 解毒保肝药的不良反应

| | 谷胱甘肽 | 硫普罗宁 | 乙酰半胱氨酸 | 葡醛内酯 | 联苯双酯 | 门冬氨酸鸟氨酸 |
|---|---|---|---|---|---|---|
| 皮肤 | 皮疹 | 皮疹、皮肤瘙痒、皮肤发红、荨麻疹、皮肤皱纹、天疱疮、皮肤和眼睛黄染 | 皮疹 | 面红 | 皮疹 | — |
| 胃肠道 | 食欲缺乏、恶心、呕吐、胃痛 | 味觉减退、味觉异常、恶心、呕吐、腹痛、腹泻、食欲减退、胃胀气、口腔溃疡 | 恶心、呕吐、上腹不适、腹泻 | 轻度胃肠道不适 | 轻度恶心 | 恶心、呕吐或腹胀 |
| 心血管系统 | 血压下降、脉搏异常 | — | — | — | — | — |

续表

| | 谷胱甘肽 | 硫普罗宁 | 乙酰半胱氨酸 | 葡醛内酯 | 联苯双酯 | 门冬氨酸鸟氨酸 |
|---|---|---|---|---|---|---|
| 血液系统 | — | 少见粒细胞缺乏症,偶见血小板减少 | — | — | — | — |
| 泌尿系统 | — | 蛋白尿 | — | | | |
| 呼吸系统 | — | 肺炎、肺出血和支气管痉挛 | 咳嗽、支气管痉挛 | — | — | — |
| 内分泌系统 | — | 胰岛素自身免疫综合征 | — | | | |

**（六）相互作用**

1. 谷胱甘肽　不得与维生素 $B_{12}$、维生素 $K_3$、甲萘醌、泛酸钙、乳清酸、抗组胺药、磺胺药等混合使用,因为谷胱甘肽含有羧基、氨基、巯基、酰胺基,可以与金属离子相互作用。

2. 硫普罗宁　不应与具有氧化作用的药物合用,因为硫普罗宁含有还原性巯基。

3. 乙酰半胱氨酸　应避免与酸性较强的药物合用,后者可使乙酰半胱氨酸的作用明显降低。不可与药用炭同服,同服时 54.6%~96.2% 的本品被药用炭吸附。本品由于含有羧基、氨基、巯基、酰胺基,能降低青霉素、头孢菌素、四环素等的药效,不宜混合或同服,必要时可间隔 4 小时交替使用。

# 第十四节　炎性肠病用药

炎性肠病（inflammatory bowel disease,IBD）是一种病因尚不明确的慢性非特异性肠道炎症性疾病,包括溃疡性结肠炎（ulcerative colitis,UC）和克罗恩病（Crohn disease,CD）。

IBD 的治疗目标是诱导缓解和维持缓解,防治并发症,改善生存质量。药物治疗的原则是依据不同分级（疾病的严重程度）、分期（活动期和缓解期）及病变范围不同,分段进行治疗。由于炎性肠病的病因未明,目前药物治疗主要是通过调节免疫反应和阻断炎症反应进行的。目前治疗手段主要是药物治疗、手术治疗和饮食辅助治疗。主要治疗药物有氨基水杨酸制剂、肾上腺皮质激素、免疫抑制剂、细胞因子调节药和抗生素等。另外,镇痛药、抗胆碱药和止泻药在减轻患者症状、改善患者的生活质量中起支持性作用。

## 一、氨基水杨酸制剂

氨基水杨酸制剂是治疗轻、中度 IBD 的主要药物,包括传统的柳氮磺吡啶（sulfasalazine,SASP）和其他各种不同类型的氨基水杨酸（ASA）制剂,如巴柳氮（balsalazide）、奥沙拉秦（olsalazine,奥柳氮）、美沙拉秦（mesalazine）。SASP 的疗效与其他 ASA 制剂相似,但不良反应远较这些 ASA 制剂多见,没有证据显示不同类型的 ASA 制剂在疗效上有差别。常用氨基水杨酸制剂的用药方案见表 2-70。

### （一）药理作用

SASP、巴柳氮和奥沙拉秦均为前体药物,口服后在结肠细菌的作用下分解为活性成分ASA 发挥作用;美沙拉秦为纯的 ASA 制剂,为使该药在结肠发挥疗效,通常采用特殊的高分子材料包裹,制成缓释或控释剂型,可在限定的时间内或特定的 pH 环境中在回肠末端释放出 ASA。ASA 的作用机制为通过改变肠道的微环境,改变黏膜的前列腺素状态和电解质转移,抑制引起炎症的前列腺素合成和炎症介质白三烯形成,对肠壁炎症有显著的消炎作用。

表 2-70　常用氨基水杨酸制剂的用药方案

| 药物名称 | 结构特点 | 释放特点 | 用法 |
| --- | --- | --- | --- |
| 柳氮磺吡啶 | ASA 与磺胺吡啶的偶氮化合物 | 结肠释放 | 3~4g/d,分次口服 |
| 巴柳氮 | ASA 与对氨基苯甲酰 -β- 丙氨酸的偶氮化合物 | 结肠释放 | 4~6g/d,分次口服 |
| 奥沙拉秦 | 2 分子 ASA 的偶氮化合物 | 结肠释放 | 2~4g/d,分次口服 |
| | 甲基丙烯酸酯控释 pH 依赖 | 回肠末端和结肠释放 | |
| 美沙拉秦 | 乙基纤维素半透膜控释时间依赖 | 远段空肠、回肠、结肠释放 | 2~4g/d,分次口服或顿服 |

注:以 ASA 含量计,柳氮磺吡啶、巴柳氮和奥沙拉秦 1g 分别相当于美沙拉秦 0.4g、0.36g 和 1g。

### (二) 药动学

氨基水杨酸制剂口服后全身吸收很少,大部分在病变局部(远端回肠和结肠)发挥作用,如奥沙拉秦的分解产物 ASA 在结肠部位的浓度大于血清中的药物浓度 1 000 倍。巴柳氮血浆浓度的相对时间曲线存在较大的个体差异,因此半衰期无法确定。柳氮磺吡啶为磺胺类抗菌药,因此服药期间应多饮水,保持高尿流量,以防结晶尿发生。临床常用的氨基水杨酸制剂的药动学特性见表 2-71。

表 2-71　常用氨基水杨酸制剂的药动学特性比较

| 药动学参数 | 药物名称 | | | |
| --- | --- | --- | --- | --- |
| | 柳氮磺吡啶 | 巴柳氮 | 奥沙拉秦 | 美沙拉秦 |
| $t_{max}$ | — | 单次口服 1.5g 或 2.25g 后 1~2 小时达 $C_{max}$ | 口服 15mg/kg 后 1~2 小时达 $C_{max}$ | — |
| 半衰期 | 5~13 小时 | — | — | 5~10 小时 |
| 血浆蛋白结合率 | — | ≥99% | 高(数值不确定) | 40%~50% |
| 排泄途径 | 20%~30% 在近端小肠吸收,吸收的药物以原型经胆汁排出,其余经肾脏排出 | 大约有 45% 的 ASA 由粪排泄,35% 由尿排泄 | 主要通过尿和粪便排泄 | 约 40% 与血浆蛋白结合,在体内代谢生成乙酰化物,乙酰化物约 80% 与血浆蛋白结合,从尿中排出 |
| 服药时间 | 有胃肠道刺激症状的患者建议餐后服药 | 饭后及睡前服用 | 进餐时伴服 | 肠溶片餐前 1 小时服用;缓控释制剂饭后或睡前服用 |

### (三) 临床应用

因为 SASP 的抗炎作用主要由 ASA 实现,因此理论上 ASA 的药效应较 SASP 更好,且可去除磺胺类的副作用。ASA 制剂制备的关键是避免 ASA 在口服后经过上消化道时被吸收,为了最大限度地将 ASA 运送至肠道远端,需要采用特殊的剂型或化学键以保证大部分 ASA 在结肠释放发挥药效,例如加入 pH 依赖物质延缓药物分解,成为可被肠道细菌活化的

ASA 载体。SASP 片剂除口服外,将药片磨碎后加入生理盐水及激素等对左半结肠病变的患者进行灌肠治疗可获得良好的疗效。巴柳氮口服后在结肠经酶解产生 ASA,防止药物在胃肠道上部释放和吸收,降低全身不良反应。

#### (四)给药方案

临床常用的氨基水杨酸制剂的剂量推荐见表 2-72。

表 2-72 常用氨基水杨酸制剂的剂量推荐

| 药物名称 | 适应证 | 剂量推荐 |
|---|---|---|
| 柳氮磺吡啶 | 主要用于轻、中度炎性肠病患者或重度患者经皮质激素治疗缓解的患者(对小肠克罗恩病基本无效,仅对结肠克罗恩病有效) | 片剂:0.25g/ 片。起始剂量为 0.5g,2 次 /d;无不良反应者每 1~2 日加 0.5g 至 3~4g/d,维持 2~3 周;无效再增至 4~5g/d,疗程 8 周;然后减量至 2g/d,维持 6~12 个月(2g/d 为耐受性最佳也是复发率较低的维持剂量,必要时可以 3~4g/d 的剂量维持)<br>栓剂:每粒含 SASP 0.5g。重症患者每日早、中、晚排便后各用 1 粒;轻、中症患者早、晚排便后各用 1 粒,症状明显改善后改用维持剂量,每晚或隔日晚用 1 粒,最大剂量为 1.5g/d |
| 巴柳氮 | 主要用于轻至中度活动性溃疡性结肠炎 | 在用于治疗溃疡性结肠炎方面,本品 2g/d 的疗效与 SASP 2g/d 相当;6g/d 的作用与 1.5g/d 美沙拉秦相同 |
| 奥沙拉秦 | 主要用于轻至中度急、慢性溃疡性结肠炎,克罗恩病的治疗 | 胶囊:0.25g/ 粒。急性发作期一日总剂量为 3g(12 粒),分 3 次进餐时服用;维持剂量为一日 1g(4 粒) |
| 美沙拉秦 | 主要用于溃疡性结肠炎急性发作和复发、克罗恩病急性发作的治疗 | 片剂:常规剂量为 1.5g/d,分 3 次服用。①溃疡性结肠炎急性发作期 1.5~4g/d,缓解期或长期治疗期 1.5g/d;②克罗恩病急性发作期 1.5~4.5g/d,分 3 次服用,应在早、中、晚餐前 1 小时,将肠溶片整片用足量水送服<br>栓剂:① 250~500mg/ 次,2~3 次 /d 置肛;或 1g/ 次,1~2 次 /d 置肛。②灌肠剂 4g/ 次,1 次 /d,睡前用药,从肛门灌进大肠 |

#### (五)不良反应

SASP 的不良反应主要由磺胺吡啶引起,多发生在口服剂量超过 4g/d 时,当剂量减少到 2~3g/d 时不良反应多可改善。研究表明 SASP 的不良反应多见于遗传性肝内乙酰化作用较弱的患者,且与血液中的磺胺吡啶浓度呈正相关。SASP 的不良反应主要有 2 类:一类是剂量相关性不良反应,如恶心、呕吐、畏食、上腹不适、头痛、皮肤青蓝色和精子减少;另一类为特异性变态反应,主要有皮疹、肝细胞中毒、支气管痉挛、白细胞减少、再生障碍性贫血和自身免疫性溶血等,在治疗过程中要定期检查血常规和肝功能。

ASA 新型制剂的疗效与 SASP 相仿,优点是不良反应明显减少,主要不良反应有腹泻,极少数患者可出现变态反应,但价格较昂贵。

#### (六)相互作用

柳氮磺吡啶为磺胺类抗菌药,其药物相互作用较多;其他氨基水杨酸制剂如奥沙拉秦、美沙拉秦的药物相互作用较少;巴柳氮的药物相互作用尚不明确。详见表 2-73。

表 2-73 常用氨基水杨酸制剂的药物相互作用

| 药物名称 | 其他药物 | 相互作用 |
|---|---|---|
| 柳氮磺吡啶 | 口服抗凝血药、口服降血糖药、甲氨蝶呤、苯妥英钠、硫喷妥钠 | 磺胺可取代这些药物的蛋白结合部位,或抑制其代谢,导致作用时间延长或产生毒性,合用时应调整剂量 |
| | 对氨基苯甲酸 | 可代替磺胺被细菌摄取,对磺胺药的抑菌作用发生拮抗,两者不宜合用 |
| | 骨髓抑制药 | 磺胺可能增强此类药物对造血系统的不良反应 |
| | 避孕药 | 长期与磺胺药合用可导致避孕的可靠性减少,并增加经期外出血的机会 |
| | 溶栓药 | 增加其潜在毒性 |
| | 肝毒性药物 | 肝毒性的发生率增高,应监测肝功能 |
| | 乌洛托品 | 在酸性尿中可分解产生甲醛,与磺胺形成不溶性沉淀物,使发生结晶尿的风险增加,不宜合用 |
| | 保泰松 | 磺胺可取代保泰松的血浆蛋白结合部位,两者合用可增强保泰松的作用 |
| | 磺吡酮 | 减少磺胺自肾小管分泌,其血药浓度升高且持久,从而产生毒性。合用时应调整剂量,当磺吡酮的疗程较长时监测磺胺药的血药浓度 |
| | 洋地黄、叶酸 | 合用时洋地黄、叶酸的吸收减少,血药浓度降低,密切观察洋地黄类的作用和疗效 |
| | 丙磺舒 | 降低肾小管的磺胺排泄量,致磺胺的血药浓度上升,作用延长,容易中毒 |
| | 新霉素 | 新霉素抑制肠道菌群,影响本品在肠道内的分解,使作用降低 |
| 奥沙拉秦 | 华法林 | 与华法林合用可增加凝血酶原时间 |
| 美沙拉秦 | 维生素 $B_{12}$ | 同时服用维生素 $B_{12}$ 片,将影响维生素 $B_{12}$ 片的吸收 |

## 二、肾上腺皮质激素

肾上腺皮质激素是治疗急性期、重型或暴发型溃疡性结肠炎的首选药物,通常和氨基水杨酸类药物联合应用,可取得良好的治疗效果。常用的有氢化可的松、泼尼松、地塞米松和甲泼尼龙。新型糖皮质激素制剂布地奈德,经肝脏首过效应后迅速灭活,局部药物浓度显著高于血药浓度,全身不良反应小,临床多用于病变主要局限于远端回肠和右侧结肠的克罗恩病患者。常用剂型包括片剂(泼尼松、地塞米松、甲泼尼龙等)、注射剂(氢化可的松、琥珀酸氢化可的松、地塞米松、甲泼尼龙等)。治疗方法有每日给药法、隔日给药法和间断冲击疗法,通常采用每日给药法。治疗途径包括口服、静脉及灌肠等。

### (一)药理作用

激素对于炎性肠病的作用机制包括以下几个方面:①降低肠道毛细血管通透性,从而减少肠黏膜渗出;②稳定细胞及溶酶体膜,减轻黏膜细胞的炎症破坏作用;③抑制巨噬细胞及中性粒细胞的趋化作用,减少炎症部位炎症细胞的聚集;④抑制磷脂酶 $A_2$,阻止细胞膜磷脂中的结合花生四烯酸转化为游离的花生四烯酸,从而使白三烯、前列腺素、血栓素、IL-1、PAF等炎症介质减少,抑制炎症反应。激素对免疫功能的调节是多个方面的,可以从多个步骤影响炎症反应,同时缓解临床的毒性症状。

### (二) 药动学

对激素的药物代谢及药效学研究表明,药物的血浆浓度与疗效的关系并不重要,而局部释放到靶部位的浓度是有效发挥抗炎作用的关键。口服激素可充分吸收,即使肠道受累严重时也是如此。泼尼松则是最常应用的激素类型,危重病例或不能耐受口服治疗时可静脉用氢化可的松或促肾上腺皮质激素(ACTH)。临床常用的肾上腺皮质激素类药物见表2-74。

表 2-74 临床常用的肾上腺皮质激素类药物

| 药物 | 对糖皮质激素受体的亲和力 | 水盐代谢(比值) | 糖代谢(比值) | 抗炎作用(比值) | 等效剂量/mg | 血浆半衰期/min | 作用持续时间/h |
|---|---|---|---|---|---|---|---|
| 氢化可的松 | 1.00 | 1.0 | 1.0 | 1.0 | 20.00 | 90 | 8~12 |
| 可的松 | 0.01 | 0.8 | 0.8 | 0.8 | 25.00 | 30 | 8~12 |
| 泼尼松 | 0.05 | 0.8 | 4.0 | 3.5 | 5.00 | 60 | 12~36 |
| 泼尼松龙 | 2.20 | 0.8 | 4.0 | 4.0 | 5.00 | 200 | 12~36 |
| 甲泼尼龙 | 11.90 | 0.5 | 5.0 | 5.0 | 4.00 | 180 | 12~36 |
| 曲安西龙 | 1.90 | 0 | 5.0 | 5.0 | 4.00 | >200 | 12~36 |
| 地塞米松 | 7.10 | 0 | 20.0~30.0 | 30.0 | 0.75 | 100~300 | 36~54 |
| 倍他米松 | 5.40 | 0 | 20.0~30.0 | 25.0~35.0 | 0.60 | 100~300 | 36~54 |

### (三) 临床应用

肾上腺皮质激素类药物的作用机制为非特异性抗炎和抑制免疫反应,适用于氨基水杨酸制剂疗效不佳的轻、中型患者,尤其是在重症和暴发型溃疡性结肠炎及克罗恩病病情活动性最强时应作为首选药物。

### (四) 给药方案

临床常用的肾上腺皮质激素类药物的剂量推荐见表2-75。

### (五) 不良反应

肾上腺皮质激素类药物在应用生理剂量替代治疗时无明显的不良反应,不良反应多发生在应用药理剂量时,而且与疗程、剂量、用药种类、用法及给药途径等有密切关系。常见不良反应有:①类肾上腺皮质功能亢进症,表现为向心性肥胖、满月脸、痤疮、多毛、乏力、低血钾、高血压和糖尿病等库欣综合征,一般停药后可自行消失;②诱发和加重感染;③诱发和加重消化性溃疡;④行为与精神异常;⑤骨质疏松症等。

### (六) 相互作用

肾上腺皮质激素类药物的相互作用基本相似,因此甲泼尼龙及醋酸泼尼松的药物相互作用参考氢化可的松。常用肾上腺皮质激素类药物的相互作用见表2-76。

表 2-75 临床常用的肾上腺皮质激素类药物的剂量推荐

| 药物名称 | 适应证 | 剂量推荐 |
|---|---|---|
| 氢化可的松/琥珀酸氢化可的松 | 适用于重度或暴发型溃疡性结肠炎、直肠炎、直肠乙状结肠炎患者 | 静脉滴注:200~300mg/d,10~14 天为 1 个疗程;重症患者300~400mg/d<br>灌肠:氢化可的松或琥珀酸氢化可的松 100mg 加生理盐水或甲硝唑 100ml 保留灌肠,每晚 1 次,1~3 个月为 1 个疗程(肠梗阻、肠穿孔和广泛肠瘘时禁用;合并感染时禁用) |
| 甲泼尼龙 | 适用于中、重度活动期溃疡性结肠炎和克罗恩病 | 口服:4~48mg/d,分次服用<br>静脉滴注:40~60mg/d,用于重度活动期溃疡性结肠炎和克罗恩病患者<br>儿童:随病情而定,一般为 1~30mg/(kg·d),总量不超过 1g/d |
| 醋酸泼尼松/泼尼松龙 | 适用于中、重度活动期溃疡性结肠炎和克罗恩病 | 口服:20~60mg/d,单次或分 2 次服用,直到病情明显缓解(溃疡性结肠炎的疗程较短;克罗恩病的疗程较长,用药 8~12 周)以后逐渐减量,每周减量 5mg,减至一日 20mg,减量速度降低为每周 2.5mg,减量或停药时加用 SASP 或 ASA |
| 布地奈德 | 适用于病变以回肠、升结肠为主的克罗恩病 | 口服:9mg/d,疗程 8 周,停药前 2~4 周开始减量 |

表 2-76 常用肾上腺皮质激素类药物的相互作用

| 药物名称 | 其他药物 | 相互作用 |
|---|---|---|
| 氢化可的松/甲泼尼龙/醋酸泼尼松 | 非甾体抗炎药 | 与非甾体抗炎药合用可加强氢化可的松的致溃疡作用;可增强对乙酰氨基酚的肝毒性 |
| | 强心苷 | 与强心苷合用可增加洋地黄毒性及心律失常的发生 |
| | 生长激素 | 与生长激素合用可抑制生长激素的促生长作用 |
| | 两性霉素 B、碳酸酐酶抑制剂 | 与两性霉素 B 合用时易发生低钾血症;与碳酸酐酶抑制剂合用时易发生低钾、低钙血症和骨质疏松症 |
| | 蛋白同化激素 | 与蛋白同化激素合用可增加水肿的发生率,使痤疮加重 |
| | 水杨酸类 | 与水杨酸盐合用可减少血浆水杨酸盐浓度 |
| | 抗胆碱药 | 与抗胆碱药(如阿托品)长期合用可致眼压增高 |
| | 三环类抗抑郁药 | 三环类抗抑郁药可使氢化可的松引起的精神症状加重 |
| | 降血糖药 | 与降血糖药如胰岛素合用时,因可使糖尿病患者的血糖升高,应适当调整降血糖药的剂量 |
| | 甲状腺激素 | 甲状腺激素可使氢化可的松的代谢清除率增加,故两者合用时应适当调整氢化可的松的剂量 |
| 布地奈德 | 奎尼丁、普鲁卡因胺、氯丙嗪、特非那定、多塞平 | 延长 Q-T 间期,并增加室性心律不齐的风险 |
| | 单胺氧化酶抑制剂 | 突然引起高血压反应 |

### 三、免疫抑制剂

炎性肠病的发病机制与免疫因素有很大关系,因此免疫抑制剂可通过干扰嘌呤的生物合成,或可作用于免疫反应的某一点而应用于炎性肠病。常用药物有硫唑嘌呤(azathioprine, AZA)、硫嘌呤(6-MP)、甲氨蝶呤(methotrexate,MTX)和环孢素(cyclosporine,CsA)等。

#### (一)药理作用

6-MP 属于抗代谢药,亦是硫唑嘌呤经体内代谢后的活性成分,为特异性的核酸合成抑制物,可干扰细胞 DNA 的合成,还能通过抑制自然杀伤细胞活性和细胞毒性 T 细胞功能而调节免疫反应,发挥抗炎作用。AZA 是 6-MP 的咪唑衍生物,为具有免疫抑制作用的抗代谢剂,在体内几乎全部转变为 6-MP 而起作用,由于其转变过程较慢,因而发挥作用缓慢,疗效需于治疗数周或数月后才出现。MTX 主要通过抑制二氢叶酸还原酶而使二氢叶酸不能还原成有生理活性的四氢叶酸,从而使嘌呤核苷酸和嘧啶核苷酸的生物合成过程中一碳基团的转移作用受阻,导致 DNA 的生物合成受到抑制。CsA 为一种新型的免疫抑制剂,它能阻碍淋巴细胞步入细胞周期的 S 期,从而成为一种淋巴细胞活化的抑制药,具有较 6-MP、MTX 和 AZA 起效更快的优点,口服和静脉注射均用于控制重度 UC。常用免疫抑制剂治疗炎性肠病的亚群及有效率见表 2-77。

表 2-77 免疫抑制剂对 IBD 的有效率

| 药物名称 | 剂量 | IBD 亚群 | 有效率 |
|---|---|---|---|
| AZA | 1.5~2.5mg/kg | 慢性活动性 CD | 70% |
| | 1.5~2.5mg/kg | 慢性活动性 UC | 50% |
| MTX | 25mg i.m.q wk | 慢性活动性 CD 或 UC | 40%~70% |
| | 15mg i.m.q wk | 慢性活动性 CD 或 UC | 50% |
| CsA | 4mg/(kg·24h) | 皮质类固醇无效的严重 UC | 80%~90% |

#### (二)药动学

6-MP、AZA 的胃肠道吸收良好,约 50% 的吸收的 MTX 可逆性地与血清蛋白结合,但是仍然容易与体液进行交换并分布到人体组织细胞。CsA 的血浆蛋白结合率为 90%,生物利用度为 20%~50%,口服后的吸收率个体差异很大,腹泻或糖尿病患者的吸收率减低。临床常用的免疫抑制剂的药动学参数见表 2-78。

表 2-78 临床常用的免疫抑制剂的药动学特性比较

| 药动学参数 | 药物名称 | | | |
|---|---|---|---|---|
| | 6-MP | AZA | MTX | CsA |
| $t_{max}$ | 2 小时 | 1~2 小时 | 0.5~2 小时 | 3.5 小时 |
| 半衰期 | 38~114 分钟 | 6~28 分钟 | 8~10 小时 | 6~30 分钟 |
| 排泄途径 | 经肾脏排泄 | 24 小时内尿中排泄 50%~60%,48 小时内大便排出 12% | 主要经肾(40%~90%)排泄,大多以原型药排出体外;<10% 的药物通过胆汁排泄 | 由肝脏 P450 代谢,经胆管排出至粪便中排出,仅有 6% 经肾脏排出 |

**（三）临床应用**

免疫抑制剂能有效地预防克罗恩病复发,亦可减少依赖皮质激素治疗的患者的激素用量。AZA 用于 UC 和 CD 的维持治疗,6-MP 或 AZA 不耐受或难治性 UC 和 UD 患者可用 MTX,慢性活动性、顽固性克罗恩病宜选 CsA。需要注意的是,应用 MTX 后 3 天起,应每周 1 次补充叶酸 5mg。

**（四）给药方案**

临床常用的免疫抑制剂的剂量推荐见表 2-79。

表 2-79　临床常用的免疫抑制剂的剂量推荐

| 药物名称 | 适应证 | 剂量推荐 |
| --- | --- | --- |
| 6-MP | 顽固性炎性肠病经激素 SASP 及甲硝唑等治疗无效者;克罗恩病并发各种瘘管及周围病变者;长期依赖激素而出现严重不良反应者 | 片剂:25 或 50mg/ 片,从 50mg/d 开始,逐渐增加至 2mg/(kg·d)维持 |
| AZA | 用于 UC 和 CD 的维持治疗,且可用于激素依赖患者的"激素节制疗法" | 片剂:50 或 100mg/ 片,按体重 1.5~3mg/(kg·d),一日 1 次或分次口服 |
| MTX | 适用于 6-MP 或 AZA 不耐受或难治性 UC 和 UD 患者 | 从每周 25mg 肌内注射,2 个月后改为每周 10~15mg 口服 |
| CsA | 适用于慢性活动性、顽固性克罗恩病 | 5~7.5mg/(kg·d)口服治疗 1 年 |

**（五）不良反应**

免疫抑制剂的不良反应较多,主要有①消化道反应:主要为口腔炎、口唇溃疡、咽炎、恶心、呕吐、胃炎及腹泻;②骨髓抑制:主要表现为白细胞下降,对血小板亦有一定影响,严重时可出现全血细胞计数下降、皮肤或内脏出血;③肝脏损害:大量一次应用可致血清谷丙转氨酶(GPT)升高或药物性肝炎,长期应用可致肝硬化;④肾脏损害:常见于高剂量时,出现血尿、蛋白尿、尿少、氮质血症、尿毒症等;⑤可出现脱发、皮炎、色素沉着及药物性肺炎等;⑥鞘内或头颈部动脉注射剂量过大时,可出现头痛、背痛、呕吐、发热及抽搐等症状;⑦妊娠早期使用可致畸胎,少数患者有月经延迟及生殖系统功能减退。药物的不良反应与剂量和变态反应有关,一般当减少剂量或停药后,不良反应自动消失。在用免疫抑制剂治疗的过程中,应严密观察患者的血常规、肝功能等变化。

**（六）相互作用**

免疫抑制剂长期应用对肝、肾功能均有影响,因此不宜与肝毒性药物(如乙醇等)、化疗药物合用。CsA 的药物相互作用较多,常见的肝药酶诱导剂及抑制剂均有可能影响其血药浓度而需进行剂量调整,必要时应进行 CsA 的血药浓度监测。常用免疫抑制剂的药物相互作用见表 2-80。

## 四、细胞因子调节药

治疗 IBD 的细胞因子调节药主要包括促炎症细胞因子抑制剂、抗炎症细胞因子、细胞黏附分子抑制物、T 细胞抗体等,这些制剂的迅速发展极大地丰富了 IBD 的治疗,开拓了 IBD,尤其是重症难治性 IBD 治疗的新思路。肿瘤坏死因子(TNF)单抗仍是目前应用最多、最广的治疗 IBD 的生物制剂,其中英夫利西单抗是在我国最早推广应用的 TNF-α 单克隆抗体。

表 2-80　常用免疫抑制剂的相互作用

| 药物名称 | 其他药物 | 相互作用 |
|---|---|---|
| 6-MP | 别嘌醇 | 别嘌醇抑制 6-MP 的代谢,明显增加 6-MP 的效能与毒性,合用时应适当减少 6-MP 的剂量 |
| | 肝毒性药物 | 肝毒性的发生率增高,合用时须权衡利弊 |
| | 化疗药物 | 与化疗药物合用时会增强 6-MP 的效应,需调整剂量 |
| AZA | 别嘌醇 | 别嘌醇可抑制巯嘌呤(AZA 的活性代谢物)代谢成无活性的产物,使巯嘌呤的毒性增加,合用时 AZA 的剂量应大大减小 |
| | 谷胱甘肽 | AZA 能与巯基化合物如谷胱甘肽起反应,在组织中缓慢释出 6-MP 而起到前体药物的作用 |
| | 肝毒性药物 | 肝毒性的发生率增高,合用时须权衡利弊 |
| MTX | 抗凝血药 | MTX 可增加抗凝血作用,甚至引起肝脏凝血因子缺少和 / 或血小板减少症,合用时需谨慎 |
| | 保泰松、磺胺类药物 | 与保泰松和磺胺类药物同用后,因与蛋白质竞争结合,可能会引起 MTX 的血清浓度增高而导致毒性反应 |
| | 卡那霉素、新霉素 | 口服卡那霉素可增加 MTX 的吸收,而口服新霉素可减少其吸收 |
| | 弱有机酸、水杨酸盐 | 与弱有机酸和水杨酸盐等同用,可抑制 MTX 的肾排泄而导致血清药物浓度增高产生毒性,应酌情减量 |
| CsA | 雌激素、雄激素、西咪替丁、地尔硫䓬、红霉素 | 与各药合用时可增加 CsA 的血浆浓度,可能使 CsA 的肝、肾毒性增加,应监测肝、肾功能及 CsA 的血药浓度 |
| | 非甾体抗炎药 | 与吲哚美辛等非甾体抗炎药合用时,发生肾衰竭的风险增加 |
| | 留钾利尿药 | 与留钾利尿药、含高钾的药物等合用可使血钾增高 |
| | 肝药酶诱导剂 | 与肝药酶诱导剂合用时由于会诱导肝微粒体酶而增加 CsA 的代谢,需调整剂量 |
| | 洛伐他汀 | 与洛伐他汀合用于心脏移植患者,有可能增加横纹肌溶解和急性肾衰竭的风险 |

### (一)药理作用

英夫利西单抗(infliximab,IFX)为人 - 鼠嵌合性单克隆抗体,可与 TNF-α 的可溶形式和透膜形式以高亲和力结合,抑制 TNF-α 与受体结合,从而使 TNF-α 失去物活性。在类风湿关节炎、克罗恩病和强直性脊柱炎患者的相关组织和体液中可测出高浓度的 TNF-α。克罗恩病和类风湿关节炎患者经本品治疗后,血清中的白介素 -6(IL-6)和 C 反应蛋白(CRP)水平降低,患者体内的淋巴细胞、单核细胞和中性粒细胞数量趋向正常,对外周血白细胞总数的影响极小。

### (二)药动学

英夫利西单抗的半衰期为 7.7~9.5 天。每隔 4 或 8 周进行 3 或 10mg/kg 重复给药时,英夫利西单抗未出现全身蓄积。在年龄、体重、性别亚组患者中未发现清除率和分布容积存在明显差异。克罗恩病或溃疡性结肠炎儿童(6~17 岁)和成人患者给予 5mg/kg 本品,药动学特征(包括峰浓度、谷浓度以及终末半衰期)相似。

### （三）临床应用

英夫利西单抗用于对常规疗法无反应的中、重度活动期 CD 的诱导和维持缓解治疗,对 CD 瘘管的治疗也有效。

### （四）给药方案

CD 使用英夫利西单抗 5mg/kg 静脉滴注 2 小时以上,>60% 的患者在几天内见效。治疗中至重度活动性 UC,英夫利西单抗的推荐剂量为在 0、2 和 6 周时给予 5mg/kg 作为静脉诱导方案之后每 8 周 5mg/kg 维持方案。

### （五）不良反应

1% 的患者可立即发生注射反应,如发热、寒战、瘙痒、荨麻疹、心肺症状。迟发型超敏反应如血清病、重度肺部症状少有报道,多发生于间断治疗的患者。感染并发症也有报道,如肺炎、蜂窝织炎、脓毒症、胆囊炎、眼内炎、疖病、结核病复发、组织胞浆菌病等。狼疮样症状如关节痛极少出现,通常停药后消退。

### （六）相互作用

英夫利西单抗的药物相互作用较少,与 CYP450 底物及甲氨蝶呤等合用时需监测血药浓度,根据需要调整剂量。英夫利西单抗的常见药物相互作用见表 2-81。

**表 2-81 英夫利西单抗的常见药物相互作用**

| 药物名称 | 其他药物 | 相互作用 |
| --- | --- | --- |
| 英夫利西单抗 | 阿那白滞素(白介素 -1 受体拮抗剂)、阿巴西普 | 可能增加严重感染、中性粒细胞减少症的风险,不建议合用 |
| | 托珠单抗 | 潜在发生免疫抑制的可能性和感染的风险增高,应避免合用 |
| | 甲氨蝶呤 | 合用甲氨蝶呤可能会减少英夫利西单抗抗体的产生,使英夫利西单抗的浓度升高 |
| | 细胞色素 P450 的底物,如华法林、环孢素、茶碱 | 监测疗效或药物浓度,根据需要调整剂量 |

### （七）注意事项

重度活动性感染患者,有慢性感染、中枢脱髓鞘病变或严重心力衰竭的患者应避免应用英夫利西单抗。因为近来有报道患上述疾病的患者接受抗 TNF-α 治疗后加重多发性硬化和心力衰竭,故应警惕。

## 五、其他药物

### （一）抗生素

抗生素用于治疗炎性肠病的依据主要来源于 3 个方面:①IBD 本身的发病不能排除和细菌感染有关;②IBD 可能导致或伴有继发的疑团细菌感染;③临床观察单用抗生素亦对 IBD 有效。

抗生素的选择多针对革兰氏阴性细菌及厌氧菌,可应用氨苄西林、四环素、环丙沙星、甲硝唑等。其中甲硝唑是研究最多的抗生素,常用剂量为 1 200mg/d,最大剂量可用至 2g/d,分 3~4 次口服,3~6 个月为 1 个疗程。大量长期应用甲硝唑的不良反应包括金属味和周围神经病变。环丙沙星也是可选药物,与美沙拉秦的效果相似,它单用或与甲硝唑合用,对有肛周病变或瘘管的治疗也有效。如果患者为重症 IBD 或伴有发热、白细胞计数升高时可考虑采用广谱抗生素。

### （二）微生态调节剂

研究表明，IBD 的发病部分可能与肠道菌群失调、有害菌过度生长繁殖有关，因此适当应用微生态调节剂，增加肠道有益菌的数量，保持肠道菌群平衡，对 IBD 的治疗有重要作用。常用药物为单菌种的活菌制剂，以酪酸梭状芽孢杆菌为代表。

# 第十五节　消化系统寄生虫用药

寄生虫感染是导致消化系统疾病的一个不容忽视的原因。寄生虫引起消化系统疾病涉及的范围广，包括食管、胃、肠、肝胆、胰及脾脏等多个器官。寄生虫可在消化系统寄生，或在完成其生活史过程中需途经或暂居消化系统，甚或虽然并非主要寄生在消化系统，却因全身症状引起消化系统反应（例如恶性疟），从而引起消化系统疾患。导致临床表现的虫种很多，大致可分列原虫、蠕虫及昆虫等。临床上治疗消化系统寄生虫的常用药物有抗疟原虫药、抗利什曼原虫药、抗阿米巴及其他抗原虫药、抗线虫药和抗吸虫药及抗绦虫药等。

## 一、抗疟原虫药

临床上抗疟原虫的常用药物主要有奎宁及喹啉类（常用药物有磷酸氯喹、磷酸伯氨喹、盐酸氨酚喹啉、磷酸哌喹及磷酸羟基哌喹、醋酸硝喹、硫酸奎宁、阿莫地喹及甲氟喹等）、青蒿素及其衍生物、咯萘啶（为化学合成药，常用药为磷酸咯萘啶）、乙胺嘧啶。

### （一）药理作用

1. 喹啉类　氯喹为 4- 氨基喹啉类，为疟原虫红细胞内期裂殖体的高效杀灭剂。疟原虫通过宿主红细胞的血红蛋白分解，释出氨基酸加以利用作为能量来源及构成虫体蛋白。氯喹进入红细胞内可使 pH 升高，影响疟原虫蛋白分解酶的作用，阻止氨基酸释出，从而干扰疟原虫的生长和繁殖。氨酚喹啉、哌喹及羟基哌喹、硝喹、奎宁、阿莫地喹及甲氟喹等的作用与氯喹类似。伯氨喹为 8- 氨基喹啉类，对间日疟原虫红细胞外期及各型疟原虫配子体均有较强的杀灭作用。其抗疟原理为伯氨喹的代谢产物具有氧化性质，可干扰疟原虫红细胞外期的三磷酸吡啶核苷酸的还原过程，影响疟原虫的能量代谢或呼吸。

2. 青蒿素及其衍生物　青蒿素为一具有过氧基团的新型倍半萜内酯，作用于疟原虫红细胞内期。通过作用于疟原虫的膜系结构，影响疟原虫的表膜及线粒体的功能，阻断以宿主红细胞质为营养的供给过程，从而达到杀灭疟原虫的目的。其退热时间及原虫转阴时间都较氯喹短。其与氯喹无交叉耐药性。

3. 咯萘啶　为我国研制的苯骈萘啶类新药，作用于疟原虫复合膜，使滋养体复合膜肿胀，呈多螺纹膜变。原虫食物泡融合，色素凝集；随后出现线粒体、内质网、核膜肿胀，核糖体致密等改变。

4. 乙胺嘧啶　其主要作用是在 PABA 合成叶酸的过程中抑制二氢叶酸还原酶，从而干扰核酸合成；且能抑制裂殖体的核分裂，但当原虫发育至成熟的裂殖体阶段时则不能阻止其分裂，必须待下个周期才能起作用，故临床上主要用于病因预防。

### （二）药动学

常用抗疟原虫药的药动学特性比较见表 2-82。

表 2-82　常用抗疟原虫药的药动学特性比较

| 药动学参数 | 药物名称 | | | | | |
|---|---|---|---|---|---|---|
| | 磷酸氯喹 | 磷酸伯氨喹 | 奎宁 | 青蒿素 | 咯萘啶 | 乙胺嘧啶 |
| $C_{max}/t_{max}$ | 口服后 1~2 小时血中浓度最高,约 55% 的药物在血中与血浆成分结合 | 口服 45mg(基质),在 1 小时内血浆中浓度达峰值,约 250mg/L | 口服单剂量达到血药浓度峰值时间为 1~3 小时 | 口服 0.5~1 小时后血药浓度达峰值。若应用 10mg/kg,血药浓度达峰时间为 11.3 小时,峰值达 6.7~9.6ng/ml | 口服后 1.4 小时血药浓度达峰值 | 口服后在肠道吸收缓慢而完全,4~6 小时血药浓度达峰值,其抗叶酸作用可持续 48 小时以上 |
| 半衰期 | 2.5~10 日 | 5.8 小时(3.7~7.4 小时) | 5~9 小时 | 4.0~4.4 小时 | 2~3 日 | 80~100 小时 |
| 排泄 | 10%~15% 的药物以原型经肾脏排泄,9%~10% 随粪排出,也可由乳汁中排出 | 大部分在体内代谢,仅 1% 由尿中排出,一般于 24 小时内完成 | 口服在肠内吸收迅速且完全,大部分在体内分解,其余由尿排出 | 主要经肾及肠道排泄,24 小时内可排出 84%,72 小时仅少量残留 | 吸收后以肝内含量最高,从尿中排泄 1%~2% | 服药 5~7 日内有 10%~20% 的原型物自尿中排出,可持续 30 日以上。也可由乳汁排出,从粪便仅排出少量 |

**（三）临床应用**

1. 磷酸氯喹（chloroquine phosphate）　注射剂用以治疗不能口服的对氯喹敏感的恶性疟及间日疟、三日疟和卵形疟患者,并可用于疟疾症状的抑制性预防。也可用以治疗肠外阿米巴病如阿米巴肝脓肿等患者,在病情好转后改用口服药。

2. 磷酸伯氨喹（primaquine phosphate）　主要用于根治间日疟和控制疟疾传播。

3. 奎宁（quinine）　对各种疟原虫的无性期均有较强的杀灭作用。二盐酸奎宁对抗氯喹的恶性疟有效,但通常需要较高的浓度;对脑型疟疾也有效,常用于脑型疟的抢救。硫酸奎宁用于疟疾的治疗与预防,对间日疟的效果尤好。

4. 青蒿素（artemisinin）　主要用于间日疟、恶性疟的症状控制,以及耐氯喹虫株的治疗;也可用于抢救凶险型恶性疟(如脑型、黄疸型等)。

5. 咯萘啶（malaridine）　用于治疗脑型、凶险型及耐氯喹虫株所致的恶性疟,也用于治疗间日疟。

6. 乙胺嘧啶（pyrimethamine）　用于疟疾的预防,与伯氨喹配伍用于间日疟的抗复发治疗;也用于弓形虫病和卡氏肺囊虫肺炎的治疗。

**（四）给药方案**

1. 磷酸氯喹

(1)静脉滴注:脑型疟患者第 1 天静脉滴注 18~24mg/kg(体重超过 60kg 者按 60kg 计算),第 2 天 12mg/kg,第 3 天 10mg/kg。浓度为每 0.5g 磷酸氯喹加入 10% 葡萄糖溶液或 5% 葡萄糖氯化钠注射液 500ml 中,静脉滴注速度为每分钟 12~20 滴。

(2) 口服:成人的常用量为①间日疟,口服首剂 1g,第 2、第 3 天各 0.75g;②抑制性预防疟疾,口服每周 1 次,每次 0.5g;③肠外阿米巴病,口服每日 1g,连续 2 日后改为每日 0.5g,总疗程为 3 周。儿童的常用量为①间日疟,口服首次剂量按体重 10mg/kg(以氯喹计算,以下同),最大量不超过 600mg,6 小时后按体重 5mg/kg 再服 1 次,第 2、第 3 天每日按体重 5mg/kg;②肠外阿米巴病,每日按体重口服 10mg/kg(最大量不超过 600mg),分 2~3 次服,连续 2 周,休息 1 周后可重复 1 个疗程。

**2. 磷酸伯氨喹**　主要用于根治间日疟和控制疟疾传播。成人口服的常用量按伯氨喹计,根治间日疟每日 3 片,连服 7 日;用于杀灭恶性疟配子体时每日 2 片,连服 3 日。儿童口服的常用量按氨喹计,根治间日疟每日按体重 0.39mg/kg,连服 14 日;用于杀灭恶性疟配子体时剂量相同,连服 3 日。

**3. 奎宁**　成人常用量:用于治疗耐氯喹虫株引起的恶性疟时每日 1.8g,分次服用,疗程 14 日;儿童常用量:用于治疗耐氯喹虫株所致的恶性疟时,<1 岁每日 0.1~0.2g,1~3 岁 0.2~0.3g,4~6 岁 0.3~0.5g,7~11 岁 0.5~1g,分 2~3 次服,疗程 10 日。

**4. 青蒿素**

(1) 口服给药:控制疟疾症状(包括间日疟与耐氯喹恶性疟)首次 1g,6~8 小时后 0.5g,第 2、第 3 天每天 0.5g。系统性红斑狼疮或盘状红斑狼疮第 1 个月每次口服 0.1g,每天 2 次;第 2 个月每次 0.1g,每天 3 次;第 3 个月每次 0.1g,每天 4 次。

(2) 肌内注射:恶性脑型疟首剂 0.6g,第 2、第 3 天各肌内注射 0.15g。

(3) 直肠给药:首次 0.6g,4 小时后 0.6g,第 2、第 3 天各 0.4g。

**5. 咯萘啶**　以下剂量均以碱基计。

(1) 口服:每次 0.3g,第 1 天 2 次,第 2、第 3 天各服 1 次。儿童的总剂量为 24mg/kg,分 3 次服用。

(2) 静脉滴注:每次 3~6mg/kg,加入 5% 葡萄糖溶液 200~500ml 中,于 2~3 小时内滴毕,共给药 2 次,间隔 4~6 小时。

(3) 肌内注射:臀部肌内注射每次 2~3mg/kg,共给 2 次,间隔 4~6 小时。

**6. 乙胺嘧啶**

(1) 成人的常用量:口服。①预防用药,应于进入疫区前 1~2 周开始服用,一般宜服至离开疫区后 6~8 周,每周 4 片;②耐氯喹虫株所致的恶性疟,每日 2 片,分 2 次服,疗程 3 日;③治疗弓形虫病,每日 50~100mg 顿服,共 1~3 日(视耐受力而定),然后每日服 25mg,疗程 4~6 周。

(2) 儿童的常用量:口服。①预防用药,一次按体重 0.9mg/kg,每周服 1 次,最高剂量以成人量为限;②耐氯喹虫株所致的恶性疟,每次按体重 0.3mg/kg,一日 3 次,疗程 3 日;③弓形虫病,每日按体重 1mg/kg,分 2 次服,服用 1~3 日后改为每日 0.5mg/kg,分 2 次服,疗程 4~6 周。

**(五) 不良反应**

常用抗疟原虫药的不良反应比较见表 2-83。

**(六) 相互作用**

**1. 磷酸氯喹**　①该药与保泰松同用易引起过敏性皮炎;②与氯丙嗪合用易加重肝脏损害;③该药对神经肌肉接头有直接抑制作用,链霉素可加重此副作用;④洋地黄化后的患者应用后可引起心脏传导阻滞;⑤该药与肝素或青霉胺合用可增加出血机会。

表 2-83　常用抗疟原虫药的不良反应比较

| 药物名称 | 不良反应 |
| --- | --- |
| 磷酸氯喹 | 有畏光、色视受损、视力下降,严重时可有失明;也可引起窦房结抑制,导致心律失常、休克,严重时可发生阿-斯综合征,甚至死亡 |
| 磷酸伯氨喹 | 常规剂量的不良反应有头晕、恶心、呕吐、腹痛等,严重肝、肾功能不全者及孕妇慎用 |
| 奎宁 | 常见不良反应为耳鸣、头晕、恶心、呕吐、视力障碍等,有严重心脏病的患者慎用,有对本品过敏反应的患者及孕妇禁用 |
| 青蒿素 | 毒性低,使用安全,一般无明显的不良反应。少数病例出现食欲减退、恶心、呕吐、腹泻等胃肠道反应,但不严重;水混悬剂对注射部位有轻度的刺激性;个别患者可出现一过性氨基转移酶升高及轻度皮疹 |
| 咯萘啶 | 口服可有头晕、头痛、恶心、呕吐等;注射给药时不良反应较少,少数患者可有头昏、恶心、心悸等。有严重心、肝、肾疾病的患者慎用 |
| 乙胺嘧啶 | 长期大量服用可引起恶心、呕吐、头痛、头晕等不良反应,肾功能不全者慎服,孕妇及哺乳期妇女禁用 |

2. 磷酸伯氨喹　①本品作用于间日疟原虫的红外期,与作用于红内期的氯喹合用可根治间日疟;②米帕林(阿的平)及氯胍可抑制伯氨喹的代谢,故伯氨喹与此两药同用后,其血药浓度大大提高,维持时间也延长,毒性增加,但疗效未见增加;③不宜与其他具有溶血作用和抑制骨髓造血功能的药物合用。

3. 奎宁　①制酸药及含铝制剂能延缓或减少奎宁的吸收;②抗凝血药与奎宁合用后抗凝作用可增强;③肌肉松弛药和琥珀胆碱、筒箭毒碱等与奎宁合用可能会引起呼吸抑制;④奎尼丁与奎宁合用,金鸡纳反应可增加;⑤尿液碱化剂如碳酸氢钠等可增加肾小管对奎宁的重吸收,导致奎宁的血药浓度与毒性增加;⑥与维生素 K 合用可增加奎宁的吸收;⑦与布克利嗪、赛克利嗪、美克利嗪、吩噻嗪类、噻吨类、曲美苄胺、氨基糖苷类抗生素合用可导致耳鸣、眩晕;⑧与硝苯地平合用,游离的奎宁浓度增加。

4. 青蒿素　①与伯氨喹合用可根治间日疟;②与甲氧苄啶合用有增效作用,并可减少近期复燃或复发。

5. 咯萘啶　与邻二甲氧嘧啶、乙胺嘧啶合用有增效作用,可减少复燃及防止、延缓耐药性的产生。与伯氨喹合用有较好的根治间日疟的作用,根治率达 98%。

6. 乙胺嘧啶　与磺胺药、砜类药物合用可提高抗疟效果,并可延缓耐药性的产生。

## 二、抗利什曼原虫药

临床上抗利什曼原虫的常用药物主要有葡萄糖酸锑钠、喷他脒及米替福新等。

### (一) 药理作用

1. 葡萄糖酸锑钠(sodium stibogluconate)　葡萄糖酸锑钠为 5 价锑化合物,在体内还原成 3 价锑而抑制利什曼原虫活动和繁殖。其作用机制为通过抑制虫体的磷酸果糖激酶,干扰能量供应,使其失去吸附力,在肝内被白细胞、网状内皮细胞吞噬杀灭。此外还能抑制雌虫生殖系统,使卵巢、黄体退变而停止产卵。药物通过选择性的细胞内胞饮摄入,进入巨噬细胞的吞噬体,其中存在的利什曼原虫即被消灭。

2. 喷他脒（pentamidine）　杀灭利什曼原虫、卡氏肺孢子虫及锥虫等,干扰其 DNA、RNA 合成,还有一定的抗菌作用,因寄生虫对该药的摄取、浓缩而发挥治疗作用。

**（二）药动学**

1. 葡萄糖酸锑钠　口服吸收差,肌内注射吸收良好,不与红细胞结合,其血浆浓度则远较 3 价锑化合物高,但维持时间较短,较快由肾脏排出,80% 的药物于 6 小时内由尿中排出,静脉注射相同量的药物后 95% 以上由尿中排出,表明该药物在体内无明显的代谢及蓄积现象。但如肾功能受损,则可妨碍锑的排泄,可致中毒。小量在肝内还原成 3 价锑。约 12% 蓄积于血管外腔隙,给药 5 日后在该处即呈饱和状态,并由此锑剂缓慢释放。

2. 喷他脒　口服不易吸收,肌内注射后达峰时间为 0.5~1 小时,每天肌内注射 4mg/kg,10~12 天后血药峰值可达 0.3~0.5μg/ml。肾功能不良时血药浓度增高,在体内有一定程度的蓄积。不易通过血 - 脑脊液屏障。给药后,患者尿液中可持续排出至停药后 8 周。主要以原型经肾排出。

**（三）临床应用**

1. 葡萄糖酸锑钠　主要用于利什曼原虫病的治疗。

2. 喷他脒　对内脏利什曼病的疗效较葡萄糖酸锑钠弱,主要用于对锑剂耐药或不宜用锑剂治疗的患者。

**（四）给药方案**

1. 葡萄糖酸锑钠　成人一次 6ml,一日 1 次,连用 6~10 日;或总剂量按体重 90~130mg/kg（以 50kg 为限）,分为 6~10 次,一日 1 次。对敏感性较差的虫株感染可重复 1~2 个疗程,间隔 10~14 日。对全身情况较差者可每周注射 2 次,疗程 3 周或更长。对新近曾接受锑剂治疗者可减少剂量。

2. 喷他脒　用时配制成 10% 溶液,进行深部肌内注射。剂量为 4mg/kg,1 次 /d,黑热病连用 14 天,必要时间隔 1~2 周后重复治疗;卡氏囊虫病连用 14 天,亦可用喷雾（气溶）疗法以预防发病或防止复发,0.15g/ 次,每 2 周 1 次（或每次 0.3g,每月 1 次）,每次持续 30 分钟。

**（五）不良反应**

1. 葡萄糖酸锑钠　有时发生恶心、呕吐、腹痛、腹泻、头痛、昏睡、肌痛、脾区痛等现象。后期出现心电图改变,为可逆性的,但可能为严重心律失常的前奏。偶见白细胞减少、鼻出血,以及肝、肾功能损害。罕见休克和突然死亡。

2. 喷他脒　静脉注射可出现荨麻疹、静脉炎、可逆性的肾毒性及肝功能异常;偶见可逆性心脏毒性,白细胞、血小板减少及贫血等。治疗早期可有发热及脾大,并使肺结核病灶恶化。

**（六）相互作用**

1. 葡萄糖酸锑钠　尚不明确。

2. 喷他脒　与西多福韦合用可增加肾毒性;与膦甲酸钠合用可致低钙血症;与格帕沙星合用可增加对心脏的毒性;与司帕沙星合用可延长 Q-Tc 间期和 / 或引起尖端扭转型室性心动过速;与扎西他滨合用,发生胰腺炎的风险增加。

## 三、抗阿米巴及其他抗原虫药

临床上抗阿米巴及其他原虫的常用药物主要有甲硝唑、替硝唑及二氯尼特等。

**（一）药理作用**

1. 甲硝唑（metronidazole） 为硝基咪唑衍生物，可抑制阿米巴原虫的氧化还原反应，使原虫氮链发生断裂；对滴虫、阿米巴原虫、麦地那龙线虫等微生物有强大的杀灭作用，但其作用机制未明。阿米巴病：400~800mg t.i.d.，肠道感染的用药时间为5~10天，肠道外感染的用药时间为21天；滴虫病：200~250mg t.i.d.×1周，4~6周后开始第2个疗程；贾第虫病：0.8~1.3g t.i.d.×5天；结肠小袋纤毛虫病：100~200mg t.i.d.×5~10天。常见不良反应为胃肠道反应、口干、畏食、头痛、瘙痒、皮疹、眩晕等。孕妇、哺乳期妇女、血液病患者、中枢神经系统疾病患者忌用。

2. 替硝唑（tinidazole） 为硝基咪唑衍生物，具有抗厌氧菌和抗原虫感染的作用，其作用机制与甲硝唑相似。作用特点是体内外抗滴虫和厌氧菌的活性较甲硝唑高，起效时间快，且毒副作用比甲硝唑低。对脆弱拟杆菌等拟杆菌属、梭杆菌属、梭菌属、消化球菌、消化链球菌、韦荣球菌属及加德纳菌等具有抗菌活性；对微需氧菌、幽门螺杆菌也有一定的抗菌作用；此外，替硝唑对滴虫、阿米巴原虫、麦地那龙线虫等微生物也有较强的作用。对阴道滴虫、溶组织内阿米巴有杀灭作用，对厌氧菌感染有效。其作用机制可能是破坏微生物的DNA链或抑制其合成。对滴虫阴道炎的疗效优于甲硝唑。

3. 二氯尼特（diloxanide） 为二氯乙酰胺类衍生物，是一种新型的抗阿米巴病药。结构上与氯霉素有关，可能通过阻断蛋白质合成破坏溶组织内阿米巴的滋养体并防止阿米巴囊肿的形成。

**（二）药动学**

常用抗阿米巴及其他抗原虫药的药动学特性比较见表2-84。

表2-84 常用抗阿米巴及其他抗原虫药的药动学特性比较

| 药动学参数 | 药物名称 | | |
|---|---|---|---|
| | 甲硝唑 | 替硝唑 | 二氯尼特 |
| $C_{max}/t_{max}$ | 分别口服250mg、500mg和2g，1~2小时后血药浓度峰值分别为6、12和40μg/ml。单次静脉给药500mg，血药浓度峰值为20μg/ml | 健康女性单剂口服2g后，2小时达血药峰浓度51μg/ml。静脉滴注0.8或1.6g后，血药峰浓度分别为14~21μg/ml及32μg/ml。口服或静脉每天给药1g，血药浓度均可维持在8μg/ml以上 | 99%以葡糖醛酸苷的形式出现，1%作为游离型药物在体循环中出现。2小时达峰 |
| 半衰期 | 正常人为7~8小时；酒精性肝硬化患者的血清半衰期可达18小时（10~29小时） | 12.6小时 | 不详 |
| 排泄 | 60%~80%的药物可随尿液排出，其中约20%以原型药排出，其余以代谢产物（25%为葡糖醛酸结合物，14%为其他代谢结合物）的形式排出。另有10%的药物随粪便排出，14%的药物从皮肤排出 | 肝脏代谢，单剂口服250mg后约16%以原型从尿中排出；静脉给药后20%~25%以原型从尿中排出，12%以代谢产物的形式排出 | 约90%作为葡糖苷酸代谢物在尿液中迅速排出；约10%作为二甲氧嘧啶从粪便排泄 |

**（三）临床应用**

1. 甲硝唑 作用于阿米巴大滋养体,用于治疗急性阿米巴痢疾和肠外阿米巴病,并用于治疗阴道毛滴虫、贾第虫、结肠小袋纤毛虫及隐孢子虫的感染。

2. 替硝唑 治疗滴虫病、蓝氏贾第虫病、阿米巴病等的痊愈率可达 90% 以上。用于肠道及肠道外阿米巴病、阴道毛滴虫病、贾第虫病、加德纳菌阴道炎的治疗。

3. 二氯尼特 能直接杀死阿米巴原虫,对肠内、外阿米巴均有效,可与依米丁或氯喹合用。本品为治疗无症状带阿米巴包囊者的首选药。

**（四）给药方案**

1. 甲硝唑 成人:口服给药。①肠道阿米巴病:每次 0.4~0.6g,每天 3 次,疗程 7 天;②肠道外阿米巴病:每次 0.6~0.8g,每天 3 次,疗程 20 天;③贾第虫病:每次 0.4g,每天 3 次,疗程 5~10 天;④麦地那龙线虫病:每次 0.2g,每天 3 次,疗程 7 天;⑤小袋虫病:每次 0.2g,每天 2 次,疗程 5 天;⑥皮肤利什曼病:每次 0.2g,每天 4 次,疗程 10 天,间隔 10 天后重复 1 个疗程;⑦滴虫病:每次 0.2g,每天 4 次,疗程 7 天,可同时使用栓剂。阴道给药:滴虫病,使用栓剂,每晚 0.5g 置入阴道内,连用 7~10 天。儿童:口服给药。①阿米巴病:每天 35~50mg/kg,分 3 次给药,10 天为 1 个疗程;②贾第虫病:每天 15~25mg/kg,分 3 次给药,连服 10 天;③麦地那龙线虫病、小袋虫病、滴虫病:剂量同贾第虫病。

2. 替硝唑 滴虫病:2g 顿服,间隔 3~5 天后可重复 1 剂。肠阿米巴病:每次 500mg,每天 2 次,疗程 5~10 天;或 2g 顿服,每天 1 次,疗程 2~6 天。肠外阿米巴病:2g,每天 1 次顿服,疗程 3~5 天。贾第虫病:2g 顿服。

3. 二氯尼特 口服,每次 0.5g,每天 3 次,10 天为 1 个疗程。

**（五）不良反应**

常用抗阿米巴及其他抗原虫药的不良反应见表 2-85。

表 2-85 常用抗阿米巴及其他抗原虫药的不良反应比较

| 药物名称 | 不良反应 |
| --- | --- |
| 甲硝唑 | ①胃肠道反应:为最常见的不良反应,包括恶心、呕吐、腹泻、腹部不适、腹部绞痛、食欲减退、味觉改变、口干、口腔金属味等,一般不影响治疗;②神经系统反应:为最严重的不良反应,表现为头痛、眩晕、晕厥,高剂量时可引起癫痫发作和周围神经病变,后者主要表现为肢端麻木和感觉异常,某些患者长程用药时可产生持续的周围神经病变;③过敏反应:少数患者用药后可出现皮疹、荨麻疹、瘙痒、药物热等过敏症状;④致癌、致突变:动物实验或体外测定中发现本药具致肿瘤和致突变作用,但在人体中尚未证实;⑤其他:用药后偶可出现血栓性静脉炎、可逆性粒细胞减少、阴道念珠菌感染、膀胱炎等,停药后可自行恢复正常 |
| 替硝唑 | 不良反应少见而轻微。①恶心、呕吐、食欲减退及口腔异味等胃肠道症状较为常见;②头痛、眩晕、共济失调等神经系统症状偶见;③皮肤瘙痒、皮疹等过敏症状偶见;④中性粒细胞减少、便秘、静脉炎等症状也偶有报道 |
| 二氯尼特 | 以腹胀最为常见,偶有恶心、呕吐、腹痛、食管炎、持续性腹泻、皮肤瘙痒、荨麻疹、蛋白尿和含糊的麻刺激感觉,治疗完成后消失 |

**（六）相互作用**

1. 甲硝唑 ①抗胆碱药与甲硝唑联用治疗瘢痕性胃、十二指肠溃疡,可提高疗效。②与西咪替丁等减弱肝微粒体酶活性的药物同用可减缓药物的清除,延长本药的半衰期。③与氯喹交替应用可治疗阿米巴肝脓肿,但联用时可出现急性肌张力障碍。④薄荷脑可促进本药经皮肤渗透吸收。⑤与苯妥英、苯巴比妥等诱导肝微粒体酶的药物同用可加速本药的排泄,使血药浓度下降;但可使苯妥英的排泄减慢,血药浓度升高。⑥与土霉素合用可干扰甲硝唑清除阴道滴虫的作用。⑦本药能加强华法林和其他口服抗凝血药的作用,引起凝血酶原时间延长。⑧与糖皮质激素同用可加速甲硝唑从体内排泄,使血药浓度下降31%,联用时需加大本药的剂量。⑨甲氧氯普胺可减轻本药的胃肠道症状。⑩氢氧化铝、考来烯胺可略降低本药的胃肠吸收,使生物利用度降低14.5%。

2. 替硝唑 ①与西咪替丁等减弱肝微粒体酶活性的药物同用可减缓药物的清除,延长本药的半衰期。②与苯妥英钠、苯巴比妥等诱导肝微粒体酶的药物同用可加速本药的排泄,使血药浓度下降;而苯妥英的排泄减慢,血药浓度升高。③本药能加强华法林和其他口服抗凝血药的作用,引起凝血酶原时间延长。④与土霉素合用可干扰替硝唑清除阴道滴虫的作用。

3. 二氯尼特 暂不明确。

## 四、抗线虫药

临床常用的抗线虫药物有甲苯咪唑、阿苯达唑(丙硫咪唑)、噻嘧啶、伊维菌素、乙胺嗪、三苯双脒等。

### (一)药理作用

1. 甲苯咪唑(mebendazole) 体内与体外试验证明,该药对肠道线虫有选择性与不可逆性地抑制其摄取葡萄糖的作用,使虫体内源性糖原耗竭,腺苷三磷酸产生减少,从而影响其生存与生殖,引起虫体死亡。该药不仅对肠道寄生的成虫有作用,而且对虫卵也有作用,可完全杀死钩虫卵与鞭虫卵以及部分杀死蛔虫卵。因此该药不仅可治疗肠寄生虫,而且可减少虫卵的传播。

2. 阿苯达唑(albendazole) 为高效广谱驱虫药物,在体内迅速代谢为亚砜和砜,抑制寄生虫对葡萄糖的吸收,导致虫体糖原耗竭;同时抑制延胡索酸还原酶系统,阻碍腺苷三磷酸的产生,致使虫体因能源耗竭而逐渐死亡。本品还能引起虫体肠细胞胞质微管变性,并与其微管蛋白结合,造成细胞内运输堵塞,致使高尔基体内分泌颗粒积聚,胞质逐渐溶解,虫体死亡。

3. 伊维菌素(ivermectin) 由于吸虫和绦虫不以GABA为传递递质,并且缺少受谷氨酸控制的Cl-通道,故本类药物对其无效。哺乳动物的外周神经递质为乙酰胆碱,GABA虽分布于中枢神经系统,但由于本类药物不易透过血脑屏障,而对其影响极小,因此使用时就比较安全。本类药物影响寄生虫生殖的机制还不太清楚,但能使蜱减少产卵、反刍兽线虫虫卵形状异常和使丝状线虫(雄、雌性)不育。

4. 三苯双脒(tribendimidine) 为广谱驱肠虫药,临床研究显示本药对多种肠道寄生虫有驱除作用,非临床研究提示本药对美洲钩虫、巴西日本圆线虫、犬钩虫、犬弓蛔虫有一定的驱除作用。

### (二)药动学

常用抗线虫药的药动学特性比较见表2-86。

表 2-86 常用抗线虫药的药动学特性比较

| 药动学参数 | 药物名称 | | | |
|---|---|---|---|---|
| | 甲苯咪唑 | 阿苯达唑 | 伊维菌素 | 三苯双脒 |
| $C_{max}/t_{max}$ | 血浆中的总量仅为口服量的 0.3%~0.5%，服药后的达血浆高峰浓度时间为 2~4 小时 | 口服后 2.5~3 小时血药浓度达峰值 | 6、12 和 18mg 组的 $C_{max}$、$t_{max}$ 分别为 20.18μg/L±9.99μg/L、4.70 小时±1.92 小时,23.48μg/L±6.35μg/L、5.26 小时±2.29 小时和 31.21μg/L±10.88μg/L、5.11 小时±2.31 小时 | 实验结果显示绝大多数血浆样本中未能检测到三苯双脒，且尿中的药物排泄也极少(不到 0.1%) |
| 半衰期 | 不详 | 8.5~10.5 小时 | 16 小时 | 口服 0.4 和 0.6g 后其半衰期分别为 5.75 小时±3.32 小时和 4.29 小时±2.10 小时 |
| 排泄 | 以原型或经代谢于 24~48 小时从粪便排出，5%~10% 由尿中排出 | 本品及其代谢产物在 24 小时内 87% 从尿排出，13% 从粪便排出 | 肝内代谢,伊维菌素和/或其代谢物在服药后 12 天内几乎全随粪便排出体外,只有 <1% 的服用剂量随尿排出 | 口服 0.4g,尿中 24 小时和总累积排泄量分别为 0.115mg±0.121mg 和 0.126mg±0.125mg,相应的排泄率分别为 0.029%±0.030% 和 0.031%±0.031% |

**（三）临床应用**

1. 甲苯咪唑 对各种肠道线虫病如钩虫、蛔虫、鞭虫、蛲虫、粪圆线虫和绦虫等所致的病均有显著的驱虫作用。此外,采用大剂量、长疗程,该药还有治疗旋毛虫病和棘球蚴病的作用,但疗效不如阿苯达唑好。

2. 阿苯达唑 对寄生于人体的蠕虫包括线虫类、绦虫类及吸虫类均有显著疗效,以对各种线虫的疗效最好。经实验和临床观察对阿苯达唑有效的虫种为线虫中的蛔虫、蛲虫、十二指肠钩虫、美洲钩虫、鞭虫、粪圆线虫以及旋毛虫等;绦虫中的牛带绦虫、猪带绦虫、微小膜壳绦虫、缩小膜壳绦虫以及由于猪带绦虫幼虫所引起的囊虫感染与细粒棘球绦虫的幼虫所引起的包虫感染;吸虫中的华支睾吸虫、并殖(肺)吸虫等。

3. 伊维菌素 为广谱抗线虫新药,是治疗盘尾丝虫病的首选药物,另对粪圆线虫病有良好疗效,对同时存在的蛔虫、鞭虫及蛲虫也有效。还可治疗罗阿丝虫病、原虫病、马来丝虫病、班氏丝虫病、组织线虫幼虫移行症及疥疮。

4. 三苯双脒 为广谱肠道驱虫药,用于治疗钩虫(尤其是美洲钩虫)、蛔虫感染。

**（四）给药方案**

1. 甲苯咪唑 成人:驱除钩虫、鞭虫每次 100mg,日服 2 次,连服 3~4 天;驱除蛔虫、蛲虫顿服 200mg,1 次即可;驱除粪圆线虫、绦虫每次 300mg,日服 2 次,连服 3 天;治疗棘球蚴病每日 50mg/kg,分 3 次服,疗程 3 个月。儿童:4 岁以上的儿童应用成人剂量,4 岁以下者减半量应用。

2. 阿苯达唑 成人:①驱除蛔虫、蛲虫 400mg 顿服;驱除钩虫、鞭虫每次 400mg,每日 2 次,连服 3 日。②囊虫病每日 15~20mg/kg,分 2 次服,10 日为 1 个疗程,停药 15~20 天后可进行第 2 个疗程。③棘球蚴病每日 20mg/kg,分 2 次服,疗程 1 个月,需多次治疗。④绦虫病每日 400~800mg,连服 3 日。⑤华支睾吸虫病每日 400mg,分 1 或 2 次服用,7 日为 1 个疗程。儿童:2 岁以上 12 岁以下的儿童用量减半。

3. 伊维菌素  成人口服给药,治疗盘尾丝虫病每次 0.15~0.2mg/kg,每 6~12 个月 1 次,视症状和微丝蚴重现时间而定;治疗粪圆线虫病 0.15~0.2mg 顿服;治疗疥疮 150~200μg/kg 单剂量口服,必要时 14 天后可重复给药。儿童口服给药,治疗盘尾丝虫病 15kg 以上或 5 岁以上的患儿 0.15mg,每 12 个月 1 次。

4. 三苯双脒  成人口服给药,钩虫感染每次 0.4g,顿服;蛔虫感染每次 0.3g,顿服。

**（五）相互作用**

1. 甲苯咪唑  脂肪或油性物质能增加甲苯咪唑的胃肠道吸收率而使毒性大为增强。

2. 阿苯达唑  不详。

3. 伊维菌素  不详。

4. 三苯双脒

**（六）不良反应**

常用抗线虫药的不良反应比较见表 2-87。

表 2-87  常用抗线虫药的不良反应比较

| 药物名称 | 不良反应 |
|---|---|
| 甲苯咪唑 | 偶可引起轻度头晕、头痛,为时短暂,可自行消失。大剂量长期口服该药偶有个别病例可出现胃部刺激症状,如恶心、腹部不适、腹痛、腹泻等,尚可发生乏力、皮疹,偶见剥脱性皮炎、全身脱毛症、嗜酸性粒细胞增多以及血清谷丙转氨酶暂时升高、粒细胞减少等,停药后均可自行恢复正常 |
| 阿苯达唑 | 不良反应与其剂量、所治的病种似有一定关系。一般用量(400mg 顿服)仅少数病例有乏力、嗜睡、头晕、头痛,或食欲缺乏、上腹不适、恶心、呕吐、口干、腹泻,或发热、畏寒、皮疹等反应,均较轻微,且多可自行缓解和消失。治疗囊虫病出现的反应主要为头痛、发热(37~38℃),也可有皮疹、肌肉疼痛、癫痫发作、视力障碍等;反应原因可能因本药杀死虫体后释放出大量异性蛋白,引起免疫病理反应所致;反应程度与囊虫数量、寄生部位及机体反应有关 |
| 伊维菌素 | 全身:包括虚弱、无力、腹痛、发热;胃肠道反应:包括畏食、便秘、腹泻、恶心、呕吐;神经系统:包括头晕、嗜睡、眩晕、震颤;皮肤:包括瘙痒、皮疹、丘疹、风疹、小脓包;眼科:下列不良反应由疾病本身所致,但也有报道与本治疗有关,包括视觉异常、眼睑水肿、前眼色素层炎、结膜炎、角膜炎、脉络膜视网膜炎或脉络膜炎,但一般为轻微症状,多不经皮质类固醇类治疗可自行缓和;其他:包括关节痛、滑膜炎、腋窝淋巴结肿大及有压痛、颈淋巴结肿大及有压痛、腹股沟淋巴结肿大及有压痛、其他部位淋巴结肿大及有压痛、面部水肿、直立性低血压、心动过速、药物性头痛、肌肉痛;实验室检查异常:包括 GPT 和 / 或 GOT 升高、白细胞减少、嗜酸性粒细胞增多及血红蛋白增多 |
| 三苯双脒 | 恶心、腹痛、腹泻、头晕、头痛、困倦,程度较轻,无须特殊处理 |

# 五、抗吸虫药及抗绦虫药

临床常用的抗吸虫药及抗绦虫药有吡喹酮、硫氯酚、三氯苯达唑及氯硝柳胺等。

**（一）药理作用**

1. 吡喹酮(praziquantel)  动物实验证明,吡喹酮对血吸虫、绦虫、囊虫、华支睾吸虫、肺吸虫、姜片虫均有效。吡喹酮对 3 种血吸虫的成虫均有明显的减灭作用。体外在浓度为 0.3μg/ml 时即能杀死虫体,使血吸虫肌细胞的通透性发生变化,导致虫体挛缩;在低浓度下可使虫体表皮产生空泡,妨碍葡萄糖摄取,从而增加虫体对内源性糖原的消耗,使糖原明显减少或消失;在 0.01μg/ml 时可完全抑制虫卵的形成。对尾蚴、毛蚴有杀灭效力。本品对绦虫的驱虫作用是使虫体浆膜对钙离子的通透性增加,引起肌肉极度挛缩与麻痹,从而使绦虫随肠蠕动,从粪便中排出。

2. 硫氯酚(bithionol) 对肺吸虫成虫及囊蚴均有明显的杀灭作用,可能因影响虫体腺苷三磷酸的合成,从而使其能量代谢发生障碍所致;对绦虫也有效,能使绦虫头节破坏溶解;但对华支睾吸虫病的疗效较差。

3. 三氯苯达唑(triclabendazole) 为苯并咪唑类药物,对姜片虫及肺吸虫(卫氏并殖吸虫、斯氏并殖吸虫)均有明显的杀虫作用。用于肝片血吸虫和肺吸虫病时 5mg/kg,3 次 /d;或 10mg/kg,2 次 /d,一日疗法。

4. 氯硝柳胺(niclosamide) 其抗虫机制为抑制虫体细胞内的线粒体氧化磷酸化过程,能量物质 ATP 生成减少,使绦虫的头节和邻近节片变质,虫体从肠壁脱落随粪便排出体外。对虫卵无效。

### (二)药动学

常用抗吸虫药及抗绦虫药的药动学特性比较见表 2-88。

表 2-88 常用抗吸虫药及抗绦虫药的药动学特性比较

| 药动学参数 | 药物名称 | | | |
| --- | --- | --- | --- | --- |
| | 吡喹酮 | 硫氯酚 | 三氯苯达唑 | 氯硝柳胺 |
| $C_{max}/t_{max}$ | 达血药浓度峰值时间为 0.5~1 小时 | 用药 2 小时后,胆汁中出现药物高峰浓度,血药浓度远较胆汁浓度低 | 达血药浓度峰值时间为 8 小时 | 不详 |
| 半衰期 | 1.5 小时 | 不详 | 不详 | 不详 |
| 排泄 | 主要经肝代谢,服药后 24 小时内药物及其代谢物几乎全部排出,肾脏是排出本药的主要脏器。多次给药无蓄积作用 | 胆汁分泌排泄 | 大约 95% 的口服三氯苯达唑(未改变或作为主要代谢产物)在粪便排泄,大约 2% 由尿液排出 | 从粪便排出 |

### (三)临床应用

1. 吡喹酮 为广谱抗吸虫药及抗绦虫药,对以下吸虫病和绦虫病的治疗均有良好疗效。吸虫病有寄生在血管内的日本、埃及和曼氏血吸虫病;寄生在肝胆管内的华支睾吸虫、后睾吸虫和肝片吸虫病;寄生在肺部的肺吸虫病;寄生在小肠的姜片虫、日本裂隙吸虫病等。绦虫病有猪带绦虫、牛带绦虫、微小膜壳绦虫病,以及由幼虫所致的囊虫病和裂头蚴病等。从临床治疗效果来看,吡喹酮已成为治疗上述寄生虫病的首选药物。

2. 硫氯酚 对肺吸虫囊蚴有明显的杀灭作用,临床用于肺吸虫病、牛肉绦虫病、姜片虫病。

3. 三氯苯达唑 为苯并咪唑类药物,对姜片虫及肺吸虫(卫氏并殖吸虫、斯氏并殖吸虫)均有明显的杀虫作用。

4. 氯硝柳胺 在临床上用以驱除牛带绦虫、猪带绦虫、微小膜壳绦虫、阔节裂头绦虫，效力比槟榔、南瓜子显著。又可用于灭螺，在0.2%~0.5%的浓度时能杀灭钉螺及血吸虫尾蚴、毛蚴。

**（四）给药方案**

1. 吡喹酮 血吸虫病：口服一次剂量为10mg/kg，每日3次，急性血吸虫病连服4日，慢性血吸虫病连服2日；华支睾吸虫病：每次14mg/kg，每日3次，5日为1个疗程（总剂量为210mg/kg）；肺吸虫病：每日75mg/kg，分3次服用，3日为1个疗程；绦虫病、猪带和牛带绦虫病：按10mg/kg，清晨顿服，1小时后服用硫酸镁；微小膜壳绦虫和阔节裂头绦虫病：按15~25mg/kg，顿服；囊虫病：每日50~60mg/kg，分3次服用，3~5日为1个疗程；姜片虫病：按10~15mg/kg，顿服。

2. 硫氯酚 口服给药。治疗成人肺吸虫病①每日0.05~0.06g/kg，分3次服，隔日用药，总量为30~45g；②每日3g，分3次服，连服15日；③每日3g，分3次服，隔日用药，30日为1个疗程。治疗绦虫病①一般用法：每次3g，空腹顿服或每小时服1g，连服3次；②治疗牛肉绦虫病：可将总量（0.05g/kg）分2次服，间隔0.5小时，服完第2次药后3~4小时服泻药。治疗姜片虫病：每次2~3g，睡前顿服。治疗华支睾吸虫病：①每日3g，分3次服，连用20~30日；②每日0.05~0.06g/kg，分3次服，隔日用药，总量为30~45g。儿童每日0.05~0.06g/kg。治疗肺吸虫病①每日每千克体重50~60mg，分3次服，连服15日；②每日每千克体重50~60mg，分3次服，隔日用药，30日为1个疗程。治疗华支睾吸虫病：每日每千克体重50~60mg，分3次服，连用20~30日。

3. 三氯苯达唑 用于肝片血吸虫和肺吸虫病：5mg/kg，3次/d；或10mg/kg，2次/d，一日疗法。

4. 氯硝柳胺 成人①驱除牛带绦虫及猪带绦虫：每日2~3g，分2次服，先后间隔1小时，2小时后服硫酸镁导泻；②驱除微小膜壳绦虫：起始剂量为每日2g，继以每日1g，连服7日。必要时间隔1个月后复治。服药时，应将药片充分咬碎后吞下，并应尽量少喝水，使药物能在十二指肠上部达到较高的浓度。儿童：>6岁每日2g，2~6岁每日1g，<2岁每日0.2g，服法同成人。

**（五）不良反应**

常用抗吸虫药及抗绦虫药的不良反应比较见表2-89。

表2-89 常用抗吸虫药及抗绦虫药的不良反应比较

| 药物名称 | 不良反应 |
|---|---|
| 吡喹酮 | 头晕、头痛、恶心、呕吐、腹痛、腹泻、乏力、四肢酸痛等，一般程度较轻、持续时间短，均可耐受，不需处理。少数病例出现心电图改变、氨基转移酶升高，偶可诱发精神错乱及消化道出血等 |
| 硫氯酚 | 有轻度头晕、头痛、呕吐、腹痛、腹泻和荨麻疹等反应，可有光敏反应，也可能引起中毒性肝炎 |
| 三氯苯达唑 | 不详 |
| 氯硝柳胺 | 头晕、胸闷、乏力、胃肠道不适、瘙痒等 |

（王聪聪 曹珊珊 张 维 郭桂萍 樊婷婷 李韦韦 王明明 乔 逸
葛 洁 张 伟 台宗光 海文利 党 欢 张 琰 尤国皎 文爱东）

# 参 考 文 献

［1］国家药典委员会.中华人民共和国药典.北京:中国医药科技出版社,2015.

［2］MICHAEL G C.Applied Therapeutics:The Clinical Use of Drugs.11th ed.Philadelphia:Lippincott-Raven Publishers,2018.

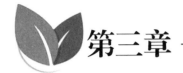

# 第三章

# 消化系统疾病药物不良反应与相互作用

## 第一节　消化系统疾病药物不良反应

### 一、药物不良反应概述

1. 概念　药物不良反应(adverse drug reaction, ADR)是指合格的药品在正常的用法用量下出现的与用药目的无关的有害反应。药物不良反应是药品固有特性所引起的,任何药品都有可能引起不良反应。但它不包括药物过量、药物滥用、错误用药、伪劣药品、有意或蓄意用药造成的后果。通常药物不良反应分为一般的、严重的和新的药物不良反应。

2. 药物不良反应监测的目的　药物不良反应监测是对药物不良反应的发现、报告、评价和控制的过程。其目的是及时发现药品风险,科学评估,采取必要的预防和管理措施,从而有效地保障公众的用药健康。

3. 药物不良反应发生程度及判定原则

(1)药物不良反应发生程度:药物与不良反应之间的因果关系评价相当复杂,我国使用的分析方法主要有以下 5 条原则,即①用药与不良反应的出现有无合理的时间关系;②反应是否符合该药已知的不良反应类型;③停药或减量后,反应是否消失或减轻;④再次使用可疑药品后是否再次出现同样的反应;⑤反应是否可用并用药的作用、患者病情的进展或其他治疗的影响来解释。我国将药物与不良反应的关联性评价分为肯定、很可能、可能、可能无关、待评价和无法评价 6 个等级(表 3-1)。

表 3-1　药物与不良反应的关联性评价

| 项目 | 肯定 | 很可能 | 可能 | 可能无关 | 待评价 | 无法评价 |
|---|---|---|---|---|---|---|
| 有无合理的时间顺序 | + | + | + | − | 缺乏必需信息,需要补充后才可评价 | 缺乏必需信息并无法获得补充资料 |
| 是否符合已知的 ADR 类型 | + | + | − | − | | |
| 停药或减量后是否消失或减轻 | + | + | ±? | ±? | | |
| 再次用药是否出现同样的反应 | + | ? | ? | ? | | |
| 是否可用合并用药、疾病本身解释 | − | − | ±? | ±? | | |

(2)药物不良反应判定原则:根据患者的主观感受、是否影响治疗进程以及对患者健康

所造成的客观后果,将 ADR 分为轻、中和重度 3 级。

　　轻度:指轻微的反应,症状不发展,患者可以忍受,一般无须治疗。

　　中度:指症状明显,患者难以忍受,对患者的康复有直接影响,需要撤药或特殊处理。

　　重度:指重要器官或系统功能有严重损害,危及患者的生命,可致死或致残,需要立即撤药或做紧急处理。

## 二、消化系统疾病药物常见不良反应

　　1. 抗酸药　含铝抗酸药长期使用后常见的不良反应主要为便秘、血铝升高、磷吸收障碍等;含镁抗酸药可引起腹泻;碳酸氢钠中和胃酸时产生的二氧化碳可引起嗳气、继发性胃酸分泌增加。因此,不建议长期使用抗酸药。

　　2. 抑酸药　① $H_2RA$:$H_2RA$ 的不良反应少见,常见不良反应包括过敏、胸闷、心动过速、精神障碍、男性乳房增大等。$H_2RA$ 有轻微的抗雄性激素作用,西咪替丁剂量较大时可引起男性乳房肿胀、泌乳现象、性欲减退等,雷尼替丁和法莫替丁较少见此类报道。② PPI:PPI 短期应用不良反应较少,但长期和 / 或高剂量应用 PPI 引起的不良反应值得关注。最常见的不良反应为胃肠道症状和肝损害等,还包括引起血镁下降、降低氯吡格雷的抗血小板活性、致骨质疏松症、肠道感染、致胃息肉、诱发痛风性关节炎急性发作、诱发急性间质性肾炎等。

　　3. 胃黏膜保护剂　胃黏膜保护剂的不良反应较少,偶见便秘、稀便、口干、失眠、恶心、腹泻,停药后可自行消失。

　　4. 促动力药　常见不良反应包括昏睡、烦躁不安、疲乏无力、迟发性运动障碍等帕金森样症状;高泌乳素血症、乳房胀痛、泌乳及月经不调。

　　5. 胃肠解痉药　常见不良反应包括轻微的心率减慢、略有口干及少汗、皮肤干燥发热、小便困难、肠蠕动减少;中枢兴奋现象严重,呼吸加快加深,出现谵妄、幻觉、惊厥等。

　　6. 泻药　常见不良反应包括偶有轻微的腹胀、恶心、便秘、肠绞痛等,从小剂量开始可避免,坚持服用可消失。

　　7. 止泻药　常见不良反应包括偶见口干、嗜睡、倦怠、头晕、恶心、呕吐、便秘、胃肠道不适、皮疹、瘙痒等。

　　8. 止吐药　常见不良反应包括昏睡、烦躁不安、疲乏无力、乳腺肿痛、恶心、便秘、皮疹、腹泻、睡眠障碍、眩晕、严重口渴、头痛、容易激动。

　　9. 利胆药　常见不良反应包括偶有发生荨麻疹样红斑,停药即消失,可致发热、头痛等过敏反应;可发生腹胀、腹泻、腹痛、恶心、肠鸣等胃肠道反应。

　　10. 助消化药　常见不良反应包括偶见对制剂中动物蛋白的变态反应;偶有鼻腔刺激和变应性鼻炎的发生;偶有腹泻、便秘、胃部不适、恶心的报道;长期大量服用助消化药的儿童患者中有高尿酸血症、高尿酸尿症和尿石症的报道,以及过敏引起的皮疹。

# 第二节　消化系统疾病用药的相互作用

## 一、概述

随着医学的发展、发病机制的不断明晰及新药的开发应用,消化系统疾病的治疗药物不断出现新的突破。然而随着药物品种的不断增多，不合理用药现象也随之增多，影响疗效，增加药源性疾病的发生。规范临床用药，避免潜在的药物之间的相互影响，降低不良反应的发生，提高疗效显得日益重要。

消化系统疾病如胃肠炎症、消化性溃疡、肝胆疾病、消化道肿瘤等是我国的常见病、多发病。根据对症治疗常常采用多种药物联合，为此必须了解消化系统疾病药物相互之间的影响，根据患者的病情变化和个体情况进行取舍。

## 二、消化系统疾病药物相互作用

1. 抗酸药  抗酸药是降低胃内酸度从而降低胃蛋白酶活性和减弱胃液消化作用的药物，是消化性溃疡特别是十二指肠溃疡的主要治疗药物之一。本类药物为弱碱性化合物，口服后能直接中和胃酸，减轻或消除胃酸对溃疡面的刺激和腐蚀作用，从而缓解疼痛；同时能减弱胃蛋白酶活性，降低胃液对溃疡面的自我消化，而有利于溃疡愈合。

临床常用的抗酸药有铝碳酸镁、碳酸氢钠、氢氧化铝等。抗酸药可降低 $H_2RA$、鹅脱氧胆酸、米索前列醇的生物利用度，合用时应至少间隔 1~2 小时；与 PPI 颗粒剂型（兰索拉唑）合用时，应早于服用 PPI 至少 1 小时。

2. 抑酸药  临床常用的抑酸药有 $H_2RA$ 和 PPI，对于胃酸分泌均有良好的抑制作用。由于抑制胃酸分泌后胃腔内 pH 升高，对于一些需要在酸性环境下溶解或吸收的药物就可产生阻碍。

（1）与乳酶生联用：$H_2RA$ 抑制胃酸分泌，使胃肠道酸度降低，而乳酶生可使肠道产生大量乳酸提高酸度，两药合用具有相互拮抗作用，并使两药的疗效均降低，故不宜同时服用。

（2）与碱性药物联用：铝碳酸镁片、氢氧化铝或含氢氧化铝的复方制剂均为碱性药物，有中和胃酸作用，使胃酸浓度下降，并在溃疡表面形成保护膜，阻碍 $H_2$ 受体拮抗剂的吸收和作用发挥，使其疗效下降，故 $H_2$ 受体拮抗剂不宜与上述物联合使用；PPI 中的奥美拉唑、兰索拉唑、雷贝拉唑不宜与抗酸药同时联用，必须联用时可在服用抗酸药 1 小时后再服用 PPI。

（3）与硫糖铝联用：硫糖铝为一种黏膜保护剂，可在溃疡面形成一层保护膜，隔绝胃酸、胃蛋白酶及食物对溃疡黏膜的侵蚀，使溃疡组织修复、再生和愈合。如果 $H_2RA$/PPI 与硫糖铝同时服用，可由于改变胃酸 pH 而降低硫酸铝的疗效。故一般不应同时联用，必须联用时应分开来服，先服硫糖铝，隔至少半小时再服 $H_2RA$ 或 PPI。

（4）与甲氧氯普胺、多潘立酮联用：此 2 种药物为多巴胺受体拮抗剂，能促进胃肠蠕动，改变胃排空速率，使药物在胃肠内通过较快，吸收时间减少，特别是使 $H_2RA$ 的吸收减少，并减慢血药浓度峰值的到达时间，降低药物疗效。因此 $H_2RA$ 不宜与甲氧氯普胺、多潘立酮等同时服用，如必须合用则应适当增加 $H_2RA$ 的剂量。

3. 胃黏膜保护剂  此类药物对于受损的胃黏膜屏障有保护及修复作用。临床中常用的胃黏膜保护剂有铋剂、前列腺素及其衍生物、其他胃黏膜保护剂。

（1）胶体果胶铋、枸橼酸铋钾：与强力抗酸药及 $H_2RA$ 同时服用，可降低上述药物的疗效。

（2）米索前列醇：与抗酸药（尤其是含镁抗酸药）合用时可加重本药所致的腹泻、腹痛等不良反应。

（3）硫糖铝：$H_2RA$、PPI 等抑酸药和多酶片可降低本药的生物利用度，不宜同时服用。

4. 促动力药  本类药物具有增强胃肠平滑肌收缩力、协调胃肠运动规律性、促进胃肠排空和移动,并能降低细菌滞留时间,减少溃疡创面感染的机会,同时减轻食物对胃窦部 G 细胞和壁细胞的刺激性,抑制胃酸分泌,改善功能性消化不良等症状的作用。从药理作用分主要有 2 类:多巴胺受体拮抗剂和胃肠道 $5-HT_4$ 受体激动剂。临床常用的药物有甲氧氯普胺、多潘立酮、莫沙必利、伊托必利等。

(1)不宜与抗胆碱药联用:抗胆碱药(阿托品、山莨菪碱等)与此类药物存在药理性拮抗。

(2)不宜与抑酸药及抗酸药联用:与抑酸药或抗酸药合用,后者使胃内 pH 改变,减少本品的吸收。

(3)不宜与助消化药联用:助消化药(胃酶合剂、多酶片等)在胃内酸性环境中作用较强,由于本药加速胃排空,使助消化药到达碱性环境的肠腔中而降低疗效。

(4)不宜与胃黏膜保护剂联用:本药加速胃排空,使胃黏膜保护剂在胃内停留的时间缩短,难以形成保护膜。

5. 胃肠解痉药 本类药物又称抑制胃肠动力药,是一类能松弛胃肠道平滑肌、降低蠕动幅度和频率、缓解阵发性腹痛或绞痛的药物。临床常用的药物有阿托品、山莨菪碱、溴丙胺太林、东莨菪碱等。

(1)不宜与促胃肠动力药联用:与甲氧氯普胺、多潘立酮等药联用时可相互拮抗,各自的效用降低。

(2)不宜与抗酸药联用:抗酸药可干扰本药的吸收,不宜联用。

6. 泻药 泻药是一类能增加肠内水分、软化粪便或润滑肠道、促进蠕动、加速排便的药物,临床主要用于治疗功能性便秘。目前临床应用的泻药品种较多,按作用机制分为容积性泻药、渗透性泻药、刺激性泻药、润滑性泻药。

(1)乳果糖:因其可导致结肠 pH 下降,故可能引起结肠 pH 依赖性药物的失活,如 ASA 制剂。

(2)聚乙二醇:可能会阻碍其他药物的吸收,建议最好与其他药物间隔 2 小时口服。

7. 止泻药 腹泻仅仅是各种疾病的一个症状,其病因多种多样,食物中毒、细菌感染、消化不良、肠功能紊乱、内分泌障碍、肝胆胰功能不全等均可引起腹泻。止泻药可通过减少肠道蠕动或保护肠道免受刺激而达到止泻的作用。止泻药适用于剧烈腹泻或长期慢性腹泻,以防止机体过度脱水、水盐代谢失调、消化及营养障碍。临床常用的止泻药包括抑菌/杀菌剂、吸附和收敛止泻药、改变胃肠运动功能药、黏膜保护剂。

(1)蒙脱石:为避免其他药物的吸收,应在服药前 1 小时服用其他药物。

(2)鞣酸蛋白:能影响胰酶、胃蛋白酶、乳酶生等的药效,不宜同服。

8. 助消化药 助消化药是用于帮助消化作用的一类药物的统称。临床常用的药物包含胃蛋白酶、胰酶、乳酶生等。

(1)不宜与鞣酸蛋白、铋剂、药用炭、酊剂联用:乳酶生、乳酸菌素片中的乳酸杆菌可被上述药物抑制、吸附或杀灭,影响本药的疗效。

(2)胰酶生:与可提升胃内 pH 的药物联用时可防止胰酶失活,增强其疗效,故联用时可能需要减少胰酶的剂量;而在酸性环境中时活性减弱,故忌与酸性药物同服。

9. 肝胆用药 肝胆用药为肝胆疾病的治疗用药,包括抗肝炎病毒药、肝细胞膜保护剂及抗氧剂、利胆药等。

熊脱氧胆酸与鹅脱氧胆酸联用时,降低胆汁中的胆固醇含量、饱和度的程度均大于两药作用相加。药用炭、含铝抗酸药、考来烯胺、考来替泊在体外试验中能结合胆酸,故可影响本品的吸收。

　　肝病辅助用药与消化系统疾病药物的相互作用报道甚少,在此不进行描述。

(乔　逸)

# 参 考 文 献

[1] 国家药典委员会. 中华人民共和国药典. 北京:中国医药科技出版社,2015.

[2] MICHAEL G C.Applied therapeutics:the clinical use of drugs.11th ed.Philadelphia:Lippincott-Raven Publishers,2018.

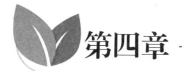

# 第四章

# 特殊人群消化系统疾病用药

## 第一节　妊娠合并消化系统疾病用药

### 一、概述

消化系统疾病是常见病,妊娠期由于特殊的生理变化,孕妇常常出现各种消化系统症状或合并某些消化系统疾病,如不同程度的恶心、呕吐、胃灼热、上腹不适、便秘等,严重者会对妊娠产生影响。临床医师在对孕妇应用药物治疗时,应有明确的指征,妊娠早期尽量避免不必要的药物治疗,对药物的选择可参照美国食品药品管理局(FDA)2015 年发布的妊娠及哺乳期药物标签规则(即最终规则)信息,选用对胎儿影响最小的药物。

### 二、孕妇的药物代谢特点

由于胎儿、胎盘的存在及激素的影响,药物在孕妇体内的吸收、分布、代谢和排泄过程均有不同程度的改变。

1. 妊娠期药物的吸收　由于子宫增大对胃肠道产生压迫,胃肠道蠕动减慢,代谢减弱,药物在胃肠道停留的时间延长,吸收更完全,吸收峰值后推且峰值偏低;早孕时呕吐频繁的孕妇,影响口服药物的吸收量。

2. 妊娠期药物的分布　孕期血容量增加,药物的分布容积随之增加,药物吸收后稀释度增加,故药物需要量高于非孕期;孕期白蛋白下降,使妊娠期药物的蛋白结合能力下降,血中的游离型药物增多,到达组织和通过胎盘的药物增多,用药效力增高。

3. 妊娠期药物的代谢　妊娠期肝微粒体酶因内分泌激素等活性物质及相关代谢产物等的作用,底物有量的显著变化,较大地影响酶的活性;妊娠期胎盘分泌的黄体酮可能使苯妥英钠等药物的羟化过程加快。

4. 妊娠期药物的排泄　心排血量和肾血流量因妊娠而增加,肾小球滤过率增加约50%,以尿中排出为主的药物排出的过程加快;妊娠晚期以及妊娠高血压患者因肾血流量减少,肾功能受影响,药物由肾排出延缓,药物排泄减少、减慢,此时药物容易在体内蓄积,应予以重视;妊娠期雌激素水平升高,使胆汁淤积,减慢药物从肝清除的速度。

## 三、药物的胎盘转运

胎盘是母体和胎儿间进行物质交换的器官,是胚胎与母体组织的结合体。母体和胎儿血中的许多物质(包括多种药物)可以通过胎盘进入胎儿体内,使发育中的胚胎或胎儿遭受药物的药理作用影响或致畸。母婴间药物的胎盘转运于妊娠第5周开始形成,几乎所有用于母体治疗的药物都能通过胎盘转运到胎儿体内。问题的关键是药物通过胎盘的速度和程度是否足以在胎儿体内产生有临床意义的浓度。药物转运的速度与胎盘血管合体膜(vasculo-syncytial membrane,VSM)的通透性及面积有关。药物本身的特点和母体胎儿肝循环中药物的浓度差是影响药物转运速度和程度的主要因素。分子量小、脂溶性高、非结合型、非离子化程度高的药物易通过胎盘,母体循环中的药物浓度与药物剂量、给药途径、疗程长短有关。

## 四、胎儿的药动学特点及药物对胎儿的影响

药物经胎盘屏障转运到胎儿体内,并经羊膜进羊水中,羊水中的蛋白含量是比较低的,因此药物大多数是以游离的形式存在。妊娠12周后,药物被胎儿吞咽进入胃肠道并吸收进入胎儿的血液循环后,其代谢产物由胎尿中排出,排出的部分代谢又可被胎儿重吸收入胎儿的血液循环,最终形成羊水肠道循环。胎儿的肝、脑、心脏在身体中所占的比例相对较大,血流量多,故药物主要分布在肝、脑、心脏等重要器官。但胎儿的肝药酶缺乏,对药物的解毒能力低,肾小球滤过率低,药物及降解物排泄延缓,易引起药物蓄积中毒。妊娠期间,药物可通过影响母体的内分泌、代谢等间接影响胚胎,也可以通过胎盘屏障直接影响胎儿。药物对胚胎和胎儿的影响主要包括致畸效应、长期潜伏效应、影响智力发育、成年后患心血管和代谢性疾病等的概率增高。

## 五、妊娠期用药与致畸

导致胎儿畸形的因素极多,自20世纪60年代妊娠期服用沙利度胺(反应停)致海豚肢畸形事件发生后,药物的致畸作用备受重视。研究表明,人类出生缺陷有2%~3%是由药物引起的。药物的致畸作用取决于药物本身的致畸性能、用药时期的孕(胎)龄、药物的剂量及用药时间长短、药物的毒性、物理和化学特性及孕妇吸收药物的能力等因素的相互作用。同一种药物在妊娠的不同时期致畸部位有所不同,为防止药物的致畸作用,在妊娠前3个月应避免使用药物,新药应尤其慎重。若孕妇必须用药时,应慎重考虑,宜选择通常认为无致畸作用的老药,因对新药的致畸性尚未充分了解,一般应避免应用新药。药物可通过母体对胎儿的间接作用或直接影响胚胎发育而导致特定部位畸形,同时药物也可通过阻断营养物质穿过胎盘影响胎儿生长发育。胎盘的完整性是胎儿正常发育的先决条件,胎盘结构功能的任何变化均可导致胎儿发育障碍,引起胎儿畸形。药物致畸作用的许多信息源于动物实验,但这些信息不能用于不同种属或同一种属的不同品种,更不能外推用于人类。

## 六、妊娠期用药基本原则

(一)孕前12周内尽量避免使用药物,如必须使用需权衡用药收益与可能对胎儿的影响。

（二）妊娠期药物使用必须有明确适应证，应根据相关疾病的最新指南和共识意见的特殊人群用药指导原则使用相关治疗药物。

（三）使用药物是应尽量减少药物种类，尽量采取剂量和短疗程治疗

（四）对于尚不明确妊娠影响的药物，不建议使用；若必须使用，建议参考美国 FDA 孕期药物暴露、药物疗效信息收集与上报登记系统数据。

## 七、常见消化系统用药妊娠安全性

美国 FDA 妊娠及哺乳期药物标签规则于 2015 年 6 月 30 日正式生效。新规则要求：药品生产商需在其药品说明书中提供妊娠期、哺乳期妇女药物风险及获益的详细相关信息。新修订的说明书将删除妊娠期用药五字母分级系统，针对孕妇、胎儿及哺乳期婴儿提供更多的有效信息，包括药物是否泌入乳汁、是否影响婴儿等。消化系统用药的妊娠安全性信息可以在 FDA 的药品数据中更新。我国药品监督管理局也有药物安全性信息数据库。谨慎起见，此处列出我国常用消化系统药物药品说明书中妊娠及哺乳期安全信息（表 4-1）。

**表 4-1 消化系统常用药物妊娠及哺乳期安全性**

| | |
|---|---|
| **（一）抗酸药** | |
| 水合氢氧化铝 | 药物对哺乳的影响尚不明确 |
| 铝碳酸镁 | 国内资料建议孕妇慎用本品；药物对哺乳的影响尚不明确 |
| 磷酸铝 | 药物对妊娠和哺乳的影响尚不明确 |
| **（二）抑酸药** | |
| 1. H$_2$ 受体拮抗剂 | |
| 西咪替丁 | 可通过胎盘屏障并进入乳汁，故孕妇和哺乳期妇女禁用，以免引起胎儿和婴儿肝功能障碍 |
| 盐酸雷尼替丁 / 枸橼酸铋雷尼替丁 | 动物实验虽未发现本品有致畸性，但由于缺乏人类的用药研究，不建议用于孕妇；尚不清楚本品是否分泌入乳汁，不建议用于哺乳期妇女 |
| 法莫替丁 | 不透过胎盘屏障，可自乳汁中排出，孕妇和哺乳期妇女禁用 |
| 尼扎替丁 | 动物实验表明本品抑制小鼠发育，孕妇慎用；本品可自乳汁分泌，哺乳期妇女给药时应停止哺乳 |
| 乙酰罗沙替丁 | 孕妇的安全性尚未明确，一般不宜应用；哺乳期妇女给药时应停止哺乳 |
| 拉呋替丁 | 孕妇的安全性尚未明确，对妊娠或怀疑妊娠的妇女，除非治疗上可能的获益大于对胎儿的风险，否则不应服用本品；动物实验证实本品可分泌入乳汁，哺乳期妇女给药时应停止哺乳 |
| 2. 质子泵抑制剂 | |
| 奥美拉唑 | 动物实验未发现本品有致畸性，但高剂量时胚胎、婴儿死亡率及流产呈剂量依赖性的增加，孕妇禁用；尚不明确本品是否可分泌入乳汁，动物实验显示本品有潜在的致癌性以及对婴幼儿有潜在的严重不良反应，哺乳期妇女慎用 |
| 兰索拉唑 | 有报道动物胎仔的血浆浓度高于其母体的浓度，对孕妇应权衡利弊后用药；动物实验中本品可经乳汁分泌，哺乳期妇女不宜用，如必须应用，应停止哺乳 |

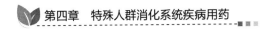

| | |
|---|---|
| 泮托拉唑 | 动物实验尚未见本品对胚胎的任何损害,国内资料建议妊娠早期妇女禁用;动物实验中可见少量药物分泌入乳汁,哺乳期妇女禁用 |
| 雷贝拉唑 | 在大鼠及家兔动物实验中观察到对胎仔的毒性反应(大鼠呈骨化延迟,家兔呈体重低下、骨化延迟),孕妇使用应权衡利弊;本品可能通过乳汁分泌,故哺乳期妇女应避免使用,必须用药时应暂停哺乳 |
| 埃索美拉唑 | 实验研究未发现本品对胚胎(或胎儿)发育有直接或间接的损害,尚缺孕妇用药的临床经验,孕妇应慎用;尚不清楚本品是否可通过乳汁分泌,哺乳期妇女使用本品时应停止哺乳 |

**3. 选择性抗胆碱药**

| | |
|---|---|
| 哌仑西平 | 孕妇禁用;本品少量通过乳汁排泄,哺乳期妇女慎用 |

**（三）保护胃黏膜药**

**1. 胶体铋剂**

| | |
|---|---|
| 枸橼酸铋钾 | 孕妇禁用;哺乳期妇女慎用 |
| 胶体果胶铋 | 国内资料建议孕妇禁用本品;哺乳期妇女用药时应暂停哺乳 |
| 复方铝酸铋 | 孕妇及哺乳期妇女禁用 |
| 次水杨酸铋 | 哺乳期妇女慎用(国外资料) |

**2. 前列腺素及其衍生物**

| | |
|---|---|
| 米索前列醇 | 本品对妊娠子宫有收缩作用,除用于终止早孕外,孕妇禁用;本药可随乳汁排泄,由于其代谢物米索前列酸可引起婴儿严重腹泻,故哺乳期妇女不应服用本品 |

**3. 其他保护胃黏膜药**

| | |
|---|---|
| 硫糖铝 | 妊娠早期慎用;本品可经母乳排泄,故哺乳期妇女应慎用 |
| 甘珀酸钠 | 孕妇及哺乳期妇女禁用 |
| 替普瑞酮 | 孕妇慎用;哺乳期妇女用药的安全性尚不明确 |
| 吉法酯 | 孕妇及哺乳期妇女慎用 |
| 甘草锌 | 孕妇和哺乳期妇女用药的安全性尚不明确 |
| 伊索拉定 | 尚未确定孕妇用药的安全性,孕妇或计划妊娠者用药须权衡利弊;药物对哺乳的影响尚不明确 |
| 瑞巴派特 | 妊娠期间用药的安全性尚未确定,孕妇或计划妊娠的妇女用药须权衡利弊;本品可经母乳排泄,故哺乳期妇女用药应暂停哺乳 |

**（四）促动力药**

| | |
|---|---|
| 莫沙必利 | 孕妇用药的安全性尚未确定,孕妇及可能妊娠的妇女仅在利大于弊时方可使用;动物(大鼠)实验中本药可随乳汁排泄,哺乳期妇女应避免使用本药,如确需用药,应停止哺乳 |
| 伊托必利 | 孕妇用药的安全性和有效性尚不明确,使用时应权衡利弊;有报道动物实验中本品可分布于乳汁,哺乳期妇女用药应暂停哺乳 |

| 多潘立酮 | 孕妇禁用;本品可少量分泌入乳汁,哺乳期妇女应慎用 |

**（五）胃肠解痉药**

| 硫酸阿托品 | 孕妇静脉注射本品可使胎儿心动过速,使用时应权衡利弊;本品可分泌入乳汁,并有抑制泌乳的作用,哺乳期妇女应慎用 |
| 山莨菪碱 | 孕妇应慎用;哺乳期妇女禁用 |
| 丁溴东莨菪碱 | 孕妇和哺乳期妇女用药的安全性尚不明确 |
| 格隆溴铵 | 本品0.004mg/kg的剂量可加快孕妇的心率,但对胎儿的心率无影响,且孕妇的血压和子宫收缩也无明显改变;尚不清楚本品是否能分泌入乳汁 |
| 曲美布汀 | 孕妇、哺乳期妇女用药的安全性尚不明确,因此建议上述人群慎用本品,哺乳期妇女必须用药时需暂停哺乳 |
| 匹维溴铵 | 孕妇禁用;哺乳期妇女慎用 |
| 屈他维林 | 虽然动物实验没有发现致畸、致突变作用,但孕妇及哺乳期妇女应禁用 |
| 阿尔维林 | 虽无有关致畸性的报道,但孕妇或哺乳期妇女须慎用 |

**（六）泻药**

| 硫酸钠 | 孕妇禁用本品导泻;哺乳期妇女用药的安全性尚不明确 |
| 比沙可啶 | 国内资料中建议孕妇禁用本品;本品可分泌入乳汁,故哺乳期妇女不宜使用本品 |
| 多库酯钠 | 有妊娠期间因长期服用本品(一日100~200mg)引起母亲及新生儿低镁血症的报道;尚不明确本品是否分泌入乳汁,哺乳期妇女应慎用 |
| 聚卡波非钙 | 动物实验表明本品无致畸性,本品不通过肠道吸收,孕妇用药安全;哺乳期妇女用药的安全性尚不明确 |
| 鲁比前列素 | 动物实验表明对胎仔有不良反应(致畸或致死胎等),但尚未进行人类临床研究,孕妇仅在利大于弊时方可使用;尚不明确本品是否分泌入乳汁,哺乳期妇女用药须权衡利弊,必须用药应停止哺乳 |

**（七）止泻药**

| 复方地芬诺酯 | 孕妇长期服用本品可引起新生儿的戒断及呼吸抑制症状;哺乳期妇女能否使用本品尚存在争议,用药须权衡利弊 |
| 洛哌丁胺 | 虽然本品无致畸作用和胚胎毒性,但是孕妇(尤其是妊娠早期)使用时仍应权衡治疗作用和可能潜在的危害,建议慎用;偶有本品分泌于母乳的报道,虽然其在母乳中的含量很低,但建议哺乳期妇女慎用 |
| 蒙脱石 | 孕妇和哺乳期妇女用药的安全性尚不明确 |
| 消旋卡多曲 | 孕妇和哺乳期妇女慎用本品 |
| 阿洛司琼 | 尚不明确本品是否分泌入乳汁,哺乳期妇女用药须权衡利弊 |

**（八）止吐药**

| 甲氧氯普胺 | 本品有潜在的致畸危险,国内资料中建议孕妇禁用;哺乳期少乳者可短期用于催乳 |

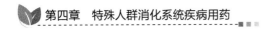

续表

| | |
|---|---|
| 昂丹司琼 | 妊娠期间(尤其前 3 个月)除非用药的益处大大超过可能引起的危险,否则不宜使用本品;由于本品可经乳汁分泌,故哺乳期妇女服用本品时应停止哺乳 |
| 托烷司琼 | 孕妇和哺乳期妇女禁用 |
| 格拉司琼 | 孕妇使用本品的安全性尚未确定,应权衡利弊,慎重使用;哺乳期妇女服用本品时应停止哺乳 |
| 雷莫司琼 | 妊娠过程中用药的安全性尚未确定,对孕妇或可能妊娠的妇女应权衡利弊,慎重使用;哺乳期妇女服用本品时应暂停哺乳 |
| **(九) 利胆药** | |
| 熊脱氧胆酸 | 目前尚缺乏孕妇用药的安全性和有效性资料,国内资料建议孕妇禁用;哺乳期妇女慎用 |
| 曲匹布通 | 孕妇禁用;哺乳期妇女用药的安全性尚未确立,建议慎用 |
| 茴三硫 | 孕妇用药的安全性尚不明确,孕妇或计划妊娠的妇女用药可使危险增加,故应避免使用本品;哺乳期妇女应避免使用本品 |
| 牛磺酸 | 尚无孕妇、哺乳期妇女使用本品的安全性资料 |
| 托尼萘酸 | 孕妇和哺乳期妇女慎用 |
| 羟甲烟胺 | 妊娠期(尤其是妊娠早期)妇女慎用;哺乳期妇女用药的安全性尚未确立 |
| **(十) 助消化药** | |
| 乳酶生 | 孕妇和哺乳期妇女用药的安全性尚不明确 |
| 乳酸菌素 | 孕妇和哺乳期妇女用药的安全性尚不明确 |
| 胰酶 | 孕妇慎用;哺乳期妇女慎用 |
| **(十一) 微生态调节剂** | |
| 嗜酸乳杆菌 | 妊娠期间用药无畸形形成的报告 |
| **(十二) 肝病用药** | |
| 谷氨酸钠 | 孕妇和哺乳期妇女用药的安全性尚不明确 |
| 谷氨酸钾 | 孕妇和哺乳期妇女用药的安全性尚不明确 |
| 谷胱甘肽 | 孕妇和哺乳期妇女用药的安全性尚不明确 |
| 门冬氨酸鸟氨酸 | 孕妇和哺乳期妇女用药的安全性尚不明确 |
| 腺苷蛋氨酸 | 本品可在妊娠期和哺乳期使用 |
| 精氨酸 | 哺乳期妇女用药的安全性尚不明确 |
| 联苯双酯 | 孕妇和哺乳期妇女禁用 |
| 甘草酸二铵 | 孕妇和哺乳期妇女禁用 |
| 齐墩果酸 | 孕妇和哺乳期妇女用药的安全性尚不明确 |
| 核糖核酸 | 孕妇和哺乳期妇女用药的安全性尚不明确 |
| 乳果糖 | 国内资料中建议妊娠早期妇女慎用本品;尚不清楚本品是否经乳汁分泌 |

续表

| 多烯磷脂酰胆碱 | 孕妇和哺乳期妇女用药的安全性尚不明确 |
| --- | --- |
| 促肝细胞生长素 | 孕妇和哺乳期妇女可使用本品 |
| 葡醛内酯 | 孕妇和哺乳期妇女用药的安全性尚不明确 |
| 硫普罗宁 | 国内资料中建议孕妇禁用本品;本品可经乳汁排泄,有使乳儿发生严重不良反应的潜在危险,哺乳期妇女禁用 |
| 苦参素 | 孕妇不宜使用;哺乳期妇女慎用 |
| 拉米夫定 | 动物试验显示本药可通过被动转运穿过胎盘,可增加早期胚胎死亡率。妊娠早期不宜使用。妊娠中晚期用药应权衡利弊。 |
| 阿德福韦 | 不推荐用于孕妇 |
| 替比夫定 | 仅推荐于妊娠24周后使用以阻断母婴传播 |
| 富马酸替诺福韦酯 | 仅推荐于妊娠24周后使用以阻断母婴传播 |
| 利巴韦林 | 孕妇禁用 |
| **(十三)炎性肠病用药** | |
| 美沙拉秦 | 哺乳期妇女慎用 |
| 柳氮磺吡啶 | 孕妇和哺乳期妇女禁用 |
| 巴柳氮钠 | 孕妇和哺乳期妇女慎用 |
| 奥沙拉秦 | 孕妇和哺乳期妇女慎用 |

# 第二节　老年人消化系统疾病用药

## 一、概述

消化系统疾病是老年人中的常见病,治疗消化系疾病的药物也越来越多。随着年龄增长,老年患者的各系统、各器官也会发生相应的变化,代偿功能也明显减退。因此,只有掌握老年人的机体变化特点及消化系统疾病用药规律,才能制订出合理的用药方案,提高药物治疗效果,减少毒副作用。

## 二、老年人的生理变化对药物的影响

随着年龄增长,老年患者的胃黏膜萎缩、胃酸缺乏、pH升高,而常用药物多属于弱酸性或弱碱性,胃液pH变化可直接影响药物解离、吸收。老年人的胃肠蠕动减慢、胃肠排空速率下降,同时伴有平滑肌张力下降,使口服药进入小肠的时间延迟,使药物的吸收速率降低,从而影响药效的发挥。老年患者的胃肠道血流量比青壮年患者减少30%~40%,这将影响药物在肠道内的吸收速度,可使药物的血药浓度峰值降低。

## 三、老年人消化系统疾病的特点

由于老年人神经反应迟钝、感受性低、痛阈高,所以患病后常缺乏典型的症状与体征。

老年人的消化系统疾病一般病程较长,而且治疗效果往往不如青年人,这与老年人机体衰老有关。此外,老年人患消化系统疾病通常并发症多、病死率高。老年人的并发症主要与老年人的机体免疫力降低有关,同时存在心、脑、肺、肾等重要脏器代偿功能减退。由于老年人的各脏器功能均有不同程度的衰退,对药物的吸收、分布、代谢和排泄能力下降,同时老年患者胃蠕动减弱、胃排空速率降低,使药物的吸收时间延长,某些口服后首先通过肝脏代谢的药物其吸收率会增大,这样首次药物剂量就会使血中有较高的浓度,因而增加药物急性中毒的可能性。因此,老年患者用药宜从小剂量开始。

## 四、老年人的药物代谢特点

### (一)吸收

老年人的胃肠吸收功能减退,药物吸收减少。由于胃肠蠕动减慢,药物在胃肠中停留的时间及与肠道吸收表面接触的时间均延长,故总吸收量的影响可能不明显。但是,对于靠主动转运来吸收的药物,由于老年人吸收这类药物所需要的酶和糖蛋白等载体数量减少,故吸收功能减弱。胃黏膜萎缩,胃酸和胃液减少,偏碱性的药物解离降低或溶解差,吸收减少。胃肠血流减少,药物吸收减少。胃酸减少和胃液 pH 升高,使药片在胃中崩解延缓,某些药物的溶解度降低而吸收减少。某些弱酸性药物的吸收也可因胃液 pH 增高而减少。此外,老年人的肠道肌张力和动力也随年龄增长而降低,可使药物在肠内停留的时间延长而吸收增多。药物在胃肠道内长时间存在又易发生不良反应。以上这些因素会影响药物吸收的速度和程度,服用同样剂量的药物,老年人的血药浓度可比青年人低,而胃肠道反应增加。而另一方面,老年人的肝血流量减少,药物的首过效应较小,有利于药物吸收入血;肾排泄药物减慢,以致血药浓度增高。从总体上讲,多数药物的吸收总量在老年患者和中青年患者中是相差不大的。由于老年人患病种类多,多种药物同时应用常见,联合用药也会影响药物吸收。

### (二)分布

老年人体内组成成分发生的变化可影响药物在体内的分布。老年人的脂肪量增加,影响脂溶性药物的分布,脂溶性药物的分布容积增大,作用持续较久,半衰期延长,易在体内蓄积中毒。对水溶性药物相对影响较小,一般水溶性大的药物在老年人体内的分布容积减小。老年人的血清白蛋白含量减少,对药物在体内的分布产生影响,而游离的、非结合的药物增多,易致毒性反应。人体内的体液总量随年龄增长而减少,使水溶性药物的组织分布减少。不同脏器的血流量改变影响药物的分布。心功能差,药物运输不畅,肝与肾血流量也有所减少,肝血流量减少可使某些药物的代谢清除减少。老年人血管粥样斑块形成、弹性减低、管腔狭窄也会影响药物的分布。老年人在同时应用多种药物时,由于药物竞争与血浆蛋白结合,对血中游离型药物的血浆浓度影响更大。

### (三)代谢

肝脏是药物代谢的主要场所。肝微粒体酶活性降低使某些依靠肝药酶代谢清除的药物存在时间延长,使药物在肝脏中的代谢减慢。老年人的肝脏实质组织减少,药物对肝脏的毒性增加,致使药物对老年人的不良反应增大,同时肝脏本身也最容易遭受药物损害。所以,老年人在使用需经肝脏代谢的药物时要注意减小用量或延长服药间隔时间。老年人,尤其肝功能已有不同程度障碍者,进入肝脏的药物势必增加肝脏负担,极易加重肝脏损害。目前发现能导致肝脏损害的药物越来越多,而且某些中草药也有一定的肝毒性。即便是保肝护肝药,如果使用过多,结果将可能适得其反。老年人药效学改变的特点是对大多数药物的敏感性增高,作用增强。

### (四)排泄

肾脏是体内药物排泄的主要器官,当肾功能受损时易引起药物在体内蓄积。大多数药物及其代谢产物以肾脏作为主要排泄途径,而老年人的肝、肾功能下降,造成药物的半衰期延长,引起体内药物蓄积中毒。影响肾脏排泄的主要因素包括肾小球滤过率减少、与年龄相关的肾血流量下降、药物清除率下降。老年人的肾脏结构改变、肾单位数量和大小均有所减少,这些改变均导致肾功能减弱。由于心排血量减少,肾血流量减少程度更明显,导致药物的肾清除率降低、半衰期延长。由于肾功能与不良反应之间有明显的关系,因此对于主要经肾脏排泄或代谢的药物,为达到恰当的治疗浓度和取得治疗效果必须根据患者的肾功能损伤程度相应减少剂量,以免引起药物不良反应。由于肾功能减退,老年人的水、钠调节及药物代谢能力下降,故用药时应采取适宜的给药方法(如间隔时间给药)或根据肾功能调整剂量,以免造成蓄积中毒。使老年人肾排泄减少的消化系统用药包括西咪替丁、雷尼替丁等。

## 五、老年人用药原则

### (一)治疗前尽量明确诊断

详细了解患者的用药史,包括种类、剂量、用法、不良反应等,注意识别药源性疾病和可能的药物相互作用。

### (二)适当的药物剂量

老年患者的用药量宜从小剂量开始,根据患者的年龄、健康状况、疾病严重程度、体重等因素综合考虑用药剂量,逐渐找出最佳剂量,尽量做到用药个体化。如未能得到预期的疗效,应进行血药浓度测定。

### (三)简化给药方案

选择合适的药物,尽量减少用药种类,掌握药物之间的相互作用,避免不合理用药,减少毒副作用。

### (四)重视可能出现的不良反应

对老年患者用药不仅要考虑药物的治疗作用,还应考虑老年患者对药物的耐受性与不良反应,尽量避免选用有明显不良反应的药物。

1. 合理的疗程选择　视病情需要,制订合理的疗程。既要考虑到药物的治疗作用与毒副作用,也要结合老年患者疾病恢复的具体情况合理掌握疗程长短。

2. 适当的药物剂型　许多老年患者因各种疾病而存在服药困难的情况,故可选择服用液体剂型或注射给药。因胃肠功能不稳定,老年患者不宜服用缓释型药物。

## 六、常用消化系统疾病药物在老年人中的应用

### (一)抗酸药

1. 水合氢氧化铝　可导致血清磷酸盐浓度降低及磷自骨内移出,老年人若长期服用可影响肠道吸收磷酸盐导致骨质疏松症;铝盐吸收后沉积于脑,可引起阿尔茨海默病。与西咪替丁或雷尼替丁合用,对解除十二指肠溃疡疼痛症状有效,但一般不提倡在1小时内同用,因本药可使西咪替丁或雷尼替丁的吸收减少。

2. 复方氢氧化铝　老年人的胃酸一般较中青年低,故不需长期服用抗酸药。老年人若长期服用可致骨质疏松症。

**(二)抑酸药**

1. H$_2$受体拮抗剂

(1)西咪替丁:老年患者的肾功能减退,对本药的清除率减少、减慢,可导致血药浓度升高,更容易发生毒性反应而出现眩晕、谵妄等症状,应慎用本药。本品与抗酸药合用时,可缓解十二指肠溃疡疼痛,但本药的吸收可能减少,故一般不提倡两者合用;如必须合用,两者服用时间至少间隔1小时。与甲氧氯普胺合用,本药的血药浓度可降低,两者如需合用,应适当减少本药的剂量。由于硫糖铝需经胃酸水解后才能发挥作用,而本药抑制胃酸分泌,故两者合用时,硫糖铝的疗效可能降低,故应避免同服。健康的老年人无须调整剂量。

(2)盐酸雷尼替丁:本药主要经肾脏排泄,由于老年患者常有肾功能减退,故应慎重选择剂量,最好同时对肾功能进行监测。含有氢氧化铝和氢氧化镁的复方抗酸药可使本药的血药浓度峰值下降、药-时曲线下面积减少,但本药的清除无改变。对于老年患者、肝肾功能不全者应给予特殊监护,出现精神症状或明显的窦性心动过缓时应停药。在胃溃疡愈合、根除幽门螺杆菌及减少溃疡复发等方面,本药与铋制剂合用优于单用本品。另外,为减少溃疡复发,可以与抗幽门螺杆菌的抗生素合用。

(3)法莫替丁:老年人一般不进行剂量调整,但考虑到老年患者的肾功能可能偏低,故应根据肾功能状态而不是根据年龄来调整剂量。老年肾功能不全患者服用后的半衰期较肾功能正常的老年人以及年轻人明显延长。据报道,老年人口服和静脉给予法莫替丁后,可出现少见的可逆性法莫替丁相关性精神错乱。

2. 质子泵抑制剂

(1)奥美拉唑:罕见谵妄和急性间质性肾炎。老年患者使用本药肠溶制剂时生物利用度提高、清除率降低,故应慎用。与其他抗酸药合用无相互作用,但不宜同时服用。溃疡患者使用本药时应排除胃癌的可能性,本药可使症状缓解,从而延误诊断。

(2)兰索拉唑:老年患者使用本品的清除时间延长,须慎用。肾衰竭对兰索拉唑的药动学无影响,但严重的肝衰竭却使其清除率明显下降、药-时曲线增加和半衰期延长。与抗酸药合用能降低本药的生物利用度,其机制可能为胃内pH增加妨碍本药溶解。故两者如需合用,应在服用抗酸药1小时后再给予本药。与硫糖铝合用可干扰本药的吸收,降低其生物利用度,故应在服用硫糖铝30分钟前服用本品。

(3)雷贝拉唑:临床试验未见65岁以上的患者与年轻患者在疗效及安全性方面有差异,但某些老年患者的敏感性可能更强。本药出现消化系统不良反应时应慎用,必要时停用。与含氢氧化铝和氢氧化镁的制剂同时服用,或在服用抗酸药1小时后再服用本品,本药的平均血药浓度和AUC分别下降8%和6%。

(4)埃索美拉唑:老年患者对本药的代谢无显著变化。

**(三)保护胃黏膜药**

1. 硫糖铝　硫糖铝是非吸收性盐,治疗溃疡时只能在酸性条件下起作用。较常见的副作用是便秘。可与胃肠道中的金属或其他物质结合,长期应用引起耗竭综合征,在老年人中较年轻人更为突出,故对老年人应尽量避免长期应用。

2. 瑞巴派特　一般老年患者的生理功能低下,应注意消化系统不良反应。老年患者出现不良反应时应酌减并采取相应的措施。

### （四）促动力药

1. 莫沙必利　老年人易出现肝、肾功能不全,应观察患者的情况慎重给药。

2. 多潘立酮　胃肠解痉药与本药合用可发生药理性拮抗作用,减弱本药的作用,故两者不宜联用。与 $H_2$ 受体拮抗剂合用,可能由于 $H_2$ 受体拮抗剂改变胃内 pH,从而减弱本药在胃肠道的吸收。含铝盐、铋盐的药物口服后能与胃黏膜蛋白结合形成络合物,保护胃壁,而本药能增强胃蠕动,促进胃排空,缩短含铝盐、铋盐的药物在胃内的作用时间,降低药物疗效。

### （五）胃肠解痉药

1. 硫酸阿托品　老年人常有前列腺肥大、青光眼等疾病,应用本药可导致老年人尿潴留、诱发青光眼,可降低食管括约肌压力而加重胃食管反流。胃排空减慢的老年人可造成胃潴留及便秘,还可引起急、慢性认知障碍。阿托品对老年人尤易导致汗液分泌减少,影响散热,故夏季慎用。甲氧氯普胺对食管下括约肌的影响与本药相反,本药可逆转甲氧氯普胺引起的食管下端张力升高。抗酸药能干扰本药的吸收,故两者合用时宜分开服用。

2. 曲美布汀　与西沙必利合用可发生药理性拮抗作用,减弱西沙必利的胃肠蠕动作用。

### （六）泻药

过量应用可引起低钾血症,长期大量使用可导致结肠炎和巨结肠。乳果糖被认为是一种较安全的泻药,目前尚未发现特殊不良反应。

### （七）止吐药

1. 甲氧氯普胺　本药为多巴胺受体拮抗剂,可使胃排空加快,也影响同时口服的其他药物的吸收,可在肾功能正常的老年患者体内蓄积。老年人不宜长期大量应用,否则容易出现锥体外系反应,包括急性张力障碍、躁动和帕金森病、迟发性运动障碍。

2. 托烷司琼　老年患者可能不需要调整剂量。

3. 雷莫司琼　老年患者通常生理功能低下,应慎重给药。给药时要注意患者的反应,如出现不良反应,应进行适当的处理或停药。

### （八）炎性肠病用药

1. 柳氮磺吡啶　老年患者应用本药发生严重不良反应的机会增加,如严重的皮疹、骨髓抑制和血小板减少等是老年人严重不良反应中常见者。因此老年患者宜避免使用,确有指征时须权衡利弊后决定。

2. 巴柳氮钠　尚无老年患者应用本药的资料。

## 第三节　儿童消化系统疾病用药

### 一、概述

消化系统疾病是儿童的常见病、多发病。儿童的神经系统、内分泌系统、某些酶系反应及许多脏器发育尚不完善,肝、肾的解毒和排毒功能以及血脑屏障的作用也都不健全,药物在其体内呈现的药动学和药效学与成人有较大的差别,对许多药物的代谢、排泄和耐受性较差,且不少药物缺乏儿童用药的临床资料和安全性数据。因此,儿童消化系统疾病用药的安全、有效必须引起重视。

## 二、儿童的生理变化对药物的影响

儿童是处于迅速生长发育中的特殊群体,其体格和器官功能等方面都处于不断成熟的时期,多数药物在儿童的反应与成人有很大差异,即使在不同年龄段的儿童也不尽相同。儿童发育可分为3个阶段:出生后28天为新生儿期;出生后1个月~3岁为婴幼儿期;3~14岁为儿童期。

新生儿期主要是肺呼吸的建立、血液循环的改变、消化和排泄功能的开始等。与胎儿期相比,迅速变化的生理过程是新生儿期的显著生理特点。新生儿期的生理和代谢过程在迅速变化的阶段,其体内的药动学过程也随之迅速变化。婴幼儿时期生长迅速,有些药物将通过不同的机制影响婴幼儿的发育,此阶段也是主要的哺乳期,母亲用药可使药物浓集在乳汁中,药物通过乳汁进入婴儿体内可能产生不良后果。儿童期处于不断发育的时期,新陈代谢旺盛,血液循环时间短,肝、肾功能尚不成熟,一般对药物的排泄较快;同时随着年龄增长,对药物的转运、分布、解毒、排泄等功能日趋完善。

## 三、儿童的药物代谢特点

儿童在胃肠功能受损时,会出现不同程度的胃肠动力、吸收和肠道屏障功能障碍,对药动学也会产生影响。

### (一)吸收

儿童的胃内容积小,药物在胃存留的时间短,进入小肠快;但儿童的肠道长度相对较成人长,吸收面积相对大,通透性强,吸收率高,药物通过肠道的时间相对较长,使药物的吸收增加。口服给药为临床常用的给药途径,当胃肠功能损伤时,胃肠蠕动和排空、胃肠液酸碱度及血流量等状态出现变化,从而改变口服药物的吸收速率和吸收数量。如果胃酸分泌过多,弱酸性药物在胃内容易吸收,弱碱性药物则大部分解离而难以吸收;胃排空时间缩短,则加快药物在小肠的吸收速率;肠蠕动过快常使药物的吸收减少,而肠蠕动过慢则可使药物的吸收增加;胃肠血流量减少可减少药物的吸收量和减慢药物的吸收速率。

### (二)分布

药物吸收后随血流向全身分布,这种分布是不均匀的,如若有些药物对某些组织有特殊的亲和力,则在这些组织的浓度较高。儿童体液占体重的比例较成人大,细胞外液容积大,从而使药物的半衰期延长,表现为对水溶性药物有较大的耐受性、药物清除相对缓慢、药物作用时间延长。在药物分布过程中需要透过一些屏障,由于儿童的血脑屏障功能发育还不完善,药物易透过血脑屏障发挥作用。

### (三)代谢

药物代谢的总速率取决于肝脏的相对大小和酶系统的活性。不同的年龄阶段对药物的代谢过程影响不同。肝药酶、葡糖醛酸转移酶等主要药物代谢酶从胎儿时期的无活性,到新生儿期的迅速发展,再到婴幼儿期时活性逐渐接近成人水平;同时,其他酶系的活性也将随年龄增长而逐渐接近成人水平。此外,肠道也是一个药物代谢和排泄的器官,在胃肠功能受损的情况下,也会一定程度地影响药物的转化和排泄。另一方面,许多药物会通过影响胃肠道蠕动、刺激或抑制胃肠腺分泌、改变胃肠道血流,以及损伤肠道黏膜细胞,造成胃肠功能损害。由于不同的患儿引起胃肠功能障碍的原因和病情轻重程度各不相同,因此对合并胃肠功能障碍的患儿用药更需慎重。

**(四)排泄**

儿童新陈代谢旺盛,循环周期较短,一般对药物的排泄速率较快,但对水、电解质的调节能力较差,对影响水盐代谢或酸碱代谢的药物特别敏感,较成人易于中毒。大多数药物的排泄过程属于被动转运,少数药物的排泄属于主动转运。肝脏和肾脏是药物代谢和排泄的主要器官,由于儿童的肝、肾功能发育还不完善,酶系统尚未成熟,所以影响药物的代谢灭活和排泄。

## 四、儿童消化系统疾病用药的注意事项

**(一)儿童的用药剂量**

儿童药物剂量的经验公式因具体药物而定,大都根据患儿的临床资料制订,提供在产品说明书中。在缺乏有关资料时,可按通用的折算公式估计,并进行调整。儿童药物剂量的计算方法包括体重法、体表面积法、折算法、年龄计算法等,可根据具体情况适当选择。儿童一般药物剂量应偏小,对于有严重肝、肾疾病的患儿,在使用由肝代谢或肾排泄的药物时应减少剂量;联合用药时,应注意药物的浓度有无改变,如浓度增高应及时调整剂量;药理过程和其他潜在疾病等均可改变药物的动力学过程,需注意调整药物剂量。

1. 根据体重计算 每日(次)剂量 = 儿童体重(kg)× 每日(次)每千克剂量(mg/kg)。6 个月内的儿童体重 = 月龄 × 0.6+3kg;7~12 个月的儿童体重 = 月龄 × 0.5+3kg;1 岁以上的儿童体重 = 年龄 × 2+8kg。

2. 根据体表面积计算 根据体表面积计算是一种广泛使用的方法,科学性强,适用于成年人及各年龄段的儿童,不分年龄大小,可按一个标准给药。体表面积(m²) =0.035 × 体重(kg)+0.1,适于 30kg 以下者;对体重超过 30kg 者,按每增加 5kg,体表面积增加 0.1m² 计算;成人的体表面积可按 1.72m² 计算。儿童剂量 = 成人剂量 ×(儿童的体表面积)/(成人的体表面积)。

3. 根据年龄折算 儿童剂量可根据成人剂量按照规定的年龄比例计算,但是由于个体差异,剂量会有较大的偏差,所以只适用于一般药物的计算,而且初次使用剂量宜小。公式为[0.01 ×(14+ 月龄)]× 成人剂量(适用于 1 岁内的儿童)及[0.04 ×(5.5+ 年龄)]× 成人剂量(适用于 1~14 岁的儿童)。

**(二)给药途径与剂型**

根据患儿不同的病情采用不同的给药途径,一般情况胃肠道给药是患儿最常用的给药途径。新生儿皮下注射容量很小,药物可损害周围神经组织,故不适用于新生儿;早产儿皮肤很薄,多次注射可发生神经损伤;婴幼儿静脉给药一般要按照规定的滴速,不可过急过快,要不断变换注射部位,防止反复应用同一血管引起血栓静脉炎。婴幼儿皮肤角质层薄,药物很容易透皮吸收,甚至中毒。能用口服给药达到治疗目的就应该尽量避免注射给药,特殊情况如患儿处于昏迷状态或拒绝服药而又无法注射时可由鼻饲胃管滴入或输入,也可由肛门、直肠灌入。直肠注入法大都用于较大的儿童,在婴儿期注入药物容易排出,吸收不佳。对危重急症要及时选用相应的药物抢救,一般选择注射或吸入法给药,对慢性病则宜选择口服

给药。

### （三）药物选择

儿童新陈代谢旺盛,血液循环时间短,肝、肾功能不成熟,一般对药物的排泄较快,对药物的转运、分布、解毒、排泄等功能尚不完善。儿童正处于生长发育的特殊阶段,因此对影响神经、骨骼发育和内分泌的药物特别敏感。因此,对儿童使用任何药物都要有明确的指征。要准确判断儿童的病情,明确用药指征,掌握药物的特性、作用机制、毒副作用及禁忌证,准确慎重地选择药物。应根据患儿的实际情况选用药物,不可乱用。对合并消化系统功能障碍的患儿用药应注意坚持合理用药,避免药物滥用;应充分考虑消化系统功能损伤后对药物吸收、分布、代谢和排泄的影响;尽可能避免使用干扰或损害消化系统功能的药物或采用药物预防,必要时更换药物剂型或更改给药途径。

## 五、常用消化系统疾病药物在儿童中的应用

婴幼儿期由于消化器官功能尚未发育完善,可出现病原微生物感染或由急、慢性疾病诱发所致的消化功能紊乱,常表现为畏食、呕吐、腹泻、便秘、胃炎等。儿童时期消化系统发育未成熟又处于生长发育阶段,需要从外界摄取较多的营养物质,故胃肠道负担重,且神经系统、内分泌系统、循环系统、肝功能、肾功能发育不成熟,故儿童容易出现消化系统功能紊乱。

### （一）抑酸药

1. H$_2$受体拮抗剂　此类药物没有在儿童中做大规模的安全用药试验,在应用时应慎用。

(1)西咪替丁:儿童使用本药的临床经验有限,幼儿用药后易出现中枢神经系统毒性反应,故一般不推荐16岁以下的患者使用,如必须使用须权衡利弊。由于本药能进入乳汁,哺乳期妇女慎用,避免引起婴儿肝功能障碍。该药为第一代H$_2$受体拮抗剂,对肝药酶有较强的抑制作用,在同时应用治疗剂量与中毒剂量较接近的药物时应减少后者的用量,并监测药物浓度。

(2)盐酸雷尼替丁:该药为第二代H$_2$受体拮抗剂,作用比西咪替丁强5~8倍。该药口服吸收好,一般不主张静脉用药。儿童用药的资料缺乏,不宜用于儿童。

(3)法莫替丁:该药为第三代H$_2$受体拮抗剂,作用比雷尼替丁强7~8倍。儿童用药的安全性尚未确定,不推荐儿童用药。

(4)尼扎替丁:该药为第三代H$_2$受体拮抗剂,作用强度与雷尼替丁相似。儿童用药的安全性尚未确定,不推荐儿童用药。

2. 质子泵抑制剂　此类药物也没有在儿童中做大规模的安全用药试验,应慎用。

(1)奥美拉唑:主要通过特异性地作用于胃黏膜壁细胞,降低壁细胞中的H$^+$,K$^+$-ATP酶活性而抑制基础胃酸和刺激引起的胃酸分泌。本药对多种原因引起的胃酸分泌具有强大而持久的抑制作用,但不宜大量使用,以防抑酸过度。尚无儿童用药的经验,不推荐儿童使用,婴幼儿禁用。

(2)兰索拉唑:儿童用药的安全性尚未确定,不推荐使用。

(3)泮托拉唑:儿童用药的有效性和安全性尚未确定,不推荐使用。

(4)雷贝拉唑:儿童用药的安全性尚未确定,不推荐使用。

(5)埃索美拉唑:尚缺乏在儿童中使用本药的经验,不推荐使用。

**（二）保护胃黏膜药**

1. 胶体铋剂

（1）胶体果胶铋：本药可在胃黏膜表面形成一层牢固的保护膜，增强胃黏膜的屏障作用，也可沉积于幽门螺杆菌的细胞壁，导致其细胞壁破裂，并抑制细菌酶的活性，干扰细菌代谢，使细菌对人体的正常防御功能变得更敏感，从而起到杀灭幽门螺杆菌、提高消化性溃疡的愈合率和降低复发率的作用。此外，还可刺激胃肠黏膜上皮细胞分泌黏液，促进上皮细胞的自身修复。与 $H_2$ 受体拮抗剂同时服用会降低本药的疗效，不宜与其他铋制剂同时服用，且不宜大剂量长期服用本药。

（2）复方铝酸铋：本药口服后可在溃疡表面形成一层保护性的铋肽复合物膜，碳酸氢钠和碳酸氢镁可中和部分胃酸，从而防止胃酸和胃蛋白酶对胃黏膜的侵蚀和破坏，促进黏膜再生和溃疡愈合。

（3）枸橼酸铋钾：该药遇胃酸可形成坚固的氧化铋薄膜，保护胃黏膜，促进溃疡愈合，并有轻微的抗幽门螺杆菌作用，可用于各种消化性溃疡及幽门螺杆菌相关性胃炎。婴幼儿、肾功能不全、急性胃黏膜病变应禁用。正处于急性胃黏膜病变时的患者不推荐使用本药。本药不宜大剂量长期服用，连续用药不宜超过 2 个月。长期使用本药的患者应注意体内铋的蓄积。儿童慎用本药。

2. 前列腺素及其衍生物　米索前列醇为前列腺素 E 的衍生物，除了有胃黏膜保护和抑制胃酸的作用外，还有增加碳酸氢根分泌的作用，可用于各种消化性溃疡和预防药物性胃损伤。尚不明确本药的活性代谢物是否可经乳汁排泄，其代谢产物米索前列酸可引起婴儿严重腹泻。儿童使用本药的有效性和安全性尚未确定。

3. 其他保护胃黏膜药

（1）硫糖铝：本药对严重十二指肠溃疡的效果较差，用药之前应检查胃溃疡的良、恶性。$H_2$ 受体拮抗剂可干扰本药的药理作用，本药也可减少西咪替丁的吸收，通常不主张两者合用。但临床为缓解溃疡疼痛也可合并应用。

（2）甘草锌：该药为甘草中提取的有效成分，能促进胃黏膜增生，用于各种消化性溃疡及缺锌的患者。该药有皮质激素样作用，故心、肾功能不全以及高血压患者慎用；仅适用于年长的儿童。可用于儿童畏食、异食癖、生长发育不良、肠病肢端性皮炎及其他儿童锌缺乏症。

（3）瑞巴派特：儿童用药的安全性尚未确立，用药经验少。

**（三）促动力药**

1. 莫沙必利　儿童用药的安全性尚未确立，建议儿童慎用本药。

2. 多潘立酮　1 岁以下的患儿由于代谢和血脑屏障功能发育尚不完全，使用药物时不能完全排除发生中枢神经系统不良反应的可能性，故应慎用。但需要使用时，应密切监护。儿童口服给药时，建议使用本药混悬液。儿童使用未稀释的注射剂时可导致注射部位疼痛，应予生理盐水稀释后注射。

**（四）胃肠解痉药**

1. 硫酸阿托品　婴幼儿对本药的反应极为敏感，特别是痉挛性麻痹和脑损伤的儿童，反应更强。环境温度较高时，因闭汗有体温急剧升高的风险，治疗时应严密观察，建议儿童慎用本药。本药用于治疗儿童屈光不正时可出现毒性反应，故儿童用药宜选眼膏或浓度较低的滴眼液，以减少全身吸收。用药后立即将过多的药液或眼膏擦拭。

2. 曲美布汀　缺乏儿童用药的安全性资料,建议慎用。

3. 匹维溴铵　用于儿童的经验不足,建议禁用。

（五）泻药

1. 比沙可啶　6 岁以下的儿童禁用本药片剂,新生儿禁忌直肠给药。用于儿童时应考虑到本药可能妨碍正常的排便反射功能。

2. 鲁比前列素　儿童用药的安全性和有效性尚未确立。

（六）止泻药

1. 复方地芬诺酯　本药可导致新生儿和幼儿呼吸抑制,2 岁以下的儿童禁用,但 2 岁以上的儿童应用仍应十分谨慎,因易出现迟发性地芬诺酯中毒,而且儿童对本药的反应也有很大的变异性。使用本药时,必须考虑患儿的营养状况和药物的水解度。

2. 洛哌丁胺　5 岁以下儿童禁用,12 岁以下儿童慎用。

3. 蒙脱石　本药可促进肠黏膜细胞的吸收功能,减少其分泌,缓解幼儿由于双糖酶降低或缺乏造成糖脂消化不良而导致的渗透性腹泻。此外,本药不被胃肠道吸收,故不进入血液循环,对肝、肾、中枢神经及心血管等无影响。

4. 消旋卡多曲　不推荐儿童使用胶囊剂,儿童使用本药颗粒,仅作为口服补液或静脉补液的辅助治疗;可以和水、食物或母乳一起服用,但须混合均匀,不能一次服用双倍剂量。肝、肾功能不全者禁用颗粒剂。

（七）止吐药

1. 甲氧氯普胺　儿童不宜长期大量应用,否则容易出现锥体外系反应。

2. 昂丹司琼　在不卧床的条件下行扁桃体切除术时,儿童使用本药预防呕吐,可能掩盖隐匿性出血症状。

3. 托烷司琼　2 岁以上的儿童应用本药预防肿瘤化疗引起的恶心、呕吐的经验较丰富,但尚无应用于儿童手术后恶心、呕吐的相关经验,故暂不推荐儿童使用本药。

4. 格拉司琼　2 岁以下儿童的用药情况尚不明确。

5. 雷莫司琼　缺乏儿童用药的经验,儿童用药的安全性尚未确定。

（八）利胆药

1. 熊脱氧胆酸　儿童使用本药的有效性和安全性尚不清楚,建议慎用。

2. 曲匹布通　早产儿、新生儿、婴儿用药的安全性和有效性尚未确定,建议慎用本药。

3. 茴三硫　本药不适用于儿童。

4. 托尼萘酸　尚无儿童用药的安全性和有效性资料,不推荐儿童使用。

（九）助消化药

1. 乳酶生　本药在肠内能分解糖类生成乳酸,使肠内酸度增高,从而抑制肠内腐败菌繁殖,并能防止蛋白质发酵,减少肠内产气,有促进消化和止泻的作用。

2. 乳酸菌素　口服后在肠内能分解糖类生成乳酸,使肠内酸度增高,促使主细胞分泌的胃蛋白酶原转化为胃蛋白酶,还能提高胃蛋白酶活性,同时抑制肠内腐败菌繁殖,防止蛋白质发酵,减少肠内产气,从而调节肠道微生物生态平衡。

3. 胰酶　本药在肠液中可消化淀粉、蛋白质及脂肪,从而起到促进消化和增进食欲的作用。西咪替丁能抑制胃酸分泌,增加胃和十二指肠内的 pH,故能防止胰酶失活,增强口服胰酶的疗效。

### （十）微生态调节剂

1. 双歧杆菌活菌 口服后直接寄生于肠道,成为肠道内正常的生理性细菌。可抑制肠道内肠杆菌科的多种细菌过量增殖,调整肠道菌群平衡。可与肠黏膜上皮细胞特异性结合,并与其他厌氧菌结合共同且占据肠黏膜壁表面,形成生物膜屏障,阻止致病菌定植和入侵。本药还可合成多种维生素及叶酸等,补充人体营养。

2. 双歧杆菌、嗜酸乳杆菌、肠球菌三联活菌 3种细菌分别定植在肠道的上、中、下部位,以不同的速度进行繁殖,其作用快而持久。通过调节肠道微生态平衡达到治疗腹泻的目的,且少有不良反应。

### （十一）肝病辅助用药

1. 肌苷 可用于各种急、慢性肝炎,肝硬化。但与氯霉素、双嘧达莫、硫喷妥钠有配伍禁忌,可与氨基酸、各种维生素制剂混合静脉滴注。不良反应很少,偶有轻微腹痛、胃部不适、反酸等。

2. 还原型谷胱甘肽 可用于各种肝炎、肝硬化,特别是用于预防和治疗药物性肝损伤。

3. 门冬氨酸钾镁 用于急、慢性肝炎,重症肝炎。高血钾、肾功能不全者禁用;需稀释后缓慢静脉滴注。

4. 联苯双酯 具有明显的降低 GPT 的作用,用于迁延性、慢性肝炎和药物性肝炎引起的 GPT 持续升高。慢性活动性肝炎、肝硬化时应慎用,否则可能会掩盖病情。

5. 甘草酸二铵 新生儿、婴幼儿的用药剂量和不良反应尚未确定,不推荐使用本药。

6. 多烯磷脂酰胆碱 本药注射液中含有苯甲醇,新生儿和早产儿禁用。

7. 苦参素 尚无儿童用药的经验,应慎用。

### （十二）炎性肠病用药

1. 美沙拉秦 2岁以下的儿童不宜使用。

2. 柳氮磺吡啶 因本药可与胆红素竞争在血浆蛋白上的结合部位,而新生儿的乙酰转移酶系统未发育完整,磺胺的游离血药浓度增高,以致增加胆红素脑病发生的风险,因此该类药在新生儿及2岁以下的儿童应禁用。

（王婧雯　文爱东）

## 参 考 文 献

［1］ GREEN J.Enhancing assertiveness in district nurse specialist practice.British journal of community nursing, 2016,21(8):400-403.

［2］ HUNT C M,SPENCE M,MCBRIDE A.The role of boundary spanners in delivering collaborative care:a process evaluation.BMC family practice,2016,17(1):96.

［3］ NEWPORT D J,CALAMARAS M R,DEVANE C L,et al.Atypical antipsychotic administration during late pregnancy:placental passage and obstetrical outcomes.The American journal of psychiatry,2007,164:1214-1220.

［4］ 王萌萌,庞艳玉,王先利,等.复旦大学附属妇产科医院 609 份药品说明书中有关妊娠期及哺乳期妇女用药标注调查.中国医院用药评价与分析,2014(9):831-834.

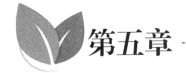

# 第五章

# 食管疾病

## 第一节 胃食管反流病

### 一、定义与流行病学

胃食管反流病(gastroesophageal reflux disease,GERD)是指过多的胃、十二指肠内容物反流入食管引起胸骨后烧灼感症状,根据是否导致食管黏膜糜烂、溃疡,分为反流性食管炎(reflux esophagitis,RE)及非糜烂性反流病(nonerosive reflux disease,NERD)。反流物还可导致咽喉、气管等食管以外的组织受损害,出现食管外症状。

胃食管反流病是一种全球性疾病。2014年一项荟萃分析结果显示:北美人群 GERD 发病率为 18.1%~27.8%,欧洲发病率为 8.8%~25.9%,东亚地区约为 2.5%~7.8%,中东地区为 8.7%~33.1%,澳大利亚为 11.6%,南美为 23.0%。随着年龄增长,GERD 发病率增加,40~60 岁为发病高峰年龄,且无男女性别差异。与西方国家相比,亚洲地区的胃食管反流病发病率较低,但近年来有上升趋势,且多为 NERD,Barrett 食管和食管狭窄较少见。

### 二、病因与发病机制

GERD 是由多种因素造成的以食管下括约肌(lower esophageal sphincter,LES)功能障碍为主的胃食管动力障碍性疾病,直接损伤因素是胃酸、胃蛋白酶及胆汁(非结合胆盐和胰酶)等反流物。

#### (一)抗反流屏障结构与功能异常

贲门失弛缓症术后、食管裂孔疝、腹内压增高(如妊娠、肥胖、腹水、呕吐、负重劳动等)及长期胃内压增高(如胃扩张、胃排空延迟等)均可使 LES 结构受损;上述部分原因、某些激素(如胆囊收缩素、胰高血糖素、血管活性肽等)、食物(如高脂餐、巧克力等)、药物(如钙通道阻滞剂、地西泮等)可引起 LES 功能障碍或一过性 LES 松弛;当食管清除能力和黏膜屏障功能不足以抵抗反流物的损伤时,则可致病。

#### (二)食管清除能力降低

常见于导致食管蠕动和唾液分泌异常的疾病或病理生理过程,如干燥综合征等。食管裂孔疝时,部分胃经膈食管裂孔进入胸腔,除改变 LES 结构外,也可降低食管对反流物的清除,导致 GERD 的发生。

**（三）食管黏膜屏障功能降低**

长期吸烟、饮酒等刺激性食物或药物将使食管黏膜无法抵御反流物的损害。

## 三、病理表现

反流性食管炎患者食管黏膜镜下可见糜烂及溃疡。组织病理学改变可有①复层鳞状上皮细胞层增生；②固有层内中性粒细胞浸润；③食管下段鳞状上皮被化生的柱状上皮替代，称为 Barrett 食管。部分 NERD 患者食管鳞状上皮细胞间隙增宽。

## 四、临床表现与辅助检查

### （一）临床表现

胃食管反流病的临床表现多样、轻重不一，主要表现有：

1. 食管症状

（1）典型症状：胃灼热和反流是本病最常见的症状，而且具有特征性，因此被称为典型症状。反流是指胃内容物在无恶心和不用力的情况下涌入咽部或口腔的感觉，含酸味或仅为酸水时称为反酸。胃灼热是指胸骨后或剑突下烧灼感，常由胸骨下段向上延伸。胃灼热和反流常在餐后 1 小时出现，卧位、弯腰或腹压增高时可加重，部分患者胃灼热和反流症状可在夜间入睡时发生。

（2）非典型症状：指除胃灼热和反流之外的食管症状。胸痛由反流物刺激食管引起，疼痛发生在胸骨后；严重时可为剧烈刺痛，可放射到后背、胸部、肩部、颈部、耳后，有时酷似心绞痛，可伴有或不伴有胃灼热和反流。由 GERD 引起的胸痛是非心源性胸痛的常见病因。吞咽困难见于部分患者，可能是由于食管痉挛或功能紊乱，症状呈间歇性，进食固体或液体食物均可发生。少部分患者吞咽困难是由食管狭窄引起的，此时吞咽困难可呈持续性或进行性加重。有严重食管炎或并发食管溃疡者可伴吞咽疼痛。

2. 食管外症状　由反流物刺激或损伤食管以外的组织或器官引起，包括无季节性发作性夜间哮喘、咳嗽、醒后声嘶等。对一些病因不明、久治不愈的上述疾病患者，要注意是否存在 GERD，伴有胃灼热和反流症状有提示作用。但与反流有关的哮喘患者近 50% 并无胃灼热症状。一些患者诉咽部不适，有异物感、棉团感或堵塞感，但无真正的吞咽困难，称为癔球症，近年研究发现部分患者也与 GERD 相关。严重者可有反复发作的吸入性肺炎，甚至出现肺间质纤维化。

3. 并发症

（1）上消化道出血：反流性食管炎患者因食管黏膜糜烂及溃疡可以导致上消化道出血，临床表现可有呕血和 / 或黑便以及不同程度的缺铁性贫血。

（2）食管狭窄：食管炎反复发作致使纤维组织增生，最终导致瘢痕狭窄。

（3）Barrett 食管：Barrett 食管内镜下的表现为正常呈现均匀粉红带灰白的食管黏膜出现胃黏膜的橘红色，分布可为环形、舌形或岛状。Barrett 食管可发生在反流性食管炎的基础上，亦可不伴有反流性食管炎。Barrett 食管是食管腺癌的癌前病变，其腺癌的发生率较正常人高 30~50 倍。

### （二）辅助检查

1. 内镜检查　内镜检查是诊断反流性食管炎的最准确的方法，发现糜烂性病灶的诊特异性为 90%~95%,并能判断反流性食管炎的严重程度和有无并发症,结合活检可与其他原因引起的食管炎和其他食管病变(如食管癌等)相鉴别。内镜下无反流性食管炎不能排除胃食管反流病。根据内镜下所见食管黏膜的损害程度进行反流性食管炎的分级,有利于病情判断及指导治疗。目前多采用洛杉矶分级法:

正常:食管黏膜没有破损。

A 级:1 个或 1 个以上食管黏膜破损,长径 <5mm。

B 级:1 个或 1 个以上黏膜破损,长径 >5mm,但没有融合性病变。

C 级:黏膜破损有融合,但 <75% 的食管周径。

D 级:黏膜破损融合,至少达到 75% 的食管周径。

2. 24 小时食管 pH 监测　是诊断胃食管反流病的重要检查方法。应用便携式 pH 记录仪在生理状态下对患者进行 24 小时食管 pH 连续监测,可提供食管是否存在过度酸反流的客观证据,并了解酸反流的程度及其与症状发生的关系。常用的观察指标包括 24 小时内 pH<4 的总百分时间、pH<4 的次数、持续 5 分钟以上的反流次数以及最长反流时间等指标。但要注意在行该项检查前 3 日应停用抑酸药与促胃肠动力药。

3. 食管吞钡 X 线检查　该检查对诊断反流性食管炎的敏感性不高,对不愿接受或不能耐受内镜检查者行该检查,其目的主要是排除食管癌等其他食管疾病。严重的反流性食管炎可发现阳性 X 线征。

4. 食管滴酸试验　在滴酸过程中,出现胸骨后疼痛或胃灼热的患者为阳性,且多在滴酸的最初 15 分钟内出现。

5. 食管测压　可测定 LES 的长度和部位、LES 压、LES 松弛压、食管体部压力及食管上括约肌压力等。LES 静息压为 10~30mmHg,如 LES 压 <6mmHg 易导致反流。当胃食管反流病内科治疗效果不好时可作为辅助性诊断方法。

## 五、诊断与鉴别诊断

### (一) 诊断

胃食管反流病的诊断是基于:①有反流症状;②内镜下可能有反流性食管炎的表现;③食管过度酸反流的客观证据。

如患者有典型的胃灼热和反酸症状,可作出胃食管反流病的初步临床诊断。内镜检查如发现有反流性食管炎并能排除其他原因引起的食管病变,本病的诊断可成立。对有典型症状而内镜检查阴性者,行 24 小时食管 pH 监测,如证实有食管过度酸反流,诊断成立。

### (二) 鉴别诊断

1. 内镜下食管炎应与真菌性食管炎、药物性食管炎相鉴别。

2. 以胸痛为主要症状的应与冠心病相鉴别。

3. 吞咽困难应考虑是否有食管癌、贲门失弛缓症。

4. 非典型症状患者应排除原发性咽喉及肺部疾病。

## 六、治疗方案

GERD 治疗的主要目标是缓解症状、改善患者健康相关的生活质量、治愈食管炎、预防症状复发,以及防止或治疗 GERD 相关的并发症。

**（一）一般治疗**

改变生活方式是 GERD 治疗的一部分。

1. 超重和肥胖患者应控制体重，少食多餐，避免夜宵，避免触发因素，采用睡眠定位装置。

2. 有 LES 结构受损或功能异常的患者，白天进餐后不宜立即卧床；为了减少卧位及夜间反流，睡前 2 小时内不宜进食，可将床头抬高 15~20cm。

3. 注意减少引起腹压增高的因素，如肥胖、便秘、紧束腰带等；应避免进食使 LES 压降低的食物，如高脂肪、巧克力、咖啡、浓茶等；避免应用降低 LES 压的药物及引起胃排空延迟的药物，如硝酸甘油、钙通道阻滞剂及抗胆碱药等。

4. 戒烟及禁酒。

**（二）内镜下治疗及手术治疗**

1. 内镜下治疗　目前用于 GERD 的内镜下治疗手段主要分为射频治疗、注射或置入技术和内镜腔内胃食管成形术 3 类。其中射频治疗和经口不切开胃底折叠术（transoral incisionless fundoplication，TIF）是近年来研究的热点。射频治疗的长期有效性仍需进一步的研究证实。

2. 抗反流手术治疗　抗反流手术是不同术式的胃底折叠术，目的是阻止胃内容反流入食管。抗反流手术的疗效与 PPI 相当，但术后有一定的并发症。因此，对于那些需要长期使用大剂量 PPI 维持治疗的患者，可以根据患者的意愿来决定抗反流手术。对确诊由反流引起的严重呼吸道疾病的患者，PPI 疗效欠佳者，可考虑抗反流手术。不建议对非酸反流者行手术治疗。

**（三）药物治疗**

治疗的主要目标是缓解症状、改善患者健康相关的生活质量、治愈食管炎、预防症状复发，以及防止或治疗 GERD 相关的并发症。

1. 抑酸药　抑酸药可有效降低损伤因素的作用，是目前治疗 GERD 的主要措施。

（1）PPI：对初次接受治疗的患者或有食管炎的患者宜以 PPI 治疗，以求迅速控制症状、治愈食管炎。

PPI 能够特异性和非竞争性地作用于 $H^+$，$K^+$-ATP 酶，阻断各种原因所致的壁细胞泌酸的共同最终环节，具有强力的抑酸作用，抑制胃酸分泌。通过降低胃酸分泌，提高反流物的 pH，进而降低对食管黏膜的损伤，用于反流性食管炎。PPI 的抑酸作用强，疗效优于组胺 $H_2$ 受体拮抗剂（$H_2RA$），适用于症状重、有严重食管炎的患者。一般按治疗消化性溃疡的常规用量，在餐前 30~60 分钟服用，疗程至少 8 周。对个别疗效不佳者可加倍剂量或与促胃肠动力药联合使用，并适当延长疗程。合并食管裂孔疝的 GERD 患者以及重度食管炎（LA C、D 级）患者，PPI 的剂量通常需要加倍。PPI 停药后症状复发、重度食管炎（LA C、D 级）患者通常需要 PPI 长程维持治疗。NERD 及轻度食管炎（LA A、B 级）患者可采用按需治疗，PPI 为首选药物，抗酸药也是可选药物。

常用的质子泵抑制剂包括奥美拉唑（omeprazole）、兰索拉唑（lansoprazole）、泮托拉唑（pantoprazole）、雷贝拉唑（rabeprazole）、埃索美拉唑（esomeprazole）。奥美拉唑为一线治疗药物，口服 20~40mg/d，4~6 周可治愈，并可显著降低食管内酸度。兰索拉唑口服 30mg/d 与奥美拉唑 20mg/d 的疗效相同，但在缓解症状方面优于奥美拉唑。泮托拉唑口服 40mg/d 与奥美拉唑 20mg/d 的疗效相似。雷贝拉唑口服 20mg/d 与奥美拉唑 20mg/d 的疗效相似,抑酸作用要比奥美拉唑强,口服 20mg/d 对白天或夜间发生的严重(甚至非常严重)胃灼热症状的缓解作用要优于奥美拉唑 40mg/d,能在服药后 24 小时即有非常显著的持续抑酸效果,已成为国内对 GERD 症状控制按需治疗的 PPI。埃索美拉唑口服 40mg/d 的愈合率要比奥美拉唑高,具有更快、更强、更持久的抑酸能力。

尽管 PPI 的抑酸能力强,仍有部分患者经标准剂量的 PPI 治疗后症状不能缓解。可能的原因有:①患者的依从性差,服药不正规;②个体差异;③存在夜间酸突破(NAB);④内脏高敏感;⑤有非酸反流。治疗这些难治性 GERD 的方法包括调整 PPI 的用法、规范对患者的教育及提高非酸反流的监测手段,进行食管阻抗-Hp 监测及内镜检查等进行评估,若反流监测提示难治性 GERD 患者仍存在与症状相关的酸反流,可在权衡利弊后行外科手术治疗或加用抗一过性食管下括约肌松弛(transient lower esophageal sphincter relaxations,TLESR)治疗。NAB 是 GERD 治疗中的一个难点,是指在每天早、晚餐前服用 PPI 治疗的情况下,夜间胃内 pH<4 的持续时间 >1 小时。常用的解决方法包括调整 PPI 的用量、睡前加用 $H_2RA$ 等。

胃肠道反应为 PPI 最常见的不良反应,主要表现为腹痛、腹泻、便秘、恶心、呕吐等。长期大剂量使用质子泵抑制剂会导致多种严重的不良反应,如引起低镁血症、骨折、难辨梭菌感染、肺炎、胃癌风险、肌病和横纹肌溶解症等,并影响氯吡格雷等药物的治疗安全性。长期使用质子泵抑制剂会抑制机体对钙的吸收,从而干扰骨代谢,导致骨质疏松症或骨折,对老年患者尤其明显。PPI 长期使用可以增加艰难梭状芽孢杆菌感染的风险。

PPI 可导致某些药物的吸收减弱,如灰黄霉素、维生素 $B_{12}$、铁盐等。西方国家早期研究认为 PPI 与抗血小板药联用增加心血管事件发生率,我国尚无高质量研究。

(2)$H_2RA$:$H_2$ 受体拮抗剂能选择性地拮抗壁细胞膜上的 $H_2$ 受体,减少 24 小时胃酸分泌的 50%~70%,但不能有效抑制进食刺激引起的胃酸分泌,因此适用于轻、中症患者。可按治疗消化性溃疡的常规用量,分次服用,疗程 8~12 周。增加剂量可提高疗效,同时亦增加不良反应。$H_2$ 受体拮抗剂包括西咪替丁、雷尼替丁、法莫替丁、尼扎替丁等。

2. 促胃肠动力药　如多潘立酮、莫沙必利、伊托必利等。这类药物可能通过增加 LES 压力、改善食管蠕动功能、促进胃排空,从而减少胃内容物食管反流及其在食管的暴露时间。由于这类药物的疗效有限且不确定,因此只适用于轻症患者,或作为与抑酸药合用的辅助治疗。

3. 抗酸药　仅用于症状轻、间歇发作的患者作为临时缓解症状用。每周少于 2 次发生的不频繁胃灼热可用 OTC 药物(抗酸药或藻酸盐与抗酸药合用)暂时缓解症状,每周 1 次或更少地服用。

**(四)维持治疗**

GERD 具有慢性复发倾向,为减少症状复发,防止食管炎复发引起的并发症,可给予维持治疗。停药后很快复发且症状持续者往往需要长程维持治疗;有食管炎并发症如食管溃疡、食管狭窄、Barrett 食管者需要长程维持治疗。PPI 和 $H_2RA$ 均可用于维持治疗,PPI 的效果更优。维持治疗的剂量因患者而异,以调整至患者无症状的最低剂量为适宜剂量;对无食管炎的患者也可考虑采用按需维持治疗,即有症状时用药,症状消失时停药。

## 七、药学监护要点

PPI 是治疗 GERD 的首选药物,并将 8 周常规剂量的 PPI 作为初始治疗方案。PPI 初始治疗应 1 次 /d,早餐前服用。1 次 /d 效果欠佳者,尤其对夜间症状者,可改为 2 次 /d。对 PPI 反应欠佳者,增加剂量或改为 2 次 /d 或换用其他种类的 PPI 可改善症状。

$H_2$ 受体拮抗剂($H_2$RA)适用于轻中度胃食管反流病的治疗。但症状缓解时间短,服药 4~6 周后大部分患者出现药物耐受,导致疗效不佳。

经初始治疗 8 周,通常需采取维持治疗,方法有减量维持、间歇维持、按需治疗三种。关于采用哪种方法,需要根据患者症状及食管炎分级来选择药物及剂量。减量维持:减量使用 PPI,每日 1 次,以维持症状持久缓解,预防食管炎复发;间歇治疗:PPI 剂量不变,通常隔日服药,3 日一次或周末疗法,因间隔时间过长,抑酸效果较差,不提倡使用;按需治疗:仅在出现症状时用药症状消失后即停药。

在 GERD 治疗中,对 PPI 治疗依从性差的患者并不少见,因此,对所有 PPI 治疗失败的患者在进一步检查前都应做依从性评估,并优化 PPI 使用。在药物的选择方面,抑酸强度高、个体间代谢速率差异小的 PPI 是优选。

GERD 者若单用抑酸药物效果不理想,可考虑联用促胃肠动力药。

在常规剂量 PPI 基础上,加用 $H_2$ 受体拮抗剂能改善部分难治性胃食管反流或夜间酸反流的症状。

## 八、案例分析

案例 1　患者,女,45 岁,工人。主诉"间断反酸、胃灼热 2 年,伴吞咽疼痛,偶有上腹部隐痛"。查体:一般情况尚可。心、肺未见明显异常,腹平软,上腹部轻压痛,无反跳痛及肌紧张,未扪及包块,移动性浊音阴性,肠鸣音 4 次 /min,双下肢无水肿。胃镜提示食管下段黏膜条索状充血糜烂,胃镜诊断为反流性食管炎(LA B 级)。B 超未见明显异常。既往无冠心病、高血压等慢性病病史。

诊断:反流性食管炎。

处方:奥美拉唑镁肠溶片 20mg×7 片,用法为每次 20mg p.o.q.d.。

分析与结果:该患者为反流性食管炎,胃镜显示食管糜烂。根据《2014 年中国胃食管反流病专家共识意见》,对于伴有食管炎的胃食管反流病患者,质子泵抑制剂为首选药物,一般推荐标准剂量持续使用 8 周,糜烂性食管炎患者的内镜愈合率可达到 90% 左右。奥美拉唑是最早用于临床的质子泵抑制剂,具有脂溶性,呈弱碱性,易浓集于酸性环境中,能特异性地作用于胃壁细胞质子泵所在部位,抑制胃液中产生胃酸的最后环节——$H^+,K^+$-ATP 酶。该抑制作用呈剂量依赖性,具有强大的抑制基础胃酸和各种刺激引起的胃酸分泌的功能,防治因胃酸反流而对食管造成的损伤。

治疗 8 周后患者的症状得以缓解,复查胃镜食管糜烂痊愈。

案例 2　患者,女,65 岁,退休教师。间断胸骨后烧灼感、隐痛 1 年,无腹痛、恶心、呕吐等,无明显的心慌、胸闷气短等。查体未见明显异常。胸片显示心胸比略大。心电图显示左室高电压。胃镜检查显示食管下段可见条索状充血、糜烂,胃黏膜未见异常,内镜诊断为反流性食管炎(LA B 级)。既往高血压病史 10 余年,每日服用硝苯地平缓释片控制血压,平素血压控制在 110~130/70~98mmHg。

诊断:反流性食管炎;高血压。

处方:泮托拉唑钠肠溶片 20mg×14 片,用法为每次 20mg p.o. q.d.,晨起空腹口服。

分析与结果:本例为老年女性患者,既往高血压,口服硝苯地平缓释片控制,内镜诊断为反流性食管炎,根据治疗原则应使用 PPI 治疗。泮托拉唑对细胞色素 P450 的亲和力较低,当与其他通过 P450 酶系代谢的药物(如本例患者日常服用的"硝苯地平")配伍使用时有 Ⅱ 相代谢途径,从而不易发生药物代谢酶系的竞争性作用,减少体内的药物间相互作用。本患者服用硝苯地平治疗高血压,平素血压控制稳定,使用泮托拉唑可以减小 PPI 与硝苯地平的相互作用,在有效维持血压稳定的前提下治疗反流性食管炎。

患者的症状明显缓解,血压控制良好,持续治疗 8 周复查胃镜食管炎痊愈。

案例 3　患者,女,69 岁。反酸、胃灼热 2 年余,以凌晨 2 点左右为重,常于凌晨醒来,饮水后症状可缓解,夜间睡眠差。服用奥美拉唑 20mg,早、晚各 1 次,治疗 1 周,效果不佳。查体未见明显异常,既往体健,无慢性病病史。胃镜检查提示轻度食管炎。

诊断:反流性食管炎。

处方:奥美拉唑肠溶片 20mg×30 片,用法为 40mg p.o. b.i.d.;法莫替丁胶囊 20mg×30 粒,用法为 20mg q.d.,睡前口服。

分析与结果:夜间酸突破是 GERD 的重要发病机制,是指在每天早、晚餐前服用 PPI 的情况下,夜间胃内 pH<4 的时间 >1 小时的现象。发生机制主要包括:①夜间质子泵更新激活,逃逸质子泵抑制剂;②夜间睡眠期缺少相应的食物刺激,激活的质子泵少,而质子泵抑制剂仅对壁细胞上激活的质子泵产生抑制,对未激活的则无作用,故质子泵抑制剂的抑酸作用降低;③夜间迷走神经兴奋性高,胃酸分泌增多。$H_2$ 受体拮抗剂可以抑制迷走神经兴奋性与组胺活性,降低胃内酸度。控制夜间酸突破的措施包括调整 PPI 的用量、睡前加用 $H_2RA$、使用半衰期更长的 PPI 等。对于本患者以夜间症状为主,因此睡前加用 $H_2RA$ 有望改善其夜间酸反流症状。

服药 1 周后患者的症状缓解,持续治疗 1 个月,症状完全控制。

案例 4　患者,男,68 岁。上腹及胸骨后烧灼感 2 个月,无纳差、腹胀、嗳气等,大小便正常。半年前因急性心肌梗死行冠状动脉支架植入术,后服用小剂量阿司匹林及氯吡格雷双联抗血小板治疗。查体:一般情况可,皮肤和巩膜无黄染,浅表淋巴结无肿大,腹部平软,上腹轻压痛,肝、脾未及,肠鸣音可。血常规正常。心电图提示陈旧性前壁心肌梗死。胃镜提示食管下段散在片状充血,胃窦部黏膜可见散在陈旧性出血。内镜诊断为反流性食管炎(LA A 级),糜烂性胃炎(平坦型)。

诊断:反流性食管炎;糜烂性胃炎;陈旧性心肌梗死,PCI 术后。

处方:奥美拉唑肠溶片 20mg×7 片,用法为 20mg p.o. q.d.。

分析:奥美拉唑可有效抑制胃酸分泌,减轻反流性食管炎的症状。但因本患者 PCI 术后正在使用氯吡格雷抗凝,该药为前体药物,主要通过细胞色素 P450(CYP2C19)代谢后才能产生活性,而奥美拉唑在代谢时可以与其竞争 CYP2C19,可能使氯吡格雷的药效降低。曾有研究提示氯吡格雷联合使用奥美拉唑可增加心肌再梗死的风险,故不推荐两药联用。

分析与结果:对于使用氯吡格雷的患者,应该选用对 CYP2C19 抑制作用较弱的 PPI。泮托拉唑与 CYP2C19 的亲和力较低,且有 Ⅱ 相代谢途径,对经肝药酶代谢的药物影响较小,可选用。建议更换 PPI 为泮托拉唑钠肠溶胶囊。处方:泮托拉唑钠肠溶胶囊 40mg×7 粒,用法为 40mg p.o. q.d.。

服药 1 周后,患者的临床症状缓解,嘱患者继续用药维持。

## 第二节 贲门失弛缓症

### 一、定义与流行病学

贲门失弛缓症（achalasia）是以 LES 松弛异常及食管体部缺乏推进性蠕动为特征的食管运动功能障碍性疾病，是最早为人类所认识和肯定的食管动力性疾病。本病为一种少见病，年发病率约为 1/10 万，可发生于任何年龄，但最常见于 30~40 岁。儿童很少发病，男、女的发病率大致相等，较多见于欧洲和北美洲。

### 二、病因与发病机制

本病的病因迄今不明，可能与基因遗传、自身免疫、病毒感染及心理社会因素等有关。一般认为，本病属神经源性疾病。病变可见食管壁内迷走神经及其背核和食管壁肌间神经丛中神经节细胞减少，甚至完全缺如，但 LES 内的减少程度比食管体要轻。动物实验显示，冷冻刺激或切断胸水平以上段的迷走神经（双侧）可引起下端食管缺乏蠕动和 LES 松弛不良；而在切断单侧或下段胸水平以下的迷走神经并不能影响 LES 的功能。由此可见，迷走神经的支配仅止于食管的上段，而食管下端的功能则由食管壁肌间神经丛支配，其神经递质为嘌呤核苷酸和血管活性肠肽（VIP）。有人测得在本病患者 LES 内的 VIP 为 8.5mol/g ± 3.6mol/g，明显低于正常人（95.6mol/g ± 28.6mol/g）。VIP 具有抑制静息状态下 LES 张力的作用。LES 内的 VIP 明显减少，因 LES 失去抑制作用而张力增高，从而引起失弛缓症。

正常吞咽动作开始，LES 即反射性地松弛，其压力下降，以利于食物进入胃腔。当迷走神经功能障碍或食管壁肌内神经丛损害时，LES 压力可上升至 6.67kPa（50mmHg）左右。本病患者在吞咽动作后，压力不下降，LES 亦不能松弛，以致食物不能顺利地进入胃内；加上食管的推动性蠕动不能，不能推动食物前进。于是，大量食物和水分淤积在食管内，直至其重为超过 LES 压力时，才得进入胃内。由于食物滞留，初期食管呈梭状扩张，以后逐渐伸长和弯曲。食管扩张的程度远较食管癌或其他食管疾病所致者为著，其容量最大可达 1L 以上。此外，食管壁尚可有节段性肥厚、炎症、憩室、溃疡或癌变，从而出现相应的临床症状。

### 三、临床表现与辅助检查

**（一）临床表现**

1. 吞咽困难　这是本病最常见、最早出现的症状，几乎所有患者均有不同程度的吞咽困难。起病多较缓慢，但亦可较急，初起可轻微，仅在餐后有饱胀感觉而已。吞咽困难多呈间歇性发作，常因情绪波动、发怒、忧虑、惊骇或进食过冷和辛辣等刺激性食物而诱发。病初症状时有时无、时轻时重，后期则转为持续性。患者多采取慢食、进食时或食后多饮汤水将食物冲下，或食后伸直胸背部、用力深呼吸或屏气等方法以协助咽下动作，使食物进入胃部，保证营养摄入。

2. 胸痛　胸痛是病程早期的常见症状，占 40%~90%，性质不一，可为闷痛、灼痛、针刺痛、割痛或锥痛。疼痛部位多在胸骨后及中上腹，也可在胸背部、右侧胸部、右胸骨缘以及左季肋部。疼痛发作有时酷似心绞痛，甚至舌下含硝酸甘油片后可获缓解。疼痛的发生可能由于食管平滑肌强烈收缩或食物滞留性食管炎所致。

3. 反流  食物反流的发生率可达 90%,随着吞咽困难加重,食管进一步扩张,相当量的内容物可潴留在食管内至数小时或数日之久,而在体位改变时反流出来。从食管反流出来的内容物因未进入胃腔,故无胃内呕吐物的特点,但可混有大量黏液和唾液。在并发食管炎、食管溃疡时,反流物可含有血液。

4. 体重减轻  体重减轻与吞咽困难程度有关。病程长久者仍可有体重减轻、营养不良和维生素缺乏等表现,而呈恶病质者罕见。

5. 其他症状  由于食管下括约肌张力增高,患者很少发生呃逆,为本病的重要特征。在后期病例,极度扩张的食管可压迫胸腔内器官而产生干咳、气急、发绀和声嘶等。

6. 并发症

(1)食管并发症:本病可继发食管炎、食管黏膜糜烂、溃疡和出血、压出型憩室、食管 - 气管瘘、自发性食管破裂和食管癌等。本病的食管癌并发率为 0.3%~20%。综合 1908—1975 年间文献报告的 5 235 例贲门失弛缓症,并发食管癌者 173 例,平均发生率为 3.3%,显著高于一般人群,应予重视。

(2)呼吸道并发症:患者长期反流容易造成吸入性呼吸道感染,食管反流物被呼入气道时可引起支气管和肺部感染,尤其在熟睡时更易发生。约 1/3 的患者可出现夜间阵发性呛咳或反复呼吸道感染。

**(二)辅助检查**

1. X 线钡餐检查  对本病的诊断与鉴别诊断最为重要。动态造影可见食管的推进性收缩波消失,其收缩呈紊乱及非蠕动性。钡剂常难以通过贲门部而潴留于食管下端,并显示为 1~3cm 长的、对称的、黏膜纹正常的鸟嘴样狭窄,其上段食管呈现不同程度的扩张与弯曲,无蠕动波。如给予热饮、舌下含服硝酸甘油片或吸入亚硝酸异戊酯,可见食管贲门弛缓;如给予冷饮,则使贲门更难以松弛。潴留的食物残渣可在钡餐造影时呈现充盈缺损。

2. 食管测压  食管压力测定是一种简便、安全的食管功能检查方法,从病理生理角度反映食管运动,有助于确定贲门失迟缓症的诊断,尤其是对食管吞钡检查阴性患者。其特征表现为 LES 高压、吞咽时 LES 松弛不全、食管体部腔内压升高等。目前,有研究表明使用高分辨率动力测量系统(HRM)可辨别出 3 种截然不同的模式,且不同类型的贲门失弛缓的治疗效果亦不同。3 种子类型分别定义为失弛缓症类型Ⅰ(典型型),在 10 次吞咽测试中有 8 次及 8 次以上没有高于 30mmHg 的食管末端增压;失弛缓症类型Ⅱ(压缩型),至少有 2 次吞咽测试是 >30mmHg 的平底食管增压;失弛缓症类型Ⅲ的患者(痉挛型)有 2 次或 2 次以上的痉挛收缩,有或没有周期性的分割增压。3 种失弛缓症子类型之间不同的临床特点说明,应用 HRM 进行再分类可能会增强未来对失弛缓症预期疗效的研究。

3. 内镜检查  对本病的诊断帮助不大,主要用于本病与食管、贲门癌等其他导致吞咽困难及食管下段狭窄的疾病之间的鉴别诊断。检查时可见食管体部扩张或扭曲变形,食管腔内有食物潴留,LES 间歇开放,进镜时虽有阻力,但仍能通过。如内镜通过困难或无法通过,要警惕 LES 部位的肿瘤。

## 四、诊断与鉴别诊断

**(一)诊断**

有吞咽困难、食物反流和胸骨后疼痛等本病的典型临床表现,有食管 X 线钡餐检查及食管测压特征性表现,就可作出诊断。

### (二) 鉴别诊断

1. 弥漫性食管痉挛 本病同为一种原发性食管动力障碍性疾病,X 线钡餐检查时可见蠕动波,仅达主动脉弓水平,食管下 2/3 为一种异常强烈的、不协调的、非推进性收缩所取代,因而食管腔出现一系列同轴性狭窄,致使食管呈螺旋状或串珠状表现。

2. 食管恶性肿瘤 本病与食管癌、贲门癌的鉴别诊断最为重要。癌性食管狭窄的 X 线特征为局部黏膜破坏和紊乱;狭窄处呈中度扩张,而本病则常致极度扩张。

3. 食管神经官能症(如癔球症) 大多表现为咽至食管部位有异物阻塞感,但进食并无梗噎症状。

4. 硬皮病 本病患者除皮肤表现外,还常有食管平滑肌损害,表现为食管全程蠕动缺失,但 LES 压力一般无增高,明显的免疫学异常及典型的皮肤损害对诊断有帮助。

## 五、治疗方案

### (一) 一般治疗

贲门失弛缓症患者生活宜有规律,避免情绪紧张,饮食宜细软、少食多餐、细嚼慢咽,避免过冷或过热的食物。部分患者饭后可采用 Valsalva 动作,以促使食物从食管进入胃内,解除胸骨后不适。食管极度扩张者应睡前做食管引流灌洗,并予禁食、输液,及时纠正水、电解质和酸碱平衡紊乱。

在治疗贲门失弛缓症时,应对患者进行生活质量评测,如采用简明健康状况量表 SF-36 对患者的总体健康、活力、社会功能、情感职能和精神健康进行着重分析,对伴有精神心理异常者应加强心理治疗。

### (二) 内镜下治疗

贲门失弛缓症的内镜下治疗包括肉毒杆菌毒素注射治疗(botulinum toxin injection,BTI)、球囊扩张术(PD)、腹腔镜下食管括约肌切开术(Heller 术)、经口内镜下食管肌层切开术(POEM)等。其中,球囊扩张治疗是贲门失弛缓症的一线治疗手段,症状缓解率为 70%~90%,穿孔率为 2.5%~4%;Heller 术是贲门失弛缓症的标准外科治疗方法,可明显改善吞咽困难,住院时间短,术后胃食管反流率低,费用高,有术后并发症;肉毒杆菌毒素注射是内镜治疗贲门失弛缓症的首选方法,近 80% 的患者症状可缓解,约 50% 的患者 6 个月后复发;POEM 是一种新的治疗贲门失弛缓症的切开术式,于 2006 年完成动物实验,2008 年完成首例治疗,我国于 2010 年开始临床使用 POEM,可应用于各种类型的贲门失弛缓症,短期随访治疗效果好。

1. 肉毒杆菌毒素注射治疗

(1)作用机制:BT 是由厌氧杆菌——肉毒杆菌代谢产生的一种产物,能裂解参与含乙酰胆碱突触前囊泡与目标肌肉神经细胞膜接触融合的蛋白(SNAP-25),阻断 LES 神经肌肉接头处突触前乙酰胆碱的释放,导致可逆性的短期肌麻痹,而使肌肉松弛,以缓解症状。

(2)操作方法:给予患者安定镇静,常规上消化道内镜检查,以食管胃黏膜移行处典型的齿状线结构作为判断 LES 的标志,将 LES 分成 4 或 5 个象限,用一个 5mm 的硬化剂注射针分别注入 1~2ml(10~20U/ml)肉毒杆菌毒素注射液,总计 80~100U。

(3)优势及局限:作为非手术治疗,BT 治疗自然对高龄身体素质差以及不适合球囊扩张的患者很有吸引力。但是,该疗法局限于其神经毒素的可逆性,约 50% 的患者治疗后会再复发,需要每隔 6~24 个月重复治疗。需要注意的是,BT 可能使随后的食管肌层切开术复杂化,因而需要谨慎而有选择性地应用该方法。

2. **球囊扩张术**

(1)作用机制:AC 确诊后,在胃食管连接处采用强力扩张技术常被作为首选的非手术一线治疗。治疗的目的是对 LES 造成适度的撕裂,以破坏肌纤维来使其不再完整,解除控制症状。PD 是最多采用的最安全可靠的疗法,以术后 LES 压力 <10mmHg 为治疗有效的标准。

(2)操作方法:该装置包括 3 种不同直径(3.0、3.5 和 4.0cm)的球囊,通常先使用 3.0cm 的球囊,按需逐渐增加球囊的直径进行扩张,即分级 PD。

(3)优势及局限:PD 的效果与性别及年龄有关,男性患者的治疗效果较女性差、年轻患者较老年患者差,可能是由于男性的 LES 收缩能力较女性强、年轻人较老年人强。PD 治疗短期的有效率在 60%~80%,在二次扩张后有效率可达到 90%。需要二次扩张的患者比例在 15%~65%。尽管 PD 的早期有效性不容置疑,但其远期疗效并不理想,甚至在有些情况下疗效并不确切。虽然 PD 有操作简单和创伤小等优点,但其可带来较高的远期复发率及穿孔、肌层纤维化等并发症。

3. **支架置入术** 是经内镜下在 LES 处置入人工金属支架,通过支架持续扩张使 LES 肌纤维断裂,重新塑型,降低压力,建立通道,以利于食团通过,以此来改善患者的营养状态。支架置入分为永久性和暂时性支架置入术 2 种,目前多使用暂时性支架。一般仅用于 AC 疾病晚期,内科治疗无效且不能或不愿行侵入性手术治疗的老年患者。该术有胸痛、反流等并发症的可能性,偶见支架移位导致治疗失败,因此目前应用较少。

4. **经口内镜下食管肌层切开术**

(1)适应证:确诊为 AC 并影响生活质量者;食管明显扩张,甚至呈 S 或 U 形的患者;既往外科 Heller 术和 POEM 治疗失败或症状复发者;术前曾接受过其他治疗(如球囊扩张术、肉毒杆菌毒素注射和支架置入等)的患者,均可接受 POEM 治疗,但手术难度可能较大。

(2)禁忌证:合并有严重的凝血功能障碍、严重的器质性疾病等无法耐受手术者;因食管黏膜下层严重纤维化而无法成功建立黏膜下隧道者;食管下段或食管胃接合处有明显炎症或巨大溃疡者。

(3)操作步骤:①食管黏膜层切开。距胃 - 食管交界处上方 8~10cm 处行食管黏膜下注射,应用海博刀或 Hook 刀纵行切开黏膜层 2cm 显露黏膜下层。②分离黏膜下层,建立黏膜下"隧道"。沿食管黏膜下层自上而下分离,建立黏膜下"隧道",直至胃 - 食管交界处下方胃底约 3cm,尽量靠近肌层进行黏膜下层分离,分离中反复进行黏膜下注射,避免损伤黏膜层。③环形肌切开。胃镜直视下在隧道口下 1~2cm 自上向下纵行切开环形肌至贲门下 2cm,切断环形肌,保留纵形肌。④用金属夹关闭黏膜层切口,胃镜下放置胃肠减压管。

(4)优势及局限:POEM 作为一种新兴的治疗手段,创伤小,治疗窗广泛,具有确切的短期疗效和安全性,已逐渐成为治疗贲门失弛缓症的一线方案。但由于 POEM 技术应用临床不久,治疗的患者数量不多,因此尚无法分析其远期疗效,远期效果如何仍需长期随访以及大样本病例证实。并且不是所有的 AC 患者都可行 POEM 治疗,POEM 的治疗依赖于食管壁的走行情况,什么样的食管壁可以行 POEM 治疗是关注的焦点。另外,和其他治疗方式一样,POEM 术后也存在一定的并发症,其中最常见的是术中出现的黏膜层损伤甚至穿孔,以及术后纵隔及皮下气肿、气胸、气腹、出血及感染等。

5. 腹腔镜下食管括约肌切开术　目前的 Heller 术主要有腹腔镜和胸腔镜 2 种术式。操作程序是沿食管纵轴切开食管末端与贲门起始部肌层,并在黏膜外剥离被切开的肌层,剥离范围须超过食管周径的 1/2,使得黏膜充分暴露游离,同时注意勿损伤食管黏膜,以免穿孔发生。常规食管下段肌层打开长度约 4cm,贲门肌层打开长度约 2cm。通过对沿食管纵轴环肌的切开并在黏膜外的剥离,以松弛 LES。虽然该术式能明显解除患者的梗阻症状,但术后并发胃食管反流的情况严重,发生率高达 30%~50%。

（三）药物治疗

目前治疗的 AC 药物主要有钙通道阻滞剂、长效硝酸盐类、局部麻醉药、镇静抗焦虑药和促胃肠动力药,以及 β 受体激动剂、抗胆碱药等。磷酸二酯酶 5- 抑制剂西地那非也被证明能降低贲门失弛缓症患者的 LES 压力。最近研究报道的药物治疗前景较大的多是应用舌下含服硝苯地平和 $β_2$ 受体激动剂,后者可产生延长而有剂量依赖性的 LES 抑制作用。药物治疗的疗效通常变化较大。以上部分药物的作用时间短,会造成一系列不良反应,如头痛、低血压和足部水肿等,并且大多数药理学研究已发现药物治疗的疗效只能达到球囊扩张或食管肌层切开术所实现的 LES 压力最低点的 50%。因此,药物治疗已不是治疗原发性贲门失弛缓症的首选方法,通常只应用于那些不能进行肉毒杆菌毒素注射以及拒绝手术疗法(PD或手术切开术)的 AC 患者。

1. 钙通道阻滞剂　钙通道阻滞剂可干扰细胞膜的钙离子内流,解除平滑肌痉挛,可松弛 LES,有效解除吞咽困难及胸骨后疼痛。最常用的钙通道阻滞剂是硝苯地平,服用后20~45 分钟达最大效应,作用持续 30~120 分钟。常使用硝苯地平一次 10~30mg,一日 3 次,于饭前 30~45 分钟舌下含服。

2. 硝酸盐类　硝酸盐或亚硝酸盐类药物在体内降解产生 NO,松弛 LES,从而缓解 AC患者的临床症状。舌下含服硝酸异山梨酯也可有效降低 LES 压力 30%~65%,症状改善率为 53%~87%。实验证明硝酸甘油、亚硝酸异戊二酯应用后 15 分钟起效,LES 可从 12kPa(46mmHg)下降到 2.0kPa(15mmHg),持续 90 分钟。常用药物为硝酸甘油 0.3~0.6mg,每日 3次,于餐前 15 分钟舌下含服;硝酸异山梨酯 5~10mg,一天 3 次,餐前 10~15 分钟舌下含服,疗程不宜过长,一般为 2 周,以防止产生耐药性。

3. 局部麻醉药　1% 普鲁卡因 10ml 于餐前 15~20 分钟口服,有助于 LES 松弛。

4. 抗胆碱药　该类药物可拮抗 M 胆碱能受体,使乙酰胆碱不能与受体结合而松弛平滑肌,改善食管排空,可获得疗效。常用丁溴东莨菪碱 10~20mg,肌内注射或静脉推注。其他药物山莨菪碱、阿托品等的疗效不大,不良反应可见口干、尿潴留、心悸,应用较少。

5. 镇静抗焦虑药　AC 患者大多情绪紧张、焦虑,导致病情加重,可酌情使用该类药物,抑制中枢神经兴奋性,降低患者的紧张情绪,缓解症状。常应用阿普唑仑 0.4mg,每日 3 次;或氟哌噻吨美利曲辛片 1 片,早晨服用 1 次等。

6. 促胃肠动力药　AC 患者晚期常继发食管运动明显减弱、排空延迟,故可采用促胃肠动力药甲氧氯普胺片 5~10mg 每日 3 次口服,或多潘立酮 10~20mg 每日 3 次口服,增加 LES和食管下端的蠕动,缩短食管与酸性反流物的接触时间。

## 六、药学监护要点

药物目前在贲门失弛缓治疗中为辅助作用,内镜下治疗已经是贲门失弛缓的标准治疗方法。对于早期症状较轻的患者可使用硝酸酯类药物和钙通道阻滞剂为主。这两种药物均可降低 LES 压力,53%~87% 的患者症状可以缓解,但需要注意患者有无头痛、头晕及下肢水肿等不良反应;对于合并高血压患者需要检测血压;而且作用时间较短,一般不作为长期治疗用药。

## 七、案例分析

案例 1　患者,男,35 岁。3 周前因父亲去世,突然间断出现进食馒头、蛋黄等食物后哽咽感,伴胸骨后疼痛,偶感反酸、嗳气,时感胃灼热,无呕吐,餐后卧位时偶可出现食物反流。

查体:T 36.6℃,P 82 次/min,BP 106/80mmHg,R 18 次/min,一般情况尚可,神志清,全身浅表淋巴结未触及肿大,全身皮肤和巩膜无黄染,无肝掌及蜘蛛痣,未见瘀斑及出血点;双肺呼吸音清,未闻及干湿啰音;心率 82 次/min,律齐,各瓣膜听诊区未闻及病理性杂音;腹平坦,未见胃肠型及蠕动波及腹壁静脉曲张,全腹软,无压痛,无反跳痛及肌卫,肝、脾未触及肿大,Murphy 征可疑阳性,麦氏点有压痛,移动性浊音阴性,肝区无叩痛,肠鸣音 3~4 次/min,双下肢无水肿。

既往史:既往身体健康,近期无进食任何刺激性食物、药物或者化学品。

辅助检查:心电图检查正常,心肌酶谱检查结果正常;上消化道钡餐显示食管下段逐渐变细狭窄,食管中段扩张,食物潴留。胃镜稍用力可以通过贲门口达胃腔,食管钡餐及胃镜所见明确显示典型的贲门失弛缓症,还可见胃内有息肉。

诊断:贲门失弛缓症;胃息肉。

处方:硝酸甘油片 0.5mg×20 片,用法为 0.5mg p.o. t.i.d.,饭前 15 分钟舌下含服;氟哌噻吨美利曲辛 0.5mg×20 片,用法为 1 片 p.o.,早晨、中午各 1 次;泮托拉唑片 40mg×7 片,用法为 40mg p.o.,早晨 1 次。

分析:硝酸甘油代谢释放氧化氮(NO),NO 与内皮舒张因子相同,激活鸟苷酸环化酶,使平滑肌和其他组织内的环鸟苷酸(cGMP)增多,导致肌球蛋白轻链去磷酸化,调节平滑肌收缩状态,以此松弛 LES,从而缓解 AC 患者的临床症状。该患者 AC 的诱发及加重很可能与抑郁、过度悲痛等情绪有关,可酌情使用抗抑郁药,氟哌噻吨和美利曲辛组成的复方制剂具有抗抑郁、抗焦虑等作用,能抑制中枢神经兴奋性,缓解患者的紧张情绪,控制因心理因素导致的疾病进展。此外,患者伴发胃食管反流症状,泮托拉唑能降低胃黏膜壁细胞中的 $H^+$、$K^+$-ATP 酶活性,抑制胃酸分泌,在一定程度上缓解患者的反酸、嗳气症状,减轻反流食糜对食管黏膜的刺激性。

案例 2　患者,男,17 岁。2 个月前无明显诱因渐觉吞咽时喉部及胸骨后有梗阻感,进食时间延长,进食干食后吞咽困难明显,需饮水方能咽下,进食过快即发生呕吐。

查体:T 36.0℃,P 80 次/min,BP 90/60mmHg,R 18 次/min,一般情况可,神清,全身浅表淋巴结未触及肿大,全身皮肤、巩膜无黄染,无肝掌及蜘蛛痣;双肺呼吸音清晰,未闻及干湿啰音;心率 80 次/min,各瓣膜听诊区未闻及病理性杂音;腹平软,未见胃肠型和蠕动波及腹壁静脉曲张,全腹无压痛及反跳痛,肝、脾未触诊肿大,Murphy 征阴性,肠鸣音正常,双下肢无水肿。

既往史:无既往病史,近期无进食任何刺激性食物、药物或者化学品史。

辅助检查:心电图检查正常,心肌酶谱检查结果正常;行胃镜检查示贲门失弛缓症;行高分辨率食管压力检测示 II 型贲门失弛缓症。

诊断:贲门失弛缓症。

处方:硝酸甘油片 0.5mg×20 片,用法为 0.5mg t.i.d.,饭前 15 分钟舌下含服;硝苯地平片 10mg×20 片,用法为 10mg t.i.d.,饭前 15 分钟舌下含服。

分析:硝酸甘油片在小剂量服用时可能发生严重的低血压,尤其在直立位时。舌下含服用药时患者应尽可能取坐位,以免因头晕而摔倒。与抗高血压药或血管扩张药合用可增强硝酸盐的致直立性低血压作用。硝苯地平为二氢吡啶类钙通道阻滞剂,能舒张外周阻力血管,降低外周阻力,可使收缩血压和舒张血压降低。该患者的血压水平为 90/60mmHg,选用以上两药合用,势必会大大提高患者直立性低血压的风险,应避免联合。

建议:对于该患者可考虑选用钙通道阻滞剂或硝酸盐类与抗胆碱药合用,重点做好患者的健康教育,嘱少食多餐、细嚼慢咽。评估患者病情,可考虑进行 POEM 手术治疗。

案例 3　患者,女,39 岁。半年前无明显诱因出现吞咽困难,进食时有梗阻感,饮水后能通过,并伴进食后呕吐,无反酸、嗳气、胃灼热,无头晕、乏力,无腹痛、腹泻,无消瘦、胸痛、气难喘、心悸等症状。长期不规律服用"奥美拉唑、雷尼替丁"治疗,病情时好时坏,反复发作。

查体:T 36℃,P 85 次 /min,R 18 次 /min,BP 110/82mmHg,一般情况可,神志清,对答切题,全身浅表淋巴结未触及肿大,全身皮肤无黄染,无肝掌及蜘蛛痣,未见瘀斑及出血点;双肺呼吸音清晰,未闻及干湿啰音;心率 85 次 /min,律齐,各瓣膜听诊区未闻及杂音;腹平坦,未见胃肠型和蠕动波及腹壁静脉曲张,全腹无压痛,无反跳痛及肌卫,肝、脾未触及肿大,Murphy 征(−),移动性浊音(−),肠鸣音正常,双下肢不肿。

既往史:无既往病史,近期无进食任何刺激性食物、药物或者化学品史。

辅助检查:上消化道钡餐提示食管呈贲门失弛缓症(中度)表现;胃、十二指肠等未见特殊改变。24 小时测酸、测压提示 Ⅱ 型贲门失弛缓。

诊断:Ⅱ 型贲门失弛缓症。

处方:复方谷氨酰胺颗粒 660mg×15 包,用法为 1 包 t.i.d.,饭前 30 分钟口服;复方消化酶 243.6mg×20 片,用法为 1 片 t.i.d.,饭后口服;泮托拉唑片 40mg×7 片,用法为 1 片 b.i.d.,口服;多潘立酮 10mg×15 片,用法为 1 片 t.i.d.,饭前 30 分钟口服。

分析:患者确诊为 Ⅱ 型贲门失弛缓症,服用多潘立酮能增加 LES 和食管下端的蠕动,缩短食管与酸性反流物的接触时间,缓解症状,使用合理;复方消化酶具有促进食物消化、驱除肠内气体和利胆的作用,可提高胆汁分泌,加强消化吸收,对胰脏功能不全引起的腹部胀满、上腹不适、鼓胀、脂肪便等各种消化不良均有疗效,而该患者并无消化不良等相关症状,该药可以不用;泮托拉唑能降低胃黏膜壁细胞中的 $H^+$,$K^+$-ATP 酶活性,抑制胃酸分泌,在此给予患者 40mg b.i.d. 口服治疗,而该患者并无酸相关性疾病的症状及诊断,该药的使用有待商榷。

建议:对于该患者可评估病情,考虑进行 POEM 手术治疗。

**（普燕芳　王　卓　林　寒　王学彬　邹多武　高　申）**

# 参 考 文 献

[ 1 ] 邹多武 .2014 年中国胃食管反流病专家共识意见解读 . 中华胃食管反流病电子杂志,2015(1):4-5.

[ 2 ] SCARPELLINI E,ANG D,PAUWELS A,et al.Management of refractory typical GERD symptoms.Nature Reviews Gastroenterology & Hepatology,2016,13(5):281-294.

［3］ EL-SERAG H B,SWEET S,WINCHESTER C C,et al.Update on the epidemiology of gastro-oesophageal reflux disease:a systematic review.Gut,2014,63(6):871.

［4］ 邹多武 . 食管疾病临床研究热点 . 中华消化杂志,2015,35(5):289-290.

［5］ PANDOLFINO J E,GAWRON A J.Achalasia:a systematic review.Journal of the American medical association,2015,313(18):1841-1852.

［6］ MOONEN A,BOECKXSTAENS G.Current diagnosis and management of achalasia.Journal of clinical gastroenterology,2014,48(6):484-490.

［7］ GHEORGHE C,BANCILA I,TUTUIAN R,et al.Predictors of short term treatment outcome in patients with achalasia following endoscopic or surgical therapy.Hepatogastroenterology,2012,59(120):2503-2507.

［8］ SODIKOFF J B,LO A A,SHETUNI B B,et al.Histopathologic patterns among achalasia subtypes. Neurogastroenterology and Motility,2016,28(1):139-145.

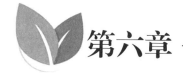

# 第六章

# 胃十二指肠疾病

## 第一节 胃 炎

胃炎是指多种原因引起的胃黏膜炎症。一般临床上根据临床发病特点将胃炎分成急性胃炎和慢性胃炎两大类。如果根据病变范围可将胃炎分为胃窦胃炎、胃体胃炎和全胃炎。根据病因则可分为幽门螺杆菌相关性胃炎、自身免疫性胃炎、应激性胃炎、特殊类型胃炎。如果根据病理变化可将胃炎分为浅表性胃炎、糜烂性胃炎和萎缩性胃炎。胃黏膜对损害的反应包括上皮损伤、黏膜炎症反应和上皮再生3个过程。

### 一、急性胃炎

#### （一）急性胃炎的分类

急性胃炎的分类有多种。一般按照病理改变不同,急性胃炎可分为急性单纯性胃炎、急性糜烂出血性胃炎、特殊病因所致的急性胃炎(如急性腐蚀性胃炎、急性化脓性胃炎等)。还有观点认为,急性胃炎可分为急性糜烂出血性胃炎、急性幽门螺杆菌(Hp)胃炎和除Hp以外的急性感染性胃炎。

#### （二）病因与发病机制

1. 急性糜烂出血性胃炎

(1)急性应激:包括大手术、大面积烧伤、严重烧伤、脑血管意外和严重的脏器功能衰竭、败血症、休克等。主要机制是应激情况下,特别是严重应激时机体的代偿能力不足以维持正常的胃黏膜微循环,从而引起黏膜缺血、缺氧,碳酸氢盐和上皮细胞黏液分泌减少,局部前列腺素合成减少。胃黏膜屏障被破坏,引起胃黏膜改变。

(2)化学性损伤:主要为药物和乙醇导致,药物最常见的是非甾体抗炎药(NSAID)。此类药物可以抑制环氧合酶的作用,使前列腺素产生减少,引起胃黏膜改变。高浓度的乙醇可直接对上皮细胞造成损伤,破坏胃黏膜屏障,从而引起黏膜出血、水肿和糜烂。

2. 急性单纯性胃炎

(1)理化因素:过冷、过热、过于粗糙的食物,浓茶,浓咖啡,烈酒等均可刺激胃黏膜引起胃炎。

(2)生物因素:主要是细菌(如致病性大肠埃希菌、沙门菌等)和其相关毒素(如金黄色葡萄球菌毒素、肉毒杆菌毒素等)。

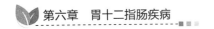

(3)其他因素:胃石、胃内异物、放射治疗等。

## 二、慢性胃炎

### (一)慢性胃炎的分类

慢性胃炎的分类方法很多,目前仍采纳国际上的新悉尼系统,将慢性胃炎分为非萎缩性胃炎、萎缩性胃炎和特殊类型胃炎三大类。特殊类型胃炎的内镜诊断必须结合病因和病理。特殊类型胃炎的分类与病因和病理有关,包括化学性、放射性、淋巴细胞性、肉芽肿性、嗜酸细胞性以及其他感染性疾病所致者等。

根据病变分布,内镜下慢性胃炎可分为胃窦炎、胃体炎、全胃炎胃窦为主或全胃炎胃体为主。

### (二)病因与发病机制

1. 幽门螺杆菌(Hp)感染　80%~95% 的慢性活动性胃炎患者胃黏膜中有 Hp 感染,Hp 感染目前被认为是慢性活动性胃炎的主要病因。Hp 感染与慢性活动性胃炎的关系符合 Koch 提出的确定病原体为疾病病因的 4 项基本法则(Koch's postulate)。Hp 为革兰氏阴性微需氧菌,其致病机制与其产生尿素酶等多种酶以及其分泌的细胞毒素等有关。具体参见第二节消化性溃疡。

2. 免疫因素　胃体萎缩为主的慢性胃炎患者的血液中可检测到壁细胞抗体和内因子抗体,目前认为胃体萎缩的慢性胃炎发生在自身免疫的基础上。壁细胞抗体存在于血液和胃液中,与其相应的抗原结合后在补体参与下破坏壁细胞。内因子抗体与内因子结合后阻断维生素 $B_{12}$ 与内因子结合,导致恶性贫血。

3. 物理因素　长期饮用浓茶、咖啡、烈酒,高盐饮食、过冷或过热食物,过于粗糙的食物均可导致胃黏膜反复损伤。

4. 化学因素　长期大量摄入非甾体抗炎药会抑制胃黏膜前列腺素的合成,破坏黏膜屏障。此外,吸烟、胆汁反流等均可导致慢性胃炎。

### (三)临床表现与辅助检查

1. 临床表现　慢性胃炎患者的临床表现多无特异性。症状可表现为非特异性的消化不良,如上腹不适、饱胀、钝痛等。此外,还可表现为食欲减退、反酸、嗳气、恶心等。慢性胃炎的临床症状轻重与胃黏膜的病变程度并不一致。

2. 辅助检查

(1)Hp 检测:见第二节消化性溃疡。

(2)胃液分析:测定基础胃液分泌量、最大泌酸量和高峰泌酸量可判断胃泌酸功能。非萎缩性胃炎胃酸分泌正常或增高;病变在胃窦的萎缩性胃炎,胃酸可正常或稍降低。

(3)血清促胃液素 G17、胃蛋白酶原Ⅰ和Ⅱ测定:检测血清促胃液素 G17、胃蛋白酶原Ⅰ和Ⅱ有助于判断是否存在萎缩,以及萎缩的部位和程度。胃体萎缩者血清促胃液素 G17 水平显著升高,胃蛋白酶原Ⅰ和 / 或胃蛋白酶原Ⅰ/Ⅱ值下降;胃窦萎缩者 G17 水平下降,胃蛋白酶原Ⅰ和胃蛋白酶原Ⅰ/Ⅱ值正常;全胃萎缩时则两者均下降。

(4)X 线钡餐检查:X 线钡餐检查诊断慢性胃炎常常不够准确和全面,多用于除外某些恶性病灶(如浸润性胃癌)、了解胃肠动力情况以及无法耐受胃镜检查的患者。

(5)胃镜和 / 或组织病理学检查:慢性非萎缩性胃炎内镜下的基本表现包括黏膜出血点

或斑块、黏膜红斑、充血渗出、黏膜粗糙伴或不伴水肿等。糜烂性胃炎又可分为平坦型和隆起型 2 种类型。慢性萎缩性胃炎内镜下表现为黏膜红白相间，以白相为主，皱襞变平甚至消失，部分黏膜血管显露；可伴有黏膜颗粒或结节状等表现(图 6-1)。

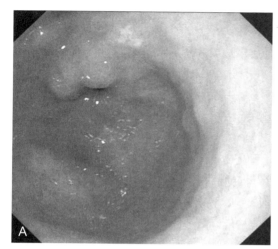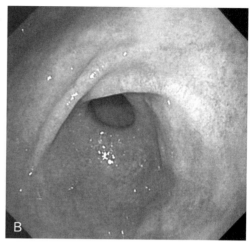

**图 6-1　糜烂性胃炎(A)和萎缩性胃炎(B)的内镜下表现**

病理学检查发现以慢性炎症细胞浸润为主时称为慢性胃炎。当胃黏膜在慢性炎症细胞浸润的同时见到急性炎症细胞浸润时称为慢性"活动性"胃炎或慢性胃炎伴活动。慢性胃炎的观察内容包括 5 项组织学变化和 4 个分级。5 项组织学变化包括 Hp 感染、慢性炎症(单个核细胞浸润)、活动性(中性粒细胞浸润)、萎缩(固有腺体减少)、肠化生(肠上皮化生)；4 级包括 0 提示无，+ 提示轻度，++ 提示中度，+++ 提示重度。

**(四) 诊断与鉴别诊断**

慢性胃炎的确诊主要依赖内镜检查和胃黏膜活组织学检查，尤其是后者的诊断价值更大。

## 三、特殊类型胃炎

1. **感染性胃炎**　胃酸具有很强的抑菌作用，一般的细菌很难在胃内存活，除 Hp 以外。Hp 的毒素、有毒性反应的酶和 Hp 诱导的黏膜炎症反应等均可对胃黏膜造成损害。急性化脓性胃炎是感染性胃炎的一种，又被称为急性蜂窝织炎性胃炎，是败血症的并发症之一，病情凶险，多由细菌通过血液或淋巴循环播散至胃壁所致。

2. **急性腐蚀性胃炎**　吞食强碱、强酸或其他腐蚀剂可引起急性腐蚀性胃炎。

3. **巨大胃黏膜肥厚症**　巨大胃黏膜肥厚症又称 Ménétrier 病。该病的病因尚不明确，多见于 50 岁以上的男性。临床表现包括上腹痛、体重减轻、水肿、腹泻、低蛋白血症(蛋白质从异常的胃黏膜丢失)等，常无特异性。内镜下的特点是胃体、胃底黏膜皱襞粗大、肥厚，曲折迂曲呈脑回样。病理学检测可见胃小凹增生、延长、扭曲，伴明显的囊样扩张及壁细胞和主细胞减少。超声胃镜检查表现为胃黏膜第二层明显增厚，呈低回声或无回声改变；黏膜第一层及黏膜下层显示清晰。

## 四、治疗方案

### (一) 一般治疗

对于急性胃炎患者治疗,针对病因,去除损害因子,积极治疗原发病。严重时禁食,以后流质、半流质饮食。对症和支持疗法:呕吐患者不能进食,应补液,用葡萄糖及生理盐水维持水、电解质平衡,伴腹泻者注意钾的补充;腹痛者可用阿托品、复方颠茄片或山莨菪碱等解痉药。

对于慢性胃炎患者的治疗,应消除病因,包括根除 Hp,禁用或慎用对胃黏膜有损伤的药物;注意饮食卫生。

### (二) 药物治疗

1. 治疗机制　药物治疗的机制主要是去除病因、缓解症状和减轻胃黏膜炎症。

2. 治疗药物选用(列举)

(1)降低胃酸的药物

1)抗酸药:硫糖铝可防止各种损伤因子对胃黏膜的损害,常用剂型有片剂和混悬剂;铝碳酸镁治疗胆汁反流性胃炎的疗效确切,对胃镜证实非类固醇类抗炎药所致的胃肠道损害的风湿病患者在继续抗风湿治疗的同时服用铝碳酸镁疗效显著。

2)抑酸药:对于上腹部疼痛症状明显,或伴有黏膜糜烂或出血的患者应采用抑酸药进行治疗,通常能使腹痛症状明显缓解。抑酸药在减轻 $H^+$ 反弥散的同时,亦促进促胃液素释放,对胃黏膜的炎症修复起一定作用。根据抑酸药作用于胃壁细胞上的不同受体,可分为促胃液素受体拮抗剂、胆碱能受体拮抗剂、$H_2$ 受体拮抗剂。促胃液素受体拮抗剂、胆碱能受体拮抗剂的临床应用效果有限,不良反应较大,已遭淘汰。近年来质子泵抑制剂已被广泛应用于临床。$H_2$ 受体拮抗剂在缓解慢性胃炎症状、促进炎症愈合和减少复发方面均有明显疗效;质子泵抑制剂的抑酸作用强,可有效地预防非类固醇类抗炎药性胃黏膜损害;抗酸药可以迅速中和胃酸,快速缓解疼痛。

(2)胃黏膜保护剂:枸橼酸铋钾可形成保护性薄膜,有抗胃蛋白酶的作用,促进碳酸氢盐和黏液分泌,防止黏液糖蛋白被分解,增加胃黏膜屏障能力,可刺激内源性前列腺素的释放,还可杀灭幽门螺杆菌;前列腺素类似物可防止非类固醇类抗炎药引起的胃黏膜损害;替普瑞酮具有增加胃黏液及胃黏膜层糖蛋白合成、增加胃黏膜疏水层的磷脂含量和胃黏液层的疏水性、改善胃黏膜血流量、促进胃黏膜再生和促进内源性前列腺素合成等药理作用;L- 谷氨酰胺奥磺酸钠为新型胃黏膜保护剂,具有促进前列腺素合成、营养胃黏膜和促进黏膜细胞增殖等药理作用;瑞巴派特具有增加前列腺素合成、促进表皮生长因子及其受体表达、抑制 Hp 黏附与化学趋化因子产生、抑制中性粒细胞激活、清除氧自由基等药理作用。

(3)根除 Hp 的药物:对有 Hp 感染的慢性胃炎患者应采用根除 Hp 治疗(详见第二节消化性溃疡)。

(4)促胃肠动力药:促胃肠动力药通过促进胃排空及增加胃近端张力而提高胃肠运动功能,可减少胆汁反流,缓解恶心、嗳气、腹胀等症状。这类药物包括甲氧氯普胺、多潘立酮及西沙必利等。

3. 给药剂量、途径,用药疗程,注意事项,停药指征,不良反应

(1)降低胃酸的药物

1)抗酸药:各种抗酸药的主要药理作用是中和胃酸,提高胃液的 pH,降低胃蛋白酶的活

性。此外,抗酸药还可能促进前列腺素释放或生长因子聚集于溃疡处,加速溃疡愈合。常用制剂有碳酸氢钠每次 0.5~2g;氢氧化铝凝胶每次 10~20mg;复方氢氧化铝片每次 2 片。

抗酸药宜于餐后 1 和 3 小时及睡前各服 1 次,亦即每日 7 次。但抗酸药的抗酸作用弱,不良反应多,不适于长期应用治疗溃疡。通常在使用其他抗溃疡药的同时,为加强止痛作用而以抗酸药作为辅助药物。

2)抗胆碱药:抗胆碱药能拮抗胃壁细胞的乙酰胆碱受体,减少胃酸分泌量。常用药物有阿托品 0.3~0.5mg/ 次,每日 3~4 次,餐前半小时口服;颠茄 10mg,每日 3~4 次,餐前半小时服用;溴丙胺太林 25mg/ 次,每日 3 次,餐前半小时服用;哌仑西平 50mg/ 次,每日 2 次。

因抗胆碱药抑制胃酸分泌的作用不强、溃疡愈合率低(50%~70%),而不良反应作用较常见、禁忌证较多(如青光眼、前列腺肥大、幽门梗阻等),故在现代抗溃疡治疗中,抗胆碱药已基本摒弃不用。

3)$H_2$ 受体拮抗剂:组胺 $H_2$ 受体拮抗剂选择性地竞争结合 $H_2$ 受体,从而使壁细胞内的 cAMP 产生及胃酸分泌减少,是当前溃疡治疗中最常用的药物,已用于临床的有西咪替丁、雷尼替丁、法莫替丁、尼扎替丁和罗沙替丁等。其中雷尼替丁抑制胃酸分泌的作用较西咪替丁强 5~10 倍;法莫替丁的抑酸力为西咪替丁的 20~50 倍;尼扎替丁和罗沙替丁为新型 $H_2$ 受体拮抗剂,有高度的选择性,口服的生物利用度 >90%。常用 $H_2$ 受体拮抗剂的疗效比较见表 6-1。

表 6-1 常用 $H_2$ 受体拮抗剂的疗效比较

| 药物名称 | 用法用量 | 疗效(4 周愈合率 /%) | |
| --- | --- | --- | --- |
| | | DU | GU |
| 西咪替丁 | 400mg,每日 2 次或 800mg 睡前服 | 80 | 68 |
| 雷尼替丁 | 150mg,每日 2 次或 300mg 睡前服 | 73 | 69 |
| 法莫替丁 | 20mg,每日 2 次或 40mg 睡前服 | 83 | 65 |
| 尼扎替丁 | 150mg,每晚 1 次 | >90 | 87 |
| 罗沙替丁 | 75mg,每日 2 次 | 93.5 | 85.5[*] |

注:[*] 此药为 8 周的有效率。

4)质子泵抑制剂:亦称 $H^+$,$K^+$-ATP 酶抑制剂。胃酸分泌的最后一步是壁细胞分泌膜内质子泵($H^+$,$K^+$-ATP 酶)驱动细胞内 $H^+$ 与血管内 $K^+$ 交换,质子泵作用于 $H^+$,$K^+$-ATP 酶使其活性丧失,抑制胃酸分泌的最终步骤,从而产生很强的抑酸效应。其抑酸作用可持续 24~72 小时,远较 $H_2$ 受体拮抗剂的作用时间长。目前临床用药主要有奥美拉唑 20mg,每日 1 次,连服 4~8 周;兰索拉唑 30mg,每日 1 次,疗程一般为 4~8 周。

质子泵抑制剂的抗酸作用强而持久,溃疡治愈率高,且不良反应发生率低。文献统计 4 周的溃疡愈合率达 90% 以上,6~8 周溃疡几乎全部愈合。

(2)胃黏膜保护剂:近年来研究认为加强胃黏膜的保护作用,促进胃黏膜修复是治疗消化性溃疡的重要环节。常用药物如下:

1)胶态次枸橼酸铋(CBS):120mg/ 次,每日 4 次,餐前半小时及睡前服用;或 240mg/ 次,每日 2 次,4 周为 1 个疗程,亦可用 8 周。CBS 主要在胃内发挥作用,仅约 0.2% 吸收入血,常规用量不会引起铋中毒,但有报道服用过量的 CBS 引起急性肾衰竭。用药期间可有舌苔、牙齿发黑,黑便;少数有便秘、恶心、一过性氨基转移酶升高。

2)前列腺素 E 制剂:主要用于非甾体抗炎药引起的胃溃疡。①米索前列醇 200μg/ 次,每日 4 次;或 400μg/ 次,每日 2 次,连服 4 周。②恩前列素 35μg/ 次,每日 2 次口服,4~8 周为 1 个疗程。疗效与 $H_2$ 受体拮抗剂接近,但此药的不良反较多,可引起腹痛、腹泻、子宫收缩等,孕妇禁用。

3)硫糖铝:1g/ 次,每日 3 次,餐前 1 小时服用,4~6 周为 1 个疗程。

4)表皮生长因子(EGF):最近研究显示人类胃肠道的任何部位发生溃疡时均可诱导分泌 EGF 的细胞生成,形成新腺体而分泌 EGF,促进溃疡愈合;而且 EGF 还可直接与胶体铋或硫糖铝等黏膜保护剂结合,聚集在溃疡部位而发挥作用。现已证实口服 EGF 可使溃疡愈合,EGF 同类物的研究发展将可能用于溃疡的治疗。

5)生长抑素:生长抑素能抑制促胃液素分泌,从而抑制胃酸分泌,可协同前列腺素对胃黏膜起保护作用,临床上主要应用于溃疡并发出血的治疗。现用于临床的有奥曲肽和生长抑素。

(3)促胃肠动力药:消化性溃疡患者如有明显的恶心、呕吐、上腹饱胀等症状,实验室检查有胃排空延缓、胆汁反流或胃食管反流等表现,同时应给予促胃肠动力药。

1)甲氧氯普胺:为多巴胺受体拮抗剂,也有激动 $5-HT_4$ 受体的作用,可促进胃和食管蠕动,促进胃排空。用法为 5~10mg/ 次,每日 3 次或每次 10mg,肌内注射。本药可透过血脑屏障,产生锥体外系症状,不宜大剂量或长期应用。

2)多潘立酮:为第二代多巴胺受体拮抗剂,可拮抗多巴胺受体,促进胃肠动力,增强食管下括约肌张力,促进食管和胃排空。本品极少透过血脑屏障,不产生锥体外系症状。常用剂量为 10mg/ 次,每日 3~4 次。

3)莫沙必利:为 $5-HT_4$ 受体激动剂,作用于消化道平滑肌肌间神经丛的中间和末端神经元受体,使胆碱能神经纤维末端释放乙酰胆碱,可促进全消化道动力。常用 5~10mg/ 次,每日 3~4 次。

4. 药物相互作用

(1)PPI:PPI 大多经过肝脏代谢,故合并使用影响肝药酶或肝功能的药物可能会与其产生相互作用。奥美拉唑、兰索拉唑、泮托拉唑主要经 CYP2C19 和 CYP3A4 代谢,因此 CYP2C19 是影响其药动学、疗效稳定性及药物相互作用的重要因素。如奥美拉唑和一些经 CYP2C19 代谢的药物(地西泮、地高辛、苯妥英钠、华法林、硝苯地平、安替比林、西沙必利、奎尼丁、环孢素、咖啡因、茶碱、氯吡格雷)合用,使上述药物的血浆半衰期延长,药效也相应延长;而雷贝拉唑主要通过非酶代谢,因而无明显的个体差异,疗效稳定,与其他药物的相互作用较少。埃索美拉唑是奥美拉唑的左旋异构体,与奥美拉唑相比,其体内的个体差异小,疗效较稳定,但可降低伊曲康唑的吸收。与其合用时,应减少经 CYP2C19 酶代谢的药物如地西泮、西酞普兰、丙米嗪、氯米帕明和苯妥英钠的剂量。当与这些药物合用时,临床药师应特别注意观察其相互作用可能带来的不良后果,必要时调整给药方案或停用相关药物。

(2)碳酸氢钠:可加速酸性药物的排泄(如阿司匹林);可降低胃蛋白酶、维生素 E 的疗效。

(3)铝碳酸镁:服药后 1~2 小时应避免服用其他药物,因氢氧化铝可与其他药物结合而

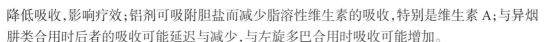

降低吸收,影响疗效;铝剂可吸附胆盐而减少脂溶性维生素的吸收,特别是维生素 A;与异烟肼类合用时后者的吸收可能延迟与减少,与左旋多巴合用时吸收可能增加。

(4)西咪替丁:与制酸药合用,对十二指肠溃疡有协同缓解疼痛之效,但西咪替丁的吸收可能减少,故一般不提倡;如必须与制酸药合用,两者应至少相隔 1 小时服用。甲氧氯普胺与本品同时服用,可使本品的血药浓度降低,本品的剂量需适当增加。由于硫糖铝需经胃酸水解后才能发挥作用,本品抑制胃酸分泌,两者合用可能使硫糖铝的疗效降低。本品抑制细胞色素 P450 催化的氧化代谢途径,并能降低肝血流量,故与其他药物合用时本品可降低另一些药物的代谢,致其药理活性或毒性增强。这些相互作用包括:①与苯二氮䓬类药物长期合用,肝内代谢可被抑制,导致后者的血药浓度升高,加重镇静及其他中枢神经抑制作用,并可发展为呼吸及循环衰竭。但是其中劳拉西泮、奥沙西泮、替马西泮似乎不受影响。②与华法林及其他香豆素类抗凝血药合用时,凝血酶原时间可进一步延长,因此须密切注意病情变化,并调整抗凝血药的用量。③与苯妥英钠或其他乙内酰脲类合用,可能使后者的血药浓度增高,导致苯妥英钠中毒;必须合用时,应在 5 天后测定苯妥英钠的血药浓度以便于调整剂量,并注意定期复查外周血象。④与普萘洛尔、美托洛尔、甲硝唑合用时血药浓度可能增高。⑤与茶碱、咖啡因、氨茶碱等黄嘌呤类药合用时肝代谢降低,可导致清除延缓、血药浓度升高,可能发生中毒反应。⑥本品可使维拉帕米的绝对生物利用度由(26.3% ± 16.8%)提高到(49.3% ± 23.6%),由于维拉帕米可发生少见但很严重的副作用,因此应引起注意。⑦本品可抑制奎尼丁的代谢,患者同时服用地高辛和奎尼丁时不宜再用本品。因为奎尼丁可将地高辛从其结合部位置换出来,结果奎尼丁和地高辛的血药浓度均升高,此时应对血药浓度进行监测。若与阿司匹林合用,可使阿司匹林的作用增强;与卡托普利合用有可能引起精神症状。⑧与其他肝内代谢药如利多卡因、三环类抗抑郁药伍用均应慎重。⑨与阿片类药物合用,有报道在慢性肾衰竭患者中可产生呼吸抑制、精神错乱、定向力丧失等不良反应,对此类患者应减少阿片类制剂的用量。⑩由于本品使胃液 pH 升高,与四环素合用时可致四环素的溶解速率下降、吸收减少、作用减弱(但本品的肝药酶抑作用却可能增加四环素的血药浓度);由于本品有与氨基糖苷类抗生素相似的肌神经阻滞作用,这种作用不被新斯的明所对抗,只能被氯化钙所对抗,因此与氨基糖苷类合用时可能导致呼吸抑制或呼吸停止。

(5)法莫替丁:不与肝细胞色素 P450 酶作用,故不影响茶碱、苯妥英钠、华法林及地西泮等药物的代谢,也不影响普鲁卡因胺等的体内分布。但丙磺舒会抑制法莫替丁从肾小管的排泄。

(6)硫糖铝:制酸药可干扰硫糖铝的药理作用,硫糖铝也可减少西咪替丁的吸收;硫糖铝可干扰脂溶性维生素(维生素 A、维生素 D、维生素 E 和维生素 K)的吸收;能与多酶片中的胃蛋白酶、胰酶和淀粉酶形成复合物,药理作用相互拮抗,影响溃疡愈合,因此两药不宜合用;胃蛋白酶与西咪替丁合用时可能使本品的疗效降低;对共服的其他药物有明显的相互作用,可以减少华法林(也可能还有苯妥英钠、地高辛、四环素等)的吸收,当两者共同服用时,华法林的抗凝血活性降低 50%。

## 五、药学监护要点

胃炎有胃黏膜糜烂和 / 或以上腹痛和上腹烧灼感等症状为主者,可根据病情或症状严重程度选用胃黏膜保护剂、抗酸剂、H₂RA 或 PPI。具有明显进食相关的腹胀、纳差等消化

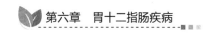

功能低下症状者,可考虑应用消化酶制剂。以上腹饱胀、恶心或呕吐等为主要症状者可选用促动力药。

证实 Hp 阳性的慢性胃炎,无论有无症状和并发症,均应行 Hp 根除治疗,除非有抗衡因素存在。

有消化不良症状且伴明显精神心理因素的慢性胃炎患者可用抗抑郁药或抗焦虑药。

## 六、案例分析

案例1　合理药物治疗方案

病史摘要:患者,女,42 岁。上腹部胀痛伴纳差、消瘦 1 年半。患者 1 年半前因劳累后出现上腹部胀痛不适,剑突下明显,饭后症状加重,伴纳差、乏力、食欲减少,偶有胃灼热,无头晕、心慌,无恶心、呕吐,无反酸,无寒战、发热,无咳嗽、咳痰,无黏液脓血便、黑便等。患者自发病以来,神志清,精神可,大便干,每 6~7 天 1 便,饮食量较前较少约 1/2,体重减轻约 25kg。

既往史:否认高血压、冠心病、糖尿病病史,否认肝炎、结核、伤寒等传染病病史,无外伤史及输血史,无手术史。

入院查体:体温 36.5℃,心率 68 次 /min,脉搏 17 次 /min,血压 110/70mmHg。

辅助检查:胃镜示慢性萎缩性胃炎;病理示慢性萎缩性胃炎(轻度),部分腺体肠上皮化生;幽门螺杆菌染色示阴性;心电图示窦性心动过缓;尿常规、血常规、生化、胸透、腹部彩超未见异常。

入院诊断:慢性胃炎。

诊疗方案:注射用奥美拉唑钠 40mg+NS 100ml iv.drip q.d.;复方氨基酸 -15 注射液 250ml iv.drip q.d.;枸橼酸莫沙必利片 10mg p.o. t.i.d.;复方消化酶胶囊 286mg p.o. t.i.d.;L- 谷氨酰胺颗粒 1g p.o. t.i.d.;瑞巴派特片 100mg p.o. t.i.d.;聚乙二醇 4000 散剂 10g p.o. t.i.d.;阿普唑仑片 0.4mg p.o. q.n.。流质饮食。

合理用药方案分析:

(1)促进胃肠动力、助消化:该患者上腹部胀痛不适,伴纳差,为消化不良症状,应该给予促胃肠动力和助消化药。

(2)抑酸:该患者偶有胃灼热,为反酸症状,需要应用抑酸药抑制胃酸分泌,减轻酸反流症状,促进胃黏膜修复。

(3)保护胃黏膜:采用胃黏膜保护剂来保护胃黏膜,促进组织修复,以免胃黏膜进一步受损。L- 谷氨酰胺颗粒为氨基酸类药物,有促进蛋白合成、提高机体免疫功能、保护胃肠黏膜屏障、加快创面愈合等多种功效,且毒性低,不良反应轻微。瑞巴派特片对胃炎有抑制及促进治愈作用,有增加胃黏膜前列腺素、保护胃黏膜、修复损伤的胃黏膜等作用。

(4)营养支持及对症治疗:该患者乏力、食欲减少,自发病以来,饮食量较前较少约 1/2,体重减轻约 25kg。入院后给予流质饮食,因此需要补充营养成分,进行必要的营养支持。选用复方氨基酸 -15 注射液进行营养支持。该患者大便干且间隔时间长,用聚乙二醇 4000 散剂。该患者睡眠差,选用阿普唑仑帮助睡眠。

案例2　不合理药物治疗方案及建议

病史摘要:患者,男,48 岁,工程师。反复上腹隐痛 1 年,伴食欲减退,无恶心、呕吐。查体:腹平坦,腹软,上腹轻压痛,无反跳痛及肌紧张。肝功能、肾功能、血常规基本正常;胃镜提示黏膜变薄,红白相间明显,以白为主,黏膜下血管纹可见,窦体交界明显,诊断为慢性萎缩性胃炎;CT 提示肝右叶后下段钙化灶。

诊断:慢性萎缩性胃炎。

处方:奥美拉唑镁肠溶片 20mg×7 片,用法为每次 20mg,每日 1 次,口服。

分析:患者为中年男性,以反复上腹隐痛为主要症状,胃镜提示慢性中度萎缩性胃窦炎,诊断明确。奥美拉唑为质子泵抑制剂,具有强大的抑制胃酸分泌的功能,而慢性萎缩性胃炎患者的胃内多为低酸或无酸,所以使用奥美拉唑不但不能达到治疗目的,反而会加重病情,故使用奥美拉唑是不合理的。

建议与结果:可适量服用米醋,每次 1~2 匙,每天 3 次;或 10% 稀盐酸 5~10ml,饭前或饭时服;同时服用胃蛋白酶合剂,每次 10ml,每天 3 次。

# 第二节　消化性溃疡

## 一、定义与流行病学

消化性溃疡(peptic ulcer)指胃肠道黏膜被胃酸/胃蛋白酶消化而发生的溃疡,一般指常见的胃溃疡(gastric ulcer,GU)和十二指肠溃疡(duodenal ulcer,DU)。与糜烂不同的是,溃疡的黏膜损伤超过黏膜肌层。

消化性溃疡是全球多发病、常见病,在不同国家、地区的发病率有所不同。本病可见于任何年龄,以中年最为常见,男性的发病率高于女性。GU 和 DU 在好发年龄上有所不同,GU 多见于中老年,而 DU 则多见于青壮年。临床上,DU 比 GU 多见。发作具有季节性,秋冬和冬春之交是高发季节。

## 二、病因与发病机制

一般认为,消化性溃疡的发生是多种因素参与所致。目前认为,最常见的病因是幽门螺杆菌(Hp)感染和服用非甾体抗炎药(non-steroidal anti-inflammatory drug,NSAID)。

1. 幽门螺杆菌感染　临床研究和观察发现,消化性溃疡患者胃黏膜中检出 Hp 的比例显著高于普通人群。其中 DU 患者的 Hp 检出率高达 95%~100%;GU 患者的 Hp 检出率差别较大,一般为 80%~90%。根除 Hp 可促进溃疡愈合和降低溃疡复发率。上述证据表明 Hp 感染与消化性溃疡的发生密切相关。

幽门螺杆菌感染致溃疡的确切机制尚未完全阐明。一般认为 Hp 凭借其鞭毛运动穿透黏液层,一般胃窦的 Hp 数量较多。Hp 可通过尿素酶分解尿素产生氨,在菌体周围形成"氨云",抵御胃酸。此外,Hp 可产生细胞毒素,如空泡毒素 A、细胞毒素相关蛋白 A 等。在毒力因子作用下,Hp 在胃上皮定植,引起黏膜炎症、继发机体免疫反应、削弱局部黏膜的防御功能等造成胃十二指肠黏膜损害和溃疡形成。Hp 感染还可引起高促胃液素血症,使胃酸及胃蛋白酶分泌升高,引起胃黏膜损伤。

2. 非甾体抗炎药(NSAID)　一些药物对胃黏膜上皮细胞有损伤作用,特别是 NSAID,如阿司匹林、吲哚美辛等。长期服用 NSAID 的患者发生消化性溃疡及其并发症(如出血、穿孔等)的风险明显高于普通人群。随着 NSAID 的应用广泛,其相关性溃疡和溃疡出血的发病率不断上升,其诱发消化性溃疡的风险除与患者的年龄、有无溃疡病史、药物剂量和疗程有关外,还与是否合并 Hp 感染及合用糖皮质激素等因素有关。NSAID 导致溃疡的可能机制为其可抑制花生四烯酸代谢过程中的关键酶——环氧合酶(COX)的活性,从而抑制内源性前列腺素的合成与分泌,削弱黏膜的防御功能。此外,NSAID 是弱脂溶性药物,损伤胃黏膜屏障,直接损伤黏膜。

3. 胃酸和胃蛋白酶  早在 1910 年,Schwarz 就指出"无酸,无溃疡"(no acid,no ulcer)。胃酸和胃蛋白酶是胃液的主要成分,胃蛋白酶的活性在酸性环境中才能发挥作用。研究发现,无酸情况下很少发生消化性溃疡,而抑制胃酸分泌的药物可促进溃疡愈合,因此胃酸是溃疡发生的决定因素。胃酸/胃蛋白酶对黏膜的"自身消化"与消化性溃疡的最终形成有关。

4. 其他因素

(1)遗传因素:随着 Hp 在消化性溃疡发病中的重要作用被认识,遗传因素在消化性溃疡形成中的作用已受到挑战,如既往认为的消化性溃疡的"家庭聚集"现象可能主要是因为幽门螺杆菌在家庭内传播。但不能完全否定遗传因素的作用,其具体机制有待于进一步研究。

(2)吸烟:吸烟可增加溃疡发生率,影响溃疡愈合和促进溃疡复发。吸烟影响溃疡形成和愈合的确切机制不明,推测可能与吸烟增加胃酸和胃蛋白酶分泌等因素有关。

(3)应激和心理因素:急性应激可引起应激性溃疡已是共识。一般认为精神因素、社会环境、工作因素和心理因素与消化性溃疡的发生有关。

(4)胃、十二指肠运动异常:胃排空过快易使十二指肠球部酸负荷加大,而胃排空过慢则会增加十二指肠胃反流。

(5)其他:有些因素可能与消化性溃疡相关,如饮食、病毒感染等。

## 三、特殊类型溃疡

1. 复合溃疡  当胃和十二指肠同时存在溃疡时称为复合溃疡,约占全部消化性溃疡的5%。一般认为,伴随 DU 出现的 GU 的恶性概率相对较低。

2. 幽门管溃疡  幽门管位于胃的远端,长约 2cm,与十二指肠交界。幽门管溃疡引起的疼痛常缺乏节律性,以进食后上腹部疼痛多见,对抗酸药治疗的反应差,且容易发生幽门梗阻。

3. 十二指肠球后溃疡  占 DU 的 1%~3%。十二指肠球后溃疡多发生于十二指肠乳头近侧,其临床表现多具有 DU 的临床特点,但夜间上腹部疼痛和背部放射痛更常见,较易并发出血,对药物治疗反应较差。

4. 无症状性溃疡  15%~35% 的消化性溃疡无任何症状,多因其他疾病做内镜或 X 线钡餐检查时发现,可见于任何年龄,但以老年人为多见。

5. 老年人消化性溃疡  近来研究发现消化性溃疡患者老年人的比率呈增高趋势。老年人消化性溃疡多无症状或症状不明显,疼痛亦多无规律,而以食欲缺乏、恶心、呕吐、体重减轻、贫血等症状为主。溃疡一般位于胃体上部或高位,胃巨大溃疡多见,不易与恶性溃疡相鉴别。

## 四、临床表现与辅助检查

### (一)临床表现

本病的主要症状是上腹痛,亦可以并发症症状为首发表现,亦可无任何不适症状。

1. 疼痛　上腹部疼痛是消化性溃疡的主要症状。疼痛部位多位于上腹中部、偏右或偏左,性质可为隐痛、钝痛、胀痛、烧灼样痛或饥饿痛,后壁溃疡特别是穿透性溃疡疼痛可放射至背部。疼痛严重程度不一,多能忍受。消化性溃疡的疼痛一般具有以下 3 个特点:①慢性,病史多较长。②节律性,GU 疼痛多在餐后 1 小时内出现,经 1~2 小时后逐渐缓解,直至下次进餐后再次出现症状,并呈现上述节律。DU 疼痛则常在两餐之间发生,进食或服用抗酸药后可缓解,还可出现夜间疼痛。③周期性,发作与缓解相交替,且呈现季节性,多在秋、冬及春季发病。

2. 其他症状　还可表现为嗳气、恶心、呕吐、反酸、胃灼热、上腹部饱胀感、食欲减退等症状。

3. 体征　缓解期的消化性溃疡多无明显体征,活动期部分患者可有上腹部局限性轻压痛。少数患者可有贫血表现,多因慢性失血或营养不良所致。

4. 并发症　消化性溃疡的并发症包括出血、穿孔、幽门梗阻和癌变。其中出血是最常见的并发症,上消化道出血的最常见的病因是消化性溃疡。此外,溃疡恶变的概率很低,一般认为 DU 不发生癌变,GU 有发生癌变的风险。

### (二)辅助检查

1. 幽门螺杆菌检测　Hp 检测现已作为消化性溃疡的常规检查项目。检测方法可分为侵入性和非侵入性两大类。侵入性检查方法需在内镜下取胃黏膜组织,然后通过快速尿素酶试验、组织学检查和 Hp 培养的方法进行检测。常用的非侵入性检测方法为 $^{13}C$ 或 $^{14}C$- 尿素呼气试验,是 Hp 根除治疗后复查的首选方法。此外,还可进行血清学试验和粪便 Hp 抗原检测。

2. X 线钡餐　多采用钡剂和空气双重造影检查,为间接方法,多用于不愿意或不能耐受内镜检查者。消化性溃疡的 X 线钡餐征象分为直接和间接两种征象。龛影是消化性溃疡的直接征象,是诊断的可靠依据。龛影是指由钡剂填充溃疡凹陷部分而显示的阴影。而局部痉挛、激惹、球部变形等间接征象只能提示该患者可能有溃疡。

3. 胃镜检查　随着内镜技术的广泛应用,胃镜检查已经成为诊断消化性溃疡的首选方法(图 6-2)。胃镜检查不仅可以直接观察黏膜情况,还可取活组织进行病理学检查及 Hp 检测。此外,胃镜还可对溃疡及其出血情况进行分期,并可对合并出血的患者进行止血治疗。

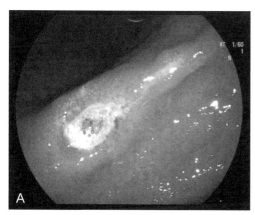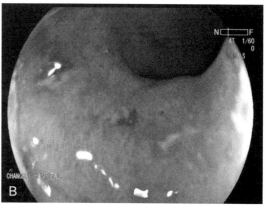

A—胃角溃疡,可见胃角一类圆形凹陷,上附白苔,大小约 0.8cm × 1.0cm,周围黏膜充血性水肿明显;
B—十二指肠球部多发溃疡。

**图 6-2　消化性溃疡的内镜下表现**

4. 其他检查 粪便隐血试验可了解溃疡有无出血。血清促胃液素测定仅在怀疑胃泌素瘤时进行。

## 五、诊断与鉴别诊断

### (一)诊断

典型的慢性、周期性发作，并呈节律性的上腹部疼痛是诊断消化性溃疡的主要线索。但值得注意的是，有消化性溃疡症状的患者不一定有消化性溃疡，还有一部分患者症状不典型，甚至无症状。确诊主要依靠内镜检查，X线钡餐发现龛影亦可诊断溃疡。

### (二)鉴别诊断

1. 其他引起慢性上腹痛的疾病 应注意与慢性胃炎、慢性肝胆胰疾病、功能性消化不良等相鉴别。内镜检查是确定有无消化性溃疡的最可靠的手段。值得注意的是，有时上述疾病可与消化性溃疡并存。

2. 胃癌 GU与胃癌很难从症状上作出鉴别。溃疡型早期胃癌的内镜表现易与胃良性溃疡相混淆，因此胃良性溃疡与恶性溃疡的鉴别十分重要。首次发现胃溃疡时除取活检外，GU患者应尽可能在治疗后复查内镜，证实溃疡完全愈合，必要时再次取活检，以便于排除胃恶性溃疡。胃溃疡的良、恶性鉴别参见表6-2。

**表6-2　胃溃疡的良、恶性鉴别**

| 鉴别点 | 良性溃疡 | 恶性溃疡 |
| --- | --- | --- |
| 年龄 | <40岁 | >40岁 |
| 病史 | 较长，周期性反复发作 | 较短，进行性发展 |
| 临床表现 | 无上腹包块，全身表现轻，制酸药可缓解 | 可有上腹包块，全身表现明显，制酸药的效果差 |
| 便隐血 | 活动期阳性 | 持续阳性 |
| X线钡餐 | 龛影直径<2.5cm，位于胃腔轮廓之外 | 龛影直径>2.5cm，位于胃腔轮廓之内 |
| 胃镜 | 圆形/椭圆形，底平苔净，充血性水肿 | 形不规则，不平苔污，结节隆起 |
| 活检 | 良性 | 恶性 |

3. 胃泌素瘤 又称为佐林格-埃利森综合征（Zollinger-Ellison syndrome）。本病可分为散发性和遗传相关性。胃泌素瘤可刺激壁细胞增殖和大量胃酸分泌，使上消化道持续处于高酸环境。多表现为顽固性多发溃疡，可为胃、十二指肠球部溃疡，亦可在十二指肠降段、水平段甚至空肠近端等不典型部位发生溃疡。对难治、多发、不典型部位、胃大部切除后迅速复发或伴有腹泻的消化性溃疡和/或内镜检查发现胃黏膜皱襞显著粗大、增生的患者，应警惕胃泌素瘤的可能性。胃液pH测定和血清促胃液素测定有助于胃泌素瘤的诊断。

## 六、治疗方案

### (一)一般治疗

疲劳和紧张是重要诱因，要保持乐观、规律生活、避免过度紧张和劳累。严重者应住院卧床休息，保证充足的睡眠。可正常饮食，但应避免辛辣、过咸的食物及浓茶、咖啡等饮料等。

宜细嚼慢咽,避免暴饮暴食。停用诱发或加重溃疡或并发出血的药物。

### (二) 药物治疗

1. 治疗机制

(1)缓解症状:由于消化性溃疡的主要症状是疼痛,服用抑酸药后,即使是质子泵抑制剂,止痛效果也要出现在 2~3 天后;如果是 $H_2$ 受体拮抗剂,止痛效果的出现还要晚。而抗酸药的止痛作用迅速,因此在治疗的开始几天抑酸药与抗酸药合用,可以更迅速地缓解疼痛。

(2)促进溃疡愈合:对于十二指肠溃疡应主要选择降低胃内酸度的药物,如质子泵抑制剂和 $H_2$ 受体拮抗剂;而对于胃溃疡应该主要选择增强黏膜抵抗力的药物,如枸橼酸铋钾和硫糖铝等。

(3)防止溃疡复发。

2. 治疗药物选用 对于消化性溃疡的药物治疗,在给予清除 Hp 的联合方案的同时,应用胃黏膜保护剂可提高消化性溃疡的愈合质量,有助于减少溃疡复发。对老年人消化性溃疡、难治性溃疡、巨大溃疡、复发性溃疡,建议在抗酸、抗 Hp 治疗的同时应用胃黏膜保护剂。消化性溃疡合并活动性出血的首选治疗方法是胃镜下止血,同时使用大剂量PPI可有效预防再出血、降低外科手术率与病死率。无条件行胃镜治疗或胃镜治疗失败时,也可以考虑血管介入治疗或外科手术治疗。

3. 给药剂量、途径,用药疗程,注意事项,停药指征,不良反应

(1)Hp 根治治疗方案

1)根除方案的组成:推荐铋剂 +PPI+2 种抗菌药组成的四联疗法(剂量及用法见表 6-3)。抗菌药的组成方案有 4 种,包括①阿莫西林 + 克拉霉素;②阿莫西林 + 左氧氟沙星;③阿莫西林 + 呋喃唑酮;④四环素 + 甲硝唑或呋喃唑酮。这 4 种抗菌药组成的方案中,3 种治疗失败后易产生耐药的抗菌药(甲硝唑、克拉霉素和左氧氟沙星)分在不同的方案中,仅不易耐药的阿莫西林和呋喃唑酮有重复。这些方案的优点是①均有相对较高的根除率;②任何一种方案治疗失败后不必行药敏试验,也可再选择另一方案治疗。方案③和④的疗效稳定且廉价,但潜在不良反应率可能稍高;方案①的不良反应率低,费用取决于选择的克拉霉素;方案②的费用和不良反应率取决于所选择的左氧氟沙星。

对青霉素过敏者的推荐方案为:①克拉霉素 + 左氧氟沙星;②克拉霉素 + 呋喃唑酮;③四环素 + 甲硝唑或呋喃唑酮;④克拉霉素 + 甲硝唑。方案中抗菌药的剂量和用法同含阿莫西林的方案(表 6-3)。需注意的是,青霉素过敏者初次治疗失败后抗菌药选择的余地小,应尽可能提高初次治疗的根除率。

对铋剂有禁忌者或证实 Hp 耐药率仍较低的地区也可选用非铋剂方案,包括标准三联方案、序贯疗法或伴同疗法。

2)一线和二线治疗方案的问题:上述 4 种方案均有较高的根除率,其他方面各有优缺点,难以划分一线和二线方案。具体操作可根据药品获得性、费用、潜在不良反应等因素综合考虑,选择其中的 1 种方案作为初次治疗。如初次治疗失败,可在剩余的方案中再选择 1 种方案进行补救治疗。

(2)根除治疗的疗程:鉴于铋剂四联疗法延长疗程可在一定程度上提高疗效,推荐的疗程为 10 或 14 天,放弃 7 天。

(3)2 次治疗失败后的再治疗:如果经过上述 4 个四联方案中的 2 种方案治疗,疗程均为

10 或 14 天,失败后再次治疗时,失败的可能性很大。在这种情况下,需要再次评估根除治疗的风险 - 获益比。胃 MALT 淋巴瘤、有并发症史的消化性溃疡、有胃癌危险的胃炎(严重全胃炎、以胃体为主的胃炎或严重萎缩性胃炎等)或胃癌家族史者,根除 Hp 的获益较大。方案的选择需由有经验的医师在全面评估已用药物、分析可能失败的原因的基础上精心设计。如有条件,可进行药敏试验,但作用可能有限。

(4)实施中需注意的问题:①强调个体化治疗。方案、疗程和药物的选择需考虑既往抗菌药应用史(克拉霉素、左氧氟沙星、甲硝唑易产生耐药性)、吸烟(降低疗效)、药物(阿莫西林等)过敏史和潜在不良反应、根除适应证(消化性溃疡的根除率高于非溃疡性消化不良,适应证获益大小有差异)、伴随疾病(影响药物代谢、排泄,增加不良反应)和年龄(高龄患者的药物不良反应发生率增加,某些根除适应证的获益降低)等。②根除治疗前停服 PPI 不少于2 周,停服抗菌药、铋剂等不少于 4 周。如是补救治疗,建议间隔 2~3 个月。③告知根除方案潜在的不良反应和服药依从性的重要性。④抑酸药在根除方案中起重要作用。PPI 的抑酸作用受药物作用强度、宿主参与 PPI 代谢的 CYP2C19 基因多态性等因素影响。选择作用稳定、疗效高、受 CYP2C19 基因多态性影响较小的 PPI,如埃索美拉唑、雷贝拉唑,可提高根除率。

**表 6-3　推荐的四联方案中抗菌药的剂量和用法[*]**

| 方案 | 抗菌药 1 | 抗菌药 2 |
|------|---------|---------|
| 1 | 阿莫西林 1 000mg b.i.d. | 克拉霉素 500mg b.i.d. |
| 2 | 阿莫西林 1 000mg b.i.d. | 左氧氟沙星 500mg q.d./200mg b.i.d. |
| 3 | 阿莫西林 1 000mg b.i.d. | 呋喃唑酮 100mg b.i.d. |
| 4a | 四环素 750mg b.i.d. | 甲硝唑 400mg b.i.d./t.i.d. |
| 4b | 四环素 750mg b.i.d. | 呋喃唑酮 100mg b.i.d. |

注:[*]推荐四联方案为标准剂量的质子泵抑制剂 + 标准剂量的铋剂(均为 b.i.d.,餐前 0.5 小时)+2 种抗菌药(餐后即服);标准剂量的 PPI:埃索美拉唑 20mg,雷贝拉唑 10mg(Maastricht 共识推荐 20mg)、奥美拉唑 20mg、兰索拉唑 30mg、泮托拉唑 40mg,均 b.i.d.;标准剂量的铋剂:枸橼酸铋钾 220mg b.i.d.。

抑酸和胃黏膜保护方案与用药详见第一节。

4. 联合用药和药物相互作用　近年来研究认为加强胃黏膜的保护作用,促进胃黏膜修复是治疗消化性溃疡的重要环节。上腹部疼痛症状明显,或伴有黏膜糜烂或出血的患者应采用抑酸药进行治疗,通常能使腹痛症状明显缓解。患者在伴有胆汁反流,缓解恶心、嗳气、腹胀等症状时可适当选用促胃肠动力药,促胃肠动力药通过促进胃排空及增加胃近端张力而提高胃肠运动功能,可减轻以上症状。

药物相互作用部分详见第一节内容,本节重点阐述抗 Hp 治疗药物的部分使用的抗菌药的相互作用。

(1)阿莫西林:丙磺舒可延缓阿莫西林经肾排泄(竞争性地减少阿莫西林的肾小管分泌),延长其血清半衰期,因而使阿莫西林的血药浓度升高;阿莫西林与氨基糖苷类药合用时,在亚抑菌浓度时可增强阿莫西林对粪链球菌的体外杀菌作用;阿莫西林与 β- 内酰胺酶抑制剂如克拉维酸合用时,抗菌作用明显增强,克拉维酸不仅可以不同程度地增强产 β- 内酰胺酶菌株对阿莫西林的敏感性,还可增强阿莫西林对某些非敏感菌株的作用,这些菌株包括拟杆菌、军团菌、诺卡菌和假鼻疽杆菌;氯霉素、大环内酯类、磺胺类及四环素在体外可干扰本品的抗菌作用,但其临床意义不明;阿莫西林与避孕药合用时,可干扰避孕药的肝肠循环,从而降低其药效;别嘌呤类尿酸合成抑制剂可增加阿莫西林发生皮肤不良反应的风险;阿莫西林与甲氨蝶呤合用时,可使甲氨蝶呤的肾廓清率降低,从而增加甲氨蝶呤的毒性;食物可延迟阿莫西林的吸收,但并不明显降低药物吸收的总量。

(2)克拉霉素:可干扰卡马西平的代谢,使后者的血药浓度明显增高,两者合用时应监测血药浓度,必要时调整用药剂量;与茶碱合用可使茶碱的血药浓度增高,但一般不必调整茶碱的剂量;可使下列联合应用的药物的血药浓度发生变化,如地高辛(上升)、茶碱(上升)、口服抗凝血药(上升)、麦角胺或二氢麦角碱(上升)、三唑仑(上升),从而显示更强的作用;对卡马西平、环孢素、环己巴比妥、苯妥英钠等也可有类似的阻滞代谢而使作用加强的作用。

5. NSAID 相关性溃疡的治疗和预防　对于 NSAID 相关性溃疡的治疗效果最好的药物应首选 PPI,其能高效抑制胃酸分泌,显著改善患者的胃肠道症状,预防消化道出血,并能促进溃疡愈合。胃黏膜保护剂具有可增加 PG 合成、清除并抑制自由基、增加胃黏膜血流等作用。NSAID 相关性溃疡并发症的预防可根据不同的风险程度采用不同的方案。

(1)预防溃疡复发的治疗:避免复发因素,对溃疡已愈合的患者可采用延长用药的方法,即所谓的维持治疗,可大大降低溃疡的复发率。

(2)复发性溃疡的治疗:复发性溃疡应该采取维持治疗,维持治疗方案主要有 3 种,包括长疗程法,即不限期的预防方法,患者经正规疗程使溃疡愈合后便用维持剂量,无限期地服用,如症状复发,再进行正规治疗,适合于年老体弱及伴有其他慢性疾病的患者;短疗程法,即在正规疗程治愈溃疡后,减量进行 3 个月 ~1 年的维持剂量治疗,但已根除 Hp 的患者可不采取维持治疗;按需预防法,即随意方法,患者在发生症状之后立即做一正规抗溃疡疗程,一般为 4~6 周,用于发病较有规律的患者。

## 七、药学监护要点

抑酸治疗是缓解消化性溃疡病症状、愈合溃疡的最主要措施。PPI 是首选的药物。PPI 治疗胃泌素瘤或 G 细胞增生等致胃泌素分泌增多而引起的消化性溃疡病效果优于 $H_2$ 受体拮抗剂。根除 Hp 应成为消化性溃疡病的基本治疗,它是溃疡愈合及预防复发的有效防治措施。联合应用胃黏膜保护剂可提高消化性溃疡病的愈合质量,有助于减少溃疡的复发。胃黏膜保护剂可增加 PG 合成、清除并抑制自由基、增加胃黏膜血流等作用,对 NSAID- 溃疡可联合 PPI 使用。

消化性溃疡药物治疗应持续 6~8 周。长期服用 NSAID 和阿司匹林是导致消化性溃疡病复发的重要因素,如因原发病需要不能停药者可更换为选择性 COX-2 抑制剂,并同时服用 PPI。

## 八、案例分析

案例 1　患者,青年男性,主诉间断性上腹不适,伴食欲减退半月余、黑便 1 天。

现病史:于半个月前无明显诱因出现上腹不适,间断性绞痛,无右肩部、腰背部放射痛,饥饿时明显,进食或用手按压可减轻,伴腹胀、食欲减退,无反酸、胃灼热、恶心、呕吐,无呕血、黑便、乏力,无皮肤、黏膜黄染,无发热。1 天前饮酒后出现黑便 3 次,量约 200ml,晕厥 2 次,伴头昏、乏力。就诊于当地医院,查血常规:白细胞 $7.1 \times 10^9$/L,红细胞 $3.49 \times 10^{12}$/L,血红蛋白 105g/L;大便潜血试验阳性;电解质正常。诊断为"消化道出血,消化道溃疡,急性胃黏膜病变",给予止血、抑酸、输血及补液等处理,患者仍间断黑便,量约 1 500ml,为暗红色血便。1 天后复查血常规:白细胞 $11 \times 10^9$/L,血红蛋白 80g/L;心率 80 次/min,血压 120/70mmHg。患者为进一步治疗就诊,急诊以"消化道出血,消化道溃疡待排,急性胃黏膜病变待排"收住入院。患者发病以来,食欲差,食量差,精神状态较差,体力情况一般,体重无明显变化,黑便 1 天,小便正常。

既往史:否认肝炎、结核等传染病病史,否认高血压、糖尿病病史,否认手术、外伤史,有输血史,按当地防疫部门要求预防接种。

家族史:父母健在,否认家族性遗传病病史。

个人史:久居本地,无疫区接触史。不吸烟,偶尔少量饮酒。

既往用药史:曾在当地医院给予止血(巴曲酶、酚磺乙胺、氨甲环酸)、抑酸(奥美拉唑 40mg,每日 2 次)、输血(约 1 200ml)及补液等处理。

过敏史:否认食物、药物过敏史。

生命体征:体温 36.3℃,心率 66 次/min,脉搏 18 次/min,血压 120/70mmHg。

辅助检查:血常规示 WBC $6.81 \times 10^9$/L,RBC $2.82 \times 10^{12}$/L,Hb 80g/L,PLT $103 \times 10^9$/L;大便潜血试验阳性;胃镜示胃溃疡($A_1$ 期),胃大弯可见一大小约 0.5cm × 0.5cm 的黏膜缺损,覆盖血痂及白苔,周围黏膜充血性水肿;Hp(+);血凝全套示 PT 15.90 秒,APTT 49.60 秒,FIB 1.66g/L,AT 71%,INR 1.27。

入院诊断:上消化道出血;胃溃疡($A_1$ 期)。

诊疗方案:注射用埃索美拉唑钠 80mg i.v. + 8mg/h i.v.(72 小时);10%GS 500ml+ 注射用三磷腺苷辅酶胰岛素 2 支 +10% 氯化钾注射液 10ml+ 胰岛素注射液 4U iv.drip q.d.;5% 葡萄糖溶液 500ml+ 注射用脂溶性维生素 2 支 + 注射用水溶性维生素 16ml iv.drip q.d.;10%GS 500ml+ 维生素 C 注射液 2g+ 维生素 $B_6$ 注射液 200mg+10% 氯化钾注射液 10ml+ 胰岛素注射液 12U iv.drip q.d.。治疗 4 天后,患者生命体征平稳。给予根除 Hp 治疗:艾司奥美拉唑镁肠溶片 40mg p.o. b.i.d.+ 阿莫西林 1g p.o. b.i.d.+ 克拉霉素 500mg p.o. b.i.d.+ 胶体果胶铋 200mg p.o. b.i.d.,连服 14 天。后继续口服艾司奥美拉唑镁肠溶片 40mg p.o.q.d. 连服 4 周。

出院诊断:上消化道出血;胃溃疡($A_1$ 期)。

合理用药方案分析:根据患者的病史、查体和辅助检查结果,该患者明确诊断为上消化道出血、胃溃疡($A_1$ 期)。该患者目前的主要问题是上消化道出血,引起出血的原因是胃溃疡,应针对胃溃疡进行治疗。胃溃疡的药物治疗原则是缓解患者的症状,促进溃疡愈合,预防并发症和溃疡再次复发。根据以上原则,结合患者的病情,给予以下几个方面的治疗:

(1)止血:出血是消化性溃疡的最常见的并发症。对于上消化道出血的情况,首先要判断出血是否还在继续。患者入院前间断黑便约 1 700ml,考虑出血量为中量。入院后,患者的生命体征平稳,结合内镜检查,考虑暂无活动性出血。对于没有活动性出血且凝血功能正常的患者,不需要进行止血治疗,只要使用抑酸药预防出血即可。抑酸药能降低胃内酸度,抑制胃蛋白酶活性,增强血小板的凝聚性,促进血液凝固,防止血块溶解,达到止血和防止再出血的目的。应注意的是 PPI 用于止血治疗时剂量应该是注射用埃索美拉唑钠 80mg 静脉推注后以 8mg/h 的速度静脉推注 72 小时。

（2）抗酸：抗酸治疗是消化性溃疡治疗的关键环节，抗酸治疗的主要目的是减少胃酸分泌和胃蛋白酶的自身消化作用，促进溃疡愈合。

（3）补液、营养支持治疗：患者出血后会引起血容量不足和营养不良，入院后又禁食，故需要补充能量、体液、电解质、维生素，扩容的同时给予营养支持。待病情稳定后，可给予无渣流食，逐渐过渡到半流质软食。对于消化性溃疡一般出血，并不提倡严格禁食。

（4）根除 Hp：根除 Hp 是治疗和预防溃疡复发的重要措施；患者出血停止 72 小时后，可启动 Hp 根除方案。溃疡治疗需 6~8 周方可完全愈合，因此在根除 Hp 后继续口服 PPI 治疗4 周。

案例 2　不合理药物治疗方案及建议

病史摘要：患者，男，31 岁，公关部经理。1 周前饮酒后出现黑便，伴上腹部隐痛，无恶心、呕吐等，不伴有心慌、气短。查体：腹平软，无明显压痛、反跳痛，肝、脾未及，肠鸣音正常。血常规显示 WBC $6.2 \times 10^9$/L，HGB 110g/L，Hct 32%；大便潜血阳性；胃镜检查显示十二指肠球部溃疡（$A_1$）；快速尿素酶试验阴性。

诊断：十二指肠溃疡。

处方：奥美拉唑镁肠溶片 20mg×14 片，用法为每次 20mg，每日 2 次，口服；胶体果胶铋胶囊 50mg×48 粒，用法为每次 150mg，每日 4 次，口服。

分析：对于十二指肠溃疡出血患者可以使用 PPI 治疗，出血较轻的患者可以口服治疗。本患者使用的胶体果胶铋胶囊是一种新型的胶体铋制剂，它在酸性介质中能形成高黏度的溶胶，该溶胶与溃疡面及炎症表面有强的亲和力，可在胃黏膜表面形成一层牢固的保护膜，增强胃黏膜的屏障作用，对消化性溃疡有较好的治疗作用。但是由于其中含有铋，服用后会使大便呈黑褐色，而本例患者的症状以黑便为主，故铋剂会对患者大便颜色的观察造成干扰，不利于判断治疗效果，因此本患者不建议使用铋剂。

建议与结果：停用铋剂，继续使用奥美拉唑每次 20mg，每日 2 次，口服，持续 1 个月。

（田　泾　张　玲　孔祥毓　杨云云　邹多武　高　申）

# 参 考 文 献

［1］苏青,徐三平.幽门螺旋杆菌的研究进展.临床消化病杂志,2014(3):132-133.

［2］方小鹤,赵平,王江滨.血清胃泌素17在慢性萎缩性胃炎患者中的表达水平及意义.中国老年学杂志,2015,35(5):1290-1291.

［3］SATOH K,YOSHINO J,AKAMATSU T,et al.Evidence-based clinical practice guidelines for peptic ulcer disease 2015.Journal of gastroenterology,2016,51(3):177-194.

［4］IWAMOTO J,SAITO Y,HONDA A,et al.Clinical features of gastroduodenal injury associated with long-term low-dose aspirin therapy.World journal of gastroenterology,2013,19(11):1673-1682.

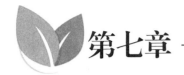

# 第七章

# 肠 道 疾 病

## 第一节 肠 结 核

### 一、定义与流行病学

　　肠结核是指结核杆菌感染引起的肠道疾病。结核病是慢性传染性疾病,是全世界十大死因之一。据世界卫生组织统计,2017年,约1 000万人患有结核病,160万人因该病死亡(包括30万艾滋病毒感染者)。结核病是艾滋病毒感染者的头号杀手。2017年,估计有100万名儿童染上了结核病,23万名儿童死于结核病(包括与艾滋病毒相关的结核病儿童)。耐多药结核病仍然是一项公共卫生危机和卫生安全威胁。世界卫生组织估计,有55.8万利福平(最有效的一线药物)耐药新发病例,其中有82%是耐多药结核病患者。

### 二、病因与发病机制

　　本病可以由吞咽含结核杆菌的痰液感染肠道,也有少数是通过血行播散或邻近脏器的结核病病灶蔓延受累。肠结核好发于回盲部,少数累及结肠。肠结核在病理形态上可表现为增殖型或溃疡型。

　　结核杆菌的毒力基础不十分清楚,可能与其菌体的成分有关。其他类脂质如硫脂质也与结核杆菌的毒力有关,它不仅增加索状因子的毒性,且抑制溶酶体 - 吞噬体融合,促进结核杆菌在巨噬细胞内的生长繁殖。磷脂能够刺激机体内单核细胞的增殖、类上皮细胞化、朗汉斯巨细胞的形成。蜡质 D 是一种肽糖脂和分枝菌酸的复合物,具有佐剂活性,能刺激机体产生免疫球蛋白,对结核性干酪病灶的液化、坏死、溶解和空洞的形成起重要作用。除了以上类脂质成分外,多糖类物质是结核杆菌细胞中的重要组成物质,多糖类物质在和其他物质共存的条件下才能发挥对机体的生物学活性效应。多糖是结核杆菌菌体完全抗原的重要组成成分,具有佐剂活性作用,能对机体引起中性多核白细胞的化学性趋向反应。结核杆菌的菌体蛋白是以结合形式存在于菌细胞内的,是完全抗原,参与机体对结核菌素的反应。

### 三、临床表现与辅助检查

（一）临床表现

1. 临床症状　多数起病隐匿,早期常仅有慢性腹痛或排便习惯改变。直肠受累时可有里急后重感,小肠受累时可有吸收不良的表现。大多数患者可出现低热、盗汗、乏力、消瘦、食欲缺乏等肠结核的中度症状,后期常有肠梗阻、肠瘘、穿孔或肠道出血等。

2. 体征 半数以上的患者腹部可有包块,合并腹膜炎时可有腹水。

（二）辅助检查

1. 实验室检查 可以有血沉增快、贫血表现;PPD 试验可出现阳性反应;抗结核抗体可出现阳性;IFN-γ 释放试验(如 T-SPOT.TB)阳性。

2. 影像学检查 小肠钡剂造影可出现黏膜紊乱、僵硬及溃疡形成;小肠镜检查可见溃疡、增生型改变等;CT 检查见腹腔肿大淋巴结坏死,有助于肠结核的诊断。

3. 结肠镜检查 可在回盲部或受累肠道见溃疡(多为环形溃疡),周围炎症反应不明显;活检病理见肉芽肿分布在结膜固有层且数目多、直径大(长径 >400μm),特别是有融合,抗酸染色阳性。结核 PCR 检查具有一定意义,但是假阳性率较高。活检组织结核杆菌 DNA 检测阳性有助于肠结核的诊断。

## 四、诊断与鉴别诊断

诊断主要根据临床表现,如青年患者出现结核中毒症状(低热、盗汗、消瘦等)、影像学检查显示小肠或结肠病变、结肠或小肠活检标本呈现典型病理表现则可确诊。

肠结核应与克罗恩病、淋巴瘤、白塞病、感染性肠病、寄生虫性肠病相鉴别。

## 五、治疗方案

强调早期诊断、早期治疗。治疗目的是消除症状,改善机体状况,促进病灶愈合,防治并发症,彻底治疗合并的肠外结核。由于早期病变以渗出为主,血运丰富,药物易于渗入,且病灶内的细菌多处于代谢活跃状态,药物易发挥作用,可起到事半功倍的效果。如病变已至后期,即使给予合理、规范的治疗,也难完全避免并发症的发生。

（一）一般治疗

恰当的休息及充足的营养可增强患者的抵抗力,是治疗的基础。重症、体弱的患者可卧床休息,加强支持治疗,必要时给予静脉内营养治疗,补充维生素、钙,注意水、电解质、酸碱平衡。腹痛可予以解痉治疗,不全梗阻需进行胃肠减压。

（二）药物治疗

1. 治疗机制 抗结核药一般通过阻碍菌体细胞壁、蛋白质或核酸的合成,或对结核杆菌代谢必需的物质进行竞争性抑制,或破坏菌体内酶的活性等方式,达到杀菌或抑菌的目的。抗结核治疗的目标不仅是杀菌或防止耐药性产生,而且在于最终灭菌,防止和杜绝复发。为达此目的,化疗药物的选择应基于以下方面:

(1)结核杆菌的代谢及其与药物的相互作用:一般而言,结核病灶中存在 4 种不同代谢状态的菌群,分别为 A、B、C 和 D 群。A 群即为快速增殖菌,细菌处于生长繁殖、代谢旺盛期,主要见于 pH 中性的结核空洞壁和空洞内,异烟肼对快速生长的细菌作用最强,利福平其次;B 群为酸性环境中的半休眠状态菌群,吡嗪酰胺能作用于此类菌群;C 群为半休眠状态但偶有突发性或短期内旺盛生长的细菌,利福平对其最有效;D 群则为完全休眠菌,药物不起作用,须靠机体的免疫机制加以清除。

(2)药物对细胞壁的穿透性及作用部位:要兼顾对细胞内(吞噬细胞)和细胞外结核杆菌

的作用。

(3)药物的最低抑菌浓度(MIC):要起到杀菌作用,血浆和细胞内的药物浓度必须超过该药的 MIC 的 10 倍以上。

(4)最大限度地防止获得性耐多药结核杆菌(MDR-TB)的产生。

除此之外,须确定掌握并实行结核化疗的原则,即早期、足量、联合、规律、全程用药,尤其以联合及规律用药最为重要,同时应注意到化疗用药大多数有肝、肾毒性,在化疗的同时应注意保护肝、肾功能。对肝、肾功能不全者,须减药量或进行药物浓度监测,以指导药物使用。

2. 治疗药物选用 一线杀菌剂有异烟肼(H)、链霉素(S)、利福平(R)、吡嗪酰胺(Z)等;二线抑菌剂有乙胺丁醇(E)、对氨基水杨酸(P)、卡那霉素(KM)、紫霉素(VM)、卷曲霉素(CPM)等。新药有利福喷丁、利福布汀及喹诺酮类的氧氟沙星、左氧氟沙星和环丙沙星,以及氨基糖苷类的阿米卡星等。

3. 给药剂量、途径,用药疗程,注意事项,停药指征,不良反应

(1)异烟肼:是最基本的抗结核药之一,具有杀菌作用较强、价格低廉、服用方便、副作用少等特点。

1)给药剂量、途径:①成人的常规剂量为一日 5mg/kg,最高剂量为 300mg;或一次 15mg/kg,最高 900mg,一周 2~3 次,口服。肌内注射的剂量同上。静脉滴注用于不能口服的重症病例,用 0.5% 氯化钠注射液或 5% 葡萄糖注射液溶解并稀释后静脉滴注,一日 300~600mg。②儿童的常规剂量为一日 10~20mg/kg,最高日剂量为 300mg,顿服。肌内注射时的治疗剂量为一日 10~20mg/kg,最高日剂量为 300mg。静脉滴注同肌内注射。③肝功能不全时应减小剂量。④肾功能不全时,血肌酸酐值低于 60mg/L 者的用量不需减少。如肾功能减退更为严重或患者系慢乙酰化者则可能需减量,以服药后 24 小时的血药浓度不超过 $1\mu g/ml$ 为宜。在无尿患者中剂量可减为常用量的一半。

2)用药疗程:治疗结核病必须持续 6~24 个月,甚至数年或不定期用药。

3)注意事项:①对乙硫异烟胺、吡嗪酰胺、烟酸及其他化学结构相关药物过敏者也可能对本药过敏;②禁用于对乙硫异烟胺、吡嗪酰胺、烟酸及其他化学结构相关药物过敏者,肝功能不良者,精神病患者,癫痫患者,有异烟肼引起肝炎病史者;③有精神病病史、癫痫病史者,严重肾功能损害者,嗜酒者慎用;④ 50 岁以上的患者使用本药肝炎的发生率较高;⑤可透过胎盘,导致胎儿的血药浓度高于母体的血药浓度;⑥在乳汁中的浓度可达 $12\mu g/ml$,与血药浓度相近,哺乳期妇女用药应权衡利弊,如需使用,应暂停哺乳;⑦用硫酸铜法进行尿糖测定可呈假阳性,但不影响酶法的测定结果。

4)不良反应:①心血管系统,少见心动过速。②精神神经系统,如周围神经炎、中枢神经系统中毒。周围神经炎的发生与异烟肼干扰维生素 $B_6$ 的代谢有关。肝损害与药物毒性有关,可表现为无症状的 GPT 升高、显性肝炎,甚至重症肝炎导致患者死亡,一般好发于老年患者和过度饮酒者。因此在用药前应检测 GPT 的基础值,如果治疗过程中 GPT 升高超过正常值上限的 3 倍需停药。③内分泌系统,可见男子乳房女性化、泌乳、发热、库欣综合征等。④泌尿生殖系统,可见月经不调、阳痿等。⑤消化系统,本药有一定的肝脏毒性,表现为深色尿、巩膜或皮肤黄染等;可使血清胆红素、谷丙转氨酶及谷草转氨酶的测定值升高。胃肠道可见食欲缺乏、恶心、呕吐、腹痛、便秘等。⑥血液系统,可引起贫血、白细胞减少、嗜酸性粒细胞

增多等。临床可见血痰、咯血、鼻出血、眼底出血等症状。⑦过敏反应,偶有药疹和皮疹。

(2)利福平:对细胞内和细胞外代谢旺盛和偶尔繁殖的结核杆菌均有杀菌作用,能穿透干酪样病灶,进入巨噬细胞内。利福平直接抑制 DNA 依赖的 RNA 聚合酶,阻止 RNA 转录。

1)给药剂量、途径:①成人的常规剂量为口服,一日 450~600mg,早饭前顿服,疗程半年左右;也可体重 <50kg 者一日 450mg,体重 ≥ 50kg 者一日 600mg,顿服。疗程视病情而定。②儿童的常规剂量为口服,1 个月以上的患儿一日 10~20mg/kg,顿服;新生儿一次 5mg/kg,一日 2 次。③肝功能不全时需要减少剂量,一日不超过 8mg/kg;严重肝功能不全者禁用。④主要经过肝脏代谢、胆汁排泄,仅有 30% 通过肾脏排泄,肾损害一般不需要减量。⑤老年人口服 10mg/kg,一日 2 次。静脉滴注仅用于不能口服该药者。

2)用药疗程:治疗至少 6 个月,甚至持续 1~2 年、数年或长期服药。可参见具体方案。

3)注意事项:①本药与其他利福霉素类药物可能存在交叉过敏反应。②禁用于对本药或其他利福霉素类药物过敏者、严重肝功能不全者、胆道梗阻者、妊娠早期妇女。③酒精中毒、肝功能不全者、婴儿、哺乳期妇女慎用。④对检验值或诊断的影响包括可引起直接抗球蛋白实验(Coombs 实验)阳性;干扰血清叶酸浓度测定和血清维生素 $B_{12}$ 浓度测定;可使磺溴酞钠实验潴留出现假阳性,因此应在每日服药前进行该实验;服药后尿液呈橘红色或红棕色,可干扰利用分光光度计或颜色改变进行各项尿液分析试验的结果。⑤在使用利福平治疗期间应停用口服避孕药或长期注射用黄体酮等药物。肝脏毒性低于异烟肼,但与异烟肼联合应用时肝脏毒性明显增加。

4)不良反应:①心血管系统,包括心律失常。国外有出现低血压和休克的报道。②肌肉骨骼系统,长期应用可引起低钙血症,儿童可发生佝偻病样改变,少数成年患者可出现骨软化症。③泌尿生殖系统,罕见蛋白尿、血尿、尿量或排尿次数显著减少(间质性肾炎),还可出现肾衰竭。国外有出现闭经的报道。④消化系统,可见食欲缺乏、恶心、呕吐、腹胀、腹泻、胃痛、胰腺炎;少见咽痛、口舌疼痛。有肝毒性,多发于与其他抗结核药合用时,表现为氨基转移酶升高、肝大,严重时伴黄疸(巩膜和皮肤黄染),胆道梗阻者更易发生,但多表现为一过性氨基转移酶升高。⑤血液系统,可见白细胞、血小板、血红蛋白减少,嗜酸性粒细胞增多,异常青肿或出血,甚至出现溶血性贫血。⑥皮肤,可见脱发,皮肤瘙痒、发红或皮疹,严重者可出现剥脱性皮炎。⑦可见类流感样综合征、类赫氏反应。国外有出现肺组织恶性改变的报道。

(3)吡嗪酰胺:能杀灭巨噬细胞内,尤其酸性环境中的结核杆菌,已成为结核病短程化疗中不可缺少的药物。

1)给药剂量、途径:①成人的常规剂量为口服,一日 15~30mg/kg,顿服;或者一次 50~70mg/kg,每周 2~3 次。每日服用者最大剂量为一日 2g,每周 3 次者最大剂量为一次 3g,每周 2 次者最大剂量为一次 4g。②儿童的常规剂量为口服,一日 20~30mg/kg。③晚期肾病患者应减量,建议从一日 20~35mg/kg 减少到一日 12~20mg/kg。

2)用药疗程:参见具体方案。

3)注意事项:①对乙硫异烟胺、异烟肼、烟酸及其他化学结构相似的药物过敏者也可对本药过敏;②禁用于对乙硫异烟胺、异烟肼、烟酸及其他化学结构相似的药物过敏者,急性痛风患者,高尿酸血症患者;③糖尿病、痛风、血卟啉病患者,慢性肝病及严重肝功能减退者,肾功能不全患者慎用;④儿童不宜用,若必须用时应充分权衡利弊;⑤本药可与硝基氰化钠作用变成红棕色,影响尿酮测定结果。

4)不良反应:①消化系统,可引起肝损害,如谷丙转氨酶、谷草转氨酶升高,肝大。肝损害与用药剂量和疗程相关,常用量下较少发生肝损害,长期大剂量应用可能发生中毒性肝炎,出现严重的肝细胞坏死、巩膜黄染(黄疸)和血浆蛋白减少。老年人、酗酒和营养不良者肝损害的发生率增加,可引起食欲减退、恶心、腹痛、严重呕吐,偶可引起溃疡发作。②血液系统,偶可引起低色素性贫血与溶血反应。③其他,可见异常乏力或软弱、畏寒。还可引起过敏反应,表现为药物热、皮疹、光敏反应等。

(4)链霉素:是氨基糖苷类抗生素,直接干扰细菌蛋白合成,为早期主要的抗结核药。

1)给药剂量、途径:通常肌内注射给药。①成人的常规剂量为一次 0.5g,每 12 小时 1 次;或一次 0.75g,一日 1 次。如临床情况许可,可改用间歇给药,即一次 1g,一周 2~3 次。②儿童的常规剂量为一次 20mg/kg,一日 1 次,一日最大剂量不超过 1g。③肾功能不全时,肌酐清除率 >50 且 <90ml/min 者每 24 小时给药正常剂量的 50%,肌酐清除率为 10~50ml/min 者每 24~72 小时给药正常剂量的 50%,肌酐清除率 <10ml/min 者每 72~96 小时给药正常剂量的 50%。④老年患者一次 0.5~0.75g,一日 1 次。

2)用药疗程:参见具体方案。

3)注意事项:①对本药或其他氨基糖苷类药物过敏者禁忌。②脱水患者的血药浓度增高,可增加产生毒性反应的可能性;重症肌无力或帕金森病患者;肾功能损害患者;接受肌肉药物松弛治疗者慎用。③老年患者的肾功能有一定程度的生理性减退,应用本药后较易产生各种毒性,应采用较小的治疗量且尽可能在疗程中监测血药浓度。④哺乳期妇女用药期间应暂停哺乳。

4)不良反应:①耳毒性,主要损害前庭和耳蜗神经。前庭神经损害出现早而多见,表现为眩晕、头痛、恶心、平衡失调。发生率较高的耳毒性症状还有听力减退、耳鸣或耳部胀满感。②肾毒性,常与耳毒性同时出现,损害程度随药物剂量增加而增大,一般停药后可恢复,严重时可发生氮质血症、肾衰竭。③肝脏,少数患者出现谷丙转氨酶、谷草转氨酶、血清胆红素及血清乳酸脱氢酶升高。④神经肌肉阻滞,有阻滞乙酰胆碱和络合钙离子的作用,可引起面部、口唇、四肢麻木,嗜睡,软弱无力;偶可引起呼吸抑制。⑤过敏反应,以皮疹、瘙痒、药物热、嗜酸性粒细胞增多症较多见,偶可引起血管神经性水肿、过敏性紫癜、过敏性休克等。过敏性休克的发生率低于青霉素,但死亡率较高。⑥有发生视力减退(视神经炎)的报道。⑦内分泌系统,少数服药后出现血钙、镁、钾、钠浓度测定值降低。

(5)乙胺丁醇:对代谢旺盛的细胞内外细菌均有作用,还能阻止选择性耐药突变的产生,为常用的联合治疗药物之一。

1)给药剂量、途径:①成人的常规剂量为 15mg/(kg·d),一旦发生多药耐药时,剂量可增加至 25mg/(kg·d),但此时眼毒性(红绿色盲、视敏度降低)也增加;② 13 岁以下的儿童不宜应用本药,13 岁以上儿童的用量与成人相同。

2)用药疗程:参见具体方案。

3)注意事项:①对本药过敏或酒精中毒患者禁忌;②肝、肾功能减退,痛风,视神经炎,糖尿病已发生眼底病变者慎用;③可分泌至乳汁中,浓度与血药浓度相近,哺乳期妇女用药应权衡利弊。

4)不良反应:①神经系统,常见视神经损害,发生率随剂量增加而增大,表现为视物模糊、眼痛、红绿色盲或视力减退、视野缩小,酗酒者与糖尿病患者的视力损害发生率增高、程度加重。上述反应早期发现和及时停药则可于数周或数月内自行消失,永久性视觉功能丧失极少发生。视力变化呈单侧或双侧。偶见周围神经炎,如麻木、针刺感、烧灼痛或手足软弱无力,营养不良和糖尿病患者以及大剂量用药时更易发生。偶见精神障碍,罕见动眼神经损害、听神经损害及癫痫发作。②肌肉骨骼系统,少见畏寒、关节肿痛(尤其是大趾、踝、膝关节)、病变关节表面皮肤发热拉紧感(急性痛风、高尿酸血症)。③偶见肝功能损害。④偶见胃肠道不适、恶心、呕吐、腹泻。⑤血液系统,偶见粒细胞减少、低血钙及高尿酸血症。⑥偶见皮疹、瘙痒、发热、头痛、关节痛等过敏反应,严重时出现剥脱性皮炎、血小板减少性紫癜及过敏性休克。

(6)其他:氟喹诺酮类药物属于广谱抗生素,不易产生耐药性,可作为二线抗结核药。特别是第三代有较强的抗结核分枝杆菌活性,对巨噬细胞内外的结核杆菌均有活性,主要作用于细菌 DNA 复制过程中的 DNA 螺旋酶,干扰细菌 DNA 合成,导致 DNA 降解和细菌死亡。由于结核分枝杆菌对氟喹诺酮类药物产生自发突变率很低,与其他抗结核药之间无交叉耐药性,这类药物目前已经成为 MDR-TB 的主要常规选择药物。氟喹诺酮类药物的胃肠道吸收好,组织穿透性好,清除半衰期较长,适合长程给药。

停药指征:根据药物不良反应的类型及严重程度而采取不同的措施。对症状比较轻的副作用,可在医护人员的密切观察下继续治疗,同时采取对症处理。凡出现明显中毒或严重过敏反应者,应立即停药。

(1)出现单一不良反应但程度较重(如急性中毒、过敏反应),或可能引起严重后果(如出现黄疸、氨基转移酶升高超出正常值的 4 倍以上、高热、皮疹、白细胞减少至 $3\times10^9$/L 以下、血小板减少至 $80\times10^9$/L 以下),或出现肾功能异常(血尿、蛋白尿、管型尿等)、严重精神障碍或原有的精神病复发、癫痫发作、各种过敏反应等。

(2)多种药物不良反应并存(如过敏反应合并肝功能异常)。

(3)氨基转移酶持续上升。

(4)为辨明是哪种药物引起的不良反应而需要进行直接鉴别法试验。

(5)为了能继续使用该种药而需要进行药物脱敏处理。

4. 联合用药和药物相互作用　本病常用一线杀菌药 2~3 种联用,疗程 6~10 个月。

(1)联合用药

1)初始治疗

方案一:2SHRZ/4HR,即 2 个月的链霉素、异烟肼、利福平、吡嗪酰胺,然后 4 个月的异烟肼和利福平。

方案二:2EHRZ/4HR,即 2 个月的乙胺丁醇、异烟肼、利福平、吡嗪酰胺,然后 4 个月的异烟肼和利福平。

方案三:2HRZ/4HR,即 2 个月的异烟肼、利福平、吡嗪酰胺,然后 4 个月的异烟肼和利福平。

方案四:2SHR/7HR,即 2 个月的链霉素、异烟肼、利福平,然后 7 个月的异烟肼和利福平。

方案五:2HRZ/4H_3R_3,$H_3R_3$ 代表异烟肼和利福平每周 3 次间歇用药。即 2 个月的异烟肼、利福平、吡嗪酰胺,然后 4 个月的异烟肼和利福平(异烟肼和利福平每周 3 次间歇用药)。

方案六:2HRZ/4H_2R_2,$H_2R_2$ 代表异烟肼和利福平每周 2 次。即 2 个月的异烟肼、利福平、吡嗪酰胺,然后 4 个月的异烟肼和利福平(异烟肼和利福平每周 2 次)。

方案七:9HR,即 9 个月的异烟肼和利福平。

方案八:2SHE/10HE,即 2 个月的链霉素、异烟肼、乙胺丁醇,然后 10 个月的异烟肼、乙胺丁醇。

方案九:2SHRZ/6HT,T 代表氨硫脲。即 2 个月的链霉素、异烟肼、利福平、吡嗪酰胺,然后 6 个月的氨硫脲、吡嗪酰胺。

方案一、二适用于怀疑患者已有耐药菌感染或者原发耐药率高的地区的患者;方案五、六适应于能实行全程督导的地区使用;方案九适应于经济困难的患者。

病情较轻的患者可选用以下较简单的方案:

方案一:2SHR(D)/4HR(D),其中(D)表示可用利福定代替利福平。

方案二:6HR,即 6 个月的异烟肼和利福平。

方案三:12HP,即 12 个月的异烟肼和对氨基水杨酸。

方案四:9HD,即 9 个月的异烟肼和利福平。

2)复治患者:如曾用方案一或二,且规律用药者复发常见,不是自行停药而复发者,应予严格全面的督导下使用原方案治疗 9 个月。如果使用较弱的方案或未规律用药而复发者,则须经审慎研究后另定治疗方案。

(2)药物相互作用

1)异烟肼:①服用异烟肼时每日饮酒,易引起异烟肼诱发的肝脏毒性反应,并加速异烟肼的代谢。因此须调整本药的剂量,并密切观察肝毒性征象。应劝告患者服药期间避免饮用含乙醇的饮料。②与肾上腺皮质激素(尤其是泼尼松龙)合用时,可增加异烟肼在肝内的代谢及排泄,导致异烟肼的血药浓度减低而影响疗效,在快乙酰化者更为显著,应适当调整剂量。③抗凝血药(如香豆素或茚满二酮衍生物)与异烟肼合用时,由于抑制抗凝血药的酶代谢,使抗凝作用增强。④异烟肼为维生素 $B_6$ 的拮抗剂,可增加维生素 $B_6$ 经肾的排出量,易致周围神经炎的发生,同时服用维生素 $B_6$ 者需酌情增加用量。⑤不宜与其他神经毒性药物合用,以免增加神经毒性。⑥与环丝氨酸合用时可增加中枢神经系统的不良反应(如头昏或嗜睡),需调整剂量,并密切观察中枢神经系统毒性征象,尤其对于从事需要灵敏度较高工作的患者。⑦与乙硫异烟胺、吡嗪酰胺、利福平等其他有肝毒性的抗结核药合用时,可增加本药的肝毒性,尤其是已有肝功能损害者或为异烟肼快乙酰化者,因此应尽量避免合用或在疗程的前 3 个月密切随访有无肝毒性征象出现。⑧本药可抑制卡马西平的代谢,使其血药浓度增高,引起毒性反应;卡马西平则可诱导异烟肼的微粒体代谢,形成具有肝毒性的中间代谢物增加。⑨与对乙酰氨基酚合用时,由于异烟肼可诱导肝细胞色素 P450,使前者形成毒性代谢物的量增加,可增加肝毒性及肾毒性。⑩与阿芬太尼合用时,由于异烟肼为肝药酶抑制剂,可延长阿芬太尼的作用;与双硫仑合用可增强其中枢神经系统作用,产生眩晕、动作不协调、易激惹、失眠等;与恩氟烷合用可增加具有肾毒性的无机氟代谢物的形成。⑪不宜与咪康唑合用,因可使后者的血药浓度降低。⑫与苯妥英钠或氨茶碱合用时可抑制两者在肝脏中的代谢,而导致苯妥英钠或氨茶碱的血药浓度增高,故本药与两者先后应用或合用时,苯妥英钠或氨茶碱的剂量应适当调整。⑬不可与麻黄碱、颠茄同时服用,以免发生或增加不良反应。

2)利福平:①饮酒可致利福平性肝毒性的发生率增加,并增加利福平的代谢,需调整利福平的剂量,并密切观察患者有无肝毒性出现。②对氨基水杨酸盐可影响本药的吸收,导致其血药浓度减低;如必须联合应用时,两者的服用间隔至少 6 小时。③与异烟肼合用肝毒性发生风险增加,尤其是原有肝功能损害者和异烟肼快乙酰化患者。④利福平与乙硫异烟胺合用可加重其不良反应。⑤氯法齐明可减少利福平的吸收,使其达峰时间延迟且半衰期延长。⑥利福平与咪康唑合用,可使后者的血药浓度减低,故本药不宜与咪唑类合用。⑦肾上腺皮质激素(糖皮质激素、盐皮质激素)、抗凝血药、氨茶碱、茶碱、氯霉素、氯贝丁酯、环孢素、维拉帕米、妥卡尼、普罗帕酮、甲氧苄啶、香豆素或茚满二酮衍生物、口服降血糖药、促皮质素、氨苯砜、洋地黄苷类、丙吡胺、奎尼丁等与利福平合用时,由于后者诱导肝微粒体酶活性,可使上述药物的药效减弱,因此除地高辛和氨苯砜外,在用利福平前和疗程中上述药物需调整剂量。本药与香豆素或茚满二酮类合用时应每日或定期测定凝血酶原时间,据以调整剂量。⑧可促进雌激素的代谢或减少其肝肠循环,降低口服避孕药的作用,导致月经不规则、月经间期出血和计划外妊娠。所以,患者服用本药时应改用其他避孕方法。⑨可诱导肝微粒体酶,增加抗肿瘤药达卡巴嗪(dacarbazine)、环磷酰胺的代谢,形成烷化代谢物,促使白细胞减低,因此需调整剂量。⑩可增加苯妥英在肝脏中的代谢,故两者合用时应测定苯妥英的血药浓度并调整用量。⑪可增加左甲状腺素在肝脏中的降解,因此两者合用时左甲状腺素的剂量应增加。⑫可增加美沙酮、美西律在肝脏中的代谢,引起美沙酮撤药症状和美西律的血药浓度减低,故合用时后两者需调整剂量。⑬丙磺舒可与本药竞争被肝细胞摄入,使本药的血药浓度增高并产生毒性反应。但该作用不稳定,故通常不宜加用丙磺舒以增高本药的血药浓度。

3)吡嗪酰胺:①与别嘌醇、秋水仙碱、丙磺舒、磺吡酮合用可增加血尿酸浓度而降低上述药物对痛风的疗效,因此合用时应调整剂量以便于控制高尿酸血症和痛风;②与乙硫异烟胺合用时可增强不良反应;③环孢素与吡嗪酰胺同用时前者的血药浓度可能减低,因此需监测血药浓度,据此调整剂量。

4)链霉素:①与其他氨基糖苷类合用或先后连续局部或全身应用,可增加其产生耳毒性、肾毒性以及神经肌肉阻滞作用的可能性;②与神经肌肉阻滞剂合用,可加重神经肌肉阻滞作用;③与卷曲霉素、顺铂、依他尼酸、呋塞米或万古霉素(或去甲万古霉素)等合用,或先后连续局部或全身应用,可能增加耳毒性与肾毒性;④与头孢噻吩或头孢唑林局部或全身合用,可能增加肾毒性;⑤与多黏菌素类注射剂合用,或先后连续局部或全身应用,可增加肾毒性和神经肌肉阻滞作用;⑥其他肾毒性药物及耳毒性药物均不宜与本品合用或先后应用,以免加重肾毒性或耳毒性。

5)乙胺丁醇:①与乙硫异烟胺合用可增加不良反应;②与氯氧化铝同用能减少本药的吸收;③与神经毒性药物合用可增加本品的神经毒性,如视神经炎或周围神经炎。

5. 耐药菌株的药物治疗策略

(1)初始患者

方案一:2SHRZ/4HR,即2个月的链霉素、异烟肼、利福平、吡嗪酰胺,然后4个月的异烟肼和利福平。

方案二:2EHRZ/4HR,即2个月的乙胺丁醇、异烟肼、利福平、吡嗪酰胺,然后4个月的异烟肼和利福平。

(2)初治化疗失效:指进行了规律化疗但疗效不佳,缘于治疗起始时已有先天性耐药菌存在或治疗过程中获得性耐药菌株出现。对此,应更改治疗方案,根据患者过去的用药情况,选用以前未使用过或使用时间短且与无交叉耐药性的3~4种药物联用。病情控制后用2种药物完成整个疗程,疗程需12个月或12个月以上。

## 六、药学监护要点

抗结核药物可以导致药物性肝损伤。有高危因素的患者需谨慎选用抗结核药物,尽量少用或慎用肝损伤发生频率较高的抗结核药物。建议对有高危因素的患者给予预防性保肝治疗,目前保肝药物主要有甘草酸制剂、还原型谷胱甘肽、双环醇、水飞蓟素、硫普罗宁;降低胆红素的药物主要有熊去氧胆酸、腺苷蛋氨酸、茴三硫;降酶的药物主要有联苯双酯;抗结核药物所致药物性肝损伤当 GPT 升高但是 <3 倍 ULN,无明显症状,密切观察下保肝治疗,酌情停用肝损伤发生频率高的抗结核药物;GPT ≥ 3 倍 ULN,或总胆红素 ≥ 2 倍 ULN,停用有关抗结核药物,密切观察下保肝治疗;GPT ≥ 5 倍 ULN,或 GPT ≥ 3 倍 ULN 伴有黄疸、恶心、呕吐、乏力等症状,或总胆红素 ≥ 3 倍 ULN,立即停用所有抗结核药物,积极保肝治疗。

抗结核药物治疗发生皮疹时,若仅有瘙痒或局部轻微皮疹则不需停药,可加用抗组胺药物对症处理,并密切观察。若皮疹严重,如范围广泛、涉及黏膜(如皮肤溃破伴或不伴全身多系统皮肤瘙痒)、哮喘、低血压等,均应停药。

使用异烟肼期间,可加用维生素 $B_6$ 预防外周神经炎。使用乙胺丁醇可致实力损害,因此,应监测患者视力、视敏度、视野、红绿色辨别能力。吡嗪酰胺相关高尿酸血症或关节痛,可加用非甾体抗炎药。链霉素使用应密切关注耳毒性。

## 七、案例分析

案例 1 合理药物治疗方案

病史摘要:患者,女,22 岁,体重 40kg。半年前无诱因出现腹痛,以上腹部痛显著,伴有腹泻每日 5~6 次,呈糊状,无脓血。伴有轻度咳嗽、咳痰、盗汗。当地医院就诊,胃镜诊断为慢性胃炎,给予雷贝拉唑、胶体酒石酸铋、达克罗宁后疼痛有所减轻,间断腹泻。10 余天前腹痛明显,以右下腹痛显著,伴有发热,体温最高 39.0℃。自发病以来,精神、体力差、食欲、食量差,体重减轻 10kg。患者否认肝炎、结核、高血压等病史,否认食物、药物过敏史。急诊结肠镜诊断为回肠末端及盲肠广泛黏膜不规则凹陷,周围呈增生性隆起,局部覆盖白苔,升结肠直乙状结肠散在多发分布 0.5~3.0cm 的凹陷性病变。结肠活检病理诊断为肉芽肿性炎伴干酪样坏死。

诊断:肠结核。

治疗方案:2EHRZ/4HR。即乙胺丁醇 600mg/d,口服,2 个月;异烟肼 200mg/d,口服,6 个月;利福平 450mg/d,口服,6 个月;吡嗪酰胺 1g/d,口服,2 个月。

用药分析:结核病的化疗原则为早期、足量、联合、规律、全程用药,尤其以联合及规律用药最为重要。

(1)乙胺丁醇:对几乎所有类型的结核分枝杆菌均具有高度抗菌活性。

(2)异烟肼:对结核分枝杆菌有高度选择性,抗菌力强,易穿透入细胞内,对静止期细菌表现为抑制作用,对处于繁殖态的细菌皆有杀伤作用。

(3)利福平:是目前治疗结核病最有效的药物之一,与异烟肼、乙胺丁醇等合用有协同作用,并能延缓耐药性的产生。

(4)吡嗪酰胺:该药可被巨噬细胞或单核细胞摄取,在细胞内的酸性环境中被分枝杆菌的吡嗪酰胺酶代谢为具有抗菌活性的吡嗪酸,从而发挥抗菌作用。

用药监护：

（1）乙胺丁醇：不良反应较少，视神经炎是最重要的毒性反应，多发生在服药后的2~6个月内，表现为视力下降、视野缩小、红绿色盲等，及时停药可自行恢复。

（2）异烟肼：为维生素$B_6$的拮抗剂，可增加维生素$B_6$经肾的排出量，易致周围神经炎的发生，同服维生素$B_6$可治疗及预防此反应；与利福平合用可增加肝毒性，注意监测。

（3）利福平：不良反应较多，常见胃肠道刺激症状；少数患者可见肝脏损害而出现黄疸。可诱导肝药酶，加速自身及经肝脏代谢的药物的消除。

（4）吡嗪酰胺：高剂量、长疗程应用常见肝毒性、关节痛等不良反应，低剂量短程疗法的不良反应明显减少。

案例2 不合理药物治疗方案及建议

病史摘要：患者，男，55岁，体重60kg。主因"腹痛、腹泻2年，加重2个月余"入院。患者3年前无明显诱因出现腹痛，呈持续性全腹隐痛，以上腹及左侧腹部为重，腹泻，大便每日数次至十余次不等，多为稀糊状，有时为水样便，无明显的脓血。近2个月上述症状有所加重，伴轻微咳嗽，以夜间干咳为主，有时有少量白痰，无寒战、发热及胸痛。自发病以来，精神差，小便正常，体重减轻10kg。糖尿病视物模糊。入院查体：体温35℃，脉搏76次/min，呼吸18次/min，血压110/80mmHg；颌下及颈部可触及多个肿大淋巴结（最大约$2cm \times 3cm$），活动度可，触痛（±）。血常规：WBC $4.7 \times 10^9/L$，N 79.3%，L $0.44 \times 10^9/L$。下消化道造影显示横结肠、升结肠及回盲部多发大小不等的类圆形充盈缺损，结肠袋消失，横结肠肠腔缩小、缩短、变形、僵直、结构紊乱，空肠之间有瘘管形成。结肠活检病理诊断为肉芽肿性炎伴干酪样坏死。

诊断：肠结核。

治疗方案：2EHRZ/4HR。即乙胺丁醇900mg/d，口服，2个月；异烟肼300mg/d，口服，6个月；利福平600mg/d，口服，6个月；吡嗪酰胺1.5g/d，口服，2个月。

用药分析：结核病的化疗原则为早期、足量、联合、规律、全程用药，尤其以联合及规律用药最为重要。

本方案为抗结核四联疗法，但由于乙胺丁醇对糖尿病已发生眼底病变的患者慎用，而且不良反应常见视神经损害，发生率随剂量增加而增大，表现为视物模糊、眼痛、红绿色盲或视力减退、视野缩小，酗酒者与糖尿病患者的视力损害发生率增高、程度加重。建议将乙胺丁醇换为链霉素0.75g口服，一日1次，2个月。

用药监护：链霉素可引起耳毒性、肾毒性等。耳毒性主要损害前庭和耳蜗神经。前庭神经损害出现早而多见，表现为眩晕、头痛、恶心、平衡失调。发生率较高的耳毒性症状还有听力减退、耳鸣或耳部胀满感。肾毒性常与耳毒性同时出现，损害程度随药物剂量增加而增大。一般停药后可恢复，严重时可发生氮质血症、肾衰竭。

# 第二节 炎性肠病

## 一、定义与流行病学

炎性肠病（IBD）是一种病因尚不十分清楚的慢性非特异性肠道炎症性疾病，包括溃疡性结肠炎（UC）和克罗恩病（CD）。该病在西方国家常见，2017年一项荟萃分析结果显示欧洲和北美洲 UC 的最高发病率分别为 50.5/10 万和 28.6/10 万,这 2 个地区 CD 的最高发病率分别为 32.2/10 万和 31.9/10 万。近年来欧美的发病率已到达平台期。但在过去的 20 年中,炎性肠病(IBD)的发病率和流行率在发展中国家显著增加。2016 年的一项研究统计了 IBD 在东亚的流行情况:日本国家医保系统里已记录自 20 世纪 70 年代以来超 20 万例的 IBD 病例。我国大陆地区近年报道的病例也明显增加。我国虽尚无普通人群的流行病学资料,但近 10 多年来本病的就诊人数的逐步增加趋势则非常明显,IBD 在我国已成为消化系统的常见病。

## 二、临床表现与辅助检查

### (一) 溃疡性结肠炎

1. 临床表现　UC 最常发生于青壮年期,根据我国的统计资料,发病高峰年龄为 20~49 岁,男、女性别差异不大[男:女为(1.0~1.3):1]。临床表现为持续或反复发作的腹泻、黏液脓血便伴腹痛、里急后重和不同程度的全身症状,病程多在 4~6 周以上。可有皮肤、黏膜、关节、眼和肝胆等的肠外表现。

黏液脓血便是 UC 的最常见的症状。超过 6 周的腹泻病程可与多数感染性肠炎相鉴别。

2. 辅助检查

(1)结肠镜检查:结肠镜检查并活检是 UC 诊断的主要依据。结肠镜下 UC 病变多从直肠开始,呈连续性、弥漫性分布,表现为①黏膜血管纹理模糊、紊乱或消失,黏膜充血、水肿、质脆、自发性或接触出血和脓性分泌物附着,亦常见黏膜粗糙、呈细颗粒状;②病变明显处可见弥漫性、多发性糜烂或溃疡;③可见结肠袋变浅、变钝或消失以及假息肉、桥黏膜等。

内镜下黏膜染色技术能提高内镜对黏膜病变的识别能力,结合放大内镜技术,通过对黏膜微细结构的观察和病变特征的判别,有助于 UC 的诊断。

(2)黏膜活检组织学检查:建议多段多点活检。组织学可见以下主要改变:

1)活动期:①固有膜内弥漫性急、慢性炎症细胞浸润,包括中性粒细胞、淋巴细胞、浆细胞和嗜酸性粒细胞等,尤其是上皮细胞间中性粒细胞浸润及隐窝炎,乃至形成隐窝脓肿;②隐窝结构改变,隐窝大小、形态不规则,排列紊乱,杯状细胞减少等;③可见黏膜表面糜烂、浅溃疡形成和肉芽组织增生。

2)缓解期:①黏膜糜烂或溃疡愈合;②固有膜内中性粒细胞浸润减少或消失,慢性炎症细胞浸润减少;③隐窝结构改变可加重,如隐窝减少、萎缩,可见潘氏细胞化生(结肠脾曲以远)。

(3)其他检查:钡剂灌肠检查。检查所见的主要改变为①黏膜粗乱和/或颗粒样改变;②肠管边缘呈锯齿状或毛刺样,肠壁有多发性小充盈缺损;③肠管短缩,袋囊消失呈铅管样。

### (二)克罗恩病

1. 临床表现　CD 最常发生于青年期,根据我国的统计资料,发病高峰年龄为 18~35 岁,男性略多于女性(男:女约为 1.5:1)。临床表现呈多样化,包括消化道表现、全身表现、肠外表现及并发症。消化道表现主要有腹泻和腹痛,可有血便;全身表现主要有体重减轻、发热、食欲缺乏、疲劳、贫血等,青少年患者可见生长发育迟缓;肠外表现与 UC 相似(详见 UC 诊断部分);并发症常见的有瘘管、腹腔脓肿、肠狭窄和梗阻、肛周病变(肛周脓肿、肛周瘘管、皮赘、肛裂等),较少见的有消化道大出血、急性穿孔,病程长者可发生癌变。

腹泻、腹痛、体重减轻是 CD 的常见症状,如有这些症状出现,特别是年轻患者,要考虑本病的可能性;如伴肠外表现和/或肛周病变,高度疑为本病。肛周脓肿和肛周瘘管可为少部分 CD 患者的首诊表现。

2. 辅助检查

(1)内镜检查

1)结肠镜检查:结肠镜检查和活检应列为 CD 诊断的常规首选检查,镜检应达末段回肠。镜下一般表现为节段性、非对称性的各种黏膜炎症,其中具特征性的表现为非连续性病变、纵行溃疡和卵石样外观。

2)小肠胶囊内镜检查:对发现小肠黏膜异常相当敏感,但对一些轻微病变的诊断缺乏特异性,且有嵌顿的风险。主要适用于疑诊 CD,但结肠镜及小肠放射影像学检查阴性者。

3)小肠镜检查:可直视下观察病变、取活检。主要适用于其他检查发现小肠病变或尽管上述检查阴性而临床高度怀疑小肠病变需进行确认及鉴别者,或已确诊 CD 需要 BAE 检查以指导或进行治疗者。

4)胃镜检查:少部分 CD 病变可累及食管、胃和十二指肠,但一般很少单独累及。原则上胃镜检查应列为 CD 的检查常规,尤其是有上消化道症状者。

(2)影像学检查

1)CT 或磁共振肠道显像(CT/MR enterography,CTE/MRE):CTE 或 MRE 是迄今评估小肠炎性病变的标准影像学检查。该检查可反映肠壁的炎症改变、病变分布的部位和范围、狭窄的存在及其可能的性质,以及肠腔外并发症如瘘管形成、腹腔脓肿或蜂窝织炎等。活动期 CD 典型的 CTE 表现为肠壁明显增厚(>4mm);肠黏膜明显强化伴有肠壁分层改变,黏膜内环和浆膜外环明显强化,呈"靶征"或"双晕征";肠系膜血管增多、扩张、扭曲,呈"木梳征";相应系膜脂肪密度增高、模糊;肠系膜淋巴结肿大等。

2)钡剂灌肠及小肠钡剂造影:钡剂灌肠已被结肠镜检查所代替,但遇肠腔狭窄无法继续进镜者仍有诊断价值。X 线所见为多发性、跳跃性病变,病变处见裂隙状溃疡、卵石样改变、假息肉、肠腔狭窄、僵硬,可见瘘管。

3)腹部超声检查:对发现瘘管、脓肿和炎性包块具有一定价值,但对 CD 的诊断准确性较低,超声造影及彩色多普勒可增加准确性。

(3)黏膜活检与病理组织学检查:需多段、多点取材。CD 黏膜活检标本的病理组织学改变有①固有膜炎症细胞呈局灶性不连续浸润;②裂隙状溃疡;③阿弗他溃疡;④隐窝结构异常,腺体增生,个别隐窝脓肿,黏液分泌减少不明显,可见幽门腺化生或帕内特细胞化生;⑤非干酪样坏死性肉芽肿;⑥以淋巴细胞和浆细胞为主的慢性炎症细胞浸润,以固有膜底部和黏膜下层为重,常见淋巴滤泡形成;⑦黏膜下淋巴管扩张;⑧神经节细胞增殖和/或神经节周围炎。

## 三、诊断与鉴别诊断

### (一)诊断

1. UC 的诊断　在排除其他疾病的基础上,可按下列要点诊断:①具有上述典型临床表现者为临床疑诊,安排进一步检查;②同时具备上述结肠镜和/或放射影像学特征者可临床拟诊;③如再加上上述黏膜活检和/或手术切除标本组织病理学特征者,可以确诊;④初发病例如临床表现、结肠镜及活检组织学改变不典型者,暂不确诊 UC,应予随访。

2. CD 的诊断  在排除其他疾病的基础上,可按下列要点诊断:①具备上述临床表现者可临床疑诊,安排进一步检查;②同时具备上述结肠镜或小肠镜(病变局限在小肠者)特征以及影像学(CTE 或 MRE、小肠钡剂造影)特征者可临床拟诊;③如再加上活检提示 CD 的特征性改变且能排除肠结核,可作出临床诊断;④如有手术切除标本(包括切除肠段及病变附近淋巴结),可根据标准作出病理确诊;⑤对无病理确诊的初诊病例,随访 6~12 个月以上,根据对治疗的反应及病情变化判断,符合 CD 自然病程者可作出临床确诊。如与肠结核混淆不清但倾向于肠结核者,应按肠结核进行诊断性治疗 8~12 周,再行鉴别。

### (二)鉴别诊断

UC 需与急性感染性肠炎、阿米巴肠病、肠道血吸虫病、肠结核、真菌性肠炎、抗生素相关性肠炎(包括假膜性小肠结肠炎)、缺血性结肠炎、放射性肠炎、嗜酸粒性细胞性肠炎、过敏性紫癜、胶原性结肠炎、白塞病、结肠息肉病、结肠憩室炎以及人类免疫缺陷病毒(HIV)感染合并的结肠病变等相鉴别。

与 CD 鉴别最困难的疾病是肠结核、肠道白塞病等,系统表现不典型者鉴别亦会相当困难。其他需要鉴别的疾病还有感染性肠炎(如 HIV 相关性肠炎,血吸虫病,阿米巴肠病,耶尔森菌、空肠弯曲菌、难辨梭状芽孢杆菌、CMV 等感染)、缺血性结肠炎、放射性肠炎、药物性(如 NSAID)肠病、嗜酸性粒细胞性肠炎、以肠道病变为突出表现的多种风湿性疾病、肠道恶性淋巴瘤、憩室炎等。

## 四、治疗方案

### (一)一般治疗

在急性发作期或病情严重时均应卧床休息,病情较轻的患者也应适当休息,注意劳逸结合;精神过度紧张者可适当给予镇静剂。所有克罗恩病患者必须强调戒烟,食用富含营养、少渣、易消化的食物,避免牛奶和乳制品。注意多种维生素、叶酸和矿物质的补充,同时要纠正低蛋白血症,必要时禁食给予静脉高营养。

### (二)药物治疗

由于炎性肠病的病因未明,目前药物治疗主要是调节免疫反应和阻断炎症反应。治疗前应对病情进行综合评估,包括病变累及的范围和部位、病程长短、疾病严重程度即全身情况,根据病情制订个体化、综合化的治疗方案。腹泻等可采用乳酸菌素、蒙脱石等治疗,一般不用复方地芬诺酯等止泻药,对于长期腹泻或严重病例应适当补充水、电解质;腹痛可用阿托品、匹维溴铵;中毒性巨结肠不宜用阿托品,尽量避免使用麻醉药止痛;对有明显贫血的患者则应输血。药物治疗的目的在于控制急性炎症发作,缓解或消除症状,预防复发,防止并发症,改善患者的生活质量等。

1. 治疗机制

(1) UC 的治疗:①从国情出发,应认真排除各种"有因可查"的结肠炎;对疑诊病例可按本病治疗,进一步随诊,但建议先不用类固醇激素。②分级、分期、分段治疗。分期指疾病的活动期和缓解期,活动期以诱导症状与黏膜炎症的缓解为主要目标;而缓解期应维持治疗,继续控制发作,预防复发。应使用疾病活动指数(DAI)确定病期、严重度和评定疗效。分段指确定病变范围以选择不同的给药方法,远段结肠炎可采用局部治疗,广泛性及全结肠炎或有肠外症状者则以系统治疗为主。③参考病程和过去的治疗情况确定治疗药物、方法及疗程,尽早控制病情,防止复发。④注意疾病并发症,以便于估计预后,确定治疗终点及选择内、外科治疗方法。注意药物治疗的不良反应,随时调整治疗方案。⑤判断全身情况,以便于评估预后及生活质量。⑥综合性、个体化处理原则,包括营养、支持、心理及对症处理。内、外科医师会诊以确定内科治疗的限度和进一步的处理方法。

(2) CD 的治疗:① CD 的治疗目标与 UC 一样,也是控制发作、维持缓解,通常治疗时间更长,更应注意长期用药的不良反应。②确定 CD 的诊断,排除"有因可查"的感染性肠炎、肠道淋巴瘤、白塞病及缺血性结肠炎等,特别是肠结核,不能排除的,应先按肠结核进行诊断性治疗 4~8 周,观察疗效。拟诊 CD 者,可按照 CD 的原则处理。③分级、分期、分段治疗。分级、分期较 UC 困难,建议使用 CDAI 确定病期和评价疗效;分段治疗指根据病变范围选择不同的药物和治疗方法,肠道 CD 一般分小肠型、回肠型和结肠型等。④参考病程和过去的治疗情况选择药物、确定疗程和治疗方法,尽快控制发作,防止复发。⑤确定适当的治疗终点,治疗措施,内、外科治疗的界限以及外科术后处理等,以提高患者的生活质量。⑥重视新型治疗药物的使用,同时注重支持、对症、心理及营养治疗的综合应用和个体化处理原则。

2. 治疗药物选用

(1) 氨基水杨酸制剂:氨基水杨酸(ASA)类药物是治疗轻至中度溃疡性结肠炎的一线药物。ASA 直接口服在结肠内不能达到有效浓度,目前已研究出各种 ASA 的特殊制剂,使其能到达远端回肠和结肠发挥药效,这类制剂有美沙拉秦肠溶片、奥沙拉秦、巴柳氮。ASA 新型制剂的疗效与柳氮磺吡啶相仿,优点是不良反应明显减少,主要不良反应有腹泻,极少数患者可出现变态反应与 SASP 相仿,但价格较昂贵。

(2) 肾上腺皮质激素:临床上使用糖皮质激素治疗 IBD 已有 40 年,至今仍是治疗 IBD 的重要药物。其作用机制为非特异性抗炎和抑制免疫反应,适应于对氨基水杨酸制剂疗效不佳的轻、中度患者,尤其是重症和暴发型溃疡性结肠炎及克罗恩病病情活动性强时的首选药物。常用的有氢化可的松、泼尼松、地塞米松和甲泼尼龙。新型糖皮质激素制剂布地奈德,经肝脏首过效应后迅速灭活,局部药物浓度明显高于血药浓度,全身不良反应小,临床多用于病变主要局限于远端回肠和右侧结肠的克罗恩病患者。常见不良反应包括类肾上腺皮质功能亢进症,表现为向心性肥胖、满月脸、痤疮、低血钾、高血压、糖尿病等,一般停药后自行消失;诱发和加重感染;诱发和加重消化性溃疡;精神和行为异常;骨质疏松症等。

(3) 促皮质素(ACTH):促皮质素与肾上腺细胞膜上受体结合,可激活腺苷酸环化酶,促进细胞合成糖皮质激素。其不良反应与糖皮质激素基本相同,少数可能发生过敏性休克。主要适用于暴发型和严重发作且应用皮质激素无效的患者。

(4) 免疫抑制剂:免疫抑制剂用于 IBD 的治疗已有 20 多年,其不仅能有效诱导活动性 CD 和 UC 的缓解,并能有效维持撤离激素后的缓解或减少激素用量。其中应用最多及研究较多较深的是硫唑嘌呤(AZA)和巯嘌呤(6-MP),为嘌呤代谢拮抗剂,用于 IBD 的确切机制尚不清楚。除此之外,还有甲氨蝶呤和环孢素。他克莫司(tacrolimus)为新型免疫抑制剂,可抑制 T 细胞反应,阻断巨噬细胞与 T 细胞间的相互作用,使辅助性 T 细胞对 IL-1 的刺激失去应答,从而丧失产生 IL-2 的能力。免疫抑制剂主要用于克罗恩病的治疗,也用于顽固性即水杨酸制剂和肾上腺皮质激素无效的溃疡性结肠炎的治疗。这些药物起效慢,毒性大,非过敏反应主要有骨髓抑制致白细胞、血小板减少,贫血,机会性感染及药物性肝炎,此外亦有淋巴瘤的报道,应用受到限制,在治疗过程中应密切观察血常规、肝功能变化。

(5)抗菌药:主要用于重症或有中毒性巨结肠的溃疡性结肠炎或克罗恩病有肛周和结肠病变患者的治疗。最常用的药物为甲硝唑,其他可选用的抗菌药有氨基糖苷类、第三代头孢菌素类及喹诺酮类。抗菌药治疗对顽固性 CD 伴瘘管、肛裂及脓肿等并发症以及手术后患者尤为有效,对结肠型 CD 的效果优于小肠型 CD。

(6)微生态调节剂:考虑到肠道菌群失调和肠腔内抗原刺激是炎性肠病触发和复发的重要原因,应用微生态调节剂改善肠道微环境、恢复机体正常菌群、下调免疫反应,可以达到控制肠道炎症及维持缓解的目的。

(7)生物制剂:生物制剂已成为中、重度或者顽固性溃疡性结肠炎的一线或二线治疗药物。对糖皮质激素或硫唑嘌呤治疗失败的溃疡性结肠炎,强烈建议用抗肿瘤坏死因子单抗治疗诱导缓解。对糖皮质激素依赖的患者,强烈推荐用抗肿瘤坏死因子诱导和维持缓解。当开始抗肿瘤坏死因子治疗时,强烈推荐与硫唑嘌呤或甲氨蝶呤联合应用,比单用能更好地诱导完全缓解。肿瘤坏死因子单抗原发性或继发性失应答可换用维多珠单抗或另外一种抗肿瘤坏死因子单抗。

(8)中药治疗:中医认为本病活动期属风、湿热,治疗用清热、解毒之剂,如白头翁汤、葛根芩连汤及香连丸加减;缓解期多属脾虚下泻,治疗宜健脾益胃,如参苓白术散及归芪六君汤加减。此外,中药制剂灌肠亦可获得良效。应用锡类散、冰硼散灌肠治疗轻、中度左半UC,1g,1~2 次 /d,14~28 天为 1 个疗程,效果良好。

3. 给药剂量、途径,用药疗程,注意事项,停药指征,不良反应

(1)活动期 UC 的治疗:治疗方案的选择建立在对病情进行全面评估的基础上,主要根据病情活动性的严重程度和病变累及的范围制订治疗方案。治疗过程中应根据患者对治疗的反应以及对药物的耐受情况随时调整治疗方案。决定治疗方案前应向患者详细解释方案的效益和风险,在与患者充分交流并取得合作之后实施。

1)轻度 UC:①氨基水杨酸制剂(表 7-1)是治疗轻度 UC 的主要药物,包括传统的柳氮磺吡啶(SASP)和其他各种不同类型的氨基水杨酸(ASA)制剂。SASP 的疗效与其他 ASA 制剂相似,但不良反应远较 ASA 制剂多见。尚缺乏证据显示不同类型 ASA 制剂的疗效有差异。②对氨基水杨酸制剂治疗无效者,特别是病变较广泛者,可改用口服全身作用的激素。

表 7-1 氨基水杨酸制剂的用药方案

| 药物名称 | | 结构特点 | 释放特点 | 制剂 | 推荐剂量[a] |
|---|---|---|---|---|---|
| SASP | | ASA 与磺胺吡啶的偶氮化合物 | 结肠释放 | 口服:片剂 | 3~4g/d,分次口服 |
| ASA 前体药 | 巴柳氮 | ASA 与对氨基苯甲酰 -β- 丙氨酸的偶氮化合物 | 结肠释放 | 口服:片剂、胶囊、颗粒剂 | 4~6g/d,分次口服 |
| | 奥沙拉秦 | 2 分子 ASA 的偶氮化合物 | 结肠释放 | 口服:片剂、胶囊 | 2~4g/d,分次口服或顿服 |

续表

| 药物名称 | 结构特点 | 释放特点 | 制剂 | 推荐剂量[a] |
|---|---|---|---|---|
| ASA 美沙拉秦 | a:甲基丙烯酸酯控释pH依赖<br>b:乙基纤维素半透膜控释时间依赖 | a:pH依赖药物释放部位:回肠末端和结肠<br>b:纤维素膜控释时间依赖药物释放部位:远段空肠、回肠、结肠 | 口服:片剂、颗粒剂<br>局部:栓剂、灌肠剂、泡沫剂、凝胶剂 | 局部:局部用药有美沙拉秦栓剂0.5~1g/次,1~2次/d;美沙拉秦灌肠剂1~2g/次,1~2次/d |

注:[a] 以ASA含量计算,SASP、巴柳氮和奥沙拉秦1g分别相当于美沙拉秦0.4、0.36和1g。

2) 中度UC:①氨基水杨酸制剂仍是主要药物,用法同前。②激素。对于足量氨基水杨酸制剂治疗后症状控制不佳者,尤其是病变较广泛者,应及时改用激素,按泼尼松0.75~1mg/(kg·d)(其他类型全身作用激素的剂量按相当于上述泼尼松剂量折算)给药。达到症状缓解后开始逐渐缓慢减量至停药,注意快速减量会导致早期复发。③硫嘌呤类药物,包括硫唑嘌呤(AZA)和硫嘌呤(6-MP),适用于激素无效或依赖者。AZA的欧美推荐目标剂量为1.5~2.5mg/(kg·d),一般认为亚裔人种的剂量宜偏低如1mg/(kg·d),对此尚未达成共识。临床上,UC治疗时常会将氨基水杨酸制剂与硫嘌呤类药物合用,但氨基水杨酸制剂会增加硫嘌呤类药物的骨髓抑制毒性,应特别注意。④英夫利西单抗(IFX)。当激素和上述免疫抑制剂治疗无效或激素依赖或不能耐受上述药物治疗时,可考虑IFX治疗。

远段结肠炎的治疗:对病变局限在直肠或直肠及乙状结肠者,强调局部用药(病变局限在直肠用栓剂、局限在直肠乙状结肠用灌肠剂),口服与局部用药联合应用疗效更佳。轻度远段结肠炎可视情况单独局部用药或口服与局部联合用药;中度远段结肠炎应口服与局部联合用药;对病变广泛者口服与局部用药联合应用亦可提高疗效。局部用药有美沙拉秦栓剂0.5~1g/次,1~2次/d;美沙拉秦灌肠剂1~2g/次,1~2次/d。激素如氢化可的松琥珀酸钠盐(禁用酒石酸制剂)每晚100~200mg;布地奈德泡沫剂2mg/次,1~2次/d。适用于病变局限在直肠者,全身不良反应少。

3) 重度UC

一般治疗:①补液、补充电解质,防治水、电解质、酸碱平衡紊乱,特别是注意补钾。便血多、血红蛋白过低者适当输红细胞。病情严重者暂禁食,予胃肠外营养。②粪便培养排除肠道细菌感染,检查是否合并难辨梭状芽孢杆菌或CMV感染,如有则做相应处理。③注意忌用止泻药、抗胆碱药、阿片制剂、NSAID等,以避免诱发结肠扩张。④对中毒症状明显者可考虑静脉用广谱抗菌药。

静脉用激素:为首选治疗。甲泼尼龙40~60mg/d或氢化可的松300~400mg/d,剂量加大不会增加疗效,但剂量不足会降低疗效。

需要转换治疗的判断以及转换治疗方案的选择:①需要转换治疗的判断。在静脉用足量激素治疗约5天后仍然无效,应转换治疗方案。所谓"无效"除观察排便频率和血便量外,宜参考全身状况、腹部体检、血清炎症指标进行判断。判断的时间点定为"约5天"是欧洲克罗恩病和结肠炎组织(ECCO)及亚太共识的推荐,亦宜视病情严重程度和恶化倾向适当提早(如3天)或延迟(如7天)。但应牢记,不恰当的拖延势必大大增加手术风险。②转换治疗方案的选择。两大选择,一是转换药物的所谓"拯救"治疗,依然无效才手术治疗;二是立即手术治疗。环孢素(CsA)2~4mg/(kg·d)静脉滴注,该药起效快,短期有效率可达60%~80%,可有效减少急诊手术率。使用期间需定期监测血药浓度,严密监测不良反应。有效者待症状缓解,改为继续口服使用一段时间(不超过6个月),逐渐过渡到硫嘌呤类药物维持治疗;4~7天治疗无效者,应及时转手术治疗。研究显示,以往服用过硫嘌呤类药物者的CsA短期和长期疗效显著差于未使用过硫嘌呤类药物者。近年国外一项安慰剂对照研究提示IFX作为"拯救"治疗有效。立即手术治疗,在转换治疗前应与外科医师和患者密切沟通,以权衡先予"拯救"治疗或立即手术治疗的利弊,视具体情况决定。对中毒性巨结肠患者一般宜早期实施手术。

(2)UC的维持治疗:激素不能作为维持治疗药物。维持治疗药物的选择视诱导缓解时的用药情况而定。

1)氨基水杨酸制剂:由氨基水杨酸制剂或激素诱导缓解后以氨基水杨酸制剂维持,用原诱导缓解剂量的全量或半量,如用SASP维持,剂量一般为2~3g/d,并应补充叶酸。远段结肠炎以美沙拉秦局部用药为主(直肠炎用栓剂每晚1次;直肠乙状结肠炎用灌肠剂隔天至数天1次),联合口服氨基水杨酸制剂效果更好。

2)硫嘌呤类药物:用于激素依赖者、氨基水杨酸制剂不耐受者,剂量与诱导缓解时相同。

3)IFX:以IFX诱导缓解后继续IFX维持,用法参考CD的治疗。

4)其他:肠道益生菌和中药治疗维持缓解的作用尚有待于进一步研究。白细胞洗涤技术日本有成功的报道,国内尚未开展。

5)维持治疗的疗程:氨基水杨酸制剂维持治疗的疗程为3~5年或更长。对硫嘌呤类药物以及IFX维持治疗的疗程未达成共识,视患者的具体情况而定。

(3)活动期CD的治疗:治疗方案的选择建立在对病情进行全面评估的基础上。开始治疗前应认真检查有无全身或局部感染,特别是使用全身作用激素、免疫抑制剂或生物制剂者。治疗过程中应根据对治疗的反应和对药物的耐受情况随时调整治疗方案。决定治疗方案前应向患者详细解释方案的效益和风险,在与患者充分交流并取得合作之后实施。此外,必须要求患者戒烟,因为继续吸烟会明显降低药物疗效、增加手术率和术后复发率。给予营养支持,CD患者营养不良常见,注意检测患者的体重和BMI,铁、钙以及维生素(特别是维生素D、维生素$B_{12}$)等物质的缺乏,并做相应处理。对重症患者可予肠外或肠内营养。

1)轻度CD:①氨基水杨酸制剂适用于结肠型,末端回肠型和回结肠型应使用美沙拉秦;②布地奈德,病变局限在回肠末端、回盲部或升结肠者,布地奈德的疗效优于美沙拉秦。对上述治疗无效的轻度活动期CD患者视为中度活动期CD,按中度活动期CD处理。

2)中度CD:①激素是治疗的首选。病变局限于回盲部者,为减少全身作用激素的相关不良反应,可考虑布地奈德,但该药对中度活动期CD的疗效不如全身作用激素。②激素与硫嘌呤类药物或甲氨蝶呤(MTX)合用。激素无效或激素依赖时加用硫嘌呤类药物或MTX,研究证明这类免疫抑制剂对诱导活动期CD缓解与激素有协同作用,但起效慢(AZA用药12~16周后才达到最大疗效),因此其作用主要是在激素诱导症状缓解后,继续维持撤离激素的缓解。AZA和6-MP同为硫嘌呤类药物,两药的疗效相似,初始选用AZA或6-MP,主要是用药习惯问题,我国医师使用AZA的经验较多。使用AZA出现不良反应的患者转用6-MP,部分患者可以耐受。硫嘌呤类药物治疗无效或不能耐受者,可考虑换用MTX。③生物制剂。IFX 是我国目前唯一批准用于 CD 治疗的生物制剂,用于激素和上述免疫抑制剂治疗无效或激素依赖者或不能耐受上述药物治疗者。④其他,如氨基水杨酸制剂对中度活动期 CD 的疗效不明确;环丙沙星和甲硝唑仅用于有合并感染者;其他免疫抑制剂、沙利度胺、益生菌、外周血干细胞或骨髓移植等治疗 CD 的价值尚待进一步研究;对有结肠远端病变者,必要时可考虑美沙拉秦局部治疗。

3)重度 CD:重度患者病情严重、并发症多、手术率和病死率高,应及早采取积极有效的措施处理。①确定是否存在并发症,局部并发症如脓肿或肠梗阻,全身并发症如机会性感染。强调通过细致检查尽早发现并做相应处理。②全身作用激素,口服或静脉给药,剂量相当于泼尼松 0.75~1mg/(kg·d)。③ IFX,视情况,可在激素无效时应用,亦可一开始就应用。④手术治疗,激素治疗无效者可考虑手术治疗。⑤综合治疗,合并感染者予广谱抗菌药或环丙沙星和/或甲硝唑,视病情予输液、输血以及输白蛋白,视营养状况和进食情况予肠外或肠内营养支持。

4)特殊部位 CD:①广泛性小肠病变的治疗。存在广泛性小肠病变(累计长度 >100cm)的活动性 CD 常导致营养不良、小肠细菌过度生长、因小肠多处狭窄而多次手术造成短肠综合征等严重而复杂的情况,因此早期即应予积极治疗,如早期应用免疫抑制剂(AZA、6-MP、MTX),对病情重或复发者早期考虑予 IFX。营养治疗应作为重要的辅助手段,轻度患者可考虑全肠内营养作为一线治疗。②食管和胃、十二指肠病变的治疗。食管、胃、十二指肠 CD 可单独存在,亦可与其他部位 CD 同时存在。其治疗原则与其他部位 CD 相仿,不同的是加用质子泵抑制剂对改善症状有效;该类型 CD 一般预后较差,宜早期应用免疫抑制剂(AZA、6-MP、MTX),对病情严重者早期考虑予 IFX。

根据对病情预后的估计制订治疗方案。近年研究提示,早期积极治疗有可能提高缓解率以及减少缓解期复发率。而对哪些患者需要早期积极治疗,取决于对患者预后的估计。预测“病情难以控制”(disabling disease)的高危因素正逐步被认知。所谓“病情难以控制”,一般指患者在短时间内出现复发而需要重复激素治疗或发生激素依赖,或在较短时间内需行肠切除术等预后不良的表现。目前较为认同的预测“病情难以控制”的高危因素包括合并肛周病变,广泛性病变(病变累及肠段累计长度 >100cm),食管、胃、十二指肠病变,发病年龄轻,首次发病即需要激素治疗等。对于有 2 个或 2 个以上高危因素的患者宜在开始治疗时就考虑给予早期积极治疗;从以往的治疗经验看,接受过激素治疗而复发频繁(一般指每年复发 ≥ 2 次)的患者亦宜考虑给予更积极的治疗。所谓早期积极治疗系指不必经过“升阶治疗”阶段,活动期诱导缓解的治疗初始就予更强的药物。主要包括 2 种选择:一是激素联合免疫抑制剂(硫嘌呤类药物或 MTX);二是直接予 IFX(单独应用或与 AZA 联用)。

(4)CD 药物诱导缓解后的维持治疗:应用激素或生物制剂诱导缓解的 CD 患者往往需继续长期使用药物,以维持撤离激素的临床缓解。激素依赖的 CD 是维持治疗的绝对指征。其他情况宜考虑维持治疗,包括重度 CD 药物诱导缓解后、复发频繁 CD、临床上有被视为“病情难以控制”的高危因素等。激素不应用于维持缓解,用于维持缓解的主要药物如下:

1)氨基水杨酸制剂:使用氨基水杨酸制剂诱导缓解后仍以氨基水杨酸制剂作为缓解期的维持治疗。氨基水杨酸制剂对激素诱导缓解后维持缓解的疗效未确定。

2)硫嘌呤类药物或 MTX:AZA 是激素诱导缓解后用于维持缓解最常用的药物,能有效维持撤离激素的临床缓解或在维持症状缓解下减少激素的用量。AZA 不能耐受者可考虑换用 6-MP。硫嘌呤类药物治疗无效或不能耐受者可考虑换用 MTX。

上述免疫抑制剂维持治疗期间复发者,首先应检查药物依从性和药物剂量是否足够,以及其他影响因素。如存在,进行相应处理;如排除,可改用 IFX 诱导缓解并继以 IFX 维持治疗。

3)IFX:使用 IFX 诱导缓解后应以 IFX 维持治疗。

(5)治疗药物的使用方法

1)氨基水杨酸制剂:包括巴柳氮、奥沙拉秦、美沙拉秦,使用方法详见 UC 的治疗部分。

2)泼尼松 0.75~1mg/(kg·d)(其他类型全身作用激素的剂量按相当于上述泼尼松剂量折算),再增加剂量对提高疗效不会有多大帮助,反而会增加不良反应。达到症状完全缓解开始逐步减量,每周减 5mg,减至 20mg/d 时每周减 2.5mg 至停用,快速减量会导致早期复发。注意药物相关不良反应并做相应处理,宜同时补充钙剂和维生素 D。

布地奈德的用法为 3mg/次,3 次/d,口服;一般在 8~12 周临床缓解后改为 3mg/次,2 次/d。延长疗程可提高疗效,但超过 6~9 个月则再无维持作用。该药为局部作用激素,全身不良反应显著少于全身作用激素。

3)硫嘌呤类免疫抑制剂

① AZA:用药剂量和疗程应足够。但该药的不良反应常见,且可发生严重不良反应,应在严密监测下应用。欧洲共识意见推荐的目标剂量为 1.5~2.5mg/(kg·d),我国对此尚未有共识。有人认为亚裔人种的剂量宜偏小,如 1mg/(kg·d)。AZA 存在量效关系,剂量不足会影响疗效,剂量太大又存在不能接受的不良反应风险,因此推荐一个适合国人的目标剂量范围亟待研究解决。

AZA 治疗过程中应根据疗效和不良反应进行剂量调整,目前临床上比较常用的剂量调整方案是按照当地的推荐,一开始即给予目标剂量,用药过程中进行剂量调整。另有逐步增量方案,即从低剂量开始,每 4 周逐步增量,直至有效或外周血白细胞降至临界值或达到当地推荐的目标剂量。该方案判断药物疗效需时较长,但可能减少剂量依赖性不良反应。

使用 AZA 维持撤离激素缓解有效的患者,疗程一般不少于 4 年。如继续使用,其获益和风险应与患者商讨,大多数研究认为使用 AZA 的获益超过发生淋巴瘤的风险。

严密监测 AZA 的不良反应。不良反应以服药 3 个月内常见,又尤以 1 个月内最常见。但骨髓抑制可迟发,甚至有发生在 1 年及 1 年以上。用药期间应全程监测定期随诊。最初 1 个月内每周复查 1 次全血细胞,第 2~3 个月内每 2 周复查 1 次全血细胞,之后每月复查全血细胞,半年后全血细胞检查间隔时间可视情况适当延长,但不能停止;最初 3 个月每月复查肝功能,之后视情况复查。

欧美的共识意见推荐在使用 AZA 前检查硫嘌呤甲基转移酶(TPMT)基因型,对基因突变者避免使用或在严密监测下减量使用。TPMT 基因型检查预测骨髓抑制的特异性很高,但敏感性低(尤其在汉族人群),应用时须充分认识此局限性。

② 6-MP:欧美共识意见推荐的目标剂量为 0.75~1.5mg/(kg·d),使用方法和注意事项与 AZA 相同。

4)MTX:国外推荐诱导缓解期的 MTX 剂量为每周 25mg,肌内注射或皮下注射。12 周达到临床缓解后,可改为每周 15mg,肌内注射或皮下注射;亦可改口服,但疗效可能降低。疗程可持续 1 年,更长疗程的疗效和安全性目前尚无共识。国人的剂量和疗程尚无共识。注意监测药物不良反应,早期胃肠道反应常见,叶酸可减轻胃肠道反应,应常规同用。最初 4 周每周、之后每月定期检查全血细胞和肝功能。妊娠为 MTX 的使用禁忌证,用药期间和停药后数月内应避免妊娠。

5）IFX：使用方法为 5mg/kg,静脉滴注,在第 0、2、6 周给予作为诱导缓解,随后每隔 8 周给予相同剂量进行长程维持治疗。使用 IFX 前接受激素治疗时应继续原来的治疗,在取得临床完全缓解后将激素逐步减量直至停用。对原先使用免疫抑制剂无效者,无必要继续合用免疫抑制剂;但对 IFX 治疗前未接受过免疫抑制剂治疗者,IFX 与 AZA 合用可提高撤离激素缓解率和黏膜愈合率。

维持治疗期间复发者,查找原因,如为剂量不足可增加剂量或缩短给药间隔时间,如为抗体产生可换用其他生物制剂(目前我国尚未批准)。目前尚无足够的资料提出何时可以停用 IFX。对 IFX 维持治疗达 1 年,维持撤离激素缓解伴黏膜愈合和 CRP 正常者,可考虑停用 IFX,继以免疫抑制剂维持治疗。对停用 IFX 后复发者,再次使用 IFX 可能仍然有效。

4. 联合用药和药物相互作用

(1)联合用药:传统治疗与生物制剂在 IBD 的治疗中发挥重要作用,但各自也有不足。一些研究者观察将传统治疗与生物制剂联合治疗的效果,初步得到令人可喜的结果。一项研究评估联合 IFX 与 AZA 治疗及单用 AZA 治疗激素依赖的活动性 CD 的疗效,发现联合治疗的效果优于单用 AZA。最近的一项 SONIC 试验也证实这一结果。研究还发现联合用药可以减轻单用生物制剂的副作用,如间歇性单用 IFX 的免疫原性为 38%,接受间歇性 IFX 联合 AZA 者为 16%,单独规律静脉用 IFX 者为 11%,规律静脉用 IFX 者联合 AZA 者为 7%。若将 IFX 换成赛妥珠单抗,上述 4 种情况发生免疫原性的百分比分别为 24%、8%、12% 和 2%。关于生物制剂在使用过程中是否应当与激素或免疫抑制剂联合使用,目前认为生物制剂不应与激素联用,这是因为这种疗法将显著提高患者发生严重感染的风险。如患者在使用生物制剂前正在接受激素治疗,那么在开始 IFX 治疗时应继续原治疗,在取得临床完全缓解后可将激素逐步减量至停用。此外,有关 IFX 是否应当与硫唑嘌呤联用,Colombel 等在最近的一项研究中指出 IBD 患者的早期黏膜愈合程度与疾病预后相关,而在初始治疗的 1 年内,IFX 与硫唑嘌呤联用可提高 IFX 的临床缓解率及黏膜愈合率。然而,年轻患者长期联合使用 IFX 和硫唑嘌呤可增加淋巴瘤的发生率。针对这种矛盾的情况,Carter 等提出以下策略值得借鉴:①若患者从未使用过硫唑嘌呤或生物制剂,则优先选择单独应用生物制剂;②患者通过生物制剂联合硫唑嘌呤治疗后病情缓解,则应停用联合疗法,予单药维持治疗;③若联合治疗不能有效改善疾病,则应当终止联合疗法。既往对于重症溃疡性结肠炎患者,环孢素或 IFX 单药使用无效时即考虑手术治疗,但新近 Leblanc 等提出在这种情况下谨慎选择环孢素与 IFX 联合可使患者产生应答并降低手术率。

(2)药物相互作用

1)氢化可的松:①非甾体抗炎药可加强本品的致消化道溃疡作用;②可增强对乙酰氨基酚的肝毒性;③与两性霉素 B 或碳酸酐酶抑制剂合用可加重低钾血症,长期与碳酸酐酶抑制剂合用易发生低血钙和骨质疏松症;④与蛋白质同化激素合用可增加水肿的发生率,使痤疮加重;⑤与抗胆碱药(如阿托品)长期合用可致眼压增高;⑥三环类抗抑郁药可使本品引起的精神症状加重;⑦与降血糖药如胰岛素合用时,因本品可使糖尿病患者的血糖升高,应适当调整降血糖药的剂量;⑧甲状腺激素可使本品的代谢清除率增加,故与甲状腺激素或抗甲状腺药合用应适当调整后者的剂量;⑨与避孕药或雌激素制剂合用可加强本品的治疗作用和不良反应;⑩与强心苷合用可增加洋地黄毒性及心律失常的发生;⑪与排钾利尿药合用可致严重的低钾血症,并由于水钠潴留而减弱利尿药的排钠利尿效应;⑫与麻黄碱合用可增强其代谢清除;⑬与免疫抑制剂合用可增加感染的风险,并可能诱发淋巴瘤或其他淋巴细胞增生性疾病;⑭可增加异烟肼在肝脏的代谢和排泄,降低异烟肼的血药浓度和疗效;⑮可促进美西律在体内代谢,降低其血药浓度;⑯与水杨酸盐合用可减少血浆水杨酸盐浓度;⑰与生长激素合用可抑制后者的促生长作用。

2) 硫唑嘌呤(AZA):别嘌醇可抑制巯基嘌呤(后者是硫唑嘌呤的活性代谢物)代谢成无活性的产物,结果使巯基嘌呤的毒性增加,当两者必须同时服用时,硫唑嘌呤的剂量应该大大减低。硫唑嘌呤可降低巯嘌呤的灭活率,巯嘌呤的灭活方式包括酶的 S- 甲基化、与酶无关的氧化,或是被黄嘌呤氧化酶转变成硫尿酸盐等。硫唑嘌呤能与巯基化合物如谷胱甘肽起反应,在组织中缓缓释出巯嘌呤而起到前体药物的作用。

3) 甲氨蝶呤:①甲氨蝶呤吸收之后与血清白蛋白部分结合,由于其结合能被某些药物替代,如水杨酸盐、磺胺类药物、磺酰脲、保泰松和苯妥英,故毒性反应可能会增加。降血脂化合物(例如考来烯胺)与甲氨蝶呤合用时,其结合甲氨蝶呤的能力大于血清蛋白。②青霉素、丙磺舒和磺胺类药物可能降低甲氨蝶呤的肾清除率,已观察到甲氨蝶呤的血清浓度增高并伴有血液学和胃肠道毒性。甲氨蝶呤与青霉素或磺胺类药物合用时应密切观察。丙磺舒能减少甲氨蝶呤肾小管的转运功能,因此甲氨蝶呤与丙磺舒合用时应仔细监测。③在骨肉瘤治疗中非甾体抗炎药不应该在大剂量甲氨蝶呤给药之前或同时使用。有报道与大剂量甲氨蝶呤同时使用,NSAID 能提高并延长甲氨蝶呤的血清浓度,结果导致患者因为严重的血液学和胃肠道毒性而死亡。④当 NSAID 和水杨酸盐与低剂量甲氨蝶呤同时使用时要慎重,有报道这些药物在某一动物模型中会降低甲氨蝶呤的肾小管分泌并且可能加重毒性反应。⑤已有报道甲氨蝶呤(通常大剂量用药)与某些 NSAID 包括阿司匹林和其他水杨酸盐、阿扎丙宗、二氯苯酸、吲哚美辛和酮洛芬同时给药时出现未预知的严重的(有时为致命性的)骨髓抑制和胃肠道毒性。已有报道萘普生不会影响甲氨蝶呤的药动学,但是曾报道有致死性的药物相互作用。⑥叶酸缺乏状态可能增加甲氨蝶呤的毒性。罕有报道甲氧苄啶单用或与磺胺甲噁唑合用后可能通过降低肾小管分泌和 / 或一种累加的抗叶酸效应而增加甲氨蝶呤治疗患者的骨髓抑制。也有报道患者接受甲氨蝶呤和乙胺嘧啶治疗后骨髓抑制增加。相反,多种维生素制品,包括叶酸或其衍生物可以改变甲氨蝶呤的疗效,所以不能同时给予。⑦甲氨蝶呤经常与其他细胞毒性药物联用,如果化疗方案中包含具有相同药理学效应的药物,那么毒性反应可能会增加。此时,要对骨髓抑制,肾、胃肠道和肺毒性进行特别监测。如果甲氨蝶呤与其他有交叉毒性反应的化疗药物联合使用时其剂量需要调整。⑧在骨肉瘤患者的治疗中,如果大剂量甲氨蝶呤与有潜在肾毒性的化疗药物(如顺铂)联用,需要慎重。⑨口服抗生素如四环素、氯霉素和不能吸收的广谱抗生素可能通过抑制肠道菌群和通过细菌抑制药物代谢,从而降低甲氨蝶呤的肠道吸收或干扰肝肠循环。⑩有报道使用门冬酰胺酶后拮抗甲氨蝶呤的疗效。⑪有报道当阿维 A 酯和其他潜在肝毒性药物如来氟米特、硫唑嘌呤、类视黄醇和柳氮磺吡啶与甲氨蝶呤同时给药后能增加肝脏毒性。使用一氧化二氮麻醉增强甲氨蝶呤对叶酸代谢的作用而产生严重的、不可预知的骨髓抑制和口腔炎,使用亚叶酸钙可以降低该效应。⑫甲氨蝶呤与来氟米特联用也可以增加全血细胞减少的风险。⑬给予接受甲氨蝶呤治疗的银屑病患者使用胺碘酮可以诱发溃疡性皮肤损伤。⑭甲氨蝶呤增加巯嘌呤的血浆浓度,因此巯嘌呤与甲氨蝶呤联用时可能需要调整用药剂量。⑮有报道一些银屑病或蕈样真菌病(一种皮肤 T 淋巴细胞瘤)患者接受甲氨蝶呤加 PUVA(甲氧沙林和紫外线照射)治疗后患皮肤癌。⑯当红细胞浓缩液和甲氨蝶呤同时给予时应小心。接受 24 小时甲氨蝶呤输注之后行输血的患者出现毒性反应增强,这可能是由于血清甲氨蝶呤浓度持续时间延长所致。⑰甲氨蝶呤是一种免疫抑制剂,可以减少接种疫苗后的免疫应答。如果同时接种某种活疫苗,可能会引起严重的抗原反应。⑱甲氨蝶呤可以降低茶碱的清除率,当与甲氨蝶呤同时给药时需要监测茶碱水平。⑲已有报道,甲氨蝶呤与一些药物合用能改变细胞对甲氨蝶呤的摄取率,所以患者在接受甲氨蝶呤期间,仅能使用肿瘤专家同意的其他药物。这些药物包括琥珀酸氢化可的松、头孢噻吩、甲泼尼龙、门冬酰胺酶、博来霉素、青霉素、卡那霉素、长春新碱和长春碱。

4)环孢素:①与雌激素、雄激素、西咪替丁、地尔硫䓬、红霉素等合用可增加本品的血浆浓度,因而可能使本品的肝、肾毒性增加,故与上述各药合用时须慎重应监测患者的肝、肾功能及本品的血药浓度。②与吲哚美辛等非甾体抗炎药合用时可使发生肾衰竭的风险增加。③如输注贮存超过 10 日的库存血或本品与留钾利尿药、含高钾的药物等合用,可使血钾增高。④与肝药酶诱导剂合用,由于会诱导肝微粒体的酶而增加本品的代谢,故须调节本品的剂量。⑤与肾上腺皮质激素、硫唑嘌呤、苯丁酸氮芥、环磷酰胺等免疫抑制剂合用,可能会增加引起感染和淋巴增生性疾病的风险,故应谨慎。⑥与洛伐他汀(降血脂药)合用于心脏移植患者,有可能增加横纹肌溶解和急性肾衰竭的风险。⑦与能引起肾毒性的药物合用,可增加对肾脏的毒性。如发生肾功能不全,应减低药物剂量或停药。

5)他克莫司:①他克莫司与其他药物合用,可影响自身或其他药物浓度。据报道并用的甲泼尼龙可以降低或升高他克莫司的血浆浓度。有报道达那唑和克霉唑增加他克莫司的血药浓度。在大鼠他克莫司降低戊巴比妥和安替比林的清除率和增加半衰期。②当与环孢素同时给药时,他克莫司增加环孢素的半衰期。另外,出现协同 / 累加的肾毒性。因为这些原因,不推荐他克莫司和环孢素联合应用,且患者由原来的环孢素转换为他克莫司时应特别注意。③像环孢素一样,他克莫司主要由肝细胞色素 P450 系统代谢,他克莫司特别显示出对细胞色素 P450 3A4 强而广泛的抑制作用。④体外试验表明,下列药物可能具有潜在抑制他克莫司代谢的作用,包括溴隐亭、可的松、麦角胺、红霉素、孕二烯酮、炔雌醇、醋竹桃霉素、交沙霉素、氟康唑、咪康唑、咪达唑仑、尼伐地平、奥美拉唑、他莫昔芬和维拉帕米。在体外模型中,没有观察到下列药物对他克莫司代谢有抑制作用,包括阿司匹林、卡托普利、西咪替丁、环丙沙星、二氯芬酸、多西环素、呋塞米、格列本脲、丙米嗪、利多卡因、对乙酰氨基酚、黄体酮、雷尼替丁、磺胺异噁唑、甲氧苄啶、万古霉素。在下列药物中观察到矛盾的结果,抑制但不影响到他克莫司的代谢,包括两性霉素 B、环孢素、地尔硫䓬、地塞米松和泼尼松龙。从理论上讲,并用下列药物能诱导细胞色素 P450 3A 系统更新从而降低他克莫司的血药浓度,包括巴比妥类(如苯巴比妥)、苯妥英、利福平、卡马西平、安乃近、异烟肼等。⑤他克莫司对经细胞色素 P450 3A4 代谢的其他药物的影响。在人体肝细胞中发现,他克莫司可能是细胞色素 P450 3A4 诱导剂,但比利福平的作用弱。相反地,他克莫司抑制可的松和睾酮的代谢。由于他克莫司可能干扰类固醇性激素的代谢,所以口服避孕药的效果可能被降低。⑥与血浆蛋白结合的相互作用。他克莫司与血浆蛋白广泛结合,因此应考虑可能与血浆蛋白结合率高的药物发生相互作用(如口服抗凝血药、口服降血糖药等)。⑦影响特殊器官或身体功能的相互作用。在使用他克莫司时,疫苗的效能会减弱,应避免使用减毒活疫苗。与已知有肾毒性的药物联合应用时应注意,如氨基糖苷类、两性霉素 B、DNA 促旋酶抑制剂、万古霉素、复方磺胺甲噁唑和非甾体抗炎药。当他克莫司与具有潜在神经毒性的化合物如阿昔洛韦或更昔洛韦合用时,可能会增强这些药物的神经毒性。应用他克莫司可能导致高钾血症或加重原有的高钾血症,应避免摄入大量钾或服用留钾利尿药(如阿米洛利、氨苯蝶啶及螺内酯)。他克莫司与含有中等脂肪含量的食物一起服用会显著降低其生物利用度和口服吸收率,因此为达到最大口服吸收率,需空腹服用或至少在餐前 1 小时或餐后 2~3 小时服用。

6)甲硝唑:①能抑制华法林和其他口服抗凝血药的代谢,加强它们的作用,引起凝血酶原时间延长;②同时应用苯妥英钠、苯巴妥等诱导肝微粒体酶的药物,可加强本品的代谢,使血药浓度下降,而苯妥英钠的排泄减慢;③同时应用西咪替丁等抑制肝微粒体酶活性的药物,可减缓本品在肝内的代谢及其排泄,延长本品的血清半衰期,应根据血药浓度测定结果调整剂量;④干扰双硫化代谢,两者合用的患者饮酒后可出现精神症状,故 2 周内应用双硫仑者不宜再用本品;⑤可干扰氨基转移酶和 LDH 测定结果,可使胆固醇、甘油三酯水平下降。

7)英夫利西单抗:与依那西普(TNF-α 抑制剂)与阿那白滞素(白介素 -1 拮抗剂)合用时可能增加严重感染、中性粒细胞减少症的风险,且相对于单独用药,此类合并用药并无临床优势。

5. 生物治疗的利弊与发展前景

(1)生物制剂的分类:目前国外应用于 IBD 治疗的生物制剂分为 2 类,即肿瘤坏死因子 α(TNF-α)单抗和黏附分子抑制物。

1)TNF-α 单抗:是一种能促进炎症细胞增殖分化的前炎症因子,其在多种自身免疫病中的表达均增高。抗 TNF-α 制剂则以此作为靶点,通过与患者体内的可溶性或跨膜性 TNF-α 结合后由 Fc 片段介导 T 细胞补体固定并引发抗体依赖性细胞介导的细胞毒作用(ADCC)诱导 T 细胞死亡,从而减轻机体炎症反应。此类生物制剂包括英夫利西单抗(infliximab,IFX)、阿达木单抗(adalimumab)和赛妥珠单抗(certolizumab pegol),其中 IFX 的应用最为突出。IFX 对活动性或缓解期 CD 无论在临床症状、内镜变化、溃疡及瘘管愈合等方面均有卓越疗效。IFX 的具体使用方法为 5~10mg/kg 静脉滴注,分别在第 0、2、6 周以及之后每 8 周使用。由于 IFX 为鼠源性抗 TNF-α 制剂,虽然其免疫原性较强,但属于异种蛋白,可引起输液反应和自身抗体反应。

之后,一些耐受性较好的人源性抗 TNF-α 制剂陆续问世。阿达木单抗是完全性人源性 TNF-α 抗体,对于 IBD 患者同样具有诱导应答和维持缓解的疗效,并且 GAIN(gauging adalimumab efficacy in infliximabnon-responders)试验还指出一些无法耐受 IFX 的患者对阿达木单抗的耐受性较好。近年来,阿达木单抗在儿童患者的研究中也获得满意的疗效和安全性。阿达木单抗的具体使用方法为每隔 2 周 40mg 皮下注射,该使用方法较 IFX 更为方便。赛妥珠单抗是另一种人源性抗 TNF-α 制剂,该制剂是由人源化 TNF-α 抗体与聚乙二烯共轭结合而成的,对诱导和缓解克罗恩病有效。赛妥珠单抗的使用方法为在第 0、2、4 周以及之后每 4 周给予 400mg 皮下注射。

比较而言,以上 3 种抗 TNF-α 制剂中 IFX 的疗效最为出色,且与硫唑嘌呤具有协同作用,但另两种制剂则相对耐受性较好。

2)黏附分子抑制物:除了 TNF-α 单抗外,另一类生物制剂是黏附分子抑制物。大量白细胞聚集并迁移至肠道黏膜是 IBD 发病的必要条件,黏附分子能促进大量白细胞聚集并迁移至肠道黏膜,从而加重肠道炎症反应。而黏附分子抑制物以此为治疗靶点,通过抑制循环免疫细胞上的黏附分子与血管内皮细胞受体结合,减少炎症细胞向肠道输送,从而改善肠道炎症。

那他珠单抗(natalizumab)属于黏附分子抑制物家族,是一种非选择性整合素 α4 抑制剂。那他珠单抗可同时阻断整合素 α4β1/MabACM-1 和 α4β7/ 血管细胞黏附分子(VCAM-1)介导的转运途径,因此该制剂可用于治疗炎性肠病、多发性硬化、风湿性关节炎等多种疾病。试验证明那他珠单抗能使 IBD 患者产生有效应答和维持缓解,特别是降低高水平 C 反应蛋白(CRP)患者的 CRP 水平。然而由于那他珠单抗的非选择性作用,导致对于整合素 α4β1/MabACM-1 的抑制作用可能造成进行性多病灶脑白质病发生,所以目前那他珠单抗的应用受到严格限制。IBD 患者仅在抗 TNF-α 制剂使用无效时,并经过严格筛选后方能使用那他珠单抗。

维多珠单抗(vedolizumab)是人源性 IgG4 单抗,其能选择性地作用于整合素 α4β7,避免进行性多病灶脑白质病的发生。多伦多共识采纳最新生物治疗研究成果,将维多珠单抗写入溃疡性结肠炎治疗指南,并视其作用和地位与抗肿瘤坏死因子等同甚至更高,是有效治疗溃疡性结肠炎的生物制剂。

(2)治疗策略

1)上阶梯治疗:何时起用生物制剂对于临床医师来说是一个矛盾的问题,一方面医师希望生物制剂能在疾病早期就控制疾病进展,从而最终改善疾病的自然史;另一方面生物制剂存在的不良反应和不菲的经济代价限制其广泛使用。目前大多数国家使用生物制剂的指征是①对于传统治疗无效的中、重度活动性 IBD 患者;②激素依赖型、激素抵抗型,免疫抑制剂无效或不耐受的 IBD;③瘘管型克罗恩病或合并有肠外表现者。以上这种治疗策略是依照氨基水杨酸类药物—激素—免疫抑制剂—生物制剂循序使用,因而被称为上阶梯治疗。

2)下阶梯治疗:尽管上阶梯治疗受到大多数学者的认同,然而近年来也有学者提出一些具有高危因素的患者应当率先使用生物制剂,这样能早期彻底抑制异常的免疫反应,从而改变克罗恩病的长期自然史,这种治疗策略被称为下阶梯治疗。这些高危因素包括年龄 <40 岁、起病初期需使用激素、合并肛周疾病、小肠累及、镜下可见深溃疡等。因此,对于临床医师来说何时起用生物制剂是一个对于患者综合评估后的抉择,这包括对患者的病情严重程度、初发情况、高危因素、并发症、禁忌证以及经济基础进行的全面详细的衡量。

3)继发性失效:由于生物制剂为单克隆抗体,患者在使用期间体内可能逐渐产生抗生物制剂抗体,从而使生物制剂逐渐失效,这种现象被称为继发性失效。应对继发性失效,可以采取的措施包括①更换生物制剂的种类;②增加生物制剂的剂量或缩短用药间隔;③使用生物制剂前加用激素以减少抗体产生。并且在使用生物制剂的过程中应提倡足量、规范用药,以降低继发性失效的发生率。最后,生物制剂的应用终点应如何决定。目前,我国有关专家共识意见认为对 IFX 维持治疗达 1 年,保持临床无激素缓解、黏膜愈合、CRP 正常可考虑停药,并继予硫唑嘌呤维持治疗。

(3)安全性问题:生物制剂的安全性问题可以分为近期不良反应和远期不良反应。近期不良反应主要包括药物输注反应和迟发型变态反应。药物输注反应往往发生于药物输注期间和停止输注 2 小时内,表现为胸闷、皮疹等症状,通过减慢药物滴速或给予抗过敏治疗后可缓解。迟发型变态反应多发生于给药后的 3~14 天内,表现为肌肉痛、关节痛、发热、皮肤发红、荨麻疹、瘙痒、面部水肿、四肢水肿等血清样反应,需要给予短时期激素治疗。近期不良反应往往与生物制剂具有免疫原性有关,对于程度较轻者可事先给予抗过敏处理,而对于程度较重者则需要停药或者更换生物制剂。

远期不良反应主要包括感染风险和肿瘤发生率增加。生物制剂可能造成机会性感染、潜在感染和严重感染的风险增加。最近,在一项为时 5 年纳入 6 273 例患者的随访研究中发现 IFX 可能增加患者严重感染的风险,尤其当患者年龄较大、疾病程度较重、生物制剂与激素联用时感染风险将大大增加。因此,在使用生物制剂之前一定要对患者进行严格筛查,对于正在发生感染的患者先予抗感染治疗。对于具有潜在感染的患者,如结核杆菌携带者、肝炎病毒携带者等做好必要的保护性措施,并且在使用生物制剂过程中也要对患者定期进行安全性监测,若有异常应及时处理。生物制剂长期使用是否会增加实体肿瘤风险目前尚有争议,一项多中心对照随访研究认为 IFX 使用并不会增加肿瘤发生率。但目前生物制剂与硫唑嘌呤长期联用将导致淋巴瘤发生率增加这一观点已比较确切。因此,在生物制剂的应用中应避免青少年患者长期联合使用生物制剂与硫唑嘌呤。

生物制剂的其他不良反应还包括继发性高血压、充血性心力衰竭、脱髓鞘样病变、药物性狼疮、视神经炎等。

综上所述,生物制剂是一种“快速诱导缓解、长期维持稳定”且安全性较好的 IBD 治疗药物。生物制剂在国外投入临床使用已有 10 余年,然而我国应用生物制剂治疗 IBD 仅短短数年。目前国内仅 IFX 获准用于克罗恩病患者的治疗,其他生物制剂及适应证尚处于临床试验阶段。随着人们对 IBD 发病机制的深入了解,以及免疫学和生物工程的参与,生物制剂的治疗给临床医学带来新的前景,开拓了 IBD 尤其是重症难治性 IBD 的治疗新思路,为IBD 患者带来新的希望。

## 五、药学监护要点

生物制剂和免疫调节剂是诱导和维持 IBD 疾病缓解的重要药物。合适的药物浓度对提高疗效和减少不良反应具有重要临床意义。IBD 治疗过程中进行治疗药物监测(therapeutic drug monitoring,TDM),可以最大限度优化药物使用,更好地指导治疗策略的选择。

对于抗 TNF-α 制剂诱导缓解患者、缓解期患者计划停药时、原发无应答的患者和继发失应答的患者,可进行 TDM 以指导临床决策;尽可能在接近下次输注抗 TNF-α 制剂之前进行药物浓度和抗药抗体监测;同一患者建议使用同一种检测方法。

经规范治疗后仍处于活动期患者,可根据 TDM 结果调整治疗策略:如果患者药物谷浓度在治疗窗内,建议转换其他作用机制的药物;药物谷浓度低于治疗窗浓度,但未检测到抗药抗体或抗药抗体效价较低,可增加抗 TNF 制剂剂量,或缩短用药间隔,或联用免疫抑制剂;药物谷浓度不足,且抗药抗体效价较高,建议转换其他治疗药物。

对于缓解期患者,根据 TDM 结果调整治疗策略:药物谷浓度在治疗窗内,维持当前药物和治疗剂量不变;药物谷浓度低于治疗窗浓度,可结合临床情况维持原治疗剂量,或考虑给予停药;药物谷浓度过高,可结合临床情况适当减少药物剂量。

对于免疫抑制剂硫唑嘌呤,硫嘌呤甲基转移酶(TPMT)基因型预测骨髓抑制特异性高,也可进行 NUDT15 基因多态性检测,对预测嘌呤类药物后发生骨髓抑制风险的灵敏性与特异性高。对嘌呤类免疫抑制剂药物剂量稳定后 1 个月,或治疗足够疗程后仍处于疾病活动期,或出现可能与巯基嘌呤相关不良反应时,建议行 6-巯基嘌呤核苷酸(6-TGN)药物浓度测定指导调整剂量。6-TGN 浓度在 230~450pmol/$8 \times 10^8$ 红细胞间疗效佳,不良反应发生少,是有效的治疗窗浓度;当与 IFX 联用时,6-TGN 浓度 ≥ 125pmol/$8 \times 10^8$ 红细胞即可获得满意的疗效。活动期患者,6-TGN 浓度低(<230pmol/$8 \times 10^8$ 红细胞),则建议优化用药剂量;如果 6-TGN 浓度达到正常范围的高值,即 450pmol/$8 \times 10^8$ 红细胞,建议转换其他药物治疗。

## 六、案例分析

案例 1　合理药物治疗方案

病史摘要:患者,男,42 岁。因"间断黏液脓血便 1 年余,加重 1 个月"入院。1 年前无明显诱因出现便血,大便呈暗红色稀糊状,且伴黏液,出血量不大,频率为 1~2 次/d,无腹痛、腹胀,无恶心、呕吐,无发热、寒战,无关节疼痛,无头晕、心悸等症状,治疗后好转(药物不详)。1 个月前大便次数增多至 3~4 次/d,伴间断左下腹疼痛、里急后重,后于我院就诊,皮肤黏膜无黄染,浅表淋巴结无肿大,心、肺(-),腹软,肝、脾肋下未及,左下腹压痛(+)、无反跳痛,余无特殊。既往否认结核病病史。血常规未见明显异常;大便常规提示大便潜血试验阳性;ESR 35mm/h;CRP 25mg/L。多次大便培养无致病菌生长,血吸虫卵孵化阴性。结肠镜检查提示直肠炎(直肠可见散在不规则浅溃疡,表面附着白苔,周围黏膜充血明显);活检病理提示直肠黏膜组织慢性炎症。自发病以来,精神可,食欲可,小便无异常,体重近 1 个月下降约 5kg。

诊断:溃疡性结肠炎(初发型、轻度、直肠阑尾受累、活动期)。

治疗方案:美沙拉秦栓 1g,纳肛,每晚 1 次;美沙拉秦缓释颗粒 1g,口服,3 次/d。

用药分析:多伦多共识对轻至中度活动期溃疡性结肠炎左侧结肠炎或广泛结肠炎推荐口服氨基水杨酸类 2~4.8g/d ± 直肠给药氨基水杨酸类药物 ≥ 1g/d 作为治疗用药。因当病变范围超过直肠,推荐氨基水杨酸类联合局部用药优于单一口服。

用药监护:1%~3% 的患者会出现腹泻、恶心、腹部不适、头痛、呕吐和皮疹如荨麻疹和湿疹。直肠给药后会出现轻微的刺激性,如瘙痒、直肠不适和里急后重等不良反应。用药 4~8 周后复查,根据 Mayo 标准进行疗效评估。

案例 2　不合理药物治疗方案及建议

病史摘要:患者,男,27 岁,体重 55kg。因"间断腹泻伴腹痛 2 年余,加重伴发热 6 天"入院。2 年前无明显诱因出现腹泻,7~8 次/d,黄色稀水,无发热、腹痛,无恶心、呕吐等症状,于外院输液(具体不详)治疗症状缓解。6 天前无明显诱因出现腹痛加重,脐周为著,胀痛,伴发热,体温最高达 38.6℃,就诊于我院查血常规:白细胞 9.33 × $10^9$/L;大便常规:潜血弱阳性;ESR 30mm/h;CRP 18mg/L。OT 实验及血结核抗体均为阴性。肠镜示回盲部黏膜充血性水肿,呈铺路石样改变。病理示(回盲部)黏膜慢性炎症急性活动。小肠 CT 示回盲部肠壁增厚,黏膜异常强化。

诊断:克罗恩病。

治疗方案:布地奈德肠溶缓释胶囊 3mg/次,口服,3 次/d;巯唑嘌呤片 100mg,口服,1 次/d。

用药分析:激素是治疗中度 CD 的首选。病变局限于回盲部者,为减少全身作用激素的相关不良反应,可考虑布地奈德,但该药对中度活动期 CD 的疗效不如全身作用激素,因此建议选用全身作用激素。硫嘌呤类药物或甲氨蝶呤这类免疫抑制剂对诱导活动期 CD 缓解与激素有协同作用,但起效慢(AZA 用药 12~16 周后才达到最大疗效),因此其作用主要是在激素诱导症状缓解后,继续维持撤离激素的缓解。建议给药方案为醋酸泼尼松片 50mg,口服,1 次 /d(症状缓解后每周 5mg 减量,减至 20mg/d 时每周减 2.5mg 至停药)联合硫唑嘌呤片 100mg。口服。1 次 /d。

用药监护:

(1)醋酸泼尼松片:常见不良反应包括类肾上腺皮质功能亢进症,表现为向心性肥胖、满月脸、痤疮、低血钾、高血压、糖尿病等,一般停药后自行消失;诱发和加重感染;诱发和加重消化性溃疡;精神和行为异常;骨质疏松症等。服用期间宜同时补充钙剂和维生素 D。症状缓解后应逐渐减量至停药。

(2)硫唑嘌呤:可致骨髓抑制、肝功能损害、畸胎,亦可发生皮疹,偶见肌萎缩。用药期间定期复查血象。告知患者定期复查血常规,根据结果调整剂量。

# 第三节 假膜性小肠结肠炎

## 一、定义与流行病学

假膜性小肠结肠炎(pseudomembranous enterocolitis,PMC)是主要发生于结肠的急性黏膜坏死性炎症,并覆有假膜。此病常见于应用抗生素治疗之后。现已证实本病是由难辨梭状芽孢杆菌(Clostridium difficile,CD)的毒素引起的。病情严重者可以致死。

难辨梭状芽孢杆菌感染(CDI)的发病率不断上升,但因为该病有复发性、难治性和潜在的严重性,目前的治疗仍然不尽如人意。CDI 治疗的更长远的目的是防止严重的和复发的CD。尽管传统上认为 CDI 属于院内感染,但是现在社区的 CDI 得到越来越多的重视。近年来 CDI 的发病率开始增长,特别是近期住院的老年人群以及居住在长期医疗中心的人群。正常人中有 5%~15% 携带难辨梭状芽孢杆菌,但新生儿以及健康的婴儿可高达 84.4%。长期医疗中心的人群高达 57%。长期医疗中心的细菌传播主要是由于环境存在细菌,同时护理人员和感染患者的双手传播携带而造成的。这 2 个最大的危险因素暴露于抗生素和有机生物中,其他因素是伴发的疾病、胃肠道手术、药物减少胃酸如质子泵抑制剂。

## 二、病因与发病机制

难辨梭状芽孢杆菌广泛分布于自然生境中,如土壤、干草、沙、一些大型动物(牛、驴和马)的粪便,及狗、猫、啮齿动物和人的粪便,除此之外还大量存在于水和动物的肠道中。婴儿的粪便中常含有难辨梭状芽孢杆菌,为新生婴儿肠道中的正常菌群,大约 50% 的 12 月龄婴儿的肠道中有难辨梭状芽孢杆菌,2 岁以上儿童的带菌率大约为 3%。但此菌在健康成人中出现的频率较低,无症状带菌的成人在瑞典为 1.9%、在日本为 15.4%,这种细菌会产生肠毒素和细胞毒素。2006 年的一项统计显示,广谱抗生素应用之后,特别是林可霉素、克林霉素、氨苄西林、阿莫西林等的应用,抑制肠道内的正常菌群,使难辨梭状芽孢杆菌得以迅速繁殖并产生毒素而致病。

## 三、病理表现

假膜性小肠结肠炎主要发生在结肠,偶见于小肠等部位。病变肠腔扩张,腔内液体增加。病变肠黏膜的肉眼观察可见凝固性坏死,并覆有大小不一、散在的斑点状黄白色假膜,从数毫米至 30mm。严重者假膜可融合成片,并可见到假膜脱落的大、小裸露区。显微镜下可见假膜系由纤维素、中性粒细胞、单核细胞、黏蛋白及坏死细胞碎屑组成。黏膜固有层内有中性粒细胞、浆细胞及淋巴细胞浸润,重者腺体破坏断裂、细胞坏死。黏膜下层因炎性渗出而增厚,伴血管扩张、充血及微血栓形成。坏死一般限于黏膜层,严重病例可向黏膜下层伸延,偶有累及肠壁全层导致肠穿孔。

## 四、临床表现与辅助检查

### (一) 临床表现

1. 腹泻 是最主要的症状,多在应用抗生素的 4~10 天内,或在停药后的 1~2 周内,或于手术后的 5~20 天发生。腹泻程度和次数不一,轻型病例大便每日 2~3 次,可在停用抗生素后自愈;重者有大量腹泻,大便每日可 30 余次之多,有时腹泻可持续 4~5 周,少数病例可排出斑块状假膜,血粪少见。

2. 腹痛 为较多见的症状,有时很剧烈,可伴腹胀、恶心、呕吐,以致可被误诊为急腹症、手术吻合口漏等。

3. 毒血症表现 包括心动过速、发热、谵妄,以及定向障碍等。重者常发生低血压、休克、严重脱水、电解质失平衡以及代谢性酸中毒、少尿,甚至急性肾功能不全。

### (二) 辅助检查

1. 实验室检查 周围血白细胞升高,以中性粒细胞增多为主。粪常规检查无特异性改变,仅有白细胞,肉眼血便少见。可有低白蛋白血症、电解质失平衡或酸碱平衡失调。粪便细菌特殊条件下培养,多数病例可发现有难辨梭状芽孢杆菌生长。粪内细胞毒素检测有确诊价值。

2. 内镜检查 在高度怀疑本病时,应及时做内镜检查。本病常累及左半结肠,而直肠可无病变。结肠镜检查是重要的诊断手段之一。如在初期未发现典型病变者尚需重复进行。内镜肉眼观察在早期或治疗及时者,内镜可无典型表现,肠黏膜可正常,或仅有轻度充血、水肿;严重者可见到黏膜脆性增强及明显的溃疡形成,黏膜表面覆有黄白或黄绿色假膜。

3. X 线检查 腹部平片可显示肠麻痹或轻、中度肠扩张。钡剂灌肠检查可见肠壁增厚,显著水肿,结肠袋消失。在部分病例尚可见到肠壁间有气体,此征象为部分肠壁坏死,结肠细菌侵入所引起;或可见到溃疡或息肉样病变表现。上述 X 线表现缺乏特异性,故诊断价值不大。空气钡剂对比灌肠检查可提高诊断价值,但有肠穿孔的风险,应慎用。

## 五、诊断与鉴别诊断

诊断主要根据临床表现、微生物学证据及结肠镜下表现。诊断标准:CDI 为①+(②或③)。① CDI 的临床特征(腹泻、肠梗阻、中毒性巨结肠);②产毒难辨梭状芽孢杆菌的微生物学证

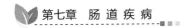

据;③结肠镜显示为假膜性小肠结肠炎。

本病应与溃疡性结肠炎、结肠克罗恩病、缺血性肠炎以及 HIV 感染相关性结肠炎等相鉴别。

## 六、治疗方案

### (一) 一般治疗

确诊或高度怀疑假膜性小肠结肠炎,应立即停用相关抗生素。如果因原发病的需要不能停用抗生素,则应根据药敏试验结果选用抗生素或换用窄谱的且难辨梭状芽孢杆菌(*Clostridium difficile*,CD)相关性疾病发生率低的抗生素,如甲硝唑、万古霉素等。轻症假膜性小肠结肠炎属自限性疾病,停用相关抗生素后多能自愈,且极少复发。

尽快给予床边隔离,因粪便污染周围环境,引起院内感染,医护人员接触患者时应戴手套以免引起医院内交叉感染。

对症支持治疗,包括补充血容量、维生素,纠正脱水、电解质失衡及酸中毒,可输血浆或清蛋白纠正低蛋白血症。解痉药不利于毒素的排出且有诱发中毒性巨结肠的风险,应尽量避免使用。止泻药不利于毒素的排出,原则上不用,但腹泻严重者可酌情少量使用蒙脱石散进行治疗。

本病常继发于肠梗阻、先天性巨结肠、尿毒症、白血病、晚期肿瘤、严重烧伤、颅脑损伤、严重感染、败血症、休克、炎性肠病、缺血性结肠炎、急性出血坏死性小肠结肠炎等严重疾病,应积极治疗原发病,如原发病好转则对本病的恢复有利并可减少复发。

### (二) 药物治疗

1. 治疗机制　甲硝唑为治疗假膜性小肠结肠炎的首选药物,对 CD 有强的抑制作用,口服后通过上消化道吸收再通过血液渗透到肠腔发挥作用,静脉使用也可发挥作用。万古霉素口服不吸收,粪便中的浓度高,CD 对其敏感,使用本品全身不良反应少,疗效确切。

2. 治疗药物选用　目前临床应用于假膜性小肠结肠炎的药物主要有甲硝唑、万古霉素等。

3. 给药剂量、途径,用药疗程,注意事项,停药指征,不良反应

(1)轻、中度 CDI 患者使用甲硝唑 500mg,口服,每天 3 次,连续 10 天。以前的 2 项 RCT 研究中未发现甲硝唑在 CDI 治疗上优于万古霉素。而最近的 2 项 RCT 认为在治疗严重 CDI 上,万古霉素优于甲硝唑。CDI 治疗一般为 10~14 天,所有之前甲硝唑和万古霉素 RCT 的治疗时间都是 10 天,没有证据支持更长的治疗时间会更有效,在轻、中度 CDI 的初始治疗中不推荐 14 天的治疗。不良反应主要包括消化道反应,如恶心、呕吐、食欲缺乏、腹部绞痛;大剂量可致抽搐;少数病例发生荨麻疹、潮红、瘙痒、口中金属味及白细胞减少等。使用甲硝唑应注意本品的代谢物可使尿液呈深红色。肝脏疾病患者的剂量应减少,出现共济失调或其他中枢系统神经症状时应停药。合并肾衰竭者的给药间隔时间应由 8 小时延长至 12 小时。本药抑制乙醇代谢,用药期间应戒酒,饮酒后可能出现腹痛、呕吐、头痛等症状。本品具有肝毒性。

(2)重度 CDI 患者使用万古霉素 125mg,口服,每天 4 次,连续 10 天。万古霉素对多数病原微生物具有杀菌作用,可抑制 CD 生长,而且改变细胞膜渗透性,并选择性地抑制 RNA

合成。该药口服不易吸收,粪中的浓度高,全身不良反应少,疗效确切。甲硝唑治疗 5~7 天无反应,应立即考虑使用标准剂量的万古霉素。

(3)轻、中度 CDI 孕妇或哺乳期妇女对甲硝唑不耐受或敏感时,应使用标准剂量的万古霉素。在怀孕和哺乳期间应当避免使用甲硝唑。FDA 不建议早期妊娠时使用甲硝唑,因为药物将迅速通过胎盘传播。另外,也有病例报告指出使用甲硝唑后出现脸部异常表现。甲硝唑及其代谢物可在乳汁和婴儿血液中检测到。替加环素是一种新型的甘氨酰四环素,它能够广泛地抑制革兰氏阳性或阴性菌的活性。有几篇案例报道表明,在严重 CDI 患者中使用万古霉素和甲硝唑治失败后,替加环素作为补救治疗措施有比较明确的益处。

4. 联合用药和药物相互作用

(1)严重、复杂性 CDI 患者若无显著的腹胀,推荐万古霉素口服(125mg 每天 4 次)加甲硝唑静脉使用(500mg 每天 3 次)。目前,严重 CDI 患者在抗生素治疗上的选择和使用,RCT 数据还十分缺乏。上述建议来源于临床经验、RCDI 的数据以及患者中发生肠蠕动功能受损、肠梗阻等并发症的考虑。如果患者存在肠梗阻或腹胀严重,可用万古霉素 500mg 口服或鼻饲管每天给药 4 次并静脉注射甲硝唑(每天 3 次)。复杂性 CDI 患者伴肠梗阻或中毒性结肠和 / 或显著性腹胀表现,推荐万古霉素口服(500mg 每天 4 次)加万古霉素直肠内给药(500ml 中 500mg 每天 4 次)加甲硝唑静脉应用(500mg 每天 3 次)。口服或肠内使用万古霉素虽可在肠道发挥抗菌作用,但在麻痹性肠梗阻中,到达结肠和 CDI 病变部位的运送功能将受损。肠梗阻或者严重腹胀的患者无法耐受口服或肠内给药,直接滴注万古霉素到达结肠壁可作为一种附加方式使用,静脉注射万古霉素或甲硝唑将直接到达结肠壁。

(2)CDI 首次复发时,治疗选择和初次治疗相同。如果严重 CDI,应使用万古霉素。第 2 次复发,应间歇性使用万古霉素。如果间歇性使用万古霉素后第 3 次复发,应采用肠道粪便菌群移植。

## 七、药学监护要点

假膜性肠炎药物治疗疗程一般为 10~14 天。治疗过程中,仍需使用广谱抗菌药物治疗其他部位感染的患者:尽可能替换在用的诱发 CDI 的抗菌药物,特别是头孢菌素、克林霉素和喹诺酮类;尽可能缩短疗程;若调整药物后 CDI 有所缓解,应给予 CDI 标准疗程 10~14 天;若诱发 CDI 的抗菌药物无法替代或停药,则抗 CDI 药物需要延长到抗菌药物疗程结束;尽可能避免使用止泻剂;尽可能避免使用质子泵抑制剂,因可增加 CDI 的患病风险。对接受抗菌药物治疗基础感染病而非 CDI 的患者不需要给予甲硝唑或万古霉素进行 CDI 的预防治疗。

## 八、案例分析

案例 1 合理药物治疗方案

病史摘要:患者,女,48 岁。主因"发热、腹泻半月余"入院。患者缘于骶骨瘤术后 1 年,骶骨后正中切口下段出现囊肿破溃于 7 月 9 日行窦道形成病灶探查清除手术,术后患者病情稳定,常规给予抗菌药治疗(具体不详)。7 月 26 日患者出现发热,体温 38.7℃,并伴有腹泻,为褐色稀便带有黏液、白色泡沫,无脓血,每日 5~6 次。给予对症治疗后,呕吐、腹泻未缓解。8 月 11 日行结肠镜检查示假膜性小肠结肠炎,门诊以"假膜性小肠结肠炎"收入院。超敏 C 反应蛋白 31.00mg/L;快速血沉试验 42mm/h;肝功能:白蛋白 31.7g/L,非结合胆红素 3.4μmol/L,总蛋白 54.7g/L;大便涂片:菌群分布 II 度失调;大便潜血试验阳性;大便培养难辨梭状芽孢杆菌阳性。

诊断:假膜性小肠结肠炎。

治疗方案:甲硝唑片 0.5g,口服,3 次 /d。

用药分析:抗感染治疗。假膜性小肠结肠炎大多是在应用抗生素后导致肠道正常菌群失调,难辨梭状芽孢杆菌大量繁殖,产生毒素而致病。甲硝唑是目前指南推荐治疗轻至中度难辨梭状芽孢杆菌感染的首选治疗药物,推荐剂量为 0.4g,口服,3 次 /d。该患者的治疗方案合理。

用药监护:

(1)甲硝唑的常见不良反应为消化道反应,包括恶心、呕吐、食欲缺乏、腹部绞痛等;神经系统有头痛、眩晕,偶有肢体麻木、共济失调等;大剂量可致抽搐,用药期间应密切关注。此外,甲硝唑与乙醇同服可致双硫仑样反应,故在服药期间及停药后 7 天内均应避免饮酒或进食含乙醇制品。

(2)甲硝唑治疗期间应密切观察疗效,若甲硝唑治疗 5~7 天后无效,应及时考虑更换为标准剂量的万古霉素治疗。

案例 2　不合理药物治疗方案及建议

病史摘要:患者,女,54 岁。2 年前体检发现肝血管瘤,半年前行增强 CT 检查显示瘤体增大,肝左叶含脂类密度肿瘤,考虑血管平滑肌脂肪瘤的可能性大,近期自觉疲劳,无恶心、呕吐、发热,外院诊断为肝血管平滑肌脂肪瘤。2 周前行肝外叶切除术,术后血常规结果提示 WBC $13.7 \times 10^9$/L,中性粒细胞百分比 88.9%。经头孢噻肟钠舒巴坦钠(3g,静脉滴注,2 次 /d)抗感染治疗 1 周。患者 3 天前突发生恶心、呕吐伴腹泻。为进一步诊治转入我院。入院后行积极行相关检查,并给予蒙脱石散、甲氧氯普胺对症治疗后,患者呕吐停止,但腹泻未见明显好转。查大便难辨梭状芽孢杆菌阳性,大便潜血试验阳性,大便白细胞 +++;肠梗阻;结肠镜检查见假膜样结肠炎。

诊断:假膜性小肠结肠炎;肝外叶切除术后。

治疗方案:蒙脱石散 3g,口服,3 次 /d;甲氧氯普胺注射液 10mg,肌内注射,1 次 /d;甲硝唑片 0.5g,口服,3 次 /d。

用药分析:

(1)对症治疗:患者出现恶心、呕吐伴腹泻,给予蒙脱石散、甲氧氯普胺对症治疗。蒙脱石散可减轻腹泻症状,并有助于缩短病程,推荐用法用量为 3g,口服,3 次 /d。甲氧氯普胺能够抑制放疗、化疗及手术后引起的呕吐,减轻患者的痛苦。

(2)治疗假膜性小肠结肠炎:《美国成人难辨梭状芽孢杆菌感染临床实践指南》对于严重难辨梭状芽孢杆菌感染的患者,建议使用万古霉素治疗。本病例中患者大便难辨梭状芽孢杆菌阳性,肠梗阻,结肠镜检查见假膜性小肠结肠炎,患者属病情危重,治疗方案中给予甲硝唑片 0.5g,口服,3 次 /d,方案欠妥。建议直接给予万古霉素 0.125g,口服,4 次 /d,注意观察疗效并及时调整用药方案。

另外,因为细菌分泌的毒素能够引起局部黏膜血管通透性增加、黏液分泌、炎症细胞浸润甚至黏膜坏死,继续服用止泻药会使毒素滞留于肠内,不利于肠道功能恢复。本病例中患者在服用甲硝唑片治疗假膜性小肠结肠炎时未及时停用蒙脱石散,用药不合理。建议停用蒙脱石散。

用药监护:

(1)蒙脱石散的不良反应较少,少数患者可能产生轻度便秘;如出现,可减少剂量继续服用;治疗急性腹泻时应注意纠正脱水;如服用过量或出现严重不良反应应停止用药,并立即就医。

(2)万古霉素口服不吸收,在肠道内可达到高浓度。对于严重、有并发症的难辨梭状芽孢杆菌假膜性小肠结肠炎的治疗可采用万古霉素口服联合或不联合甲硝唑静脉滴注。但由于耐药菌株出现,在使用万古霉素时要严格掌握用药适应证,结合细菌培养及药敏试验结果控制好用药剂量及疗程,并注意监测血药浓度,密切关注其副作用的发生,既要使用药有效,又要避免副作用及耐药性的发生。

# 第四节　慢性腹泻

## 一、定义与流行病学

慢性腹泻是指排便次数增多(>3 次/d),粪便量增加(>200g/d),粪质稀薄,水分增加(含水量>85%)。腹泻持续或反复超过 4 周即为慢性腹泻。慢性腹泻的病因复杂多样,可严重影响患者的生活质量、工作或日常生活。根据大便性状,慢性腹泻可以分为水样泻、脂肪泻和炎症性腹泻,但是这 3 种腹泻类型多有交叉。

感染性腹泻患者约 2% 可以进展为慢性腹泻。2018 年加拿大一项统计显示慢性腹泻在消化科就诊患者中总体发病率为 29.5%。2000 年的一项统计显示美国普通人群的慢性腹泻发病率为 5%。2007 年印度尼西亚的慢性腹泻发病率为 9%,是第 13 位的死亡病因。其中,48.3% 为感染性腹泻,33.3% 为非感染性腹泻,18.4% 为混合型腹泻。

## 二、病因与发病机制

总体而言,多数慢性腹泻都是非感染性腹泻。但是在发展中国家,多数慢性腹泻都与感染有关。按发病机制慢性腹泻可分为分泌性腹泻、渗透性腹泻、炎症性腹泻及动力性腹泻。分泌性腹泻是由于肠道上皮细胞液体分泌过多或吸收受损所致,即肠上皮分泌功能超过吸收功能。常见病因包括细菌肠毒素如霍乱弧菌、产毒性大肠埃希菌感染,内源性促分泌物过度分泌如血管活性肠肽、神经内分泌瘤等。渗透性腹泻因人体摄入大量不可吸收的物质导致胃肠道中存在渗透活性化合物,肠腔内渗透压增加,使腔内液体潴留,引起腹泻。引起渗透性腹泻的主要原因包括消化不良和吸收不良,常见于进食高渗性食物或药物、小肠细菌过度生长、胆盐重吸收障碍、肠黏膜病变、肠黏膜面积减少、肠淋巴液回流受阻等。炎症性腹泻是由于感染或非感染因素导致肠黏膜完整性受到破坏,大量液体渗出引起的腹泻。感染因素可见于志贺菌、侵袭性大肠埃希菌、肠道病毒感染、炎症性肠病、肠道淋巴瘤等。动力性腹泻是由于肠道动力异常、蠕动增强,食物快速通过肠道,与肠腔接触时间缩短,影响水分的吸收而导致的腹泻。常见病因有肠易激综合征、甲状腺功能亢进、糖尿病、恶性类癌综合征、胃大部分切除术后等。

### 三、病理表现

慢性腹泻由于病因多样,因此病理表现也多样。肠黏膜可无明显的病理学改变或特征。如乳糜泻可见肠黏膜活检的组织学改变包括隐窝增生、上皮内淋巴细胞增多、上皮表层破坏等;难辨梭状芽孢杆菌可见肠道内假膜性改变等。

慢性腹泻的病理生理基础有以下几种:渗透性腹泻、分泌性腹泻、炎症性或感染性腹泻、胆酸或脂肪吸收不良性腹泻、肠黏膜离子转运异常、肠道运输时间缩短、肠道细菌过度生长及肠黏膜通透性改变等。

### 四、临床表现与辅助检查

#### (一)临床表现

腹泻主要表现为排便次数、排便量增多,大便水分增加,病程超过 4 周称为慢性腹泻。根据病因不同,大便性状可为稀水状、黏液性、脓血性、血水样、果酱样等。除大便性状及次数改变外,患者常伴有其他症状,如:发热、腹痛、消瘦等。

#### (二)辅助检查

1. 检测血常规、红细胞沉降率、肝肾功能及电解质、血浆叶酸和维生素 $B_{12}$ 浓度、抗麦胶蛋白的免疫球蛋白、抗肌内膜 IgA、抗组织谷氨酰胺转移酶 IgA 阳性、血浆激素和介质(如 5-羟色胺、P 物质、组胺、前列腺素、甲状腺功能等)测定可助于腹泻病因诊断及患者整体评估。粪便常规检查包括粪隐血试验;镜检红、白细胞,巨噬细胞,脂肪,肠黏膜上皮细胞,肿瘤细胞,寄生虫及虫卵;涂片查肠道球菌与杆菌的比例;粪培养鉴定致病菌;艰难梭状芽孢杆菌毒素测定等。血常规、红细胞沉降率、肝肾功能及电解质、粪便常规等可以对患者的一般状况进行了解,除外常见的感染性疾病。

2. 腹部平片应该作为常规检查,除外梗阻等。应主要针对病因进行检查,应根据病史、体征确定相关的检查项目,如血浆叶酸和维生素 $B_{12}$ 浓度、抗麦胶蛋白的免疫球蛋白、抗肌内膜 IgA、抗组织谷氨酰胺转移酶 IgA 阳性、血浆激素和介质测定等检测。CT、MRCP、消化道内镜检查可以在必要时进一步进行。

### 五、诊断与鉴别诊断

#### (一)诊断

1. 病史评估 首先对患者应该进行详细的病史采集。根据病史要判断患者是器质性还是功能性疾病,腹泻类型是分泌性、渗透性还是炎症性。腹泻时间长、夜间腹泻、体重减轻应高度怀疑器质性病变。无其他器质性病变证据且符合罗马标准的应该考虑功能性。脂肪泻一般量大,气味难闻且颜色较浅;大便漂浮、黏稠不易冲洗者可能营养物质缺乏(如维生素或矿物质缺乏);大便带血应该考虑感染性腹泻。

采集病史应注意以下危险因素:家族史,如肿瘤、炎性肠病、乳糜泻等;既往手术史,如短肠综合征、旁路手术等可导致腹泻;既往胰腺病史;系统性疾病,如甲状腺功能亢进症、糖尿病、肾上腺疾病等;是否存在酗酒等;合并用药,如镁剂、抗酸药、抗心律失常药、抗高血压药等;旅行史,如有无疫区疫水接触等;抗生素使用;有无乳糖不耐受。

2. **体格检查** 一些疾病的阳性体征列于表 7-2 中。

表 7-2 一些疾病的阳性体征

| 疾病 | 可能的阳性体征 |
| --- | --- |
| 营养物质缺乏 | |
| - 摄入不足、蛋白缺乏 | 体重减轻、体脂减少、水肿等 |
| - 铁、叶酸、维生素 $B_{12}$ | 贫血:皮肤、甲床、球结膜苍白 |
| - 烟酸 | 舌炎、皮炎 |
| - 维生素 $B_1$、维生素 $B_{12}$ | 感觉异常、外周神经炎 |
| - 维生素 K | 皮肤黏膜易出血 |
| - 钾、钠、镁 | 体力减退、活动下降 |
| - 钙离子 | 肌肉痉挛、骨骼疼痛 |
| - 锌 | 脱发 |
| 胰腺炎、胰腺癌 | 中腹部或上腹部压痛 |
| 乳糜泻 | 疱疹性皮炎、口腔溃疡、皮肤瘙痒等 |
| Whipple 病 | 多关节炎、皮肤色素沉着 |
| 肠缺血、克罗恩病 | 腹痛、肛周脓肿、结节性红斑等 |
| 胆道疾病 | 黄疸 |
| 其他炎性肠病 | 腹痛、腹泻、腹部、IBD 肠外表现 |

### (二)鉴别诊断

腹泻需与"假性腹泻"和大便失禁相区别。前者仅有排便次数增加而粪便量或含水量并不增加,通常见于胃肠运动功能失调或肛门直肠疾病;后者为不自主排便,一般由神经肌肉性疾病或盆底疾患所致。

## 六、治疗方案

### (一)一般治疗

在腹泻病因诊断表明或疾病未得到控制时,需支持治疗和必要的对症治疗。纠正水、电解质和酸碱平衡失调,补充营养物质:病情较轻且病因能去除者一般可经口服支持治疗;如病情较重,有明显的消瘦、衰竭或病因难以去除或无法在短期内去除者,除要素饮食外,还应配合静脉补充营养,必要时给予全胃肠外营养支持治疗。

病因治疗是治疗慢性腹泻的基本原则,应在查明引起腹泻的原因之后,采取针对性措施治疗原发疾病,纠正腹泻症状。肠道感染引起的腹泻应针对病原体选择敏感抗生素进行治疗。乳糖不耐受症或麦胶性乳糜泻者应在饮食中剔除乳糖或麦胶类成分。高渗性腹泻应停用导致高渗的食物及药物。分泌性腹泻易导致水、电解质紊乱,在治疗病因的同时应注意纠正水、电解质平衡失调。功能性胃肠疾病引起的慢性腹泻与精神、心理、社会、环境及饮食等因素有关,多发生在具有不同程度心理调节障碍的、有遗传特征的易患群体,具有明显的家庭集聚现象,在治疗上除须纠正胃肠平滑肌运动紊乱、调节内脏感觉异常外,尚应配合心理干预治疗,给予个体化的综合治疗。

### (二) 药物治疗

**1. 治疗机制**

(1) 抗感染药:在临床上对慢性腹泻患者应该特别注意抗生素的使用,尤其是合并重症感染的患者,应严格掌握抗生素应用的适应证,尽量避免盲目、长期使用广谱抗生素,以免加重菌群失调。根据菌群分析及抗菌药的药敏试验结果选择合适的抗生素,如志贺菌属、沙门菌属、弯曲杆菌、大肠埃希菌所致的腹泻宜选用复方磺胺甲噁唑、喹诺酮类药物等。

(2) 微生态调节剂:利用人体内的正常生理性细菌或对人体有促进作用的无毒微生物等活性物质制备而成的生物制品。服用后能直接补充人体肠道内正常的生理性细菌,调节肠道菌群,改善肠道环境,促进机体对营养物质的分解、吸收,合成机体所需的维生素,激发机体免疫力,抑制肠道中对人体有害的病原菌,减少肠源性毒素的产生和吸收。

(3) 消化道黏膜屏障保护剂:机制主要是服后可均匀地覆盖在整个肠腔表面,并能维持6小时。它不仅对消化道黏膜有保护作用,而且对消化道内的病毒、致病菌及其产生的毒素有固定、抑制作用,并随肠蠕动而排出体外。

(4) 止泻药:①药用炭的治疗机制为止泻、解毒、消胀作用。它能吸附导致腹泻的有毒和无毒刺激物,减轻对肠壁的刺激性,减少蠕动,从而起止泻作用;也由于能吸附摄入的毒性物质,抑制胃肠道吸收,因而有解毒作用;同时能吸附肠道气体,因而有消胀作用。②洛哌丁胺为长效止泻药,它作用于肠壁的阿片受体,阻止纳洛酮及其他配体与阿片受体结合,阻止乙酰胆碱和前列腺素释放,从而抑制肠蠕动,延长肠内容物的通过时间;另外它可增加肛门括约肌张力,从而抑制大便失禁和便急。③复方地芬诺酯为人工合成的有止泻作用的阿片生物碱,有较弱的阿片样作用,但无镇痛作用,是目前临床上广泛应用的止泻药。它直接作用于肠道平滑肌,抑制肠黏膜感受器,降低黏膜的蠕动反射,从而减弱肠蠕动,并使肠内容物通过延迟,从而促进肠道对水分的吸收。加入阿托品后,可减少服用者对地芬诺酯的依赖性。

(5) 胃肠解痉药:①匹维溴铵是一种对胃肠道特别是结肠平滑肌有高度选择性的钙通道阻滞剂,通过阻滞钙离子进入肠壁平滑肌细胞,防止肌肉过度收缩而起解痉作用。由于是选择性钙通道阻滞剂,因此无明显的抗胆碱能不良反应,对前列腺增生、尿潴留和青光眼并发肠易激综合征的患者也可应用。②曲美布汀对胃肠道平滑肌有双向调节作用。在胃肠道功能低下时,它能作用于肾上腺素能神经受体,抑制去甲肾上腺素释放,从而增加运动节律;而在胃肠道功能亢进时,本药主要作用于 $K^+$ 受体,从而对胃肠道平滑肌有较强的松弛作用。

**2. 治疗药物选用**

(1) 止泻药:可选择药用炭、氢氧化铝凝胶、可待因、复方地芬诺酯、洛哌丁胺等,而这些药可引起肠动力障碍,使致病菌定植和侵袭,延长排泄时间,故不能用于感染性腹泻。次水杨酸铋可抑制某些细菌所致的肠道分泌。洛哌丁胺与抗生素合用可用于治疗旅行者腹泻。可乐定用于糖尿病性腹泻。严重的分泌性腹泻除奥曲肽外,亦可试用钙通道阻滞剂、可乐定及吲哚美辛。

(2) 抗菌药:首先留取粪便做常规检查与细菌培养,结合临床情况给予抗菌药治疗。明确病原菌后进行药敏试验,临床疗效不满意者可根据药敏试验结果调整用药。腹泻次数和粪便量较多者应及时补充液体及电解质。轻症病例可口服用药,病情严重者应静脉给药,待病情好转并能口服时改为口服。

1)细菌性痢疾:宜选氟喹诺酮类,可选复方磺胺甲噁唑、阿莫西林、呋喃唑酮、磷霉素、第一或第二代头孢菌素。

2)沙门菌属胃肠炎:宜选氟喹诺酮类,可选复方磺胺甲噁唑、氨苄西林、磷霉素;轻症对症治疗。

3)大肠埃希菌肠炎:重症用氟喹诺酮类、磷霉素;轻症对症治疗。

4)副溶血弧菌食物中毒:宜选多西环素,可选复方磺胺甲噁唑、氟喹诺酮类;轻症对症治疗。

5)空肠弯曲菌肠炎:宜选氟喹诺酮类,可选红霉素等大环内酯类;轻症对症治疗。

6)耶尔森菌小肠结肠炎:宜选氟喹诺酮类或复方磺胺甲噁唑,可选氨基糖苷类。

7)阿米巴肠病:宜选甲硝唑,可选双碘喹啉、巴龙霉素。

8)蓝氏贾第鞭毛虫肠炎:宜选甲硝唑,可选阿苯达唑、替硝唑。

(3)胰酶制剂:胰源性消化不良者的治疗需补充胰酶。各种胰酶制剂的脂肪酶、蛋白酶、淀粉酶含量不同,可根据病情选择,且在进餐时服用,并根据症状调整剂量。

(4)微生态调节剂:常用制剂有粪链球菌、嗜酸乳杆菌、双歧杆菌、酪酸菌、地衣芽孢杆菌等。

(5)黏膜保护剂:硫糖铝、蒙脱石散等有黏膜保护作用,可用于感染性或非感染性腹泻,可口服,亦可灌肠。

(6)生长抑素:具有抑制内分泌肿瘤细胞分泌激素、抗肠分泌和抑制肠蠕动的作用,适用于类癌综合征、VIP瘤和其他内分泌肿瘤引起的腹泻,对特发性分泌性腹泻也有一定疗效。

(7)止痛药:可选用山莨菪碱、阿托品、溴丙胺太林等具有解痉作用的药物,但青光眼、前列腺大者慎用。严重炎性肠病患者可诱发巨结肠,亦应慎用。

3. 给药剂量、途径,用药疗程,注意事项,停药指征,不良反应

(1)地芬诺酯:口服,一次2.5~5mg,一日2~4次。至腹泻被控制,即应减少剂量。肝功能不全患者及正在服用成瘾性药物的患者慎用;儿童易产生迟发型地芬诺酯中毒及存在较大的变异,应慎用;孕妇及哺乳期妇女慎用。大剂量(一次40~60mg)可产生欣快感,长期服用致依赖性。服药后偶见口干、腹部不适、恶心、呕吐、嗜睡、烦躁、失眠等,减量或停药后即消失。

(2)咯哌丁胺:成人首次口服4mg,以后每腹泻1次再服2mg,直至腹泻停止或用量达每日16~20mg,连续5日,若无效则停服。儿童首次服2mg,以后每次腹泻1次服2mg,至腹泻停止,最大量为每日8~12mg。慢性腹泻待显效后每日给予4~8mg长期维持。注意发生胃肠胀气或严重脱水的儿童不宜使用;假膜性小肠结肠炎患者不宜使用;孕妇和哺乳期妇女、严重中毒性或感染性腹泻慎用;重度肝损害者慎用。本药的不良反应轻微,主要有皮疹、瘙痒、口干及腹胀、恶心、食欲缺乏,偶见呕吐,也用头晕、头痛、乏力。

(3)蒙脱石:成人每次1袋,每日3次。食管炎患者于餐后服用,其他患者于餐前服用。将本品溶于半杯温水中送服。注意本品可能影响其他药物的吸收,必须合用时应在服用本品前1小时服用其他药物。不良反应较少,少数患者如出现轻微便秘,可减少剂量继续

服用。

(4)复方磺胺甲噁唑:用于由产肠毒素大肠杆菌(ETEC)所致的旅游者腹泻。口服一次甲氧苄啶 160mg 和磺胺甲噁唑 800mg(2 片),每 12 小时服用 1 次。2 个月以下的婴儿禁用;2 个月以上 40kg 以下的婴幼儿按体重口服一次 SMZ 20~30mg/kg 及 TMP 4~6mg,每 12 小时 1 次;体重 ≥ 40kg 的儿童剂量同成人常用量。细菌性痢疾的疗程为 5~7 日,使用本品注意肝、肾损害者避免使用,对呋塞米、砜类、噻嗪类利尿药、磺脲类、碳酸酐酶抑制剂过敏的患者对磺胺药亦可过敏。缺乏葡萄糖 -6- 磷酸脱氢酶、血卟啉症、叶酸缺乏性血液系统疾病、失水、艾滋病、休克和老年患者应慎用。有肝、肾损害,用药期间监测血象和肝、肾功能,严重感染者应测定血药浓度。不良反应较为常见的为过敏反应,偶见过敏性休克;其他有溶血性贫血及血红蛋白尿;较易发生高胆红素血症和新生儿黄疸,偶可发生核黄疸。有恶心、呕吐、胃纳减退、腹泻、头痛、乏力等,一般症状轻微。偶有患者发生难辨梭状芽孢杆菌肠炎,此时需停药。

(5)药用炭:一次 1.5~4g,一日 2~3 次,餐前服用。亦可于服本品后服硫酸镁以排出有毒物质。宜贮于干燥处。注意本药能吸附并减弱其他药物的作用,影响消化酶活性,服药期间若出现便秘,可用中药大黄饮片或番泻叶 2~6g,浸泡代茶饮即可缓解。不良反应可见恶心,长期服用出现便秘。

(6)双歧三联活菌:一次 2 粒,一日 2 次,与早、晚餐后服用。一般不与抗生素、吸附剂同时服用。对本药过敏者禁用,本品的性状改变时禁用,服用过量或发生严重不良反应应立即就医。儿童必须在成人监护下使用。

4. 联合用药和药物相互作用  地芬诺酯有中枢神经系统抑制作用,不宜与巴比妥类、阿片类、水合氯醛、乙醇、格鲁米特等合用;与单胺氧化酶抑制剂合用有发生高血压危象的潜在风险;与呋喃妥因合用可使后者的吸收加倍。

咯哌丁胺为 P 糖蛋白前体,本药单剂量与奎尼丁、利托韦林等 P 糖蛋白抑制剂合用可导致本药的血药浓度增加 2~3 倍。其他药物相互作用尚未见报道。

复方磺胺甲噁唑不能与对氨基苯甲酸合用,对氨基苯甲酸可代替本品被细菌摄取,两者相互拮抗。与骨髓抑制药合用可能增强此类药物对造血系统的不良反应,如白细胞、血小板减少等,如确有指征须两药同用时,应严密观察可能发生的毒性反应。与避孕药(雌激素类)长时间合用可导致避孕的可靠性减少,并增加经期外出血的机会。与溶栓药物合用时可能增大其潜在的毒性反应。与肝毒性药物合用时可能引起肝毒性发生率的增高,对此类患者尤其是用药时间较长及以往有肝病病史者应监测肝功能。

活菌类制剂不宜与抗酸药、抗菌药合用,若合用应分开服用。铋剂、鞣酸、药用炭、含酒精类制剂(如复方甘草合剂、藿香正气水等)等能抑制、吸附或杀灭活菌,不应合用。

## 七、药学监护要点

慢性腹泻药物治疗最重要是针对病因治疗。药学监护可参考相关疾病。多数慢性腹泻不需要使用抗菌药物;止泻药使用的目的仅在于防止脱水、电解质紊乱及营养不良;使用微生态调节制剂时应注意避免和抗生素合用;当慢性腹泻无法明确病因时可试验性使用阿片类止泻药物。

## 八、案例分析

案例 1 合理药物治疗方案

病史摘要:患者,男,47 岁。主因"腹泻 10 余年"入院。患者于 10 余年前始出现腹泻,3~5 次 /d,为黄色稀便或稀水便,多于进餐后半小时出现,伴有下腹部不适及少许下坠感,无明显的腹痛,无血便,无发热、盗汗,食欲食量尚可。肠镜提示结、直肠黏膜大致正常;自身抗体、免疫球蛋白及补体、血沉未见异常。门诊以"慢性腹泻,营养不良"收入院。化验示白细胞 $5.18 \times 10^9$/L,血红蛋白 87g/L,肌酐 555μmol/L,钾 3.0mol/L。患者腹泻 10 余年,近期发现肾功能异常。目前慢性腹泻的原因尚不明确,给予胃肠营养、补钾及支持治疗 2 日后,患者仍有腹泻,大便培养无沙门菌、志贺菌生长;大便涂片示肠道细菌总数正常,菌群分布基本正常。

诊断:慢性腹泻,营养不良;肾功能不全。

治疗方案:注射用脂溶性维生素(Ⅱ)和注射用水溶性维生素(Ⅰ)1 支,静脉滴注,1 次 /d;$N$(2)-L- 丙氨酰 -L- 谷氨酰胺注射液 50ml,静脉滴注,1 次 /d;葡萄糖氯化钠注射液 500ml+维生素 C 注射液 2g+ 维生素 $B_6$ 注射液 200mg+10% 氯化钾注射液 15ml,静脉滴注,1 次 /d;碳酸氢钠片 0.3g,口服,3 次 /d。

用药分析:

(1)纠正水、电解质和酸碱平衡失调:患者腹泻 10 余年,低钾,酸碱平衡失调。给予葡萄糖氯化钠注射液、维生素 C 注射液、维生素 $B_6$ 注射液、10% 氯化钾注射液静脉滴注,1 次 /d;碳酸氢钠片,以达到补液,纠正低血钾、酸中毒和维持水、电解质和酸碱平衡的目的。

(2)营养支持:患者长期腹泻,营养不良,给予胃肠外营养支持治疗。注射用脂溶性维生素(Ⅱ)和注射用水溶性维生素(Ⅰ)可补充患者生理所需的维生素。$N$(2)-L- 丙氨酰 -L- 谷氨酰胺注射液可补充患者每日生理必需的谷氨酰胺。

用药监护:

(1)注射用脂溶性维生素(Ⅱ)和注射用水溶性维生素(Ⅰ)中含有维生素 $K_1$,不宜与香豆素类抗凝血药合用,用药期间应注意避免两者同时使用。

(2)$N$(2)-L- 丙氨酰 -L- 谷氨酰胺注射液的滴注速度过快时将出现寒战、恶心、呕吐,出现这种情况应立即停药。使用本药的过程中应监测患者的碱性磷酸酶(ALP)、谷丙转氨酶(GPT)、谷草转氨酶(GOT)和酸碱平衡。特别注意对于代偿性肝功能不全患者,建议定期监测肝功能。肾功能不全患者用药期间定期监测肾功能,及时调整治疗方案。

案例 2 不合理药物治疗方案及建议

病史摘要:患者,男,45 岁。主因"十二指肠穿孔术后 10 年,腹泻 8 年,加重伴纳差半年"入院。患者前因十二指肠穿孔,于当地医院行幽门及十二指肠切除,并行胃空肠吻合术,术后恢复尚可。自述饮食不当后出现腹泻,当时大便 2~3 次 /d,为黄色糊状便,偶有便时腹痛,无腹胀、发热、恶心、呕吐等。当地诊所给予磺胺类、诺氟沙星等治疗后大便恢复正常(剂量不详),未继续诊治。半年前上述症状间断出现,继续上述药物治疗效果不佳,遂于当地医院行胃镜检查示反流性食管炎,给予抑酸、蒙脱石散等对症治疗 20 天后效果不佳。为进一步诊治来我院就诊,门诊以"慢性腹泻"收入院。查体:营养不良,慢性病容,轻度贫血貌。血清维生素 $B_{12}$ 69.00pg/L,叶酸 13.5pg/L;离子:血钾 2.2mmol/L;血常规:血红蛋白 89pg/L,白

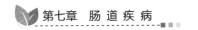

细胞 $2.36 \times 10^9$/L,血小板 $121 \times 10^9$/L。

诊断:慢性腹泻;营养不良;十二指肠溃疡穿孔术后。

治疗方案:叶酸片 10mg,口服,3 次/d;维生素 $B_{12}$ 注射液 500μg,肌内注射,1 次/d;20% 中/长链脂肪乳注射液 250ml,静脉续滴,1 次/d;复方氨基酸注射液(18AA-Ⅱ)1 000ml,静脉续滴,1 次/d;10% 葡萄糖注射液 250ml+ 多种微量元素注射液(Ⅱ)10ml+10% 氯化钾注射液 5ml,静脉续滴,1 次/d。

用药分析:

(1)营养支持:患者目前重度营养不良、低蛋白血症、血清维生素 $B_{12}$ 较低,治疗上应积极给予营养对症支持,以补充各种维生素治疗为主。给予叶酸、维生素 $B_{12}$、中/长链脂肪乳注射液等用药对症。复方氨基酸注射液(18AA-Ⅱ)的推荐剂量为静脉滴注,一次 250~500ml,病例中给予 1 000ml,属超剂量使用。大量输入复方氨基酸注射液可导致酸碱失衡,且该患者同时输注电解质容易导致电解质紊乱,建议给予推荐剂量。

(2)纠正水、电解质平衡失调:患者电解质紊乱,给予补液、多种微量元素注射液和补钾,调节水、电解质平衡失调。

用药监护:

(1)叶酸长期用药可以出现畏食、恶心、腹胀等胃肠道症状。应注意口服大剂量叶酸可以影响微量元素锌的吸收。

(2)维生素 $B_{12}$ 肌内注射偶可引起皮疹、瘙痒、腹泻及过敏性哮喘,可致过敏反应,甚至过敏性休克,不宜滥用。此外,痛风患者使用本品可能发生高尿酸血症。

(3)20% 中/长链脂肪乳注射液用药期间应定期检查血清甘油三酯、血糖、酸碱平衡、血电解质、液体出入量及血常规。脂肪乳输注过程中血清甘油三酯浓度不应超过 3mmol/L。脂类代谢障碍、肝肾功能不全患者禁用。

(4)复方氨基酸注射液:严重肝肾功能不全、严重尿毒症患者和对氨基酸有代谢障碍的患者禁用;严重酸中毒、充血性心力衰竭患者慎用。

(5)多种微量元素注射液:对于微量元素代谢障碍和胆道功能明显减退,以及肾功能障碍患者谨慎使用。若长期使用,应注意监测各种微量元素缺乏或过量的有关症状,进行相应的药物调整。

(卢瑗瑗 王明明 陈 瑜 韩 霜 张 伟)

# 参 考 文 献

［1］中国医师协会检验医师分会感染性疾病检验医学专家委员会.中国成人艰难梭菌感染诊断和治疗专家共识.协和医学杂志,2017,8(2-3):131-138.

［2］American College of Gastroenterology.Guidelines for Diagnosis,Treatment,and Prevention of Clostridium difficile Infections. American journal of gastroenterology,2013,108(4):478-498.

［3］中华医学会消化病学分会炎症性肠病学组.炎症性肠病诊断与治疗的共识意见(2018 年·北京).中华消化杂志,2018,38(5):292-311.

［4］中华医学会消化病学分会炎症性肠病学组.中国炎症性肠病治疗药物监测专家共识意见.中华消化杂志,2018,38(11):721-727.

［5］中华医学会结核病学分会. 抗结核药物性肝损伤诊治指南(2019 年版). 中华结核和呼吸杂志,2019,42(5): 343-356.

［6］ARASARADNAM RP. Guidelines for the investigation of chronic diarrhoea in adults:British Society of Gastroenterology. 3rd ed. Gut,2018,67(8):1380-1399.

［7］刘凯杰,王红. 慢性腹泻的诊断和治疗. 中华全科医师杂志,2018,17(10):770-773.

［8］MENEES S,SAAD R,CHEY W D.Agents that act luminally to treat diarrhoea and constipation. Nature reviews gastroenterology and hepatology,2012,9(11):661-674.

［9］SURAWICZ C M.Mechanisms of diarrhea. Current gastroenterology reports,2010,12(4):236-241.

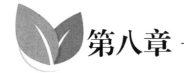

# 第八章

# 功能性胃肠病

## 第一节 概　述

功能性胃肠病（functional gastrointestinal disorder，FGID）又称肠 - 脑互动异常（disorder of gut-brain interaction），是一组根据胃肠道症状分类的疾病，其症状的产生与动力紊乱、内脏高敏感、黏膜和免疫功能改变、肠道菌群改变、中枢神经系统功能异常等因素有关。这些症状因发生部位和特征不同而有不同的命名，涉及部位包括食管、胃、肠道、胆道、肛门等。目前认为，FGID 是一组由生物、心理、社会因素共同作用而引起的胃肠感知动力障碍性疾病，是消化系统的常见病，通常需要在排除炎症、感染、肿瘤及其他结构性异常等器质性病变后根据症状作出诊断。

2016 年，由多国组成的罗马Ⅳ专家工作组推出《功能性胃肠病罗马Ⅳ新分类和诊断标准》，如表 8-1 所示。这是根据 2006 年罗马Ⅲ标准颁布后神经胃肠病学领域的研究进展及临床应用后的反馈结果，基于循证医学而进行的修订，特别指出其病理生理模式必须综合考虑生物 - 心理 - 社会模式，并提供建立治疗性医患关系的指南。

罗马Ⅳ诊断标准要求 FGID 在诊断前症状至少存在 6 个月，且最近 3 个月症状活动，符合各种不同 FGID 的诊断标准，其时间限制较罗马Ⅲ标准相对宽松且缩短，医师对患者能早期诊断和治疗，减少了不必要的医疗花费，更符合临床实践。另外，罗马Ⅳ标准还调整了 FGID 的分类。

以下介绍部分功能性胃肠病，以及与功能性和动力性关系密切的部分异常，重点以功能性消化不良、肠易激综合征和功能性便秘为例。

表 8-1　功能性胃肠病的罗马Ⅳ分类（成人）

A. 食管疾病

　A1. 功能性胸痛

　A2. 功能性胃灼热

　A3. 反流高敏感

　A4. 癔球症

　A5. 功能性吞咽困难

B. 胃十二指肠疾病

  B1. 功能性消化不良

    B1a. 餐后不适综合征

    B1b. 上腹疼痛综合征

  B2. 嗳气症

    B2a. 非特异性过度嗳气症

    B2b. 吞气症

  B3. 恶心和呕吐症

    B3a. 慢性恶心呕吐综合征

    B3b. 周期性呕吐综合征

    B3c. 大麻素剧吐综合征

  B4. 反刍综合征

C. 功能性肠道疾病

  C1. 肠易激综合征

  C2. 功能性便秘

  C3. 功能性腹泻

  C4. 功能性腹胀 / 腹部膨胀

  C5. 非特异性功能性肠病

  C6. 阿片引起的便秘

D. 中枢介导的胃肠道疼痛病

  D1. 中枢介导的腹痛综合征

  D2. 麻醉药肠道综合征 / 阿片引起的胃肠道痛觉过敏

E. 胆囊和奥迪括约肌疾病

  E1. 胆源性疼痛

    E1a. 胆囊功能障碍

    E1b. 胆囊括约肌功能障碍

  E2. 胰管括约肌功能障碍

F. 肛门直肠疾病

  F1. 大便失禁

  F2. 功能性肛门直肠疼痛

    F2a. 肛提肌综合征

    F2b. 非特异性功能性肛门直肠疼痛

    F2c. 痉挛性肛门直肠疼痛

  F3. 功能性排便障碍

    F3a. 排便推进力不足

    F3b. 不协调性排便

## 第二节 功能性消化不良

### 一、定义与流行病学

消化不良是指源于胃十二指肠的一个症状或一组症状,主要包括上腹部疼痛或烧灼感、餐后饱胀、早饱感等,还包括其他症状如上腹部胀气、恶心、呕吐及嗳气等。而功能性消化不良(functional dyspepsia,FD)指具有慢性消化不良症状,但不能用器质性、系统性或代谢性疾病等来解释其临床表现。FD 的病因尚不明确,可能涉及多种因素,包括胃排空延迟、胃容受性损伤、胃扩张高敏感等动力异常因素,同时与心理、胃酸分泌过多、幽门螺杆菌感染、遗传、幼年及青少年时期的生活环境、饮食、生活方式和既往消化道感染等因素密切相关。而 FD 症状的发生主要与胃底容受性舒张障碍、胃排空延迟、内脏高敏感及其他复杂因素有关。FD 是临床上最常见的一种功能性胃肠病,主要临床表现为中上腹部疼痛或烧灼感、餐后饱胀、早饱感等。患者的临床症状及症状持续时间为诊断 FD 的主要依据。目前治疗本病的药物种类较多,有抑酸药、促胃肠动力药、抗抑郁药等,但缺乏特效药物,且疗效因人而异,应按需治疗,能单一用药则不联合用药,并尽量去除诱发或加重症状的因素。FD 是临床上最常见的一种功能性胃肠病,全球患病率为 10%~30%,国内为 18%~45%,占消化科门诊的 20%~50%。国内外研究表明,因消化不良症状接受胃镜检查的患者大多在检查后被诊断为 FD。如新加坡报道的一项对 5 066 例消化不良患者的研究中,79.5% 的患者在检查后被诊断为 FD。亚洲一项多中心研究显示,1 115 例消化不良患者经胃镜检查后,其中 43% 诊断为 FD。国内 2 项研究则提示,有消化不良症状的患者经检查后诊断为 FD 的比例分别为 69% 和 51%。

部分 FD 患者可伴有肠易激综合征(irritable bowel syndrome,IBS)、胃食管反流病(gastroesophageal reflux disease,GERD)。FD 可在不同程度上影响患者的生活质量。

### 二、临床表现

FD 的主要症状包括上腹部疼痛或烧灼感、餐后饱胀、早饱感等,还包括其他症状如上腹部胀气、恶心、呕吐及嗳气等。本病常以某一个或一组症状为主,在病程中症状也可发生变化。起病多缓慢,病程经年累月,呈持续性或反复发作,但体征多不明显。

### 三、诊断与鉴别诊断

#### (一)诊断

目前多使用罗马Ⅳ标准。根据罗马Ⅳ标准,FD 的诊断必须符合:①以下 1 项或多项,包括餐后饱胀不适、早饱、中上腹痛、中上腹灼烧感;②没有可以解释症状的器质性疾病的证据。诊断前症状出现至少 6 个月,近 3 个月症状符合以上标准。罗马Ⅳ标准推荐将 FD 患者以特异性症状分为 2 个亚型:①餐后不适综合征,特点是进食诱发症状,并持续存在于餐后(如餐后饱胀和 / 或早饱感);②上腹疼痛综合征,特点是上腹痛和 / 或烧灼感不一定与进食相关。

分型诊断标准如下:

1. 上腹痛综合征的诊断标准 必须包括以下 1 或 2 项,且至少每周 1 日:①中上腹痛(以致影响日常活动);②中上腹烧灼不适(以致影响日常活动)。常规检查(包括胃镜检查)未发现可解释上述症状的器质性、系统性或代谢性疾病的证据。诊断前症状出现至少 6 个月,近 3 个月症状符合以上标准。支持诊断的条件有:①疼痛可因进餐诱发或缓解,或者可发生在空腹时;②也可存在餐后中上腹胀气、嗳气和恶心;③持续呕吐提示可能为其他病症;④胃灼热不是消化不良的症状,但常与本病并存;⑤疼痛不符合胆囊或奥迪括约肌功能障碍的诊断标准;⑥如症状在排便或排气后减轻,通常不应将其考虑为消化不良的症状;⑦其他消化不良的症状可能与上腹痛综合征并存。

2. 餐后不适综合征的诊断标准　必须包括以下 1 或 2 项,且至少每周 3 日:①餐后饱胀不适感(以致影响日常活动);②早饱感(以致不能完成平常餐量的进食)。常规检查(包括胃镜检查)未发现可解释上述症状的器质性、系统性或代谢性疾病的证据。诊断前症状出现至少 6 个月,近 3 个月症状符合以上标准。支持诊断的条件有:①也可存在餐后中上腹痛或烧灼感、中上腹胀气、过度嗳气和恶心;②呕吐要考虑其他病症;③胃灼热不是消化不良的症状,但常与本病并存;④如症状在排便或排气后减轻,通常不应将其考虑为消化不良的症状;⑤其他消化不良的症状可能与上腹痛综合征并存。

### (二)鉴别诊断

从消化不良的角度,诊断 FD 之前必须排除具有该症状的器质性疾病,这些疾病多位于上消化道,如消化性溃疡、胃癌、胆胰疾病及冠心病等,以钡餐造影和 / 或胃镜检查以及 B 超、心电图检查等多能明确之。从重叠综合征的角度,还必须排除胃食管反流病和肠易激综合征。

## 四、治疗方案

### (一)治疗目标和预后评估

FD 的治疗目标是缓解患者的消化不良症状,改善其生活质量。本病治疗应以对症治疗为主,避免一切可能的诱因,同时纠正其病理生理状态。目前采用的药物有很多,但缺乏特效药物,且疗效因人而异。

FD 的预后评估主要为对患者进行临床症状改善评分和生活质量评分。

### (二)一般治疗

养成良好的生活习惯,少食多餐,减少脂肪摄入量,避免长期或大量的烟酒刺激,尽量消除诱发精神紧张、剧烈情绪波动的因素。

### (三)药物治疗

1. 抑酸药　适用于以上腹痛、上腹烧灼感为主要症状的 FD。常用药物有 $H_2$ 受体拮抗剂(西咪替丁、法莫替丁等)、PPI(奥美拉唑、兰索拉唑、埃索美拉唑、泮托拉唑等),PPI 的疗效优于 $H_2RA$。抗酸药(氢氧化铝等)可减轻部分 FD 患者的症状,但疗效不及 PPI 和 $H_2RA$。对于疗效不佳者,抑制胃酸分泌药和促胃肠动力药可换用或合用。

$H_2$ 受体拮抗剂如西咪替丁片 400mg、雷尼替丁 150mg、法莫替丁 20mg,口服,2 次 /d,疗程 4~6 周;较常见的不良反应有腹泻、乏力、头晕、嗜睡、头痛和皮疹。质子泵抑制剂如奥美拉唑 20mg、兰索拉唑 30mg、埃索美拉唑 20mg,口服,1 次 /d,疗程 2~4 周,症状缓解后一般无须维持治疗;最常见的不良反应为头痛和胃肠道症状如腹泻、恶心、便秘,发生率均在 1%~3%。

2. 促胃肠动力药　临床表现为上腹不适、腹胀等症状的餐后不适综合征患者可首选促胃肠动力药治疗,必要时也可和 PPI 合用。促胃肠动力药根据作用机制主要分为①多巴胺 $D_2$ 受体拮抗剂:多巴胺 $D_2$ 受体兴奋时可抑制 ACh 释放,因此可通过拮抗 $D_2$ 受体相对增强 ACh 的兴奋作用,从而增强胃十二指肠蠕动,促进胃排空,防止十二指肠胃反流,且不影响胃酸分泌。这类药物包括甲氧氯普胺、多潘立酮、伊托必利等。② 5-HT 受体激动剂:5-HT 受体家族包括多个成员,其中 5-HT$_4$ 受体通过激活腺苷酸环化酶使 cAMP 产生增多,开放电压敏感 $Ca^{2+}$ 通道,激发胃肠运动、感觉相关神经递质释放,影响胃肠动力和感觉。此类药物主要包括西沙必利、莫沙必利、替加色罗、普卡必利等。③阿片受体激动剂:阿片受体激活时可调节胆碱能神经、肾上腺素能神经,进而调节胃肠动力。这类药物有曲美布汀等。④促胃动素受体激动剂:促胃动素受体激活时可诱发胃和小肠强烈收缩并向远端传播,从而促进胃肠动力,加速胃排空。此类药物主要包括红霉素及其衍生物。

(1) 甲氧氯普胺片(胃复安):5~10mg,3 次 /d,口服给药。醛固酮与血清催乳素浓度可因甲氧氯普胺的使用而升高;严重肾功能不全患者的剂量至少须减少 60%,这类患者容易出现锥体外系症状;因该药可降低西咪替丁的口服生物利用度,若两药必须合用,间隔时间至少要 1 小时;药物遇光变成黄色或黄棕色后毒性增高。不良反应包括昏睡、烦躁不安、疲乏无力较常见;少见的反应有乳腺肿痛、恶心、便秘、皮疹、腹泻、睡眠障碍、眩晕、严重口渴、头痛、容易激动;用药期间出现乳汁增多,由于催乳素的刺激所致;大剂量长期应用可能因拮抗多巴胺受体,使胆碱能受体相对亢进而导致锥体外系反应(特别是年轻人),可出现肌震颤、发声困难、共济失调等。

(2) 多潘立酮片(吗丁啉):口服,成人 1 片,3 次 /d,饭前 15~30 分钟服用。孕妇慎用,哺乳期妇女用药期间应停止哺乳;建议儿童使用多潘立酮混悬液;心脏病(心律失常)患者以及接受化疗的肿瘤患者应用时需慎重,有可能加重心律失常。不良反应偶见轻度腹部疼挛、口干、皮疹、头痛、腹泻、神经过敏、倦怠嗜睡、头晕等。

(3) 西沙必利片(普瑞博思):口服,5mg,3 次 /d,一般用药 2 周可出现明显的疗效。在使用该药治疗前应先排除心律失常的潜在风险。不良反应包括可能发生一过性腹部疼挛、肠鸣和腹泻。

(4) 盐酸伊托必利片(为力苏):口服,5mg,3 次 /d,根据患者的年龄和症状可相应调整剂量,可将药片分切后口服。若用药 2 周后症状改善不明显,宜停药。本品能增强乙酰胆碱的作用,必须谨慎使用;使用中若出现心电图 Q-Tc 间期延长,应停药;虽然未证实本品对驾驶和操作机器的能力有影响,但由于偶尔可发生眩晕和激动,故应注意药物对人体灵敏性的影响。不良反应偶有休克和过敏性样反应、肝功能异常和黄疸等。

(5) 马来酸曲美布汀胶囊(瑞健):口服,1~2 粒,3 次 /d。出现皮疹等反应应停药观察;治疗前需明确诊断,其他器质性、占位性消化系统疾病慎用。不良反应偶有口渴、口内麻木、腹鸣、腹胀、便秘和心动过速、困倦、眩晕、头痛、皮疹、谷草转氨酶和谷丙转氨酶升高等,发生率约为 0.4%。

3. 根除 Hp 感染　目前,幽门螺杆菌感染处理指南和 FD 的相关指南均推荐消化不良患者需要根除 Hp,并具有高级别证据等级。大多数指南推荐对于未检查的消化不良患者进行 Hp "检测和治疗"策略,尤其是在亚洲等 Hp 高流行地区。

《2015 京都全球共识报告:幽门螺杆菌胃炎》指出,部分 Hp 阳性的消化不良患者如在成功根除 Hp 后获得症状的长期缓解(6~12 个月),那么其消化不良症状则归因于 Hp 胃炎。

　　根除 Hp 治疗的四联疗法:奥美拉唑 20mg,2 次/d;阿莫西林 0.1g,2 次/d;克拉霉素 0.5g,2 次/d;枸橼酸铋钾 2 片,2 次/d;连续服用 7~10 天。

　　4. 抗抑郁药　此类药物一般用于伴有焦虑、抑郁等症状的 FD 患者。可分为:①抗焦虑药,如阿普唑仑等。②抗抑郁药,包括传统的三环类、四环类药物,单胺氧化酶拮抗剂和近来的选择性 5- 羟色胺再摄取抑制药(SSRI)。SSRI 能高选择性地抑制中枢神经系统对 5- 羟色胺的再吸收,副作用少,已逐步取代传统抗抑郁药如氟西汀、帕罗西汀等。

　　(1)阿普唑仑(佳乐定):口服,2mg,每晚 1 次或 3 次/d,症状缓解后可停用。对苯二氮䓬类药物过敏者可能对本药过敏;肝、肾功能损害者能延长本药的清除半衰期;癫痫患者突然停药可导致发作。常见的不良反应有嗜睡、头昏、乏力等,大剂量偶见共济失调、震颤、尿潴留、黄疸。

　　(2)氟西汀(百优解):口服,2mg,1 次/d,10~15 天起效。抗抑郁药的治疗疗程不宜太短,症状控制后可逐步减量,稳定后再考虑停药。对抗抑郁药而言,抽搐发作是一个潜在风险,因此与其他抗抑郁药一样,氟西汀须慎用于既往有抽搐发作史的患者,患者发生抽搐发作或抽搐发作频率增加应立即停药。

## 五、药学监护要点

　　FD 治疗的关键在于个体化治疗,多种病因混合致病单一用药疗效差时可考虑联合用药。多潘立酮、甲氧氯普胺等促胃肠动力药可促进西咪替丁等抑酸药的胃肠排空,使抑酸药吸收减少,不宜同时服用,应间隔 1~2 小时服用。

## 六、案例分析

　　案例:患者,男,24 岁,业务员。半年前出现上腹不适,进食后加重,间断发作,尚可忍受,学习紧张时加重,不伴反酸、胃灼热,食欲可,二便正常。自服多潘立酮无效。2 个月前毕业体检提示正常,胃镜检查提示浅表性胃炎。

　　诊断:功能性消化不良。

　　治疗方案:马来酸曲美布汀片 0.1g×20 片,用法为 0.1g,餐后口服,2 次/d。

　　分析:

　　(1)关于功能性消化不良的诊断:患者的主要临床表现为上腹不适,进食后加重,间断发作,尚可忍受,学习紧张时加重,不伴反酸、胃灼热,食欲可,二便正常。自服促胃肠动力药无效。体检及胃镜检查未见异常。故该患者诊断为功能性消化不良明确。

　　(2)治疗方案制订:曲美布汀对胃运动有调节作用,可使胃的不规则运动趋于规律化,具有双向调节作用,可使幽门运动功能亢进时转为抑制,运动功能低下时使其活动增强。同时还嘱咐患者调整学习节奏,避免过于紧张。马来酸曲美布汀胶囊(瑞健)口服,1~2 粒,3 次/d。

　　(3)如何评估马来酸曲美布汀胶囊的疗效及副作用:服药后,可根据临床症状改善评分和生活质量评分表评估药物疗效。马来酸曲美布汀胶囊的不良反应少见,偶有口渴、口内麻木、腹鸣、腹胀、便秘和心动过速、困倦、眩晕、头痛、皮疹、谷草转氨酶和谷丙转氨酶升高等,发生率约为 0.4%。

　　(4)生活指导:嘱患者规律用药,养成良好的生活习惯,少食多餐,减少脂肪摄入量,避免长期或大量的烟酒刺激,尽量消除诱发精神紧张、剧烈情绪波动的因素,定期随访。

# 第三节 肠易激综合征

## 一、定义与流行病学

肠易激综合征(irritable bowel syndrome,IBS)是一种常见的功能性肠病,表现为反复发作的腹痛,与排便相关或伴随排便习惯改变。典型的排便习惯异常可表现为便秘、腹泻,或便秘与腹泻交替,同时可有腹胀的症状。经检查未发现器质性病变,其病因和发病机制尚不十分清楚,可能与胃肠道动力异常、内脏敏感性增高、中枢神经系统感知异常、脑 - 肠轴调节异常、肠道感染与炎症反应、精神心理异常等因素相关。IBS 常见的临床表现有腹痛、腹泻、便秘等,慢性起病,反复发作。目前尚缺乏一个既有效又标准的 IBS 治疗流程。临床上对本病采取综合治疗和个体化治疗,目前治疗本病的药物主要有解痉药、泻药、止泻药、肠道动力感觉调节剂、微生态调节剂和抗抑郁药等。心理和行为疗法为重要的治疗方法之一。治疗的目的是消除患者顾虑,缓解症状,改善生活质量。

世界各地的流行病学研究报道显示 IBS 是一种世界范围内的多发病,各地报道的发病率不一。2012 年的统计显示美国的 IBS 患病率在 7%~16%,且最常发生于女性和年轻人。2016 年由中华医学会消化病学分会发布的《中国肠易激综合征专家共识意见》指出我国普通人群 IBS 总体患病率为 6.5%,我国女性 IBS 患病率略高于男性。IBS 的症状常与其他功能性胃肠病,如功能性消化不良的症状有重叠。IBS 症状常影响患者的学习、生活和工作,对患者的生存质量产生不同程度的负面影响。与正常人相比,IBS 患者较易寻求各种医疗帮助,花费高额的医疗费用。同时患者因疾病而旷工、旷课也造成间接的经济损失。因此,IBS 是值得重视的临床与社会问题。

## 二、临床表现

IBS 的临床表现并无特异性,慢性起病,反复发作。主要有以下几大特征:

1. 腹痛 是最主要的症状,常于进食后发作或加重,并于排便后缓解,睡眠中无发作。部位以下腹部最常见,也可发生于腹部的任何部位。疼痛的部位可广泛,也可局限于某一部位。疼痛性质以钝痛和胀痛最多,也可呈绞痛、刀割样痛等,但无放射样疼痛。

2. 腹泻 主要表现为大便次数增加,大便多呈稀糊状或伴有黏液便,也有少数患者呈水样便。腹泻在禁食 72 小时可消失。进食及进某些食物后诱发或加重腹泻,精神紧张或应激情况下也可使症状加重。

3. 便秘 多见于女性,常发生在病程早期,伴有腹痛或腹部不适。整个病程可以便秘为主,也可便秘与腹泻交替。

4. 其他消化道症状 如排便不尽感、便意窘迫感、恶心、嗳气、胃灼热等症状。

5. 神经精神症状 IBS 患者多伴有抑郁、焦虑、紧张、多疑等精神症状。此外,亦常伴有心悸、失眠、气促、多汗、手心潮热等自主神经功能紊乱的表现。

大多数患者的营养情况良好,一般无明显的体征。但有时可触及结肠的压痛,可触及腊肠样肠管。在右髂窝部位听诊有嘈杂音、肠鸣音亢进,但无病理性肠鸣音。直肠指诊感肛门张力较高,痛觉过敏。

### 三、诊断与鉴别诊断

#### (一)诊断

IBS 无特异性临床表现,也无特异性的实验室检查指标。目前在无可靠而特异性的诊断依据的情况下采用排除诊断方法,诊断前先排除相关的器质性疾病。对于已经诊断为 IBS 的患者需定期随访,必要时进一步检查排除器质性疾病。

诊断标准推荐采用目前国际认同的罗马标准。2016 年修订的罗马Ⅳ IBS 诊断标准如下:反复发作的腹痛,近 3 个月内平均发作至少每周 1 日,伴有以下 2 项或 2 项以上:①与排便相关;②伴有排便频率的改变;③伴有大便性状(外观)的改变。诊断前症状出现至少 6 个月,近 3 个月满足以上标准。

依据粪便性状作为分型的指标,可分为 IBS 腹泻型(IBS with predominant diarrhea, IBS-D)、IBS 便秘型(IBS with predominant constipation, IBS-C)、IBS 混合型(IBS mixed with bowl habit, IBS-M)、IBS 不定型(IBS unclassified, IBS-U)。

#### (二)鉴别诊断

腹痛明显的患者需注意腹痛的特征及伴随症状,与器质性疾病相鉴别。腹痛以位于上腹为主,伴有放射痛,通常在餐后疼痛明显者需与胆胰疾病相鉴别。腹痛位于下腹部,有排尿异常者需与泌尿系统疾病相鉴别。排便习惯改变而粪便脓血或者大便潜血阳性者应警惕有无炎性肠病、结直肠肿瘤的可能性。还要注意 IBS-D 与乳糖不耐受、小肠细菌过度生长、寄生虫感染、甲状腺功能亢进症等相鉴别。

### 四、治疗方案

#### (一)治疗目标和预后评估

IBS 的治疗目标是消除患者顾虑,改善症状,提高生活质量。迄今为止尚无一种药物能有效地治疗 IBS。因此,应依据患者症状的严重程度、症状类型及发作频率来制订个体化治疗方案。目前,治疗 IBS 的药物包括解痉药、泻药、止泻药、肠道动力感觉调节剂、微生态调节剂和抗抑郁药等。

IBS 的预后评估主要以患者的主要症状(腹痛、腹泻、便秘)改善判断。

#### (二)一般治疗

1. 建立良好的医患关系 对患者进行健康宣教、安慰和建立良好的医患关系是有效、经济的治疗方法,也是所有治疗方法得以有效实施的基础。

2. 饮食治疗 不良的饮食习惯和膳食结构可以加剧 IBS 的症状。因此,健康、平衡的饮食可有助于减轻患者的胃肠功能紊乱症状。IBS 患者宜避免:①过度饮食;②大量饮酒;③咖啡因;④高脂饮食;⑤某些具有"产气"作用的蔬菜、豆类等;⑥精加工的粮食和人工食品(便秘者)、山梨醇及果糖(腹泻者);⑦不耐受的食物(因不同个体而异)。增加膳食纤维主要用于以便秘为主的 IBS 患者,增加纤维摄入量的方法应个体化。

#### (三)心理和行为疗法

1. 认知疗法(cognitive therapy) 就是以建立个人的正确认知为目标,通过认知教育和行为技术纠正患者曲解的认识,达到正确认知的重建缓解和消除心理障碍及躯体症状的一种心理学治疗方法。IBS认知疗法的实质是通过交谈了解患者的发病过程、影响因素及患者的心理素质,发现患者对症状的观念、推理和情感特征,通过解释使患者从理性上认识到症状产生确实与某种特殊应激因素有关,引导患者放弃错误的认知,建立合理的认知,从而达到调整情绪和行为的目的。认知因素是IBS患者躯体和心理症状的桥梁,认知疗法通过阻断心理因素和症状之间的恶性循环,有助于难治性IBS的治疗,是值得推广应用的替代治疗手段。

2. 认知行为疗法(cognitive-behavioral therapy,CBT) 是认知与行为相结合的疗法。其治疗策略是鼓励那些因不幸事件诱发IBS的患者将身体不适和内脏功能改变看作是因这些事件产生的焦虑情绪的表达,而不是需要治疗的疾病,从而达到缓解症状的目的。认知行为疗法分为5个步骤:①向患者说明想法和态度是如何影响情绪和行为的;②与患者一起理性地探讨其特有的不良信念及其与症状的关联;③分析患者的信念与正常人的差距,指出其不现实性、不合理性,分析由不良信念所产生的行为也是不合适的;④督促患者改变想法和态度,以理性代替非理性的观念,在不断的教育中建立健康的认知模式;⑤同时改变不良的行为。

3. 催眠疗法(hypnotherapy) 催眠疗法能使患者进入放松状态,纠正IBS患者的肠感觉过敏,通过中枢机制改变结肠功能状态从而改善症状。

4. 生物反馈疗法(biofeedback) 生物反馈疗法的原理是通过专门的设备(如计算机)采集患者某些生理活动的信息,加以处理和放大,及时准确地用患者所熟悉的视觉或听觉信号加以显示。使患者了解自己的生理异常,并学习控制内脏器官活动,以减轻或消除异常的生理变化。该疗法在大便失禁和便秘患者中应用广泛。

5. 精神分析疗法(psychoanalytic therapy) 精神分析疗法又称心理动力疗法,它是建立在弗洛伊德所创立的心理动力学理论基础上的治疗方法。该理论认为,很多疾病都与人的潜意识中的矛盾冲突有关,如果将压抑潜意识中的矛盾冲突、早年的心理创伤和焦虑体验用内省的方法挖掘出来,使之成为意识的东西并加以认知和疏导,就达到了治疗目的。精神分析疗法包括:①在与患者的交谈中,共同分析患者自由联想、梦中所反映出的潜意识的冲动或愿望,揭示症状背后的无意识动机;②针对患者存在的抗拒或移情,分析其移情的意义、产生抗拒的原因;③解释潜意识的症结,使其意识化,消除阻抗和移情的干扰;④帮助患者解决生活等面对的冲突和困境,称为修通;⑤当患者理解了冲突的根源,则会达到领悟。整个治疗过程即是反复交谈、澄清、解释、修通、领悟,使患者对其症状的真正含义达到领悟,学会面对现实,以更成熟、更有效的方式处理冲突而避免引发一系列躯体症状。

**(四)药物治疗**

1. 解痉药 主要分为3类。①抗胆碱药:如双环维林10~20mg,餐前半小时口服,3次/d。血压不稳定者慎用。常见不良反应有口干、眩晕、视物模糊、恶心和头晕。②选择性肠道平滑肌钙通道阻滞剂:如匹维溴铵50mg、奥替溴铵40mg,口服,3次/d。孕妇禁用。不良反应包括在极少数人中观察到轻微的胃肠道不适,极个别人出现皮疹样过敏反应。③离子通道调节剂:如曲美布汀。此类药物一方面可以松弛消化道平滑肌而改善患者肠道动力紊乱,另一方面可以降低结肠对进食和应激的反应。马来酸曲美布汀胶囊(瑞健)口服,1~2粒,3次/d。出现皮疹等反应应停药观察;治疗前需明确诊断,其他器质性、占位性消化系统疾病慎用。不良反应偶有口渴、口内麻木、腹鸣、腹胀、便秘和心动过速、困倦、眩晕、头痛、皮疹、谷草转氨酶和谷丙转氨酶升高等,发生率约为 0.4%。

2. 泻药 临床上常用的泻药分为:①容积性泻药如车前子类、甲基纤维素等。②渗透性泻药如乳果糖等。乳果糖口服液(杜密克)的每日剂量可根据个人需要进行调节,成人起始剂量为 30ml,维持剂量在 10~25ml,治疗几天后,可根据患者情况酌减剂量。该药宜在早餐时 1 次服用。根据乳果糖的作用机制,1~2 天可取得临床效果。如 2 天后仍未有明显的效果,可考虑加量。该药如用于乳糖酶缺乏症患者,需注意本品中乳糖的含量。治疗初始几天可能会有腹胀,通常继续治疗即可消失;当剂量高于推荐治疗剂量时可能会出现腹痛和腹泻,此时应减少使用剂量。③刺激性泻药如蓖麻油、番泻叶等。④润滑性泻药如开塞露、石蜡油等。此类药物可以通过多种机制增加肠腔内容物的水分和容积,促进肠道蠕动,增加大便次数,缓解 IBS 症状。

3. 止泻药 临床上常用的止泻药包括:①阿片受体激动剂类止泻药如洛哌丁胺、地芬诺酯等;②吸附剂如蒙脱石等。目前洛哌丁胺是唯一有充分的循证医学证据支持的可以治疗腹泻型 IBS 的药物。该药可以减少大便次数、改善大便性状,有效治疗 IBS 相关性腹泻,但对 IBS 的总体症状和腹痛或腹部不适无明显作用。盐酸洛哌丁胺胶囊(易蒙停)的每日剂量可根据个人需要进行调节,起始剂量为成人 2 粒,5 岁以上的儿童 1 粒,以后可调节每日剂量以维持每日 1~2 次的正常大便。一般维持剂量为每日 1~6 粒。每日最大剂量为成人不超过 8 粒,儿童不超过 3 粒 /20kg。腹泻患者,尤其是儿童经常发生水和电解质丢失,补充水和电解质是最重要的治疗措施。不良反应可出现过敏如皮疹等,消化道症状如便秘、口干、腹胀、食欲缺乏、胃肠痉挛、恶心、呕吐,以及头晕、头痛、乏力等。

4. 肠道动力感觉调节剂 临床上常用的有:① 5-HT$_3$ 受体拮抗剂如昂丹司琼、阿洛司琼、西兰司琼等;②混合性 5-HT$_4$ 受体激动剂 /5-HT$_3$ 受体拮抗剂如西沙必利、莫沙必利、伦扎必利等;③ 5-HT$_4$ 受体激动剂如替加色罗、琥珀酸普芦卡必利片等;④多巴胺受体拮抗剂如多潘立酮和甲氧氯普胺。这些药物具有调节内脏敏感性、改善内脏运动的功能。多潘立酮片(吗丁啉)口服,成人 1 片,3 次 /d,饭前 15~30 分钟服用。孕妇慎用,哺乳期妇女用药期间应停止哺乳;建议儿童使用多潘立酮混悬液;心脏病(心律失常)患者以及接受化疗的肿瘤患者应用时需慎重,有可能加重心律失常。不良反应偶见轻度腹部痉挛、口干、皮疹、头痛、腹泻、神经过敏、倦怠嗜睡、头晕等。西沙必利片(普瑞博思)口服,5mg,3 次 /d,一般用药 2 周可出现明显的疗效。在使用该药治疗前应先排除心律失常的潜在风险。不良反应包括可能发生一过性腹部痉挛、肠鸣和腹泻。

5. 微生态调节剂 临床上常用的微生态调节剂包括:①益生菌如双歧杆菌、地衣芽孢杆菌、嗜酸乳杆菌等;②益生元如乳果糖、蔗糖低聚糖、大豆低聚糖、双歧因子等;③合生元,系益生菌与益生元的合成制剂。该类药物能有效补充肠道有益菌或促进其生长繁殖,并在肠黏膜表面形成生物学屏障,改善机体免疫功能,增加机体营养物质的吸收,不同程度地缓解症状。双歧杆菌三联活菌散(培菲康)420mg、口服酪酸梭菌活菌片 40mg,口服,3 次 /d,不良反应尚不明确。

6. 抗抑郁药 临床上常用的抗抑郁药包括:①三环类抗抑郁药如阿米替林、阿普唑仑、曲米帕明、地昔帕明等;②选择性 5-HT 再摄取抑制剂(SSRI)如帕罗西汀、氟西汀等。小剂量的抗抑郁药可通过改善 IBS 患者的精神状态,减轻内脏高敏感性治疗 IBS。阿普唑仑(佳乐定)口服,2mg,每晚 1 次或 3 次 /d,症状缓解后可停用。对苯二氮䓬类药物过敏者可能对本药过敏;肝、肾功能损害者能延长本药的清除半衰期;癫痫患者突然停药可导致发作。常见不良反应有嗜睡、头昏、乏力等,大剂量偶见共济失调、震颤、尿潴留、黄疸。氟西汀(百优解)口服,2mg,1 次 /d,10~15 天起效。抗抑郁药的治疗疗程不宜太短,症状控制后可逐步减量,稳定后再考虑停药。对抗抑郁药而言,抽搐发作是一个潜在风险,因此与其他抗抑郁药一样,氟西汀须慎用于既往有抽搐发作史的患者,患者发生抽搐发作或抽搐发作频率增加应立即停药。

## 五、药学监护要点

本病治疗的关键是寻找并去除诱发因素和对症治疗,强调综合治疗和个体化治疗,能单一用药的不联合用药。其中胃肠解痉药可作为症状重的腹痛的短期对症治疗。对于腹泻患者可口服洛哌丁胺,特别是腹泻症状较重者,但不宜长期使用。一般的腹泻宜使用吸附止泻药如蒙脱石等。对便秘型患者酌情使用泻药,以避免产生药物依赖性,如聚乙二醇、乳果糖等。对失眠、焦虑者可适当给予镇静药。另外,使用肠道菌群调节药可纠正肠道菌群失调,对腹胀、腹泻可能有效。对于多种症状重叠发生时可考虑联合用药。有学者指出,联合解痉药和苯二氮䓬类或巴比妥类药物治疗 IBS 的疗效可能更佳。情绪焦虑会通过脑 - 肠轴作用导致肠道痉挛。除了解痉药能够通过影响胃肠道运动缓解痉挛外,抗焦虑药和镇静类药物还能作用于中枢系统以缓解焦虑情绪,从而有效地缓解肠道痉挛。

## 六、案例分析

案例:患者,女,32 岁,水利勘测员。从 14 岁开始不定期突然出现左下腹绞痛,伴紧迫感,解大便后腹痛可缓解,大便有时为软便、有时为稀糊状,无脓血,查体:未见明显异常。实验室检查:血常规、血沉、肝功能检查均正常,粪常规检查未见异常。

诊断:肠易激综合征。

治疗方案:奥替溴铵片 40mg×24 片,用法为 40mg,口服,3 次 /d;盐酸洛哌丁胺胶囊 2mg×6 粒,用法为 2mg,口服,3 次 /d。

分析:

(1)关于肠易激综合征的诊断:患者出现左下腹绞痛 18 年,发作时伴紧迫感,解大便后腹痛可缓解,大便有时为软便、有时为稀糊状,无脓血,查体、实验室检查均未见异常。故该患者诊断为肠易激综合征明确。

(2)治疗方案制订:根据患者的症状选用奥替溴铵解痉和抗胆碱药,此药对于消化道平滑肌具有选择性和强烈的解痉作用,因此适用于所有运动功能亢进、不同原因和不同部位以及由于平滑肌纤维病理性萎缩引起的痉挛反应。洛哌丁胺可抑制肠道平滑肌收缩,减少肠蠕动;还可减少肠壁神经末梢释放乙酰胆碱,通过胆碱能和非胆碱能神经元局部的相互作用直接抑制蠕动反射。该药可延长食物在小肠的停留时间,促进水、电解质及葡萄糖的吸收,抑制前列腺素、霍乱毒素和其他肠毒素引起的肠过度分泌。此外,还可增加肛门括约肌张力,可抑制大便失禁或便急。

(3)如何评估药物疗效及副作用:服药后,可根据临床症状(腹痛、腹泻)改善情况评估药物疗效。奥替溴铵为选择性肠道平滑肌钙通道阻滞剂,具有较好的安全性,不良反应少见。服用洛哌丁胺需注意便秘、腹胀等不良反应。

（4）生活指导：嘱患者规律用药，养成良好的生活习惯、健康平衡的饮食，避免过度饮食、大量饮酒、摄入咖啡因、摄入高脂饮食、食用某些具有产气作用的蔬菜和豆类等，尽量消除诱发精神紧张、剧烈情绪波动的因素，定期随访。

# 第四节　功能性便秘

## 一、定义与流行病学

功能性便秘（functional constipation，FC）属于功能性胃肠病的一种，主要表现为排便困难、排便次数减少或排便不尽感，且不符合 IBS 的诊断标准，尽管患者可能存在腹痛和 / 或腹胀症状，但这些不是主要症状。值得注意的是，FC 患者和 IBS-C 患者都属功能性因素引起的便秘，可以认为其属于一个连续的疾病谱。成年人的发病率为 4%~6%，老年人的发病率明显升高，年轻患者中，女性患者明显多于男性。其病因和发病机制尚不十分清楚，可能与生活方式、遗传、肠道传输缓慢、肠神经系统紊乱等因素有关。FC 的诊断主要基于症状，可借鉴罗马标准中的诊断标准所述的症状和病程。临床上对本病采取个体化综合治疗，目前治疗本病的药物主要有泻药、促胃肠动力药、微生态调节剂等。治疗的目的是缓解症状，恢复正常的肠道动力和排便的生理功能。

随着饮食结构改变、生活节奏加快和社会心理因素影响，功能性便秘的患病率有上升趋势。不同研究之间的患病率有差异，除与地域有关外，抽样方法及应用的诊断标准不统一亦有影响。对社区人群进行的流行病学研究显示，我国成人的慢性便秘患病率为 4%~6%，并随年龄增长而升高，>60 岁的人群的慢性便秘患病率可高达 22%。女性的患病率高于男性，男、女患病率之比为 1:1.22~1:4.56。国内目前有关慢性便秘发病率的报道尚少。

农村的慢性便秘患病率高于城市，与工作压力、精神心理因素（如焦虑、抑郁及不良生活事件等）有关。女性、低体重指数（BMI）、文化程度低、生活在人口密集区者更易发生便秘。低纤维素食物、液体摄入减少可增加慢性便秘发生的可能性，滥用泻药可加重便秘。

便秘与肛门直肠疾病（如痔、肛裂及直肠脱垂等）的关系密切。慢性便秘在结直肠癌、肝性脑病、乳腺疾病、阿尔茨海默病等疾病的发生中可能起重要作用。在急性心肌梗死、脑血管意外等疾病中，过度用力排便甚至可导致死亡。便秘影响患者的生存质量，部分患者滥用泻药或反复就医，增加了医疗费用。

## 二、临床表现与辅助检查

### （一）临床表现

FC 的主要临床表现有排便费力、干硬粪、排便次数减少、排便不尽感。其他症状有食欲缺乏、腹胀、口苦、肛门排气增多等症状。严重者可引起或加重肛门直肠疾患，如直肠炎、肛裂、痔等。部分患者还可出现头晕、失眠、烦躁、疲乏等神经系统症状。

### （二）辅助检查

腹部触诊常可在降结肠和乙状结肠部位触及粪块及痉挛肠段。肛门直肠指检可了解有无肛门直肠肿物等器质性疾病、肛门括约肌和耻骨直肠肌功能。当患者用力排便时，正常情况下肛门口松弛，如手指被夹紧，提示可能存在肛门括约肌不协调收缩。对肛门直肠疼

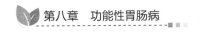

痛的患者,还应检查耻骨直肠肌有否触痛以区别肛提肌综合征与非特异性功能性肛门直肠疼痛。

## 三、诊断与鉴别诊断

### (一)诊断

FC 的诊断首先应排除器质性疾病和药物因素导致的便秘,诊断标准推荐采用目前国际认同的罗马标准。2016 年修订的罗马ⅣFC 诊断标准如下:

1. 必须包括下列 2 项或 2 项以上:① 1/4(25%)以上的排便感到费力;② 1/4(25%)以上的排便为干粪球或硬粪;③ 1/4(25%)以上的排便有不尽感;④ 1/4(25%)以上的排便有肛门直肠梗阻/堵塞感;⑤ 1/4(25%)以上的排便需要手法辅助(如用手指协助排便、盆底支持);⑥每周自发排便少于 3 次。诊断前症状出现至少 6 个月,近 3 个月满足以上标准。

2. 不用泻药时很少出现稀粪。

3. 不符合肠易激综合征的诊断标准。诊断症状前出现至少 6 个月,近 3 个月符合以上诊断标准。

### (二)鉴别诊断

对近期内出现便秘、便秘或伴随症状发生变化的患者,鉴别诊断尤为重要。对年龄>40 岁、有报警征象者应进行必要的实验室、影像学和结肠镜检查,以明确便秘是否为器质性疾病所致、是否伴有结直肠形态学改变。报警征象包括便血、粪隐血试验阳性、贫血、消瘦、明显的腹痛、腹部包块、有结直肠息肉史和结直肠肿瘤家族史。

## 四、治疗方案

### (一)治疗目标和预后评估

治疗的目标是缓解症状,恢复正常的肠道动力和排便的生理功能。因此,总的原则是个体化综合治疗,包括推荐合理的膳食结构、建立正确的排便习惯、调整患者的精神心理状态。

FC 的预后主要以患者排便频率的增加、粪便性状的改变、排便费力的改变和整体便秘症状的改善等指标评估。

### (二)一般治疗

调整生活方式,合理膳食、多饮水、运动以及建立良好的排便习惯是慢性便秘患者的基础治疗措施。①膳食和饮水:增加纤维素和水分的摄入,推荐每日摄入膳食纤维 25~35g、每日至少饮水 1.5L;②适度运动:尤其对久病卧床、运动量少的老年患者更有益;③建立良好的排便习惯:结肠活动在晨醒和餐后时最为活跃,建议患者在晨起或餐后 2 小时内尝试排便,排便时集中精力,减少外界因素的干扰,逐渐建立良好的排便习惯。

### (三)药物治疗

1. 泻药

(1)容积性泻药(膨松药):通过滞留粪便中的水分,增加粪便的含水量和粪便的体积从而起通便作用,主要用于轻度便秘患者,服药时应补充足够的液体。常用的容积性药物包括欧车前、聚卡波非钙、麦麸等,其作用缓和、副作用极小。多库酯钠是一种阴离子型表面活性剂,口服后在肠道内促进水和脂肪类物质浸入粪便,使粪便软化,便于排出。

(2)渗透性泻药:可在肠内形成高渗状态,吸收水分,增加粪便的体积,刺激肠道蠕动,可用于轻、中度便秘患者。药物包括聚乙二醇、不被吸收的糖类泻药(如乳果糖)和盐类泻药(如硫酸镁)。聚乙二醇口服后不被肠道吸收、代谢,其含钠量低,不引起肠道净离子的吸收或丢失,不良反应少。乳果糖在结肠中可被分解为乳酸和醋酸,能够促进生理性细菌的生长,但糖尿病患者慎用,因其在细菌的作用下可发酵产生气体,引起腹胀等不适。过量应用盐类泻药可引起电解质紊乱,老年人和肾功能减退者应慎用。此外,因其不能使结肠张力增加,故不宜用于肠道运动迟缓者。

(3)刺激性泻药:作用于肠神经系统,引起肠道平滑肌收缩,促进蠕动,并刺激肠道分泌,包括比沙可啶、酚酞、蒽醌类药物和蓖麻油等。短期按需服用比沙可啶安全有效。因在动物实验中发现酚酞可能有致癌作用,现已被撤出市场。动物实验显示,长期使用刺激性泻药可能导致不可逆性的肠神经损害,长期使用蒽醌类泻药可致结肠黑变病,后者与肿瘤的关系尚存争议。建议短期、间断使用刺激性泻药。

(4)润滑性泻药:能够润滑肠壁,软化大便,如液体石蜡、甘油、花生油、豆油等。但其口感差、作用弱,长期应用可引起脂溶性纤维素吸收不良。

2. 促胃肠动力药　作用于肠神经末梢,释放运动性神经递质、拮抗抑制性神经递质或直接作用于平滑肌,增加肠道动力,对 STC 有较好的效果。有研究表明,高选择性 $5-HT_4$ 受体激动剂普芦卡必利能缩短结肠传输时间,安全性和耐受性良好。西沙必利促进可加速胃肠蠕动,注意不能与红霉素、伊曲康唑等同服。

3. 微生态调节剂　可以帮助调节肠内菌群平衡,使肠道功能恢复正常,保持大便通畅,常用含有双歧杆菌、乳酸杆菌等的混合菌群制剂,因患者之间存在异质性,其有效性尚需进一步确定。

4. 其他药物　①促分泌药:包括鲁比前列酮、利那洛肽,可刺激肠液分泌,促进排便。②灌肠药和栓剂:通过肛内给药,润滑并刺激肠壁,软化粪便,使其易于排出,适用于粪便干结、粪便嵌塞患者临时使用;便秘合并痔者可用复方角菜酸酯制剂。③可给予合并精神心理障碍、睡眠障碍的慢性便秘患者心理指导和认知疗法等。④生物反馈疗法是盆底肌功能障碍所致便秘的有效方法。

**(四)手术治疗**

对极少数便秘症状严重的、对药物治疗无效的结肠无力患者,次全结肠切除术并回肠 - 结肠吻合术是一种治疗选择。此法仅仅用于那些其他非手术治疗方法均无效,且胃和小肠运动功能正常的患者。

## 五、药学监护要点

对有明确病因者进行病因治疗;需长期应用通便药维持治疗者,应避免滥用泻药;外科手术应严格掌握适应证,并对手术疗效作出客观预测。

## 六、案例分析

案例:患者,男,68 岁。5 年前出现反复排便困难。查体:生命体征正常,心、肺未见异常,腹部平坦,未见肠形及蠕动波,无腹壁静脉曲张,全腹软,无压痛、反跳痛及肌紧张,移动性浊音阴性,肠鸣音正常,未闻及气过水声。血常规,肝肾功能,肿瘤指标 CEA、CA199、AFP 等实验室检查未见明显异常。肠镜未见明显异常。

诊断：功能性便秘。

治疗方案：枸橼酸莫沙必利 5mg/ 次，口服，3 次 /d；聚乙二醇 4000 散 10g，口服，2 次 /d。

分析：

（1）关于功能性便秘的诊断：患者为老年男性，以反复排便困难为主要症状，查体无明显异常，实验室检查、肠镜检查未见明显异常。故该患者初步诊断为功能性便秘。

（2）治疗方案制订：治疗以促进胃肠动力、缓解症状为主。枸橼酸莫沙必利为 5-HT$_4$ 受体激动剂，能促进乙酰胆碱释放，刺激胃肠道而发挥促动力作用，从而改善胃肠道症状。聚乙二醇 4000 散为线性长链聚合物，通过氢键固定水分子，使水分保留在结肠内，增加粪便的含水量并软化粪便，从而改善便秘症状。

（3）评估枸橼酸莫沙必利、聚乙二醇 4000 散的疗效及副作用：服药后患者排便恢复正常。莫沙必利的副作用主要表现为腹泻、腹痛、口干、皮疹及倦怠、头晕等。聚乙二醇的副作用偶有腹胀和恶心，罕有过敏反应如皮疹、荨麻疹和水肿。

（4）生活指导：嘱患者合理膳食、多饮水、运动以及建立良好的排便习惯，定期随访。

（赵九龙　邓　丽　徐　灿　陈　虹　邹多武　高　申）

# 参 考 文 献

［1］ DROSSMAN D A，HASLER WL.Rome Ⅳ - Functional GI Disorders：Disorders of Gut-Brain Interaction. Gastroen-terology，2016，150（6）：1257-1261.

［2］ SUGANO K，TACK J，KUIPERS E J，et al.Kyoto global consensus report on *Helicobacter pylori* Gastritis.Gut，2015，64（9）：1-15.

［3］ LACY B E，MEARIN F，CHANG L，et al.Bowel disorders.Gastroenterology，2016，150：1393-1407.

［4］ 中华医学会消化病学分会（CSGE，Chinese Society Of Gastroenterology），胃肠功能性疾病协作组，中华医学会消化病学分会胃肠动力学组 . 中国肠易激综合征专家共识意见（2015 年，上海）. 中华消化杂志，2016，36（5）：299-312.

［5］ 中华医学会消化病学分会胃肠动力学组，中华医学会外科学分会结直肠肛门外科学组 . 中国慢性便秘诊治指南 . 中华消化杂志，2013，33（5）：291-302.

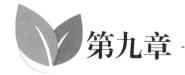

# 第九章

# 腹 膜 炎

## 第一节 概 述

### 一、定义

腹膜炎是由感染、化学性物质(胃液、肠液、胆汁、胰液等)或损伤引起的腹膜炎症,其中以细菌感染最多。

### 二、分类

根据 Wittmann 分类法,以腹膜炎的病因分类分为四大类:原发性腹膜炎,包括儿童自发性原发性腹膜炎、成人自发性原发性腹膜炎、持续携带式腹膜透析患者腹膜炎、结核性腹膜炎;继发性腹膜炎,包括穿孔性腹膜炎、手术后腹膜炎、创伤后腹膜炎;第三类腹膜炎,包括无病原菌腹膜炎、真菌性腹膜炎、致病性弱病原菌所致的腹膜炎;腹腔脓肿包括原发性腹膜炎所致的腹腔脓肿、继发性腹膜炎所致的腹腔脓肿、第三类腹膜炎所致的腹腔脓肿。此类分法临床上应用普遍,另外也有根据病因、临床经过、发病部位等将腹膜炎分为化学性和细菌性,急性、亚急性和慢性,局限性和弥漫性腹膜炎。

### 三、病因

产生腹膜炎的病因主要有以下几种:

1. 腹腔内脏器急性穿孔和破裂 因溃疡或坏疽性病变引起的突然发生的空腔脏器穿孔,如急性阑尾炎、消化性溃疡、急性胆囊炎、肠伤寒、胃肠道肿瘤、溃疡性结肠炎、憩室炎等穿孔而引起。实质性脏器因脓肿或肿瘤发生破裂亦可引起。

2. 腹腔内脏器急性感染的扩散 如急性阑尾炎、胆囊炎、憩室炎、女性生殖道上行性感染等,可蔓延至腹膜引起急性炎症。

3. 腹腔内脏器缺血 如肠套叠、肠扭转、嵌顿性疝、肠系膜血管栓塞或血栓形成等引起绞窄性肠梗阻后,肠壁失去正常的屏障功能,肠内细菌侵入腹腔而产生腹膜炎。

4. 腹部外伤 外伤引起腹壁穿通,可穿破空腔脏器或将外界细菌引入腹腔;腹部撞伤也可使内脏破裂,产生腹膜炎。

5. 腹部手术 手术时消毒不严将外界细菌带至腹腔;也可因手术不慎使局部感染扩散

或手术缝合口溢漏;因腹腔穿刺引流或腹膜透析时忽略无菌操作,均可引起腹膜炎。

6. 播散性感染 病菌由腹外病灶经血行或淋巴播散、肠道内细菌渗透腹腔而感染腹膜,多见于肝硬化基础上的自发性细菌性腹膜炎、肾病综合征、免疫缺陷、婴幼儿患者等。

## 四、病理表现

腹膜炎形成后,腹腔渗液中大量的细菌和毒素经腹膜吸收,循淋巴管进入血液,产生败血症的一系列症状。在初期,肠蠕动增加,后逐渐减弱并发展为肠麻痹,肠腔内积聚大量液体及气体,肠壁、腹膜、肠系膜水肿,大量炎性渗出物进入腹腔,造成水、电解质、蛋白质丢失,血容量锐减。在血容量降低和毒血症的共同作用下,肾上腺皮质分泌大量儿茶酚胺,导致心率加快、血管收缩。抗利尿激素和醛固酮分泌增加导致水钠潴留,以水潴留更为明显,引起低钠血症、细胞外液减少和酸中毒使心排血量降低、心脏收缩功能减退,而腹胀、膈肌上抬又使患者通气量降低、呼吸急促,导致组织低氧血症。在低血容量、低心排血量和抗利尿激素及醛固酮增加的共同作用下,肾小球滤过率降低,尿量减少。由于代谢率增高而组织灌注不足、组织进行乏氧代谢,产生乳酸血症。以上皆可导致水、电解质代谢紊乱和酸碱失衡,心、肺、肾等重要脏器受损,如无有效治疗可导致死亡。如患者的免疫力较强,经积极治疗,感染可局限化而成为局限性腹膜炎,可自愈或形成局限性脓肿。如形成弥漫性腹膜炎,则多需手术引流及相应的抢救措施,亦可能康复。

## 五、临床表现与辅助检查

### (一)临床表现

根据病因不同,腹膜炎的症状可以突然发生,也可逐渐出现。

1. 腹痛 是最主要的临床表现。疼痛的程度与发病原因、炎症轻重、年龄等有关。一般为持续性剧痛,难以忍受,深呼吸、咳嗽或变动体位疼痛加剧。继发性可先从原发病变部位开始。

2. 恶心、呕吐 腹膜受到刺激,可引起反射性恶心、呕吐,呕吐物为胃内容物,发生麻痹性肠梗阻时可吐出黄绿色胆汁,甚至粪样内容物。

3. 体温、脉搏 其变化与炎症轻重有关。开始时体温可正常,后逐渐升高、脉搏加快。原有病变如为炎症性,发生腹膜炎前体温已升高,发生腹膜炎可更高。年老体弱患者的体温可不升高。脉搏多加快,如脉搏快体温反而下降,这是病情恶化的征象之一。

4. 感染性中毒症状 患者可出现高热、脉速、呼吸浅快、大汗、口干。进一步发展,可出现皮肤干燥、四肢发凉、呼吸急促、体温骤升或下降、血压下降、重度脱水、代谢性酸中毒及休克。

5. 体征 腹部压痛、腹肌紧张和反跳痛是腹膜炎的标志性体征。明显腹胀、腹式呼吸减弱或消失、腹胀加重是病情恶化的一项重要标志。腹腔内积液较多可有移动性浊音。胃肠穿孔时膈下有游离气体使肝浊音界缩小或消失。听诊时肠鸣音减弱,肠麻痹时肠鸣音可能完全消失。直肠指诊发现直肠前壁饱满、触痛,提示盆腔已有感染或形成盆腔脓肿。

### (二)辅助检查

1. 实验室检查 血白细胞计数及中性粒细胞比例增高。病情危重或机体反应能力低下的患者白细胞计数不增高,仅中性粒细胞比例增高,甚至出现中毒颗粒。腹水中的白细胞

计数 >0.3×10⁹/L,其中中性粒细胞比例 >0.8 则认为有感染,但低于此标准也不能除外感染的可能性。腹水还可做涂片及细菌培养等相关检查。

2. 腹部平片 小肠普遍胀气并有多个小液平面的肠麻痹征象,腹脂线模糊、消失,胃肠穿孔可见膈下游离气体。

3. 腹部 B 超及 CT 有助于检出原发病灶。B 超引导下行腹穿抽液或灌洗帮助诊断。CT 检查对腹腔内实质性脏器病变的诊断帮助较大,对评估腹腔内渗液量也有一定帮助。

### 六、诊断与鉴别诊断

根据病史及典型体征,白细胞计数及分类,腹部 X 线、B 超检查和 CT 检查等,腹膜炎的诊断一般不难。但在老年人、儿童、肥胖者、全身免疫功能低下者、原发感染病灶在盆腔者、术后仍在使用镇痛药者由于症状和体征不明显,应特别注意避免误诊。诊断性腹穿对于腹膜炎的诊断极为重要,若为脓性渗液,腹膜炎的诊断即可确立,但仍应将其送细菌学检查,以备日后治疗参考。若穿刺液为血性则考虑有肠坏死、脾破裂、肝癌结节破裂等,X 线腹部平片、B 超及 CT 检查有助于确定导致腹膜炎的原发病变。

# 第二节　自发性细菌性腹膜炎

### 一、流行病学

自发性细菌性腹膜炎(spontaneous bacterial peritonitis,SBP)是肝硬化等终末期肝病患者的常见并发症(40%~70%)。我国 2017 年《肝硬化腹水及相关并发症的诊疗指南》显示肝硬化腹水患者住院即行腹腔穿刺检测,SBP 的发病率约 27%,有 SBP 病史的肝硬化患者 12 个月内的 SBP 复发率高达 40%~70%。SBP 可迅速发展为肝、肾衰竭,致使病情进一步恶化,是肝硬化等终末期肝病患者死亡的主要原因。近年来随着早期诊断和安全有效的抗菌药的临床应用,使 SBP 感染相关的病死率由 20 世纪 70 年代的 90% 降低至目前的 20%~60%,但未经及时治疗的 SBP 患者或院内感染 SBP(nosocomial SBP)患者的病死率接近 50%~60%。

### 二、临床表现

1. 典型 SBP 起病突然,表现为畏寒、发热和弥漫性腹痛、腹部压痛、轻反跳痛和肠鸣音减弱等,疼痛和压痛为全腹型,以中下腹明显,腹肌紧张不常见,腹部叩诊有移动性浊音,直肠指检在膀胱直肠陷凹或直肠子宫陷凹有触痛,但无肿块。重症者发病后数小时至 1 天内出现不易纠正的休克或迅速进入肝性脑病,并于短期内死亡。

2. 不典型 SBP 有的表现为腹胀显著,腹水增长迅速,对利尿药治疗无反应;有的肝功能进行性恶化,黄疸日益加深,腹痛、发热相对轻微。无症状患者多为轻度感染,仅有轻微腹泻、腹胀和低热。

### 三、诊断与鉴别诊断

(一)诊断

SBP 一般具有全身中毒症状重而腹部体征相对较轻的特点,临床上腹水患者、菌血症患者以及免疫功能低下患者如出现腹膜炎的表现,需考虑 SBP 存在,进行腹腔穿刺液镜检、生化检测及细菌学检查可有助于诊断。如诊断仍有困难,尤其不能排除继发性腹膜炎的可能性时,可考虑剖腹探查。

### (二) 鉴别诊断

SBP 与继发性腹膜炎、内脏穿孔、肾盂肾炎、血管性水肿、阑尾炎、女性膀胱炎、肠系膜缺血等鉴别。鉴别诊断主要依据病史、体征及辅助检查。如:继发性细菌性腹膜炎患者往往有导致腹膜炎的病史(如手术)或感染源(如腹腔脓肿);内脏穿孔、阑尾炎可通过体征检查、腹部立位 X 线片等检查进行诊断;肾盂肾炎可通过尿液红细胞、白细胞升高进行诊断,尿液培养可确定致病菌;肠系膜缺血多发生于老年人,有腹泻、肠道感染等诱因,结肠镜检查可以明确诊断。

## 四、治疗方案

### (一) 治疗原则

以非手术治疗为主,一旦临床考虑为 SBP,就应给予经验性抗感染治疗,并应积极治疗原发疾病。

### (二) 药物治疗

1. 区别社区获得性 SBP 与院内感染 SBP 区别社区获得性 SBP 与院内感染 SBP 对于经验性选择抗菌药非常重要。肝硬化腹水患者住院 48 小时以后出现 SBP 的症状与体征或符合 SBP 的实验室诊断条件,可认为是院内获得性 SBP。

经验性抗感染治疗单一广谱抗菌药也可使腹水的细菌培养阴性率达 86%,只能检测到耐药菌株。由于肝硬化 SBP 患者的高病死率,早期经验性正确使用抗菌药对于降低其病死率很重要。

2. 社区获得性 SBP 的治疗 对于社区获得性 SBP,其经验性治疗要覆盖革兰氏阴性肠杆菌和革兰氏阳性球菌,并尽可能地选择可以覆盖厌氧菌的抗菌药。初始治疗获得满意的临床疗效时不需要改变治疗方案,即使之后报告显示存在未被覆盖的病原体。

(1) 轻、中度社区获得性 SBP 的治疗:对于轻、中度社区获得性 SBP 推荐头孢西丁、莫西沙星、氨苄西林舒巴坦、阿莫西林克拉维酸单药方案,联合方案推荐头孢唑林、头孢呋辛、头孢曲松或头孢噻肟联合甲硝唑以及环丙沙星或左氧氟沙星 + 甲硝唑;无近期应用 β- 内酰胺抗菌药的轻、中度社区获得性 SBP 患者首选第三代头孢菌素类抗菌药单药经验性治疗,未使用过氟喹诺酮类药物的患者可单用氟喹诺酮类药物。

(2) 重度社区获得性 SBP 的治疗:对于重度社区获得性 SBP,单药方案推荐亚胺培南西司他丁、美罗培南、比阿培南、哌拉西林他唑巴坦,联合方案推荐头孢他啶、头孢吡肟联合甲硝唑,氟喹诺酮联合甲硝唑、莫西沙星。

针对医院获得性 SBP 的经验性抗菌药治疗,应根据当地的微生物学调查结果来确定,为了实现对可能病原菌的经验性覆盖,需要使用包含广谱抗革兰氏阴性菌与厌氧菌的多药联合治疗方案。这些药物包括亚胺培南西司他丁、美罗培南、比阿培南、哌拉西林他唑巴坦、头孢哌酮舒巴坦、头孢他啶、头孢吡肟联合甲硝唑,亦可需要替加环素或多黏菌素类药物。

治疗严重的社区获得性感染和医院获得性感染的药物不推荐用于治疗轻、中度社区感染。

可疑 SBP 可选用头孢噻肟或抗菌谱类似于第三代头孢菌素类的抗菌药,可以覆盖 95% 的细菌。但是长期经验性应用以第三代头孢菌素类抗菌药为基础的治疗方案,增加细菌耐药的风险及有较差的临床预后。院内获得性 SBP 的经验性抗感染治疗首选以碳青霉烯类为基础的联合治疗,可显著降低病死率。腹腔感染的经验性治疗药物选用见表 9-1。

**表 9-1　腹腔感染的经验性治疗药物选用**

| | |
|---|---|
| 轻、中度感染 | 氨苄西林舒巴坦、阿莫西林克拉维酸、厄他培南 |
| | 头孢唑林或头孢呋辛 + 甲硝唑 |
| | 环丙沙星或左氧氟沙星 + 甲硝唑 |
| | 莫西沙星 |
| 重度感染 | 头孢哌酮舒巴坦、哌拉西林他唑巴坦、替卡西林克拉维酸、亚胺培南西司他丁、美罗培南、帕尼培南 |
| | 第三或第四代头孢菌素(头孢噻肟、头孢曲松、头孢他啶、头孢吡肟)+ 甲硝唑 |
| | 环丙沙星 + 甲硝唑;氨曲南 + 甲硝唑;替加环素、多黏菌素(可用于中、重度有耐药危险因素的腹腔感染) |

3. 耐药细菌的目标治疗　由于氟喹诺酮类抗菌药的广泛使用、患者频繁住院以及广谱抗菌药的使用,导致腹水感染菌株发生变化,革兰氏阳性菌和产超广谱 β - 内酰胺酶(ESBL)大肠埃希菌等多重耐药菌株增加,严重影响抗感染治疗的效果和患者的预后。

国内针对革兰氏阴性杆菌耐药率较低的为哌拉西林他唑巴坦、头孢哌酮舒巴坦、亚胺培南、美罗培南、比阿培南、阿米卡星、盐酸米诺环素和磺胺类药物;对葡萄球菌敏感的药物为万古霉素、达托霉素、替考拉宁、利奈唑胺和利福平;对肠球菌耐药率较低的为万古霉素、替考拉宁、利奈唑胺和达托霉素。万古霉素耐药肠球菌(VRE)主要是屎肠球菌,宜选择达托霉素、利奈唑胺、米诺环素或大剂量氨苄西林;针对常见的真菌如白念珠菌耐药率较低的为伏立康唑、氟康唑和两性霉素 B 等。

多重耐药(MDR)及泛耐药(XDR)致病菌感染的危险因素包括院内感染、长期氟喹诺酮类药物预防用药、近期曾感染耐药细菌或使用 β- 内酰胺类抗菌药。这些耐药细菌感染与较高的病死率相关。为了尽量减少细菌耐药性,谨慎的做法是限制预防性应用抗菌药。一旦获得感染证据,应缩短抗菌药的用药时间,根据体外药敏试验结果选择窄谱抗菌药。对于高度疑似耐药菌感染的 SBP 患者,可选择哌拉西林他唑巴坦,或头孢哌酮舒巴坦或碳青霉烯类抗菌药联合万古霉素或利奈唑胺经验性治疗策略。对于抗菌药治疗无应答反应的肝硬化腹水患者应该监测真菌性腹膜炎。腹腔感染的病原治疗见表 9-2。

**表 9-2　腹腔感染的病原治疗**

| 病原 | 宜选药物 | 可选药物 | 备注 |
|---|---|---|---|
| 大肠埃希菌、变异杆菌 | 氨苄西林舒巴坦,阿莫西林克拉维酸,第二、第三代头孢菌素类 | 头孢哌酮舒巴坦,哌拉西林他唑巴坦,替卡西林克拉维酸,氟喹诺酮,氨基糖苷类,碳青霉烯类 | 需根据药敏试验结果选药;大肠埃希菌对氟喹诺酮类耐药者多见 |
| 克雷伯菌属 | 第二、第三代头孢菌素 | β- 内酰胺类 /β- 内酰胺酶抑制剂,氟喹诺酮类,氨基糖苷类,碳青霉烯类 | |

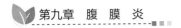

续表

| 病原 | 宜选药物 | 可选药物 | 备注 |
|---|---|---|---|
| 肠杆菌属 | 头孢吡肟或氟喹诺酮类 | 碳青霉烯类 | 需根据药敏试验结果选药;大肠埃希菌对氟喹诺酮类耐药者多见 |
| 肠球菌属 | 氨苄西林或阿莫西林或青霉素 + 庆大霉素 | 糖肽类 | |
| 拟杆菌属等厌氧菌 | 甲硝唑 | 克林霉素,β- 内酰胺类 /β- 内酰胺酶抑制剂,头霉素类,碳青霉烯类 | |

注:大肠埃希菌、克雷伯菌属、肠杆菌属产生碳青霉烯酶时,可选用替加环素或多黏菌素。

4. 肠道非吸收抗菌药治疗 利福昔明是利福霉素的衍生物,可广谱、强效地抑制肠道内细菌生长,具有杀菌 / 抑菌、免疫调节和抗炎活性,对它与肠微生物环境的相互作用了解甚少。利福昔明的 α 晶型已被美国 FDA 批准治疗肝性脑病,同时可减少内毒素血症和改善肝硬化患者的血流动力学,对肝硬化 SBP 及顽固性腹水的防治具有一定效果。

## 五、药学监护要点

1. 密切关注抗菌药可能造成的肝毒性,避免使用肝脏毒性大的抗菌药。

2. 严密监测患者的肝功能,根据患者 Child-Pugh 分级选择药物,调整抗菌药的剂量。

3. 注意低蛋白血症对抗菌药疗效的影响。

(1)在重症患者中 40%~50% 都有低蛋白血症,但却不像肝、肾功能不全那样受到重视,临床没能联想到药物剂量需要调整。抗菌药(特别是高血浆蛋白结合率的药物)需要与蛋白结合,游离的药物分布到组织中发挥作用。一般可能会以为蛋白低则游离的药物浓度会高,但实际上对于低蛋白血症患者,游离的药物浓度也减少,最终导致治疗药物浓度不够,治疗失败。

(2)低蛋白血症情况下药物的体内过程发生变化。

1)分布的变化。低蛋白血症患者的血浆白蛋白下降,会使初始游离型药物增加,这些药物迅速分布至血管外,最终使血浆药物浓度下降。

2)由于游离型药物增多,肾脏或肝脏这 2 个主要的排泄器官清除游离型药物也随之增多,也就是药物的清除率升高,最终使血药浓度降低。

3)进行抗感染治疗时,选用高血浆蛋白结合率的抗菌药,应该结合药物的 PK/PD 进行剂量调整。

## 六、案例分析

患者,男,66 岁,体重 50kg。主因"间断腹胀 4 年,腹痛 1 天"入院。4 年前因"肝硬化失代偿期,腹水,脾大",长期口服利尿药(具体不详);2 年前因 IgA 肾病口服金水宝胶囊 0.99g t.i.d.。查体:体温 38.5℃,脉搏 74 次 /min,呼吸 18 次 /min,血压 100/70mmHg,慢性肝病病容,腹部膨隆,上腹压痛,肝区扣痛,移动浊音阳性;双下肢轻度水肿;辅助检查:WBC $1 \times 10^9$/L,RBC $2.38 \times 10^{12}$/L,HGB 79g/L,PLT $17 \times 10^9$/L,N%85.2%;肝功能:GPT 18U/L,GOT 41U/L,

ALP 128U/L,GGT 175U/L,ALB 62.67g/L,BUN 14.9mmol/L,Cr 192μmol/L,Ccr 25.8ml/min。入院诊断为肝硬化失代偿期,原发性腹膜炎,IgA 肾病。给予注射用头孢呋辛钠 1.5g b.i.d. iv.gtt 抗感染治疗,体温波动在 38℃左右。入院第 4 天腹水常规示李凡他试验(+)、白细胞 $3.4 \times 10^9$/L,停用头孢呋辛,换用注射用头孢他啶 2g q8h. iv.gtt。入院后第 7 天腹水培养示大肠埃希菌,对头孢他啶、头孢哌酮、庆大霉素、亚胺培南、哌拉西林他唑巴坦敏感。

(1)合理药物治疗方案:有使用抗菌药的指征,包括①存在原发性腹膜炎的病因。腹水是肝硬化失代偿期的常见并发症之一,该患者肝硬化失代偿期 4 年,本次入院查体腹部膨隆、移动性浊音阳性、双下肢轻度水肿,腹水的诊断明确。②符合原发性腹膜炎的临床表现和辅助检查,结合患者入院时发热、腹痛、上腹部压痛,腹水常规示李凡他试验(+)、白细胞增多。③腹水培养示大肠埃希菌,对头孢他啶、头孢哌酮等第三代头孢菌素类敏感。

(2)不合理药物治疗方案及建议

1)头孢呋辛选用不合理:腹膜炎的常见病原菌为肠杆菌科革兰氏阴性杆菌,头孢呋辛属第二代头孢菌素类,对革兰氏阴性杆菌的作用不如第三代头孢菌素类,不宜作为 SBP 的首选方案。

2)头孢他啶的剂量不合理:头孢他啶属第三代头孢菌素类,对肠杆菌科等革兰氏阴性杆菌疗效确切,适用于腹腔感染如胆囊炎、胆管炎、腹膜炎等,一日 4~6g,分 2~3 次静脉滴注或静脉注射,疗程 10~14 日;但患者为老年男性,处于肝功能失代偿期,同时伴有肾功能不全,肌酐清除率为 25.8ml/min,头孢他啶主要经肾脏排泄,对肾功能损害患者应减量使用,应根据肌酐清除率来计算合适的给药剂量,每日不超过 3g,或者可以考虑选择肝、肾双通道代谢的头孢哌酮、头孢曲松。

(吕顺莉　刘　振　张小刚　邓子云　邹多武　高　申)

# 参 考 文 献

［1］中华医学会肝病学分会. 肝硬化腹水及相关并发症的诊疗指南. 临床肝胆病杂志,2017,33(10):1847-1863.

［2］Author links open overlay panelEuropean Association for the Study of the Liver.EASL Clinical Practice Guidelines for the management of patients with decompensated cirrhosis. Joumal of Hepatology,2018,69(2):406-460.

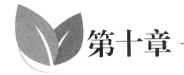

# 第十章

# 病毒性肝炎

## 第一节 乙型病毒性肝炎

乙型病毒性肝炎(viral hepatitis type B)又称慢性乙型肝炎,是由乙型肝炎病毒(hepatitis B virus,HBV)引起的以肝脏病变为主的慢性传染性疾病。乙型肝炎病毒是一种部分双链 DNA 病毒,有多种血清标志物。乙型病毒性肝炎主要通过血液或体液传播。乙型病毒性肝炎的临床结局与病毒复制及宿主免疫反应的相互作用密切相关。多数患者可以无症状,部分患者可以出现食欲减退、恶心、上腹不适、肝区痛、乏力等症状,可有黄疸、发热、肝大及肝功能损害。一些患者可慢性化,甚至发展成肝硬化,少数可发展为肝癌。婴幼儿期感染的乙型病毒性肝炎患者,男性约 40% 及女性约 15% 最终死于肝硬化或者肝癌。除降低肝脏炎症外,长期抗病毒治疗可以逆转肝纤维化及降低肝癌风险。乙型肝炎病毒疫苗的接种使全球新发乙型病毒性肝炎发病率显著降低。尽管乙型肝炎病毒疫苗及抗病毒药可以有效预防和治疗乙型肝炎病毒感染,但全球的乙型病毒性肝炎疾病负担仍然很重。

### 一、流行病学与病原学

HBV 感染呈世界性流行,但不同地区 HBV 感染的流行强度差异很大。据 WHO 报道,全球约有 2.57 亿慢性 HBV 感染者,非洲地区和西太平洋地区占 68%。全球每年约有 88.7 万人死于 HBV 感染相关疾病,其中肝硬化占 30%,原发性肝细胞癌(hepatocellular carcinoma,HCC)占 45%。我国肝硬化和 HCC 患者中,由 HBV 所致者分别为 77% 和 84%。东南亚和西太平洋地区一般人群的 HBV 流行率分别为 2% 和 6.2%。亚洲 HBV 地方性流行程度各不相同,多数亚洲地区为中至高流行区,少数为低流行区。2014 年,我国对 1~29 岁人群乙型肝炎血清流行病学调查结果显示,1~4 岁、5~14 岁和 15~29 岁人群乙肝表面抗原(HBV surface antigen,HBsAg)流行率分别为 0.32%、0.94% 和 4.38%。据估计,目前我国一般人群 HBsAg 流行率为 5%~6%,慢性 HBV 感染者约 7 000 万例,其中慢性乙型病毒性肝炎患者约 2 000 万~3 000 万例。

HBV 主要经血(如不安全注射等)、母婴及性接触传播,不发达国家母婴传播和儿童之间的平行传播是主要感染途径,发达国家性传播和毒品注射传播是重要途径。HBeAg 阳性母亲的母婴传播概率较高,HBeAg 阴性母亲的母婴传播概率较低。

HBV 属嗜肝 DNA 病毒科(hepadnaviridae),基因组长约 3.2kb,为部分双链环状 DNA,

其基因组编码 HBsAg、HBcAg、HBeAg、病毒多聚酶和 HBx 蛋白。HBV 的抵抗力较强,但65℃ 10 小时、煮沸 10 分钟或高压蒸汽均可灭活 HBV。环氧乙烷、戊二醛、过氧乙酸和碘附对 HBV 也有较好的灭活效果。HBV 至少有 9 个基因型(A~I),我国以 B 和 C 型为主。HBV 的基因型与疾病进展和干扰素治疗应答有关,与 C 基因型感染者相比,B 基因型感染者较少进展为慢性肝炎、肝硬化和 HCC。HBeAg 阳性患者对 IFN-α 治疗的应答率,B 基因型高于 C 基因型,A 基因型高于 D 基因型。病毒准种可能在 HBeAg 血清学转换、免疫清除以及抗病毒治疗应答中具有重要意义。

HBV 感染的自然史取决于病毒、宿主和环境之间的相互作用。HBV 感染时的年龄是影响慢性化的最主要的因素。在围生期和婴幼儿时期感染 HBV 者中分别有 90% 和25%~30% 将发展成慢性感染,而 5 岁以后感染者仅有 5%~10% 发展为慢性感染。我国的 HBV 感染者多为围生期或婴幼儿时期感染。慢性乙型肝炎患者肝硬化的年发生率为2%~10%;肝硬化代偿期进展为肝功能失代偿的年发生率为 3%~5%,肝硬化失代偿期的 5 年生存率为 14%~35%。非肝硬化 HBV 感染者的 HCC 年发生率为 0.5%~1.0%,肝硬化患者的HCC 年发生率为 3%~6%。

## 二、临床表现

1. 急性肝炎 乙型肝炎的潜伏期长,在数周至 6 个月,平均为 60~90 天。前期患者可出现畏寒、发热、乏力、食欲缺乏、恶心、厌油、腹部不适、肝区痛、尿色逐渐加深等症状。随后可出现氨基转移酶升高,约 30% 的患者可出现黄疸。患者出现巩膜、皮肤黄染,黄疸出现而自觉症状有所好转,肝大伴压痛、叩击痛,部分患者轻度脾大。黄疸一般 1~3 个月后消退,氨基转移酶随之恢复正常。约 80% 的患者血清乙型肝炎表面抗原在发病 12 周后消失。如果6 个月后血清乙型肝炎表面抗原持续存在,患者则可能转入慢性化,自行恢复的可能性很小。部分患者可出现急性肝衰竭,一般 4 周内发生。患者出现凝血功能障碍、肝性脑病、多器官衰竭等,如不治疗,病死率极高。

2. 慢性肝炎 既往有乙型肝炎或 HBsAg 阳性者或急性肝炎病程超过 6 个月,患者可转为慢性肝炎。常见症状为乏力、全身不适、食欲减退、肝区不适或疼痛、腹胀、低热,体征为面色晦暗、巩膜黄染,可有蜘蛛痣或肝掌,肝大、质地中等或充实感,有叩痛,脾大严重者可有黄疸加深、腹水、下肢水肿、出血倾向及肝性脑病。患者的临床表现轻重不同,病情较轻者症状不明显或虽有症状与体征,但生化指标仅轻度异常,也可出现显著肝功能异常。重度肝炎者有明显或持续的症状,如乏力、纳差、腹胀、稀便等,可伴有肝病面容、肝掌、蜘蛛痣或肝脾大。慢性肝炎也可进展成为肝硬化、肝癌。

乙型肝炎的肝外表现包括关节炎、皮炎、结节性多动脉炎、肾小球肾病等。

## 三、诊断与鉴别诊断

### (一)诊断

既往有乙型肝炎病史或 HBsAg 阳性超过 6 个月,现 HBsAg 和 / 或 HBV-DNA 仍为阳性者可诊断为慢性 HBV 感染。根据 HBV 感染者的血清学、病毒学、生物化学试验及其他临床和辅助检查结果,可将慢性 HBV 感染分为:

1. 慢性 HBV 携带者 多为年龄较轻的处于免疫耐受期的 HBsAg、HBeAg 和 HBV-

DNA 阳性者,1 年内连续随访 2 次以上,每次至少间隔 3 个月均显示血清 GPT 和 GOT 在正常范围内,肝组织学检查无病变或病变轻微。

2. HBeAg 阳性慢性乙型肝炎　血清 HBsAg 阳性,HBeAg 阳性,HBV-DNA 阳性,GPT 持续或反复异常,或肝组织学检查有肝炎病变。

3. HBeAg 阴性慢性乙型肝炎　血清 HBsAg 阳性,HBeAg 持续阴性,HBV-DNA 阳性,GPT 持续或反复异常,或肝组织学有肝炎病变。

4. 非活动性 HBsAg 携带者(inactive HBsAg carrier)　血清 HBsAg 阳性,HBeAg 阴性,抗 -HBe 阳性或阴性,HBV-DNA 低于检测下限,1 年内连续随访 3 次以上,每次至少间隔 3 个月,GPT 均在正常范围内。肝组织学检查显示组织学活动指数(HAI)评分 <4 分或根据其他半定量计分系统判定病变轻微。

5. 隐匿性慢性乙型肝炎　血清 HBsAg 阴性,但血清和 / 或肝组织中 HBV-DNA 阳性,并有慢性乙型肝炎的临床表现。除 HBV-DNA 阳性外,患者可有血清抗 -HBs、抗 -HBe 和 / 或抗 -HBc 阳性,但约 20% 的隐匿性慢性乙型肝炎患者的血清学标志物均为阴性。诊断主要通过 HBV-DNA 检测,有时需采用多区段套式 PCR 辅以测序确认。因常规荧光定量 PCR 检测的灵敏度受限且受引物序列变异影响,可能会存在一定程度的漏检,尤其对抗 -HBc 持续阳性者。诊断需排除其他病毒及非病毒因素引起的肝损害。

6. 乙型肝炎肝硬化　建立 HBV 相关肝硬化临床诊断的必备条件,包括:①组织学或临床提示存在肝硬化的证据;②病因学明确的 HBV 感染证据。通过病史或相应的检查予以明确或排除其他常见的引起肝硬化的病因,如 HCV 感染、乙醇和药物等。

**(二)鉴别诊断**

需要和其他病毒性肝炎、药物性肝炎、乙型肝炎、丙型肝炎合并感染等相鉴别,血清标志物及病毒滴度检测有助于鉴别。

## 四、治疗方案

### (一)治疗目标和预后评估

乙型肝炎的治疗目标是最大限度地长期抑制 HBV 复制,减轻肝细胞炎性坏死及肝纤维化,达到延缓和减少肝衰竭、肝硬化失代偿、HCC 及其他并发症的发生,从而改善生活质量和延长生存时间的目的。在治疗过程中,对于部分适合的患者应尽可能追求慢性乙型肝炎的临床治愈,即停止治疗后持续的病毒学应答、HBsAg 消失,并伴有 GPT 复常和肝脏组织学的改善。治疗终点包括①理想的终点。HBeAg 阳性与 HBeAg 阴性患者停药后获得持久的 HBsAg 消失,可伴或不伴 HBsAg 血清学转换。②满意的终点。HBeAg 阳性患者停药后获得持续的病毒学应答,GPT 复常,并伴有 HBeAg 血清学转换;HBeAg 阴性患者停药后获得持续的病毒学应答和 GPT 复常。③基本的终点。如无法获得停药后持续应答,抗病毒治疗期间长期维持病毒学应答(HBV-DNA 检测不到)。

乙型肝炎患者的疗效预测和监测指标包括 GPT 复常、HBV-DNA 检测不到、HBeAg 血清学转换等。血清 HBsAg 和 HBeAg 定量、抗 -HBc 定量、ccc DNA 定量、HBV 核心相关抗原(HBcrAg)定量、超灵敏 HBV-DNA 等检测可用于预测抗病毒治疗效果。持续有效的抗病毒治疗可减轻和逆转肝脏炎症活动度和纤维化程度,延缓和减少肝硬化及其并发症的发生。治疗 24 周时的病毒学应答不仅可预测患者抗病毒治疗的长期疗效,还可预测耐药性发生风险。肝瞬时弹性测定有助于判断患者的肝脏纤维化程度。

（二）药物治疗

1. 干扰素 包括干扰素α（IFN-α）和聚乙二醇化干扰素（Peg IFN-α）。HBeAg 阳性的慢性乙型肝炎患者具有以下因素者接受 Peg IFN-α 治疗时 HBeAg 血清学转换率更高：①HBV-DNA<2×10⁸IU/ml；②高 GPT 水平；③基因型为 A 或 B 型；④基线低 HBsAg 水平；⑤肝组织炎症坏死 $G_2$ 以上。而 HBeAg 阴性慢性乙型肝炎患者还无有效的治疗前预测病毒学应答的因素。在有抗病毒指征的患者中，相对年轻的患者（包括青少年患者）、希望近年内生育的患者、期望短期完成治疗的患者、初次接受抗病毒治疗的患者可优先考虑 Peg IFN-α 治疗。

普通 IFN-α 治疗慢性乙型肝炎患者具有一定的疗效，Peg IFN-α 相较于普通 IFN-α 能取得更高的 HBeAg 血清学转换率、HBV-DNA 抑制及生化学应答率。多项国际多中心随机对照临床试验显示，HBeAg 阳性慢性乙型肝炎患者采用 Peg IFNα-2a 每周 180μg 治疗 48 周，停药随访 24 周时 HBeAg 血清学转换率为 32%~36%，其中基线 GPT>2~5 倍 ULN 的患者停药 24 周的 HBeAg 血清学转换率为 44.8%，GPT>5~10 倍 ULN 的患者为 61.1%；停药 24 周时的 HBsAg 转换率为 2.3%~3%。国外研究显示，对于 HBeAg 阳性慢性乙型肝炎，应用 Peg IFNα-2b 也可取得类似的 HBV-DNA 抑制、HBeAg 血清学转换、HBsAg 清除率，停药 3 年的 HBsAg 清除率为 11%。对 HBeAg 阴性慢性乙型肝炎患者（60% 为亚洲人）用 Peg IFNα-2a 治疗 48 周，停药随访 24 周时 HBV-DNA<2 000IU/ml 的患者占 43%，停药后随访 48 周时为 42%；HBsAg 消失率在停药随访 24 周时为 3%，停药随访至 3 年时增加至 8.7%，停药 5 年增加至 12%。有研究显示，延长 Peg IFN-α 的疗程至 2 年可提高治疗应答率。

干扰素的不良反应及其处理①流感样综合征：表现为发热、头痛、肌痛和乏力等，可在睡前注射 IFN-α 或在注射的同时服用解热镇痛药。②一过性外周血细胞减少：中性粒细胞绝对计数≤0.75×10⁹/L 和/或血小板<50×10⁹/L，应降低 IFN-α 的剂量；1~2 周后复查，如恢复，则逐渐增加至原量。中性粒细胞绝对计数≤0.5×10⁹/L 和/或血小板<25×10⁹/L，则应暂停使用 IFN-α。对中性粒细胞明显降低者，可试用粒细胞集落刺激因子（G-CSF）或粒细胞巨噬细胞集落刺激因子（GM-CSF）治疗。③精神异常：可表现为抑郁、妄想、重度焦虑等精神病症状。对症状严重者应及时停用 IFN，必要时会同精神心理方面的专科医师进一步诊治。④自身免疫病：一些患者可出现自身抗体，仅少部分患者出现甲状腺疾病、糖尿病、血小板减少、银屑病、白斑、类风湿关节炎和系统性红斑狼疮样综合征等，应请相关科室的医师会诊来共同诊治，严重者应停药。⑤其他少见的不良反应包括肾脏损害、心血管并发症、视网膜病变、听力下降和间质性肺炎等，应停止干扰素治疗。

IFN-α 治疗的绝对禁忌证包括妊娠或短期内有妊娠计划、精神病病史（具有精神分裂症或严重的抑郁症等病史）、未能控制的癫痫、肝硬化失代偿期、未控制的自身免疫病、伴有严重感染、视网膜疾病、心力衰竭、慢性阻塞性肺疾病等。IFN-α 治疗的相对禁忌证包括甲状腺疾病，既往抑郁症史，未控制的糖尿病、高血压，治疗前中性粒细胞计数<1.0×10⁹/L 和/或血小板计数<50×10⁹/L。

2. 核苷（酸）类似物

（1）恩替卡韦（entecavir，ETV）：Ⅲ期随机对照双盲临床试验表明，在 HBeAg 阳性慢性乙型肝炎患者中，ETV 治疗 48 周时的 HBV-DNA 转阴（<300copies/ml）率为 67%、HBeAg 血

清学转换率为21%、GPT复常率为68%、肝组织学改善率为72%。在HBeAg阴性慢性乙型肝炎患者中,ETV治疗48周时的HBV-DNA转阴(<300copies/ml)率为90%、GPT复常率为78%、肝组织学改善率为70%。ETV长期治疗随访研究表明,HBeAg阳性慢性乙型肝炎患者接受ETV治疗5年,HBV-DNA转阴(<300copies/ml)率可达94%、GPT复常率为80%。在NA初治乙型肝炎患者中(HBeAg阳性或阴性),ETV治疗5年的累积耐药发生率为1.2%;然而,在已发生拉米夫定(LAM)耐药的患者中,ETV治疗5年的累积耐药发生率升高至51%。应用ETV治疗5年的肝脏组织学研究显示,55/57(96%)获得肝纤维化改善,4/10(40%)肝硬化逆转。

应用恩替卡韦治疗的过程中,严重肝病患者有发生乳酸酸中毒的报告,应引起关注。

(2)富马酸替诺福韦酯(tenofovir disoproxil fumarate,TDF):Ⅲ期随机对照双盲临床试验表明,在HBeAg阳性慢性乙型肝炎患者中,TDF治疗48周的HBV-DNA转阴(<400copies/ml)率为76%、HBeAg血清学转换率为21%、GPT复常率为68%。在HBeAg阴性慢性乙型肝炎患者中,TDF治疗48周的HBV-DNA转阴(<400copies/ml)率为93%、GPT复常率为76%。肝组织学研究表明,TDF治疗5年的组织学改善率为87%、纤维化逆转率为51%;在治疗前被诊断为肝硬化的患者中(Ishak评分为5或6分),经过5年的治疗后,71%的患者的Ishak评分下降至少1分。长期随访研究表明,经过8年的TDF治疗,HBeAg阳性患者的HBV-DNA转阴(<400copies/ml)率为98%、HBeAg血清学转换率为31%、HBsAg消失率为13%;HBeAg阴性患者的HBV-DNA转阴(<400copies/ml)率为99.6%。未检测到TDF的相关耐药性。TDF治疗NA经治患者48~168周的研究显示,无论是LAM耐药、ADV耐药、ETV耐药,还是ADV应答不佳、LAM和ADV联合耐药等情况,TDF都表现出较高的病毒学应答,且耐受性良好。

在长期治疗过程中,2.2%的患者发生血肌酐升高≥44.2mmol/L,1%的患者发生肌酐清除率低于50ml/min,长期用药的患者应警惕肾功能不全和低磷性骨病的发生。

(3)替比夫定(telbivudine,LDT):国内随机双盲多中心Ⅲ期临床试验的52周结果,以及全球多中心研究的104周结果均表明,LDT的抗病毒活性优于LAM,且耐药发生率低于LAM,但总体耐药率仍然偏高。国内外临床研究提示,基线HBV-DNA<109copies/ml及GPT>2×UL的HBeAg阳性患者,或HBV-DNA<107copies/ml的HBeAg阴性患者,经LDT治疗24周时如达到HBV DNA<300copies/ml,治疗到1和2年时有更好的疗效和较低的耐药发生率。

LDT的总体不良事件发生率和拉米夫定相似,但治疗52和104周时发生3~4级肌酸激酶(CK)升高者为分别7.5%和12.9%,而LAM组分别为3.1%和4.1%。有个案发生肌炎、横纹肌溶解和乳酸酸中毒等的报告,应引起关注。

(4)阿德福韦酯(adefovir dipivoxil,ADV):国内外随机双盲临床试验表明,HBeAg阳性慢性乙型肝炎患者口服ADV可明显抑制HBV-DNA复制、促进GPT复常、改善肝组织炎症坏死和纤维化。对HBeAg阳性患者治疗1、2、3和5年时,HBV-DNA<1 000copies/ml者分别为28%、45%、56%和58%,HBeAg血清学转换率分别为12%、29%、43%和48%,耐药率分别为0、1.6%、3.1%和20%。对HBeAg阴性患者治疗5年,HBV-DNA<1 000copies/ml者为67%、GPT复常率为69%;治疗5年时,有肝脏炎症坏死和纤维化程度改善者分别为83%和73%。治疗5年时患者的累积耐药基因突变发生率为29%、病毒学耐药发生率为20%、临

床耐药发生率为 11%;轻度肌酐升高者为 3%。ADV 联合 LAM,对于 LAM 耐药的慢性乙型肝炎能有效抑制 HBV-DNA、促进 GPT 复常,且联合用药者对 ADV 的耐药发生率更低。

ADV 长期治疗应警惕肾功能不全和低磷性骨病的发生。

(5)拉米夫定(lamivudine,LAM):国内外随机对照临床试验结果表明,每日 1 次口服 100mg LAM 可明显抑制 HBV-DNA 水平;HBeAg 血清学转换率随治疗时间延长而提高,治疗 1、2、3、4 和 5 年时分别为 16%、17%、23%、28% 和 35%。随机双盲临床试验表明,慢性乙型肝炎伴明显的肝纤维化和肝硬化代偿期患者经拉米夫定治疗 3 年可延缓疾病进展、降低肝功能失代偿及肝癌的发生率。肝硬化失代偿期患者经拉米夫定治疗后也能改善肝功能,延长生存期。

随治疗时间延长,病毒耐药突变的发生率增高(第 1、2、3 和 4 年分别为 14%、38%、49% 和 66%)。

## 五、药学监护要点

1. 干扰素 α  应监测血常规,发生中性粒细胞或血小板减少时应降低 IFN-α 的剂量;1~2 周后复查,如恢复,则逐渐增加至原量。中性粒细胞绝对计数 ≤ $0.5 \times 10^9$/L 和 / 或血小板 <$25 \times 10^9$/L,则应暂停使用 IFN-α。对中性粒细胞明显降低者,可试用粒细胞集落刺激因子(G-CSF)或粒细胞巨噬细胞集落刺激因子(GM-CSF)治疗。

2. NA  治疗前的相关指标基线检测:①生化学指标,主要有 GPT、GOT、胆红素、白蛋白等;②病毒学标志,主要有 HBV-DNA 和 HBeAg、抗 -HBe;③根据病情需要,检测血常规、血清肌酐和肌酸激酶等;④肝脏无创性肝纤维化检测,如肝脏弹性检测;⑤如条件允许,治疗前后可考虑肝穿刺检查。

密切关注患者的治疗依从性问题,包括用药剂量、使用方法、是否有漏用药物或自行停药等情况,确保患者已经了解随意停药可能导致的风险,提高患者的依从性。

少见、罕见不良反应的预防和处理:NA 的总体安全性和耐受性良好,但在临床应用中确有少见、罕见严重不良反应的发生,如肾功能不全(主要见于阿德福韦酯)、低磷性骨病(主要见于阿德福韦酯、替诺福韦)、肌炎(主要见于替比夫定)、横纹肌溶解(主要见于替比夫定)、乳酸酸中毒(可见于拉米夫定、恩替卡韦、替比夫定)等,应引起关注。建议治疗前仔细询问相关病史,以减少风险。对治疗中出现血肌酐、CK 或乳酸脱氢酶明显升高,并伴相应的临床表现如全身情况变差、明显肌痛、肌无力等症的患者,应密切观察,一旦确诊为尿毒症、肌炎、横纹肌溶解或乳酸酸中毒等,应及时停药或改用其他药物,并给予积极的相应治疗干预措施。

耐药监测:耐药性是 NA 长期治疗 CHB 所面临的主要问题之一。耐药性可引发病毒学突破、生化学突破、病毒学反弹及肝炎发作,少数患者可出现肝脏失代偿、急性肝衰竭,甚至死亡。

停药建议:HBsAg 阳性慢性乙型肝炎患者使用 NA,建议总疗程至少 4 年,在达到 HBV-DNA 低于检测下限、GPT 复常、HBeAg 血清学转换后再巩固治疗至少 3 年(每隔 6 个月复查 1 次),仍保持不变者可考虑停药,但延长疗程可减少复发;HBeAg 阴性慢性乙型肝炎患者治疗达到 HBsAg 消失且 HBV-DNA 检测不到,再巩固治疗 1 年半(经过至少 3 次复查,每次间隔 6 个月),仍保持不变时可考虑停药。

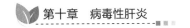

## 六、案例分析

案例:患者,男,32 岁。10 余年前体检发现乙型肝炎表面抗原 HBsAg 阳性,未行治疗。2 年前外院查体发现 GPT 70IU/L,胆红素和凝血酶原时间(PT)正常,HBsAg、HBeAg、HBcAg 阳性,HBV-DNA $5.24 \times 10^7$copies/ml。给予拉米夫定 100mg/d,治疗 6 个月后复查,患者 HBV-DNA 阴性,GPT/GOT 水平正常,HBeAg 阳性。继续单药治疗 1 年半后,复查 HBV-DNA $6.3 \times 10^6$copies/ml,GPT 94IU/L,GOT 125IU/L,检测到 YMDD 变异;超声检查示肝、脾正常,肝脏弹性值 7.5kPa。患者既往体健,无心脏、肾脏等慢性病病史。其母患乙型肝炎,余家族史无特殊。

诊断:慢性病毒性肝炎,乙型。

治疗方案:富马酸替诺福韦二吡呋酯片 300mg,口服,1 次 /d。

分析:

(1)关于初始治疗:患者初始治疗前基线病毒载量较高,HBeAg 阳性,GPT 升高,具有抗病毒治疗的适应证;患者基于经济原因采用拉米夫定治疗,但单药长期治疗耐药性发生率较高。研究显示随治疗时间延长,病毒耐药突变的发生率增高(第 1、2、3 和 4 年分别为 14%、38%、49% 和 66%)。因此,目前指南推荐对初治患者优先推荐选用恩替卡韦、替诺福韦酯或 Peg IFN 等高耐药屏障方案。

(2)关于 NA 耐药:指南推荐抗病毒治疗中应定期检测 HBV-DNA,以及时发现原发性无应答或病毒学突破。一旦发生病毒学突破,应进行基因型耐药性检测,并尽早给予挽救性治疗。LAM 主要的耐药突变位点是 rtM204V/I(YMDD 变异),LAM 耐药的分子机制目前推断可能是 rtM204 位点参与形成 LAM 与聚合酶的结合部位。对于拉米夫定或替比夫定耐药者,推荐换用替诺福韦(TDF)或加用阿德福韦。对于核苷(酸)类药物发生耐药者,改用 IFN 类联合治疗的应答率较低。TDF 治疗 NA 经治患者 48~168 周的研究显示,无论是 LAM 耐药、ADV 耐药、ETV 耐药,还是 ADV 应答不佳、LAM 和 ADV 联合耐药等情况,TDF 都表现出较高的病毒学应答,且耐受性良好。

(3)抗病毒疗效及副作用:抗病毒治疗过程中应定期随访患者,以监测抗病毒治疗的疗效、用药依从性,以及耐药性和副作用。建议接受 NA 治疗的患者每 6 个月查 1 次乙型肝炎六项、HBV-DNA、生化指标、AFP 腹部 B 超及肝脏弹性成像,每 3~6 个月检测血常规;服用替诺福韦及阿德福韦的患者每 3~6 个月检测血肌酐、血磷指标,以避免或及时发现肾功能损害、血磷升高等不良反应。

(4)生活指导:嘱患者按医嘱服药,避免自行停药、加药或换药,定期随访,绝对戒酒,避免可致肝损害的药物。

# 第二节　丙型病毒性肝炎

丙型病毒性肝炎(viral hepatitis type C)是由丙型肝炎病毒(hepatitis C virus,HCV)感染引起的病毒性肝炎。丙型肝炎呈全球性流行,可导致肝脏慢性炎症坏死和纤维化,部分患者可发展为肝硬化甚至肝细胞癌。

### 一、流行病学与病原学

丙型肝炎呈全球性流行,不同性别、年龄、种族的人群均对 HCV 易感。据世界卫生组织统计,全球的 HCV 感染率约为 2.8%,约 1.85 亿人感染 HCV,每年因 HCV 感染导致的死亡病例约 35 万例。但是,由于 HCV 感染具有隐匿性,多数感染者并不知道已感染 HCV,因此全球确切的慢性丙型肝炎发病率尚不清楚。我国的 HCV 流行率为 0.43%,在全球范围内属低流行地区,由此推算,我国的一般人群 HCV 感染者约 560 万,如加上高危人群和高发地区的 HCV 感染者约 1 000 万例。

HCV 属于黄病毒科肝炎病毒属,其基因组为单股正链 RNA,由约 $9.6 \times 10^3$ 个核苷酸组成。HCV 基因组含有 1 个开放读框(ORF),编码 10 余种结构和非结构(NS)蛋白(NS2、NS3、NS4A、NS4B、NS5A 和 NS5B),NS3/NS4A、NS5A 和 NS5B 是目前直接抗病毒药(direct-acting antiviral agent,DAA)的主要靶位。HCV 基因易变异,目前可至少分为 6 个基因型及多个亚型。HCV 主要经血液传播,主要有①经输血和血制品、单采血浆还输血细胞传播。②经破损的皮肤和黏膜传播。这是目前最主要的传播方式,包括使用非一次性注射器和针头,未经严格消毒的牙科器械、内镜,侵袭性操作和针刺等。③性传播:与 HCV 感染者性接触和有多个性伴侣者,感染 HCV 的风险较高。同时伴有其他性传播疾病者,特别是感染人类免疫缺陷病毒(HIV)者,感染 HCV 的风险更高。④母婴传播:抗 HCV 阳性的母亲将 HCV 传播给新生儿的风险约 2%,HCV 高载量可能增加传播的风险。

### 二、临床表现

1. 急性丙型病毒性肝炎　急性丙型病毒性肝炎成人患者的病情相对较轻,多数为急性无黄疸型肝炎,以 GPT 升高为主;少数为急性黄疸型肝炎,黄疸为轻度或中度升高,可出现恶心、食欲下降、全身无力、尿黄、眼黄等表现。单纯丙型肝炎病毒感染极少引起肝衰竭。在自然状态下,其中仅有 15% 的患者能够自发性清除 HCV 达到痊愈;在不进行抗病毒治疗干预的情况下,85% 的患者则发展为慢性丙型病毒性肝炎;儿童急性感染丙型肝炎病毒后,50% 可自发性清除 HCV。

2. 慢性丙型病毒性肝炎　症状较轻,表现为肝炎的常见症状,如容易疲劳、食欲欠佳、腹胀等,也可以无任何自觉症状。化验 GPT 反复波动,HCV-RNA 持续阳性。有 1/3 的慢性HCV 感染者肝功能一直正常,抗 HCV 和 HCV-RNA 持续阳性,肝活检可见慢性肝炎的表现,甚至可发现肝硬化。

3. 肝硬化　感染 HCV 20~30 年有 10%~20% 的患者可发展为肝硬化,1%~5% 的患者会发生肝细胞癌(HCC)导致死亡。肝硬化一旦出现失代偿情况,如出现黄疸、腹水、静脉曲张破裂出血、肝性脑病等,其生存率则急剧下降。

肝外的临床表现或综合征可能是机体的异常免疫反应所致,包括类风湿关节炎、眼口干燥综合征、扁平苔藓、肾小球肾炎、混合型冷球蛋白血症、B 细胞淋巴瘤和迟发性皮肤卟啉病等。

### 三、诊断与鉴别诊断

HCV 感染超过 6 个月,或有 6 个月以前的流行病学史,或发病日期不明。抗 HCV 及

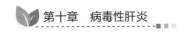

HCV-RNA 阳性,肝脏组织病理学检查符合慢性肝炎,或根据症状、体征、实验室及影像学检查结果综合分析,亦可诊断。

**（一）实验室检查**

1. HCV 血清学检测

（1）HCV 抗体检测：抗 HCV 检测（化学发光免疫分析法或者酶免疫法）可用于 HCV 感染者的筛查。快速诊断测试可以被用来初步筛查抗 HCV。对于抗体阳性者,应进一步检测 HCV-RNA,以确定是否为现症感染。

（2）HCV-RNA 定量检测：HCV-RNA 定量检测应当采用基于 PCR 扩增、灵敏度和精确度高并且线性范围广的方法,其检测结果用于现症感染的确认、抗病毒治疗前的基线病毒载量分析,以及抗病毒疗过程中及治疗结束后的应答评估。

2. HCV 基因分型　基因分型应当在抗病毒治疗前进行。

**（二）辅助检查**

1. 肝纤维化的无创性诊断　目前常用的方法包括血清学和影像学两大类。血清学方法通常是指包括多种临床指标的模型。其中 APRI（GOT/PLT 的比率指数）和 FIB-4（年龄 × GOT/PLT × GPT 的平方根）简单易行,但敏感度和特异度不高。

2. 瞬时弹性成像（TE）　作为一种较为成熟的无创性检查,其优势为操作简便、重复性好,能够较准确地识别轻度肝纤维化和进展性肝纤维化或早期肝硬化。

**（三）影像学检查**

1. 超声检查　操作简便、直观、无创和价廉,已成为肝脏检查的最常用的重要方法。该方法可以协助判断肝脏和脾脏的大小和形态、肝内的重要血管情况及肝内有无占位性病变。

2. 计算机断层成像（computed tomography,CT）　目前是肝脏病变诊断与鉴别诊断的重要影像学检查方法,用于观察肝脏形态,了解有无肝硬化,及时发现占位性病变和鉴别其性质。动态增强多期扫描对于 HCC 的诊断具有高敏感度和特异度。

3. MRI　磁共振成像（MRI）无放射性辐射,组织分辨率高,可以多方位、多序列成像,对肝脏的组织结构变化如出血性坏死、脂肪变性及肝内结节的显示和分辨率优于 CT 和超声。动态增强多期扫描及特殊增强剂显像对鉴别良性和恶性肝内占位性病变优于 CT。

**（四）病理学诊断**

肝活组织检查对丙型病毒性肝炎的诊断、炎症活动度和纤维化分期评价、疗效和预后判断等方面至关重要。

丙型病毒性肝炎鉴别诊断主要需排除或明确是否合并其他嗜肝病毒性肝炎（如乙型病毒性肝炎、丁型病毒性肝炎）或非嗜肝病毒性肝炎（如巨细胞病毒、EB 病毒等）。血清学检测和 HCV RNA 定量检测及必要时肝脏穿刺活检有助于鉴别诊断。

## 四、治疗方案

**（一）治疗目标和预后评估**

抗病毒治疗的目标是清除 HCV,获得治愈,清除或减轻 HCV 相关性肝损害,逆转肝纤维化,阻止进展为肝硬化失代偿期、肝衰竭或 HCC,提高患者的长期生存率与生活质量,预防 HCV 传播。其中进展期肝纤维化及肝硬化患者 HCV 的清除可降低肝硬化失代偿的发生率,降低 HCC 的发生率但不能完全避免其发生,需长期监测 HCC 的发生情况;肝硬化失代偿期患者 HCV 的清除有可能降低肝移植的需求,对该部分患者中长期生存率的影响需进一步研究;肝移植患者移植前抗病毒治疗可改善移植前的肝功能及预防移植后再感染,移植后抗病毒治疗可提高生存率。

**（二）药物治疗**

1. 聚乙二醇干扰素 α(Peg IFN-α)+ 利巴韦林(PR)　可应用于所有基因型的 HCV 现症感染,同时无治疗禁忌证的患者。Peg IFN-α 的治疗禁忌证包括妊娠或短期内有妊娠计划,具有精神分裂症或严重抑郁症等病史,未控制的神经系统疾病如癫痫,未控制的甲状腺疾病,未控制的自身免疫病,肝硬化失代偿期,哺乳期女性,伴有严重感染、视网膜疾病、心力衰竭、慢性阻塞性肺疾病等基础疾病,未控制的高血压,未控制的糖尿病,除肝移植外的实体器官移植,对 IFN 的不良反应高度不耐受,2 岁以下的儿童,未戒断的酗酒或吸毒。利巴韦林(RBV)的禁忌证包括妊娠或短期内有妊娠计划、严重的心脏病、对 RBV 的不良反应高度不耐受者。Peg IFNα-2a 的剂量为 180μg,每周 1 次,皮下注射;按《中国国家处方集》,Peg IFNα-2b 的推荐剂量为 1.5μg/kg,每周 1 次,皮下注射。PR 方案的基本疗程推荐为 48 周。由于 Peg IFN-α 和 RBV 的副作用多,故目前已退出新版指南的推荐用药。

2. 直接抗病毒药　目前指南中抗 HCV 的首选药物治疗方案为无 IFN、无 RBV,基于 DAA 治疗的方案。直接抗病毒药(DAA)通过直接抑制 HCV 蛋白酶、RNA 聚合酶或病毒的其他位点来抑制病毒,目前分为 2 类:全基因型药物和基因特异性药物。

(1)全基因型药物:索磷布韦(SOF)400mg,1 片 / 次,1 次 /d;索磷布韦 / 维帕他韦(SOF/VEL)(400mg 索磷布韦和 100mg 维帕他韦),1 片 / 次,1 次 /d;索磷布韦 / 维帕他韦 / 伏西瑞韦(SOF/VEL/VOX)(400mg 索磷布韦、100mg 维帕他韦和 100mg 伏西瑞韦),1 片 / 次,1 次 /d;格卡瑞韦 / 哌仑他韦(GLE/PIB)(100mg 格卡瑞韦和 40mg 哌仑他韦),3 片 / 次,1 次 /d。

(2)基因特异性药物:索磷布韦 / 雷迪帕韦(SOF/LDV)(400mg 索磷布韦和 90mg 雷迪帕韦),1 片 / 次,1 次 /d;帕利普韦 / 奥比塔韦 / 利托那韦(OBV/PTV/RTV)(75mg 帕利普韦、12.5mg 奥比塔韦和 50mg 利托那韦),2 片 / 次,1 次 /d;达塞布韦(DSV)250mg,1 片 / 次,2 次 /d(早和晚);格佐普韦 / 艾尔巴韦(GZR/EBR)(100mg 格佐普韦和 50mg 艾尔巴韦),1 片 / 次,1 次 /d。

慢性丙型肝炎包括非肝硬化和肝硬化代偿期(Child-Pugh A 级)患者的治疗方案见表 10-1。

表 10-1　慢性丙型肝炎包括非肝硬化和肝硬化代偿期（Child-Pugh A 级）患者的治疗方案

| 基因型 | 全基因型药物治疗方案 | | | 基因特异性药物治疗方案 | | |
| --- | --- | --- | --- | --- | --- | --- |
| | SOF/VEL | GLE/PIB | SOF/VEL/VOX | SOF/LDV | GZR/EBR | OBV/PTV/r+DSV |
| GT1a | √ | √ | × | √ | √ | × |
| GT1b | √ | √ | × | √ | √ | √ |
| GT2 | √ | √ | × | × | × | × |
| GT3 | √ | √ | √ | × | × | × |
| GT4 | √ | √ | × | √ | √ | × |
| GT5 | √ | √ | × | √ | × | × |
| GT6 | √ | √ | × | √ | × | × |

## 五、药学监护要点

1. PR 方案 治疗前应检测肝肾功能、血常规、甲状腺功能、自身抗体、血糖、尿常规、眼底，可检测 IL-B 基因分型。治疗期间每月检查 GPT，治疗结束后 6 个月内每 2 个月检测 1 次。即使患者的 HCV 未能清除，也应定期复查 GPT。在治疗过程中采用敏感、准确的 HCV-RNA 检测方法监测疗效。在基线及治疗 4、12、24、48 周以及治疗结束后 24 周检测血清 HCV-RNA 水平，有助于监测疗效并指导疗程的决策。所有患者在每次随访中均应评估不良反应，包括严重乏力、抑郁、失眠、皮肤反应和呼吸困难等。在开始治疗后的第 1 个月内应每周检查 1 次血常规，以后间隔 4~8 周检查 1 次直至 6 个月，然后每 3 个月检查 1 次；如遇血细胞明显减低者，可以增加血常规的检测频率。一过性外周血细胞减少、中性粒细胞绝对计数 $\leq 0.75 \times 10^9$/L 和 / 或 PLT<$50 \times 10^9$/L 应降低 IFN-α 的剂量；1~2 周后复查，如恢复，则逐渐增加至原量。中性粒细胞绝对计数 $\leq 0.5 \times 10^9$/L 和 / 或 PLT<$25 \times 10^9$/L，则应暂停使用 IFN。对中性粒细胞明显降低者，可试用粒细胞集落刺激因子或粒细胞巨噬细胞集落刺激因子治疗。在治疗中出现治疗相关的贫血时采取下列步骤处理：在患者无明显的心血管疾病时出现血红蛋白 <100g/L 且 $\geq$ 85g/L；或当患者心血管疾病稳定时，在治疗期间的任意 4 周内血红蛋白下降 $\geq$ 20g/L 时 RBV 应减量至 600mg/d，不推荐恢复至最初的用药剂量。患者无明显的心血管疾病时，血红蛋白下降至 85g/L 以下；或者患者心血管疾病稳定时，在减量治疗 4 周后血红蛋白仍持续低于 120g/L，应该停用 RBV。当恢复正常值后可重新开始使用 RBV 600mg/d，可根据临床实际情况进一步增加到 800mg/d，但不推荐恢复至最初的剂量。所有患者在治疗过程中每 12 周、治疗结束后每 3~6 个月检测甲状腺功能；如治疗前就已存在甲状腺功能异常，则应每月检查甲状腺功能。对于老年患者，治疗前应做心电图检查和心功能判断。应定期评估精神状态，对出现明显的抑郁症和有自杀倾向的患者应停药并密切防护，给予相应的治疗。

2. DAA DAA 的疗程一般为 8~12 周，应在治疗前进行 HCV 基因型分型，并在治疗前及治疗后的 12 和 24 周检测 HCV-RNA 定量。

DAA 可能影响 OATP、P-gp、BCRP 等转运蛋白或细胞色素酶 CYP 家族。影响药物代谢的最常见的途径是通过诱导或抑制 CYP450，进而导致药物暴露水平异常。SOF 为基础方案（含 SOF 的 Harvoni 或 Sovaldi 联合其他 DAA 的方案），与抗心律失常药胺碘酮合并用药时可出现心脏及肝胆事件。心脏事件包括症状性心动过缓、起搏器干预和致死性心搏骤停。机制目前仍不清楚，可能的机制为联合 DAA 给药后，DAA 可在结合位点取代胺碘酮，将其以游离的活性形式释放到血液中，导致心率减慢。

有些药物与索非布韦合用可能减少索非布韦的血药浓度，导致索非布韦的疗效降低。例如抗癫痫药（如卡马西平、苯妥英钠、磷苯妥英钠、苯巴比妥、奥卡西平）；抗结核药（如利福布汀、利福平、利福喷丁）；抗艾滋病毒的蛋白酶抑制剂（如替拉那韦、利托那韦）；有些草药也可能与索非布韦发生相互作用；国外的研究发现一种可以用来治疗抑郁症的金丝桃属草药圣约翰草（贯叶连翘）与索非布韦同时服用，可以降低索非布韦在血中的药物浓度，导致疗效下降。

在达卡他韦与索非布韦联合治疗的研究中，常见的不良事件是头痛和恶心，少数患者可出现血磷降低和血糖升高。目前的研究显示，达卡他韦与口服避孕药、依非韦伦、阿扎那韦 /

利托那韦、奥美拉唑、咪达唑仑等有相互作用。

此外,HCV 感染合并 HBV 感染的患者使用 DAA 有乙型肝炎再激活的报道,因此需要警惕 DAA 药物导致的乙型肝炎再激活。

## 六、案例分析

案例:患者,女,43 岁。5 年前体检发现抗 HCV 抗体阳性,未行治疗。近 1 年来出现间断腹胀、乏力、双下肢水肿;实验室检查显示 ALB 32g/L,GPT、GOT、胆红素和凝血酶原时间(PT)正常,HBsAg、HBeAb、HBcAg 阳性,HBV-DNA 阴性;腹部 B 超显示少量腹水,肝硬化,脾大;肝脏弹性值18kPa;HCV 抗体阳性,HCV-RNA $5 \times 10^6$copies/ml;HCV 基因型分型 2 型;患者既往慢性乙型肝炎病史 10 余年,口服替比夫定治疗 5 年,复查 HBV-DNA 阴性后停药。既往 8 年前有拔牙病史;无心脏、肾脏等慢性病病史。其母患乙型肝炎,余家族史无特殊。

诊断:慢性病毒性肝炎,丙型。

治疗方案:索磷布韦 400mg+ 维帕他韦 100mg,口服,1 次 /d,随餐或餐后服用。治疗 12 周,每周检测肝功能、每 4 周检测 HBV-DNA,12 及 24 周后复查 HCV-RNA。

分析:

(1)关于初始治疗:由于我国 DAA 上市不久,PR 被推荐为主要的 HCV 治疗方案,可应用于所有基因型的 HCV 现症感染。但是 PR 方案的疗程长,患者的耐受性差、依从性低,SVR 率显著低于 DAA。2017 年美国肝脏病学会及 2018 年欧洲肝病学会的指南已不推荐PR 方案治疗丙型肝炎,且 PR 方案不推荐用于肝硬化失代偿期患者。DAA 方案由于简便、疗程短、不良反应小、SVR 率高,因此目前已逐渐成为一线 HCV 治疗方案。

DAA 方案的选择需要根据患者的 HCV 基因型及患者有无肝硬化失代偿期确定。索磷布韦 + 维帕他韦方案已被批准用于基因 1~6 型丙型肝炎患者的治疗。此方案的临床研究显示 1 035 名不伴肝硬化 / 伴肝硬化代偿期的基因 1~6 型 HCV 感染的初治患者和经治患者接受 12 周的治疗,98%(1 015/1 035)的患者实现 SVR12;另一项研究显示 267 名肝硬化失代偿期(Child-Pugh B 级)的基因 1~4 型和基因 6 型 HCV 感染患者接受 12 周的索磷布韦 + 维帕他韦联合 / 不联合利巴韦林(RBV)治疗的安全性和有效性,接受 12 周的丙通沙<sup>®</sup> 联合RBV 治疗的肝硬化失代偿期患者实现 94% 的 SVR12。因此对于合并肝硬化失代偿的基因 3 型丙型肝炎患者,使用索磷布韦 + 维帕他韦方案是恰当的。

(2)关于 DAA 的药学检测:DAA 的疗程一般为 8~12 周,应在治疗前进行 HCV 基因型分型,并在治疗前及治疗后的 12 和 24 周检测 HCV-RNA 定量。必要时可进行耐药性检测,以确定影响疗效的因素。DAA 方案需注意与其他药物的相互作用,尤其是索磷布韦与抗心律失常药胺碘酮合并用药时,需警惕心搏骤停的风险。

(3)HCV 合并 HBV 感染:HCV 合并 HBV 感染时患者的 HBV-DNA 多处于低复制水平或低于检测值,而 HCV 多为肝病进展的主要因素。因此,对于该类患者要注意检测 HBV和 HCV 的活动状态,以决定如何选择抗病毒治疗方案。如果患者 HCV-RNA 阳性且 HBV-DNA 低于检测值时,应根据 HCV 基因型选用抗 HCV 药物;该类患者在经治疗 HCV 获得 SVR 后,HBV-DNA 有再次活动的风险,因此在治疗期间和治疗后要注意监测肝功能和HBV-DNA 水平,若 HBV-DNA 水平明显升高应加用核苷(酸)类似物抗 HBV 治疗。

(4)生活指导:嘱患者按医嘱服药,避免自行停药、加药或换药,注意不要与其他药物同

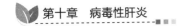

服,尤其是抗心律失常药、PPI、抗生素等。

（郑林华　郭长存　时永全　韩　英）

## 参 考 文 献

［1］中华医学会肝病学分会,中华医学会感染病学分会.《慢性乙型肝炎防治指南》(2015更新版).传染病信息,2015,28(6):321-3 40.

［2］European Association for the Study of the Liver.EASL 2017 Clinical Practice Guidelines on the management of hepatitis B virus infection.Journal of Hepatology,2017,67(2):370-398.

［3］中华医学会肝病学分会,中华医学会感染病学分会.丙型肝炎防治指南(2015年版).中国肝脏病杂志(电子版),2015,7(3):19-35.

［4］European Association for the Study of the Liver.EASL recommendations on treatment of hepatitis C 2018.Journal of Hepatology,2018,69(2):461-511.

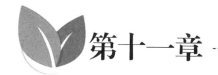

# 第十一章

# 自身免疫性肝病

## 第一节　自身免疫性肝炎

### 一、定义与流行病学

自身免疫性肝炎（autoimmune hepatitis，AIH）是一种针对肝细胞的自身免疫反应所介导的肝脏实质炎症，以血清自身抗体阳性、高免疫球蛋白 G 和 / 或 γ- 球蛋白血症、肝组织学上存在界面性肝炎为特点，如不治疗常可导致肝硬化、肝衰竭。此病多见于女性。AIH 的临床表现多样，一般表现为慢性、隐匿性起病，但也可表现为急性发作，甚至引起急性肝衰竭。免疫抑制剂治疗可显著改善 AIH 患者的生化指标及临床症状，甚至能逆转肝纤维化，从而显著改善患者的预后和生存质量。

AIH 呈全球性分布，多见于女性，男女比例约 1∶4，可发生于任何年龄段，但大部分患者的年龄 >40 岁。我国一项全国范围内的回顾性调查发现，AIH 的峰值年龄为 51 岁（范围为 14~77 岁），89% 为女性。北欧白人的平均年发病率为（1.07~1.9）/100 000，患病率为 16.9/100 000；亚太地区的患病率介于（4~24.5）/100 000，年发病率在（0.67~2）/100 000。

### 二、临床表现

AIH 的临床表现多样，大多数 AIH 患者起病隐匿，一般表现为慢性肝病。最常见的症状包括嗜睡、乏力、全身不适等。体检可发现肝大、脾大、腹水等体征，偶见周围性水肿。约 1/3 的患者诊断时已存在肝硬化表现，少数患者以食管 - 胃底静脉曲张破裂出血引起的呕血、黑便为首发症状。少部分患者可伴发热症状。10%~20% 的患者没有明显症状，仅在体检时意外发现血清氨基转移酶水平升高。这些无症状的患者进展至肝硬化的风险与有症状的患者相近。AIH 常合并其他器官或系统性自身免疫病如慢性淋巴细胞性甲状腺炎、糖尿病、炎性肠病、类风湿关节炎、干燥综合征、银屑病和系统性红斑狼疮等。如 AIH 和其他自身免疫病同时存在可按主要疾病类型处理，糖皮质激素剂量以能否控制疾病活动为主。

约 25% 的 AIH 患者表现为急性发作，甚至可进展至急性肝衰竭。部分患者病情可呈波动性或间歇性发作，临床和生化异常可自行缓解，甚至在一段时间内可完全恢复，但之后又会复燃。这种情况需要高度重视，因为这些患者的肝组织学仍表现为慢性炎症的持续活动，不及时处理可进展为肝硬化。

### 三、诊断与鉴别诊断

临床上遇到不明原因的肝功能异常或肝硬化的任何年龄、性别患者,均应考虑 AIH 的可能性。既往诊断 AIH 多沿用国际自身免疫性肝炎工作组(IAIHG)于 1993 年提出、1999 年修订的 AIH 描述性诊断和评分系统,但该系统应用起来较为繁杂,不便于被临床广泛应用。2008 年 IAIHG 又提出 AIH 简化诊断积分系统(表 11-1),该系统仅包括血清 lgG、自身抗体、病理学以及除外病毒性肝炎,每部分最高计 2 分,共计 8 分,积分 6 分者为可能 AIH,积分 =7 分者可确诊 AIH。当其积分 =6 时诊断 AIH 的特异性为 97%,敏感性为 88%;积分 =7 时诊断的特异性为 99%,敏感性为 81%。Czaja 等发现简化的评分系统在排除 AIH 时具有更高的特异性(90%),但简化的评分系统诊断 AIH 的敏感性相对较低(95%)。Qiu 等验证了简化积分系统在我国 AIH 患者中具有良好的敏感性和特异性,认为其诊断"可能"和"确诊" AIH 的敏感性、特异性分别为 95%、90% 和 62%、99%。在简化诊断系统中,肝组织病理学是诊断的必备条件,因此对于临床上疑诊为 AIH 的患者需尽量完善肝活组织检查以明确诊断。但简化积分系统容易漏诊部分不典型患者如自身抗体滴度低或阴性和 / 或血清 IgG 水平较低甚至正常的患者,因此对于疑似患者而简易诊断不能确定的患者,建议再以综合诊断积分系统进行综合评估。

ANA 和 ASMA 等自身抗体缺乏疾病特异性,低滴度的自身抗体也可见于其他多种肝内外疾病如病毒性肝炎、非酒精性脂肪性肝病、Wilson 病等肝病以及系统性红斑狼疮、类风湿关节炎等自身免疫病。因此,需进行仔细的鉴别诊断。

**表 11-1　IAIHG 自身免疫性肝炎简化评分**

| 变量 | 标准 | 分值 | 备注 |
|---|---|---|---|
| ANA 或 ASMA | = 1∶40 | 1 分 | 相当于我国常用的 ANA1∶100 的最低滴度 |
| ANA 或 ASMA | = 1∶80 | | |
| LKM-1 | = 1∶40 | 2 分 | 多项同时出现时最多 2 分; |
| SLA 阳性 | 阳性 | | |
| lgG | > 正常值上限 | 1 分 | |
| | >1.10 倍的正常值上限 | 2 分 | |
| 肝组织学 | 符合 AIH | 1 分 | 界面性肝炎、汇管区和小叶内淋巴 - 浆细胞浸润、肝细胞玫瑰样花环以及穿入现象被认为是特征性肝组织学改变,4 项中具备 3 项为典型表现 |
| | 典型 AIH 表现 | 2 分 | |
| 排除病毒性肝炎 | 是 | 2 分 | |
| | | = 6 分:AIH 可能 | |
| | | = 7 分:确诊 AIAH | |

## 四、治疗方案

### (一) 治疗目标

AIH 治疗的总体目标是获得肝组织学缓解,防止肝纤维化发展和肝衰竭发生,提高患者的生存期和生存质量。临床上可行的治疗目标是获得完全生化缓解即血清氨基转移酶(GPT/GOT)和 IgG 水平均恢复正常,而肝组织缓解则是治疗的重要目标。

### (二) 药物治疗

对免疫抑制治疗应答是 AIH 的特点之一,IAIHG 推荐对确定或可能诊断的 AIH 患者进行免疫抑制治疗,以改善患者的生活质量和预后。常用的一线治疗药物主要有泼尼松(龙)、硫唑嘌呤、布地奈德(表 11-2),补救治疗药物主要有吗替麦考酚酯、环孢素、他克莫司(表 11-3)等。

**表 11-2　AIH 的一线治疗药物**

| 药物名称 | 作用 | 应用与缺点 |
| --- | --- | --- |
| 泼尼松(龙) | 抑制细胞因子基因表达 | 一线治疗 |
| | 抑制 NF-κB 和细胞因子转录 | 大剂量补救治疗 |
| | 减少淋巴细胞增殖,抑制免疫应答 | 缺点: |
| | 降低黏附分子表达 | 半衰期短 |
| | 诱导效应细胞凋亡 | 非持续应答 |
| | 抑制 TGF-β 表达 | 副作用大 |
| | 抑制肝星形细胞(HSC)转化肌成纤维细胞增殖,促进 HSC 凋亡 | 依赖于肝功能转化为泼尼松龙 |
| | 减少 ROS、RNS、新抗原和凋亡小体 | |
| 硫唑嘌呤 | 阻断以嘌呤为基础的 DNA 合成 | 一线治疗,激素的补救治疗 |
| | 降低淋巴细胞增殖 | 复发后维持治疗 |
| | 增加活化淋巴细胞凋亡 | 缺点: |
| | 降低促炎症细胞因子 | 起效较慢 |
| | | 抗炎活性弱 |
| | | 严重的骨髓抑制 |
| | | 活动性 AIH 中单药作用较弱 |
| 布地奈德 | 抑制细胞因子基因表达 | 一线治疗 |
| | 诱导效应细胞凋亡 | 缺点: |
| | 抑制化学因子释放 | 系统利用度低,快速降解 |
| | 调节化学因子受体表达 | 抗纤维化特性不确定 |
| | | 肝硬化中副作用大 |
| | | 儿童中数据有限 |

表 11-3　AIH 的补救治疗药物

| 药物名称 | 作用 | 应用与缺点 |
|---|---|---|
| 吗替麦考酚酯 | 阻断以嘌呤为基础的 DNA 合成 | 作为激素的补救治疗 |
| | 降低淋巴细胞增殖 | 与激素联合一线治疗 |
| | 增加活化淋巴细胞凋亡 | 缺点: |
| | 扩增 Treg 细胞 | 生物利用度不稳定 |
| | 抑制 DC 的抗原呈递作用 | 起效较慢 |
| | 降低黏附分子表达 | 孕妇禁用 |
| | 降低促炎症细胞因子 | |
| | 抑制 iNOS 产生 | |
| | 抑制肌成纤维细胞增殖 | |
| 环孢素 | 抑制钙调蛋白和 NFAT 激活 | 补救治疗,偶尔一线治疗 |
| | 减弱 NF-κB 和细胞因子转录 | 缺点: |
| | 降低淋巴细胞增殖 | 半衰期短 |
| | 下调天然免疫和适应性免疫 | 生物利用度不稳定 |
| | 抑制 TGF-β 和 IL-4 的促纤维化作用 | 抗炎作用有限 |
| | | 肾毒性,偶可诱发自身免疫肝移植后 AIH 无效 |
| 他克莫司 | 结合与环孢素不同的细胞受体,但抑制钙调蛋白及下游信号通路 | 补救治疗,偶尔一线治疗 |
| | 抑制 TGF-β 和 IL-4 的促纤维化作用 | 作用强于环孢素 |
| | | 缺点: |
| | | 同环孢素 |

激素和免疫抑制剂治疗:通常采用糖皮质激素单药治疗诱导缓解治疗,泼尼松或泼尼松龙的起始剂量为 40~60mg/d,服用 4 周后复查肝功能,如肝功能稳定,嘱患者逐渐减量(每 2 周减 5mg)至 5~10mg/d 维持治疗;也可采用糖皮质激素联合硫唑嘌呤(50mg/d)诱导治疗,尤其是对于糖皮质激素副作用风险增加的患者(如具有脆性糖尿病、骨质疏松症、情感不稳定、精神病史和控制不良的高血压患者),泼尼松或泼尼松龙的起始剂量为 30mg/d,如肝功能稳定,嘱患者逐渐减量(每 2 周减 5mg)至 5~10mg/d 维持治疗,硫唑嘌呤无须减量。维持治疗可采用泼尼松或泼尼松龙(5~10mg/d)单药或联合硫唑嘌呤(50mg/d)治疗,也可单用硫唑嘌呤(50mg/d)维持治疗。治疗应强调个体化原则。

泼尼松的不良反应:泼尼松治疗 2 年,80% 的患者出现轻症反应,主要为外貌改变,包括满月脸、水牛背、妊娠纹、体重增加、痤疮、秃发和面部多毛等。13% 的患者出现严重不良反应,包括椎体压缩性骨折、脆性糖尿病、精神病、胰腺炎、机会性感染、控制不良的高血压和恶性肿瘤。严重并发症不常见,但常发生在泼尼松单药(20mg/d)长程(超过 18 个月)治疗之后。糖皮质激素的相关副作用是 AIH 停药的最常见的原因,约 13% 的患者因此停药,其中 47% 不能忍受外貌改变或肥胖,27% 为椎体压缩性骨折,20% 为脆性糖尿病。

综合考虑疗效和不良反应之间的利弊,已有多项临床试验表明,对大多数 AIH 患者而言,泼尼松和硫唑嘌呤联合治疗是最佳治疗方案。在联合治疗中泼尼松对诱导缓解仍起主要作用,硫唑嘌呤对诱导缓解无作用,但对维持缓解有效,加用硫唑嘌呤,旨在减少泼尼松的用量及不良反应。

硫唑嘌呤的不良反应:硫唑嘌呤的主要不良反应是血细胞减少,最严重的是骨髓衰竭。AIH 患者使用硫唑嘌呤治疗血细胞(白细胞、血小板)轻度减少的发生率约 46%(由其是肝硬化患者),约 6% 的患者出现严重的血液学异常。5% 的患者在治疗早期即因恶心、呕吐、关节痛、发热、皮疹等而停药。AIH 免疫抑制治疗与恶性肿瘤发生风险增加有关,治疗过程中肝外新生物的发生率为 1/194 人年,10 年后的肿瘤发生率为 3%。肿瘤并无优势的细胞类型,与年龄、性别、治疗药物、累积疗程无关。另外,少见骨髓衰竭、绒毛萎缩、吸收不良、妊娠期致畸等不良反应。一般认为硫唑嘌呤的用量为 50mg/d 时并发症发生率低于 10%,减少剂量或停药后不良反应可逆转。

布地奈德是第二代糖皮质激素,其在肝脏的首关清除率较高(约 90%)。6-OH- 布地奈德与糖皮质激素受体的亲和性高,抗炎疗效相当于泼尼松(龙)的 5 倍;而其代谢产物(16-OH-泼尼松龙)无糖皮质激素活性。因此,布地奈德的主要作用部位为肠道和肝脏,而全身副作用较少。研究表明,布地奈德和硫唑嘌呤联合治疗方案较传统联合治疗方案能更快诱导缓解,而糖皮质激素的相关副作用显著减轻,可作为 AIH 的一线治疗方案。目前多用于需长期应用泼尼松(龙)维持治疗的 AIH 患者,以期减少糖皮质激素的副作用。

### (三)治疗指征

所有活动性 AIH 患者均应接受免疫抑制治疗,并可根据疾病活动度调整治疗方案和药物剂量,具体如下:

1. 中度以上炎症活动的 AIH 患者(血清氨基转移酶水平 $>3 \times ULN$、$IgG>1.5 \times ULN$)、急性(GPT 和 / 或 GOT 超过正常上限的 10 倍)甚至重症(伴出凝血异常,即 INR>1.5)应及时启动免疫抑制治疗,以免出现急性肝衰竭。

2. 对于轻微炎症活动(血清氨基转移酶水平 $<3 \times ULN$、$IgG<1.5 \times ULN$)的老年(>65 岁)患者需平衡免疫抑制治疗的益处和风险,进行个体化处理。暂不启动免疫抑制治疗者需严密观察,如患者出现明显的临床症状或出现明显的炎症活动患者可进行治疗。

3. 从肝组织学角度判断,存在中度以上界面性肝炎是治疗的重要指征。桥接性坏死、多小叶坏死或塌陷性坏死、中央静脉周围炎等特点提示急性或重症 AIH,需及时启动免疫抑制治疗。轻度界面炎患者可视年龄而区别对待。轻度界面性肝炎的老年患者可严密观察、暂缓用药,特别是存在免疫抑制剂反指征者。而存在轻度界面炎的年轻患者仍有进展至肝硬化的风险,可酌情启动免疫抑制治疗。对非活动性肝硬化 AIH 患者则无须免疫抑制治疗,但应长期密切随访(如每 3~6 月随访 1 次)。

### (四)治疗评估及处理

1. 完全缓解 诱导治疗至少 2 年,从理论上讲,应达到完全缓解时停药。血清 GPT、GOT 及 γ- 球蛋白水平是预测治疗应答的最常用、最简便的生化指标。治疗前生化指标异常,预测肝组织学异常的准确率为 91%~98%;治疗后生化指标复常,预测肝组织学复常的准确率仅 36%~44%。这是因为肝组织学复常滞后于生化指标复常 3~6 个月,因此完全缓解应有肝活检依据。治疗结束前,肝活检是确认疾病完全缓解、理想治疗终点的唯一方法。治疗过程中血清 GOT、γ- 球蛋白正常的患者,约 55% 仍存在界面性肝炎,此类患者停药后易复发。停药前通过肝活检识别这类患者,调整和延长治疗。因此,推荐 AIH 患者在停止免疫抑制治疗前进行肝活检。

2. 治疗失败　是指患者遵循标准治疗,但临床、实验室和组织学恶化,并出现黄疸、腹水和肝性脑病,在 3~6 周内至少 9% 的患者治疗失败。可以通过 MELD 评分早期识别以后会发生治疗失败、肝衰竭死亡或需要肝移植的患者。早期识别可能会对糖皮质激素治疗失败的患者可以通过调整治疗方案(包括及时肝移植)改善预后。

治疗失败的患者可大剂量泼尼松单药(60mg/d),或泼尼松(30mg/d)联合硫唑嘌呤(150mg/d),此剂量至少维持 1 个月,血清 GOT 水平改善后泼尼松和硫唑嘌呤每月减量直至维持剂量。

3. 不完全应答　在标准治疗的 AIH 者中,约 13% 的患者泼尼松不能诱导缓解或呈部分缓解,继续治疗的药效 - 风险比降低,超过 3 年的标准治疗,每年诱导缓解率仅 7%,而药物不良反应发生率则增加。对标准治疗不完全应答的患者,可选择低剂量泼尼松(<10mg/d)或硫唑嘌呤[2mg/(kg·d)]维持治疗。

4. 复发　复发是指在治疗诱导缓解和停药后疾病的再活动,特征是血清 GOT 水平超过 3 倍 ULN 和 / 或血清 γ- 球蛋白超过 20g/L。停药后复发是 AIH 治疗的最主要的问题。停药 6 个月后复发者为 50%,停药 3 年后复发者为 70%,曾认为与过早停药有关,肝组织学显示非特异性炎症或汇管区炎症而停药者的复发率为 50%,肝硬化复发者为 87%~100%,即使组织学恢复至正常肝结构,亦有 20% 的复发率,目前认为复发与免疫抑制剂不能完全阻断 AIH 的发病机制有关。

停药后首次复发,应再次治疗,治疗方案是泼尼松联合硫唑嘌呤,直至再次临床和实验室缓解,然后泼尼松减量而硫唑嘌呤加量,泼尼松逐渐减量停药,硫唑嘌呤增加剂量至 2mg/(kg·d)维持治疗。对硫唑嘌呤不耐受的患者可小剂量泼尼松(=10mg/d)维持治疗。先前复发患者,至少治疗 24 个月后,血清 GOT 或 GPT 持续正常,从长期硫唑嘌呤或小剂量泼尼松维持治疗逐渐减量的决定必须慎重权衡利弊。

**(五)辅助治疗**

目的主要是防治或减少标准治疗可能引起的或已发生的不良反应,如骨质疏松症。因此,除常规支持疗法外,宜加用维生素 D 每周 50 000U、钙每日 1 000mg,口服;有症状性骨质疏松症者,可用有机双膦酸盐类化合物制剂,如依替膦酸及阿仑膦酸钠,后者每周 70mg,一次口服,服用后宜多饮水。其他辅助治疗根据相应变化调整。

**(六)肝移植**

肝移植是终末期 AIH 患者的唯一选择,肝移植的指征包括急性肝衰竭、失代偿性肝硬化MELD 评分 =15 分或符合移植标准的肝细胞肝癌。移植后的 5 年生存率为 86%,移植后的4.6 年 ±1 年至少 17% 复发,更多见于免疫抑制治疗不当的 AIH 患者。AIH 复发者应给予适宜剂量的泼尼松联合硫唑嘌呤治疗,或加大剂量的糖皮质激素和优化的钙神经素抑制剂(首选他克莫司),抑制血清 GOT、GPT 水平。糖皮质激素和钙神经素抑制剂治疗血清 GOT或 GPT 水平不能复常者,加用吗替麦考酚酯(2g/d)。若治疗应答仍不充分,用环孢素替代他克莫司或西罗莫司替代钙神经素抑制剂。复发 AIH 治疗有效后不建议停用糖皮质激素,否则可能导致移植物失败。对可能进展至移植物失败的难治性复发性 AIH 应考虑再次肝移植。

## 五、药学监护要点

1. 注意应根据血清氨基转移酶和 IgG 恢复情况调整泼尼松(龙)的剂量,并密切监测其不良反应。

2. 需长期接受激素治疗的患者,建议治疗前行基线骨密度测定并每年监测随访。

3. 在治疗前已存在血细胞减少者或肝硬化者慎用硫唑嘌呤,硫唑嘌呤用药过程中也应注意检测血常规,防止骨髓抑制发生。

## 六、案例分析

案例:患者,女,42岁,体重46kg。因"发现肝功能异常6个月余,乏力、纳差4个月"入院。6个多月前患者因腮腺炎就诊于当地医院行肝功能检查提示氨基转移酶升高(未见化验单),未予重视。4个月前无明显诱因出现乏力、纳差,伴皮肤和巩膜黄染,偶有恶心、呕吐,为进一步诊治就诊于我院。入院后查体:皮肤、巩膜轻度黄染,未见肝掌及蜘蛛痣,心、肺、腹查体未见明显异常。行肝功能检查提示 GPT 313IU/L,GOT 283IU/L,TBIL 71.5μmol/L,DBIL 56.2μmol/L,ALP 329IU/L,GGT 412IU/L,IgG 21.8g/L。维生素 $D_3$ 8.46ng/ml,钙 2.00mmol/L。自身抗体系列:抗核抗体 1:10 000 阳性,抗 Ro-52 阳性。乙型肝炎五项和丙型肝炎抗体阴性。血常规未见明显异常。腹部超声提示肝大小及形态正常,肝内外胆管未见扩张,脾脏大小正常。肝穿病理提示活动性肝损害,自身免疫性肝炎评分 5 分,考虑自身免疫性肝炎引起的肝损害。诊断为自身免疫性肝炎,静脉滴注甲泼尼龙 40mg/d 治疗 1 周后病情缓解,出院后口服醋酸泼尼松片 40mg/d,1 个月后复查肝功能提示 GPT 56IU/L,GOT 68IU/L,TBIL 28.5μmol/L,DBIL 18.2μmol/L,ALP 94IU/L,GGT 165IU/L,IgG 18.8g/L。维生素 $D_3$ 9.66ng/ml,钙 2.01mmol/L。醋酸泼尼松片由 40mg/d 逐渐减量(每 2 周减 5mg)至 5~10mg/d 维持治疗。

诊断:自身免疫性肝炎。

治疗方案:醋酸泼尼松片 40mg,口服,1 次/d,并逐渐减量至 5mg/d 维持治疗;碳酸钙 $D_3$ 咀嚼片 600mg,口服,1 次/d。

分析:

(1)关于自身免疫性肝炎的诊断:患者的主要临床表现为乏力、纳差伴皮肤和巩膜黄染,偶有恶心、呕吐。查体:皮肤、巩膜轻度黄染,GPT 313IU/L,GOT 283IU/L,TBIL 71.5μmol/L,DBIL 56.2μmol/L,IgG 21.8g/L,抗核抗体 1:10 000 阳性,乙型肝炎、丙型肝炎均为阴性,肝脏病理自身免疫性肝炎评分 5 分。根据 AIH 简化诊断积分系统该患者评分为 8 分,确诊为 AIH。

(2)治疗方案制订:根据《自身免疫性肝炎诊治专家共识(2015)》,自身免疫性肝炎患者一般推荐单独使用泼尼松(龙)和低剂量泼尼松(龙)联合硫唑嘌呤 2 种治疗方案。该患者既往无糖尿病、高血压等疾病,入院后行骨钙相关检查无明显异常,故给予醋酸泼尼松单药治疗,根据肝功能和 IgG 检查结果逐渐减量,同时给予钙剂预防骨质疏松症。

(3)评估激素的疗效及副作用:血清 GPT、GOT 及 γ- 球蛋白水平是预测治疗应答的最常用、最简便的生化指标。治疗后生化指标复常,预测肝组织学复常的准确率仅 36%~44%,这是因为肝组织学复常滞后于生化指标复常 3~6 个月,因此完全缓解应有肝活检依据。治疗结束前,肝活检是确认疾病完全缓解、理想治疗终点的唯一方法。治疗过程中血清 GOT、 γ- 球蛋白正常的患者,约 55% 仍存在界面性肝炎,此类患者停药后易复发。故该患者在停止治疗前建议进行肝活检。

激素的主要副作用为外貌改变,包括满月脸、水牛背、妊娠纹、体重增加、痤疮、秃发和面部多毛等。13% 的患者出现严重不良反应,包括椎体压缩性骨折、脆性糖尿病、精神病、胰腺炎、机会性感染、控制不良的高血压和恶性肿瘤。严重并发症不常见,但常发生在泼尼松单药(20mg/d)长程(超过 18 个月)治疗之后。约 13% 的患者因此停药,其中 47% 不能忍受外貌改变或肥胖,27% 为椎体压缩性骨折,20% 为脆性糖尿病。综合考虑疗效和不良反应之间的利弊,如无法耐受激素的副作用,泼尼松和硫唑嘌呤联合治疗是最佳治疗方案。而该患者激素耐受可,无明显的副作用,故建议继续激素治疗。

(4)生活指导:嘱患者低脂、低铜、高蛋白饮食,避免自行停药、减药或换药,定期随访。

# 第二节 原发性胆汁性胆管炎

## 一、定义与流行病学

原发性胆汁性胆管炎(primary biliary cholangitis,PBC;既往称为原发性胆汁性肝硬化)是一种以胆汁淤积为特点的慢性自身免疫病,如果不治疗将会发展为胆汁性肝硬化。其发病机制尚不完全清楚,可能与遗传背景及环境等因素相互作用所导致的异常自身免疫反应有关。PBC 多见于中老年女性,最常见的临床表现为乏力和皮肤瘙痒。血清抗线粒体抗休(antimitochondrial antibody,AMA)阳性,特别是 AMA-M2 亚型阳性对本病的诊断具有很高的敏感性和特异性。目前减缓疾病进展的药物包括已许可的治疗方案(熊脱氧胆酸和奥贝胆酸)和超适应证用药的治疗方案(苯氧酸类和布地奈德),治疗目的是减缓疾病进展、防止发展至终末阶段和改善症状。

PBC 是一种重要但并不十分常见的疾病,多见于中老年女性,男女发病率约 1:9。目前多个研究发现全球 40 岁以上的女性中 1/1 000 的患有 PBC,在欧洲每年诊断为 PBC 者为(1~2)/100 000。近年研究发现男性患者有增加趋势。

最新研究表明,PBC 患者一级亲属的 AMA 阳性率明显高于对照组(13.1%:1%),女性亲属明显高于男性亲属:姐妹约 20.7%,母亲约 15.1%,女儿约 9.8%;兄弟约 7.8%,父亲约3.7%,儿子为 0。

## 二、临床表现

PBC 的临床症状轻重程度差异很大,高达 25% 以上的 PBC 患者无临床症状,多于体检或普查筛选时被发现,仅表现为高滴度的 AMA,其临床前期经数月至数十年,然后才出现临床症状及淤胆性肝功能异常。因此,PBC 的临床分期可分为 4 期:①肝功能正常的无症状期;②肝功能异常的无症状期;③肝功能异常的有症状期,即临床期;④肝硬化期。

PBC 常见的临床表现有乏力、瘙痒和黄疸。临床 3 期的患者多出现乏力和瘙痒,黄疸多见于 4 期,重度黄疸时提示病情近晚期,预后不良。肝硬化期患者可出现骨质疏松症、高脂血症(多为高胆固醇血症)和维生素 A、维生素 D、维生素 E、维生素 K 缺乏。当发展为肝硬化失代偿期时,可出现相应的症状和体征。

其他症状和体征:干燥综合征(眼干和/或口干)常见,皮肤钙化、雷诺现象及咽下困难不常见。部分患者在皮肤表面呈现黄色瘤,呈平坦隆起或呈结节状,分布于手掌、颈、胸、躯干,或肘、膝、指关节、跟腱伸侧面,尤多见于眼睑内眦。部分晚期患者可见色素沉着。

### 三、诊断与鉴别诊断

PBC 的诊断依据有:①胆汁淤积的生化学证据如 ALP 升高;② AMA 阳性或 AMA 阴性时特异性 ANA 荧光类型(核点型或核周型)或抗 sp100、抗 gp210 抗体阳性;③肝脏活检见特征性非化脓性胆管炎及小或中等胆管破坏的组织病理学证据。对于胆汁淤积患者,具备上述任意 2 条标准,并排除胆道梗阻时即可诊断为 PBC。对于 AMA 阳性的患者,肝脏穿刺活检并非必需。但对于 AMA 阴性或者氨基转移酶显著升高疑诊自身免疫性肝炎重叠综合征的患者,肝脏穿刺活检具有诊断与鉴别诊断的价值。

临床上对于中年以上的妇女,出现不明原因的乏力、瘙痒、肝大和/或脾大,ALP、IgM 升高,应考虑本病的可能性。鉴别诊断主要包括药物引起的胆汁淤积反应、胆道梗阻、结节病、AIH 及 PSC。诊断流程如图 11-1 所示。

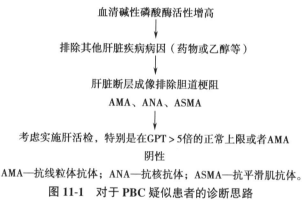

血清碱性磷酸酶活性增高

↓

排除其他肝脏疾病病因(药物或乙醇等)

↓

肝脏断层成像排除胆道梗阻

AMA、ANA、ASMA

↓

考虑实施肝活检,特别是在GPT > 5倍的正常上限或者AMA阴性

AMA—抗线粒体抗体;ANA—抗核抗体;ASMA—抗平滑肌抗体。

**图 11-1 对于 PBC 疑似患者的诊断思路**

### 四、治疗方案

#### (一)治疗目标和预后评估

PBC 的治疗目标是减缓疾病进展,缓解症状,通过预防或减少并发症提高生活质量。熊脱氧胆酸(ursodeoxycholic acid,UDCA)仍是目前最主要的治疗药物。对 UDCA 应答不佳和肝硬化表现是 PBC 出现并发症的最主要的危险因素。而对 UDCA 应答不佳更易在年轻患者(<45 岁)、组织学分期为进展期的患者中出现。

血清胆红素和 ALP 水平可作为 PBC 预后评估的替代标志物。新的指南引入肝瞬时弹性测定和连续性危险系数评分系统(GLOBE 和 UK-PBC 积分)对 PBC 患者特别是进展期患者进行评估,有助于患者的进一步分层管理。研究表明,GLOBE 和 UK-PBC 积分系统在我国患者中也有较高的预测价值(AUC>90%),且对抗 gp210 抗体阳性 PBC 患者的预测价值更高。

### (二) 药物治疗

1. **熊脱氧胆酸 (UDCA)** UDCA [13~15mg/(kg·d)]是所有PBC患者的一线治疗选择，且往往为终身治疗。其作用机制包括刺激肝细胞和胆管分泌、保护胆酸诱导的肝损害、免疫调节、抗炎及抗凋亡等。

UDCA可用于任何分期、存在肝脏生化指标异常的PBC患者，治疗剂量13~15mg/(kg·d)很重要。一项研究中比较UDCA的不同剂量，结果显示13~15mg/(kg·d)对肝脏生化指标的改善优于低剂量5~7mg/(kg·d)及高剂量23~25mg/(kg·d)。研究显示UDCA可以改善肝脏生化指标及生存率，降低该疾病对于肝脏移植的需求，但研究显示仍有30%~40%的患者对UDCA应答不完全。目前对治疗不应答的影响因素尚未完全阐明，应该考虑患者依从性、重叠肝脏疾病或与胆酸螯合剂同时给药等问题，但应答欠佳者死亡或肝移植的风险增加。近期一项meta分析发现，ALP和胆红素水平升高与PBC患者无移植生存下降明显相关，两者联合可提高对预后的预测，且独立于UDCA治疗。通常组织学分期较早的患者对UDCA的反应较好，不过晚期患者亦可以获得生存改善或避免对肝脏移植的需求。一般在几周内便可观察到肝脏生化指标改善，90%的改善出现在6~9个月，约20%的患者肝脏生化指标2年后恢复正常，5年后再有15%的患者恢复正常。使用UDCA能降低血清低密度脂蛋白胆固醇水平，降低发生静脉曲张的风险，并可减缓组织学进展。然而，UDCA治疗不会改善疲乏、瘙痒、相关性骨病或PBC相关性自身免疫病特征。

熊脱氧胆酸的不良反应少见，主要为稀便或腹泻，胆结石胆石症钙化、荨麻疹、严重的右上腹疼痛十分罕见。熊脱氧胆酸不应与考来烯胺(消胆胺)、考来替泊(降胆宁)以及含有氢氧化铝和/或蒙脱石(氧化铝)等的抗酸药同时服用，因为这些药可以在肠道中和UDCA结合，从而阻碍吸收，影响疗效。如果必须服用上述药物，应在服用该药前或后4小时后给予UDCA。

2. **法尼醇X受体激动剂奥贝胆酸** 奥贝胆酸(obeticholic acid，OCA；6-乙基鹅脱氧胆酸)是人初级胆酸中鹅脱氧胆酸的一种新型衍生物，为法尼酯衍生物X受体的天然配体，其对受体的兴奋作用为鹅脱氧胆酸的100倍。OCA通过作用于法尼醇X受体，控制胆酸动态平衡及其肝肠循环，在胆汁淤积的条件下减少肝脏胆汁产生，并增加其排出，保护肝细胞免受胆酸细胞毒性的积累。

口服OCA已经有条件地被批准联合UDCA用于对UDCA应答不佳的PBC患者，或单药用于无法耐受UDCA的PBC成人患者。目前推荐起始剂量为5mg，根据6个月后的耐受逐渐加量至10mg。但OCA不推荐用于治疗肝硬化失代偿期PBC患者。2017年FDA发出警告，OCA可能会加重Child-Pugh B和C级PBC患者的肝功能损伤，增加死亡率。

3. **贝特类** 贝特类药物(非诺贝特/苯扎贝特)被用于治疗高脂血症，是过氧化物酶体增殖物激活受体(PPAR)和孕烷X受体(FXR)的激活剂，具有潜在的抗胆汁淤积作用。

目前认为苯扎贝特是对UDCA治疗应答不佳的PBC患者的二线治疗选择。研究表明，苯扎贝特可改善PBC患者的长期预后及GLOBE和UK-PBC评分。然而，目前对于PBC患者使用苯扎贝特的长期疗效及非肝移植生存率状态仍不清楚。

4. **布地奈德** 2009年欧洲肝病学会指南建议，对于UDCA应答不佳且无肝硬化者(1~2期)可给予UDCA联合布地奈德(6~9mg/d)治疗。布地奈德与UDCA联合应用可以改善早期PBC患者的肝脏生化指标和组织学表现，但对晚期PBC患者的疗效不佳。多项临床研究显示,布地奈德联合 UDCA 或可使尚未发生肝硬化的 PBC 患者获益,包括血清学及组织学改善,但需要长期随访资料来确定其安全性及其是否能改善病死率及肝移植率。但对早期无症状的 PBC 患者,长期联用糖皮质激素可能会增加不必要的糖尿病、骨质疏松症风险。而 4 期患者也因严重的副作用不再考虑联用布地奈德治疗。此外,门静脉血栓形成也是肝硬化患者使用激素需要考虑的风险之一。

5. 其他免疫抑制剂 由于 PBC 的发病机制可能与自身免疫有关,故有多项临床试验探索免疫抑制剂的疗效,如肾上腺皮质激素(泼尼松、泼尼松龙)、硫唑嘌呤、甲氨蝶呤、环孢素等。但研究结果显示,免疫抑制剂对 PBC 的疗效并不确定,且可能存在药物不良反应。因此,目前不推荐其他免疫抑制剂如硫唑嘌呤、环孢素、甲氨蝶呤、苯丁酸氮芥及吗替麦考酚酯作为 PBC 的标准治疗。

### (三) 对症治疗

1. 调整饮食 以低脂、低铜、高蛋白(肝性脑病例外)饮食为主,脂肪摄入量低于 40g/d。为了减少胆固醇及饱和脂肪酸的摄入,可给予亚麻油酸盐或中链甘油三酯,并适当限制钠盐摄入,以防水钠潴留。

2. 补充脂溶性维生素 PBC 患者常见脂溶性维生素缺乏。

(1)维生素 A:20% 的 PBC 患者有维生素 A 缺乏,可并发夜盲症。

(2)维生素 D:PBC 患者宜测定血中的维生素 D 水平,如降低时,宜适时补充维生素 D。可用维生素 D 2 万 ~5 万 U,口服,每周 2~3 次即可。

(3)维生素 E:PBC 患者维生素 E 缺乏罕见,一旦发生,可引起神经病变,即使胃肠外补充亦难以逆转,故应以用药预防为主。

(4)维生素 K:缺乏时可引起凝血酶原时间延长,胃肠外给药能纠正时提示是维生素 K 缺乏所致,如不能纠正则提示由肝功能不全引起。维生素 K 5~10mg/d,口服或肌内注射。

3. 骨质疏松症的防治 PBC 患者并发骨质疏松症常见,并发骨质软化者少见。1/3 的 PBC 患者腰椎骨密度的骨折阈值异常,提示可发生自发性骨折。用于治疗骨质疏松症的药物如下:

(1)补充维生素 D 及钙:除补充维生素 D 外,每日饮食中供应钙 1 000~1 500mg。

(2)氟化钠:能刺激骨形成,增加网状骨质,防止骨质丢失。剂量为 50mg/d,用药 2 年。本药易出现胃肠道反应,顺应性差是其缺点。

(3)有机双膦酸盐类化合物:代表制剂如依替膦酸及阿仑膦酸盐,可以显著改善骨骼密度。如果患者出现骨质疏松症,且没有胃酸反流或静脉曲张,应当每周口服 70mg 阿仑膦酸盐。

4. 瘙痒的治疗 目前对皮肤瘙痒尚无经典有效的治疗方法。口服考来烯胺是治疗皮肤瘙痒的一线药物。如患者不能耐受考来烯胺,利福平可作为二线药物。纳洛酮、纳曲酮、纳美芬等阿片类药物可用于对考来烯胺和利福平无效的患者。其他措施均无效时,可试用抗抑郁药舍曲林(75~100mg/d)。对不能控制的顽固性瘙痒可进行肝移植手术。

5. 乏力的治疗 乏力是 PBC 患者的早期临床表现之一,常与瘙痒同时或先后出现,对一般治疗无效。近来有学者报道用莫达非尼治疗 42 例 PBC 患者,71% 的患者乏力改善。

6. 脂肪泻的治疗 是 PBC 患者晚期最常见的临床表现之一,针对引起腹泻的原因,可采取以下措施:调整饮食;补充胰酶;利胆药:熊脱氧胆酸;调整肠道菌群;酌情应用抗生素。

7. 干燥综合征的治疗 对所有 PBC 患者均应询问有无干眼、口腔干燥、吞咽困难和性交困难等症状,如有则应给予相应的治疗措施。

改善眼部干燥的措施包括对居住环境进行增湿。眼部干燥的初始治疗采用人工泪液如羟丙甲纤维素和羧甲纤维素,当需要时可全天使用。对人工泪液无效的患者可使用毛果芸香碱或西维美林;环孢素眼用乳剂是唯一被批准用于治疗眼睛干燥的药物,可用于对其他药物无效的患者,最好在眼科医师指导下使用。对于口腔干燥和吞咽困难可以试用人工唾液,效果不佳者可使用毛果芸香碱或西维美林。阴道干燥可给予阴道湿润剂,而阴道润滑剂不推荐常规使用。雌激素乳膏有其特殊适应证,应该在妇科医师指导下使用。皮肤干燥可通过增湿霜和软膏治疗。

### (四)肝移植治疗

PBC 是肝移植的一个指征。晚期 PBC 患者内科药物治疗均不理想,如病情已届终末期,只有进行肝移植才能延长生存期。有下列情况之一者属终末期病例,应列为肝移植的适应证:①血清总胆红素 >255μmol/L,或呈进行性上升,每 1~2 个月上升 17μmol/L 者;②难治性腹水,尿钠排出 <10mmol/d 者;③反复发作性脑病,常规治疗难以纠正者;④血清清蛋白 <28g/L,凝血酶原时间延长超过正常对照值 6 秒以上,注射维生素 K 不能纠正者;⑤营养不良、进行性骨病、慢性严重疲乏失去工作能力并影响生活质量者。PBC 患者经肝移植后,生存期较其他慢性肝病长,5 年生存期达 80%~90%。

## 五、药学监护要点

1. 注意 UDCA 的给药剂量[ 13~15mg/(kg·d)]。

2. 注意药物相互作用,UDCA 不应与考来烯胺、考来替泊以及含有氢氧化铝和 / 或蒙脱石等的抗酸药同时服用,因为这些药可以在肠道中和 UDCA 结合,从而阻碍吸收,影响疗效。如果必须服用上述药物,应在服用该药前或后 4 小时后给予 UDCA。

## 六、案例分析

案例:患者,男,57 岁,体重 71kg。因"间断乏力、纳差 2 年余,再发伴眼干 2 周"入院。2 年前患者无明显诱因间断出现乏力、纳差,伴皮肤瘙痒,曾于当地医院行相关实验室检查(未见相关化验单)后诊断为"原发性胆汁性胆管炎",给予"熊脱氧胆酸胶囊、维生素 C 片、复方牛胎肝提取物片"等药物治疗,上述症状有所缓解。1 年前再次因乏力、纳差就诊当地医院,给予熊脱氧胆酸胶囊 1 000mg/d,维生素 E 胶丸,维生素 AD 胶丸、碳酸钙等药物治疗,病情好转出院。2 周前患者自觉症状好转自行停药,停药后逐渐出现乏力、纳差,伴有眼干,无口干、皮肤瘙痒。入院后查体:皮肤黏膜、巩膜无黄染,可见肝掌,无蜘蛛痣。入院后行肝功能检查提示 GPT 57U/L,GOT 99U/L,ALP 284U/L,GGT 690U/L。自身抗体系列提示抗核抗体阳性,抗线粒体抗体阳性,抗线粒体抗体 M2 阳性。腹部超声提示肝大小及形态正常,肝内外胆管未见扩张,脾脏大小正常。肝穿病理结果提示慢性肝炎(G2S2),结合形态、免疫组化及特殊染色结果,符合原发性胆汁性胆管炎 2 期。

诊断:原发性胆汁性胆管炎。

治疗方案:熊脱氧胆酸胶囊 500mg/ 次,口服,2 次 /d;维生素 AD 胶丸 1 丸,口服,1 次 /d;

维生素 E 胶丸 0.1g,口服,3 次 /d;碳酸钙咀嚼片 600mg,口服,1 次 /d。

分析:

(1)关于原发性胆汁性胆管炎的诊断:患者的主要临床表现为乏力、纳差伴眼干,查体可见肝掌,ALP 284U/L,GGT 690U/L,抗核抗体阳性、抗线粒体抗体阳性、抗线粒体抗体 M2 阳性。肝穿病理结果提示慢性肝炎(G2S2),结合形态、免疫组化及特殊染色结果,符合原发性胆汁性胆管炎 2 期,且外院给予 UDCA 治疗后症状改善,故该患者诊断为原发性胆汁性胆管炎明确。

(2)治疗方案制订:熊脱氧胆酸(UDCA)是目前用于治疗 PBC 的一线药物,推荐剂量为13~15mg/(kg·d),该患者的体重为 71kg,UDCA 1 000mg/d 分 2 次口服。同时补充维生素 A、维生素 D、维生素 E 及钙剂,预防脂溶性维生素吸收障碍和骨质疏松症。

(3)如何评估 UDCA 的疗效及副作用:UDCA[13~15mg/(kg·d)]是所有 PBC 患者的一线治疗选择,且往往为终身治疗。一般在几周内便可观察到肝脏生化指标改善,90% 的改善出现在 6~9 个月,约 20% 的患者肝脏生化指标 2 年后恢复正常,5 年后再有 15% 的患者恢复正常。故建议患者服药后 1、3、6 和 9 个月随访复查,随后结合患者恢复情况制订后续随访时间,如果疗效明显嘱患者终身治疗;如应答不佳,在排除患者依从性、重叠肝脏疾病或与胆酸螯合剂同时给药等问题后,可联合奥贝胆酸(OCA)治疗。

熊脱氧胆酸的不良反应少见,主要为稀便或腹泻,胆石症钙化、荨麻疹、严重的右上腹疼痛十分罕见。

(4)生活指导:嘱患者低脂、低铜、高蛋白饮食,保持大便通畅,减少肠内毒素吸收,避免自行停药、加药或换药,定期随访。

# 第三节 原发性硬化性胆管炎

## 一、定义与流行病学

原发性硬化性胆管炎(primary sclerosing cholangitis,PSC)是一种以特发性肝内外胆管炎症和纤维化导致多灶性胆管狭窄为特征、慢性胆汁淤积病变为主要临床表现的自身免疫性肝病。PSC 发病隐匿,患者早期常无典型症状,病情进行性加重可导致反复胆道梗阻和胆管炎症,最终可发展为肝硬化和肝衰竭。目前发病机制不清,尚无被批准的药物或较为成熟的治疗方案,而熊脱氧胆酸(UDCA)常作为经验性治疗被使用。PSC 进展至终末期肝病时需要肝移植治疗,故早期诊断及处理对于患者的预后有重要意义。

PSC 的患病率及发病率存在区域差异性,但由于医疗条件等原因导致部分患者无法进行造影检查确定诊断,并且部分患者血清碱性磷酸酶(ALP)水平升高可表现为正常,造成对 PSC 实际发病率和患病率统计的偏倚。PSC 呈全球性分布,但现有的流行病学资料主要来源于北美和欧洲等西方国家。研究结果显示,PSC 的发病率为(0.9~1.3)/10 万,患病率为(6~16.2)/10 万,亚洲和南欧的发病率及患病率相对偏低。PSC 是相对少见的疾病,但其发病率却有逐渐增高的趋势。我国尚缺乏关于 PSC 的自然史及流行病学资料。

PSC 可发病于任何年龄,发病年龄高峰为 40 岁左右,且男性患者多见,男女比例约 2:1。在 PSC 和溃疡性结肠炎(UC)同时存在的人群中,男性比例接近 60%~70%;而不伴有 UC 患者中,女性患者稍多于男性。

## 二、临床表现

PSC 患者的临床表现多样,可起病隐匿,15%~55% 的患者诊断时无症状,仅在体检时因发现 ALP 升高而诊断,或因 IBD 进行肝功能筛查时诊断;出现慢性胆汁淤积者大多数已有胆道狭窄或肝硬化。患者出现症状时,最常见的可能为乏力,但无特异性,常会被忽略而影响早期诊断。其他可能出现的症状及体征包括体重减轻、瘙痒、黄疸和肝脾大等。黄疸呈波动性、反复发作,可伴有低热或高热及寒战。突然发作的瘙痒可能提示胆道梗阻。患者还可伴有反复发作的右上腹痛,酷似胆石症和胆道感染。超过 50% 的 PSC 患者在出现临床症状后的 10~15 年可因胆道梗阻、胆管炎、继发胆汁性肝硬化、肝胆管恶性肿瘤而需要肝脏移植治疗。一项长期研究观察到,出现临床症状的 PSC 患者的中位生存期(死亡或进行肝移植)约为 9 年,而无症状的 PSC 患者为 12~18 年。

## 三、诊断与鉴别诊断

由于 PSC 自然史的高度变异性及缺乏特异性的诊断标志物,目前严格的诊断标准尚未建立,磁共振胰胆管呈现(MRCP)为目前首选的检查方法。目前推荐诊断标准为:①患者存在胆汁淤积的临床表现及生化学改变;②胆道成像具备 PSC 的典型影像学特征;③除外其他因素引起的胆汁淤积。若胆道成像未见明显的异常发现,但其他原因不能解释的 PSC 疑诊者需肝脏活检进一步确诊或除外小胆管型 PSC。

主要与继发性硬化性胆管炎相鉴别。继发性硬化性胆管炎是一组临床特征与 PSC 相似,但病因明确的疾病。常见的病因包括胆总管结石、胆道手术创伤、反复发作的化脓性胆管炎、肿瘤性疾病(胆总管癌、肝细胞癌侵及胆管、壶腹部癌、胆总管旁淋巴结转移压迫)、胰腺疾病(胰腺癌、胰腺囊肿和慢性胰腺炎)、IgG4 相关性胆管炎、肝胆管寄生虫、缺血性胆管病等;少见的原因有自身免疫性胰腺炎、胆总管囊肿、肝脏炎性假瘤、先天性胆管异常等。但当 PSC 患者既往有胆管手术或同时患有胆道结石或肝胆管肿瘤时,两者的鉴别诊断很有难度。另外还需与其他胆汁淤积性疾病相鉴别,如 PBC、AIH、药物性肝损伤、慢性活动性肝炎、酒精性肝病等。

## 四、治疗方案

目前最满意的治疗目标在于成功改善症状,以及延迟或阻止疾病恶化,推迟进入肝功能不全和肝移植的病期,防止胆管癌发生。对于 PSC 至今尚无根治方法。

### (一)药物治疗

目前 PSC 没有明确的治疗药物。熊脱氧胆酸(UDCA)是 PSC 治疗方面研究最广泛的药物。早期非对照前瞻性研究显示小剂量 UDCA 可以改善 PSC 患者的生物化学指标、临床症状和组织学表现。1992 年第 1 个 UDCA 的随机对照试验结果显示小剂量 UDCA[ 13~15mg/(kg·d)]可以显著改善 PSC 患者的生物化学指标和肝脏组织学表现。但随后的临床试验显示小剂量 UDCA [ 10~15mg/(kg·d)]不能改善 PSC 患者的死亡率、肝移植及胆管相关恶性肿瘤的发生率。高剂量的 UDCA[ 超过 28mg/(kg·d)]不但不能令临床获益,而且还增加不良事件的发生概率,如静脉曲张和需要进行肝移植的比例增加,临床预后更加不良。中等剂量的 UDCA［17~23mg/（kg·d）］治疗 PSC 的临床试验显示 UDCA 可以改善患者的肝脏生物化学、肝纤维化程度及胆道影像学表现。迄今为止样本量最大的中剂量 UDCA 治疗 PSC 的临床试验显示 UDCA 可以降低肝移植率及死亡率,减少胆管癌发生,但是由于试验纳入的样本量不足,其结果未能达到统计学意义。最近的一项临床试验显示停用 UDCA 后患者的生物化学指标显著恶化。由于缺乏改善生存及预后的有力证据,目前欧美的 PSC 指南均不推荐使用 UDCA 治疗 PSC。我国由于肝移植治疗的广泛应用尚存在困难,因此建议可以对 PSC 患者尝试进行 UDCA 经验性治疗,但不推荐高剂量。

其他已进行临床试验、证实没有明显的临床效果或无法改善肝功能生化指标的治疗药物包括硫唑嘌呤、布地奈德、甲氨蝶呤、泼尼松龙、环孢素、秋水仙碱、他克莫司、青霉胺、吗替麦考酚酯、己酮可可碱等,因此不推荐用于 PSC 的药物治疗。

PSC 患者易出现骨质疏松症,故在确诊时应进行骨密度筛查,并且定期复查,应长期给予钙剂补充。晚期患者多数存在脂溶性维生素缺乏情况,应适当补充脂溶性维生素。瘙痒患者应该应用抗组胺药或润肤剂进行局部皮肤治疗来减轻症状。

**（二）内镜治疗**

内镜治疗狭窄最重的部位可以改善预后,解除瘙痒和胆道炎等并发症,使胆道癌的早期诊断成为可能,并延长生存期。推荐应用 ERCP 球囊扩张来解除 PSC 患者的胆道狭窄症状,但不推荐扩张后常规应用支架,术后应用抗生素预防感染。

**（三）肝移植**

目前 PSC 没有有效的药物治疗,从诊断进展到死亡或肝移植的时间中位数为 10~12 年。肝移植可使 PSC 患者的 5 年生存率达到 80%~85%。如 MELD 评分超过 14 分应考虑肝移植。因此,推荐 PSC 患者进行肝移植而非药物或外科手术延长生存期。

## 五、药学监护要点

1. 目前 PSC 没有明确的治疗药物,我国建议可以对 PSC 患者尝试进行 UDCA 经验性治疗,但不宜超过 28mg/（kg·d）。

2. 注意药物相互作用,UDCA 不应与考来烯胺、考来替泊以及含有氢氧化铝和 / 或蒙脱石等的抗酸药同时服用,因为这些药可以在肠道中和 UDCA 结合,从而阻碍吸收,影响疗效。如果必须服用上述药物,应在服用该药前或后 4 小时后给予 UDCA。

## 六、案例分析

案例:患者,女,34 岁,体重 50kg。主因"间断乏力 2 年,皮肤和巩膜黄染伴皮肤瘙痒 6 个月"入院。2 年前无明显诱因间断出现乏力,曾就诊于当地医院行肝功能检查提示异常(未见化验单),给予"熊脱氧胆酸 750mg/d"治疗效果不明显,未再进一步诊治。6 个月前发现皮肤和巩膜黄染,伴皮肤瘙痒,且乏力较前加重,无恶心、腹痛、消瘦及陶土样大便等其他不适,为进一步诊治就诊于上级医院。查体:生命体征平稳,可见肝掌,未见蜘蛛痣,皮肤和巩膜明显黄染,心、肺检查无异常,腹平软,腹部无压痛、反跳痛及腹肌紧张,肝、脾肋下未及,移动性浊音阴性,双下肢无水肿,肠鸣音可。入院后行肝功能检查提示 GPT 238U/L,GOT 184U/L,TBIL 128mmol/L,DBIL 85mmol/L,ALB 32g/L,ALP 506U/L,GGT 174U/L;自身免疫抗体系列:ANA（+）,AMA（-）,p-ANCA（-）;IgG4、乙型肝炎、丙型肝炎、血常规、凝血功能等检查未见明显异常。腹部超声提示肝、脾大小正常,肝内散在片状强回声及胆总管管壁、胆囊壁增厚;MRCP提示局部较大胆管轻度狭窄、僵硬,肝外胆管表现为胆管粗细不均、边缘毛糙欠光滑,不除外PSC,建议详查;结肠镜未见明显异常;肝脏病理可见汇管区大量炎症细胞浸润,少量纤维组织增生,小胆管损伤,可见大量浆细胞以及界板样炎症。

诊断:原发性硬化性胆管炎(PSC)。

治疗方案:熊脱氧胆酸胶囊1 000mg/d,口服;补充脂溶性维生素、钙剂;维生素E乳膏外用改善皮肤瘙痒症状;肝胆外科会诊,建议尽早肝移植。

分析:

(1)关于PSC的诊断:患者为34岁的女性,主要临床症状为间断乏力2年,皮肤和巩膜黄染伴皮肤瘙痒6个月,查体可见肝掌,入院行肝功能检查提示GPT 238U/L,GOT 184U/L,TBIL 128mmol/L,DBIL 85mmol/L,ALB 32g/L,ALP 506U/L,GGT 174U/L;自身免疫抗体系列:ANA(+),腹部超声提示肝、脾大小正常,肝内散在片状强回声及胆总管管壁、胆囊壁增厚;MRCP提示局部较大胆管轻度狭窄、僵硬,肝外胆管表现为胆管粗细不均、边缘毛糙欠光滑,不除外PSC,建议详查;肝脏病理可见汇管区大量炎症细胞浸润,少量纤维组织增生,小胆管损伤,可见大量浆细胞以及界板样炎症。结合患者的病情及相关实验室检查,目前可诊断为PSC。

(2)治疗方案制订:目前PSC没有明确的治疗药物,我国由于肝移植治疗的广泛应用尚存在困难,因此建议可以对PSC患者尝试进行UDCA经验性治疗,但不推荐高剂量,一般不超过28mg/(kg·d)。该患者既往外院给予UDCA 750mg/d治疗后症状无改善,患者的体重为50kg,故入院后改为1 000mg/d尝试治疗,同时补充脂溶性维生素、钙剂,为改善皮肤瘙痒症状给予维生素E乳膏润肤。同时建议尽早联系肝源行肝移植治疗。

(3)生活指导:嘱患者低脂、低铜、高蛋白饮食,锻炼深呼吸预防肺部感染,适当多饮水预防泌尿系统感染,保持大便通畅,减少肠内毒素吸收。

(郑林华 朱疆依 高正军 樊婷婷 王聪聪 崔丽娜 韩 英)

## 参 考 文 献

[1] 中华医学会肝病学分会,中华医学消化病学分会,中华医学会感染病学分会.原发性硬化性胆管炎诊断和治疗专家共识(2015).中华传染病杂志,2016,34(8):449-458.

[2] BOONSTRA K,BEUERS U,PONSIOEN C Y.Epidemiology of primary sclerosing cholangitis and primary biliary cirrhosis:a systematic review.Journal of Hepatology,2012,56(5):1181-1188.

[3] OLSSON R,BOBERG K M,DE MUCKADELL O S,et al.High-dose ursodeoxycholic acid in primary sclerosing cholangitis:a 5-yea multicenter,randomized,controlled study.Gastroenterology,2005,129(5):1464-1472.

[4] WUNSCH E,TROTTIER J,MILKIEWICZ M,Et al.Prospective evaluation of ursodeoxycholic acid withdrawal in patients with primary sclerosing cholangitis.Hepatology,2014,60(3):931-940.

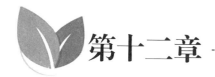

# 第十二章

# 酒精性肝病

## 一、定义与流行病学

酒精性肝病是由于长期大量饮酒所致的肝脏疾病,疾病谱包括酒精性脂肪肝、酒精性肝炎、酒精性肝纤维化和酒精性肝硬化。严重酗酒时可诱发广泛性肝细胞坏死甚至肝衰竭。

全球范围内,酒精摄入是肝脏疾病的一个主要病因。在欧美国家,酒精性肝病更是导致肝硬化的头号病因。近期一项研究分析了 1990—2016 年全球 195 个国家和地区的酒精消费和负担。研究指出,2016 年全球有 280 万人死于饮酒,50 岁及 50 岁以上人群酒精相关死亡的主要原因是肿瘤,且研究人员强调酒精没有安全剂量。

西方国家的研究数据显示,酒精性肝硬化是欧洲肝移植的重要原因之一。从全球看,饮酒是 2016 年死亡的第七大危险因素,占女性死亡的 2.2% 和男性死亡的 6.8%。在 15~49 岁人群中,3.8% 的女性死亡要归于酒精,男性占 12.2%。我国目前尚缺乏全国性大规模流行病学调查资料,但地区性流行病学调查显示人群中嗜酒者的比例及酒精性肝病的患病率呈逐年上升的趋势。20 世纪 80 年代初,华北地区一般人群中嗜酒者的比例为 0.21%,而 20 世纪 90 年代初则上升至 14.3%;21 世纪初,南方及中西部省份流行病学调查显示饮酒人群增至 30.9%~43.4%,酒精性肝病占同期肝病住院患者的比例也在不断上升,从 1991 年的 4.2% 增至 1996 年的 21.3%;酒精性肝硬化在肝硬化的病因构成比从 1999 年的 10.8% 上升到 2003 年的 24.0%。女性酒精性肝病的患病率低于男性,主要是由于女性嗜酒人群比例明显低于男性;而女性比男性则更易患酒精性肝病,可能与雌激素促进酒精性肝损害的作用有关。我国酒精性肝病主要以酒精性肝炎为主,西方国家酒精性肝病的发病形式主要以酒精性脂肪肝为主,可能与遗传背景、饮食习惯和生活方式不同有关。

## 二、临床表现

患者的临床表现因饮酒的方式、个体对乙醇的敏感性以及肝组织损伤的严重程度不同而有明显的差异。症状一般与饮酒的量和酗酒的时间长短有关。临床症状为非特异性,可无症状,或右上腹胀痛、食欲缺乏、乏力、体重减轻、黄疸等,随着病情加重,可有神经系统症状、蜘蛛痣、肝掌等表现。GOT/GPT>2、GGT 升高、MCV 升高为酒精性肝病的特点,禁酒后这些指标可明显下降,通常 4 周内恢复正常(但 GGT 恢复较慢),有助于诊断。

临床分型为轻症酒精性肝病、酒精性脂肪肝、酒精性肝炎、酒精性肝纤维化、酒精性肝硬化。

## 三、诊断与鉴别诊断

### (一)诊断

饮酒史是诊断酒精性肝病的必备条件,应详细询问患者饮酒的种类、每日摄入量、持续饮酒时间和饮酒方式等。目前酒精摄入的安全量尚有争议,我国现有的酒精性肝病诊断标准为有长期饮酒史,一般超过 5 年,折合乙醇量男性 =40g/d、女性 =20g/d;或 2 周内有大量饮酒史,折合乙醇量 >80g/d。但应注意性别、遗传易感性等因素的影响。乙醇量(g)换算公式 = 饮酒量(ml)× 乙醇含量(%)× 0.8。单纯饮酒不进食或同时饮用多种不同的酒更容易发生酒精性肝病。

酒精性肝病的诊断需要过量饮酒的证据和肝病的证据,没有单一的实验室指标能够确定酒精为肝病的病因。酒精性肝病的诊断思路为:①是否存在肝病;②肝病是否与饮酒有关;③是否合并其他肝病;④如确定为酒精性肝病,其临床病理属于哪个阶段。可根据饮酒史、临床表现和有关实验室及辅助检查进行分析,必要时行肝穿刺活组织检查进一步明确诊断。

### (二)鉴别诊断

应与非酒精性脂肪性肝病、病毒性肝炎、药物性肝损伤、自身免疫性肝病等其他原因引起的肝病相鉴别。酒精性肝病和慢性病毒性肝炎的关系密切,慢性乙型、丙型肝炎患者对酒精的敏感度增高,容易发生酒精性肝病;反之,酒精性肝病患者对病毒性肝炎的易感性也增加。

## 四、治疗方案

酒精性肝病尚缺乏特异性治疗,其治疗原则为戒酒和营养支持,减轻酒精性肝病的严重程度;改善已存在的继发性营养不良和对症治疗酒精性肝硬化及其并发症。是否需要药物干预、用哪些药物干预应根据患者病情,采取个体化治疗。

### (一)药物治疗

1. 糖皮质激素　糖皮质激素可改善重症酒精性肝炎患者的 28 天生存率。对于酒精性肝病患者,患者与正常对照的凝血酶原时间(PT)差 ×4.6,加上血清胆红素水平(μmol/L),计算 Maddrey 判断函数,判断函数 >32 分者为重症酒精性肝炎,是应用糖皮质激素治疗的指征。此外,还有其他一些评分系统用于判断酒精性肝炎的严重程度,如 Glasgow 酒精性肝炎评分(GAHS),应用年龄、中性粒细胞计数和肌酐值等计算的 ABIC 评分,终末期肝病模型(MELD)等。

评估糖皮质激素的疗效,采用 Lille 评分对糖皮质激素治疗的效果和停药进行评估。应用基线至第 7 天的胆红素水平变化计算 Lille 评分,如果 Lille 评分 <0.45 分,表明患者对激素治疗有应答;如果评分 >0.45 分,则说明患者对激素治疗无效。研究表明,目前只有 40%~50% 的患者对激素治疗发生应答。对激素治疗无应答的患者如继续接受激素治疗,则有并发肺炎、泌尿系统感染等风险,并且死亡率较高。研究表明,糖皮质激素治疗在提高患者的 28 天短期生存率方面有一定益处,但对 90 天及半年生存率的改善效果不明显。

2. 其他药物　美他多辛是一种新型的调节乙醇代谢的药物,它可减少乙醇及其代谢产物对肝脏或其他组织的毒性反应时间,从而预防谷胱甘肽耗竭和脂质过氧化,改变酒精引起的精神异常和行为异常。在临床研究和临床实践中,美他多辛适用于急、慢性酒精中毒,疗效好,安全性高,因此可作为治疗急、慢性酒精中毒性疾病的常规用药。己酮可可碱是一种非选择性磷酸二酯酶抑制剂,它可降低 TNF 基因下游许多效应细胞因子的表达,具有拮抗炎症细胞因子的作用,但仍需进行临床试验。S- 腺苷蛋氨酸治疗可以改善酒精性肝病患者的临床症状和生物化学指标。多烯磷脂酰胆碱对酒精性肝病患者有防止组织学恶化的趋势。甘草酸类制剂、水飞蓟素类、多烯磷脂酰胆碱和还原型谷胱甘肽等药物有不同程度的抗氧化、抗炎、保护肝细胞膜及细胞器等作用,临床应用可改善肝脏生物化学指标。

### (二)一般治疗

酒精性肝病患者需要良好的营养支持,应在戒酒的基础上提供高蛋白、低脂饮食,并注意补充维生素 B、维生素 C、维生素 K 及叶酸。酒精性肝硬化患者主要补充蛋白质热量的不足,重症酒精性肝炎患者应考虑夜间加餐(约 2 900kJ/d),以防止肌肉萎缩、增加骨骼肌容量。韦尼克脑病症状明显者及时补充 B 族维生素。

### (三)肝移植

严重的酒精性肝硬化患者可考虑肝移植。早期肝移植可提高患者的生存率,但要求患者肝移植前戒酒 3~6 个月,并且无其他脏器的严重酒精性肝损害。

## 五、药学监护要点

1. 注意糖皮质激素治疗的指征,治疗前后应密切评估激素的疗效及副作用。
2. 营养支持非常重要,药物干预应个体化治疗,避免过度治疗。

## 六、案例分析

案例:患者,男,45 岁。主因"巩膜黄染 2 年,加重 1 周"入院。现病史:患者缘于 2 年前无明显诱因出现巩膜黄染,曾就诊于当地医院诊断为"酒精性肝炎",嘱患者戒酒,并给予"激素、还原型谷胱甘肽"治疗好转后出院。出院后患者偶有饮酒。2 周前患者觉巩膜黄染加重,伴皮肤黄染、乏力、纳差及腹胀,无发热及恶心、呕吐等不适,为进一步诊治就诊于我院。入院查体:生命体征平稳,皮肤和巩膜中度黄染,可见肝掌,胸前可见蜘蛛痣,心、肺无异常,腹部膨隆,右上腹深压痛,无反跳痛及腹肌紧张,肝肋下未触及,脾肋缘下约 3cm、质硬、无触痛,腹部移动性浊音阳性,肠鸣音弱,双下肢轻度凹陷性水肿。入院后查肝功能检查提示 TBIL 107.3μmol/L、DBIL 87μmol/L、ALB 25g/L、GPT 74U/L、GOT 94U/L、GGT 219U/L;凝血功能提示凝血酶原时间 18.4 秒,凝血酶原活动度 56%;血常规提示血小板、白细胞降低,巨幼细胞贫血;病毒性肝炎系列及抗体系列均为阴性。腹部 B 超提示肝光点增粗、回声增强,肝内外胆管未见扩张,脾静脉增宽,脾大,腹水。既往史及个人史:既往无特殊,饮酒 20 余年,平均每天 5~10g 不等,近 2 年偶有少量饮酒。

诊断:酒精性肝硬化失代偿期。

治疗方案:

(1)药物治疗:丁二磺酸腺苷蛋氨酸 1g/d;人血白蛋白 10g/d,白蛋白静脉滴注前呋塞米 60mg、螺内酯 100mg,口服;葡萄糖酸钙 20mg/d、脂溶性维生素 1 支 /d;

注射用甲泼尼龙琥珀酸钠 80mg/d。

(2)一般治疗:嘱患者戒酒,锻炼深呼吸预防肺部感染;提供高蛋白、低脂饮食,夜间加餐。

分析:

(1)关于酒精性肝硬化失代偿期的诊断:患者为中年男性,主要临床症状为皮肤和巩膜黄染,伴乏力、纳差及腹胀。查体:皮肤和巩膜中度黄染,可见肝掌,胸前可见蜘蛛痣,脾大,腹水征阳性,双下肢水肿。入院检查提示肝硬化失代偿期,GOT、GGT升高,红细胞体积大,既往有长期大量饮酒史,已排除病毒性肝炎、自身免疫性肝病、梗阻性黄疸等其他肝病,故酒精性肝硬化失代偿期诊断明确。

(2)治疗方案制订:酒精性肝病的治疗原则为戒酒和营养支持,减轻酒精性肝病的严重程度;改善已存在的继发性营养不良和对症治疗酒精性肝硬化及其并发症。故该患者给予戒酒、营养支持、预防感染等一般治疗,并给予丁二磺酸腺苷蛋氨酸可以改善酒精性肝病患者的临床症状和生物化学指标。该患者的 Maddrey 评分为 78.4 分,且无肺部感染、泌尿系统感染等并发症,故有应用激素治疗的指征。

(3)如何评估激素的治疗效果:采用 Lille 评分,应用基线至第 7 天的胆红素水平变化计算 Lille 评分,如果 Lille 评分 <0.45 分,表明患者对激素治疗有应答;如果评分 >0.45 分,则说明患者对激素治疗无效。如激素治疗无应答,建议尽早肝移植。

(郑林华　韩者艺　王聪聪　周新民　时永全　韩　英)

# 参 考 文 献

[ 1 ] LEONG J,IM G Y.Evaluation and selection of the patient with alcoholic liver disease for liver transplant. Clinics in liver disease,2012,16(4):851-863.

[ 2 ] 中华医学会肝病学分会脂肪肝和酒精性肝病学组,中国医师协会脂肪性肝病专家委员会.酒精性肝病防治指南(2018 年更新版).实用肝脏病杂志,2018,21(2):170-176.

[ 3 ] BARVE A,KHAN R,MARSANO L,et al.Treatment of alcoholic liver diseases.Ann Hepatol,2008,7(1):5-15.

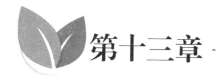

# 第十三章

# 非酒精性脂肪性肝病

## 一、定义与流行病学

非酒精性脂肪性肝病（NAFLD）的定义需要有脂肪肝的影像学或组织学证据和无继发的肝脏脂肪沉积病因，如大量饮酒、使用致脂肪变性的药物或遗传性疾病。在大多数患者中，NAFLD 与代谢性危险因素有关，如肥胖、糖尿病和血脂异常，与胰岛素抵抗（IR）和遗传易感密切相关。组织学上 NAFLD 进一步分为非酒精性脂肪肝（NAFL）、非酒精性脂肪性肝炎（NASH）及其相关肝硬化和肝细胞癌。NAFL 的定义为有肝脏脂肪变性，但无肝细胞炎症损害（气球样变）的肝细胞损害证据。NASH 的定义为有肝脏脂肪变性和肝细胞炎症损害（气球样变）伴或不伴有纤维化。

根据人群研究与使用的定义不同，报道的 NAFLD 发病率大相径庭。NAFLD 是欧美等西方发达国家肝功能酶学异常和慢性肝病的最常见的原因，随着肥胖症和代谢综合征在全球的流行，近年来中国的 NAFLD 增长迅速且呈低龄化发病的趋势，相关研究统计我国目前的 NAFLD 发病率处于世界中等水平，而北京、上海等个别城市的发病率高于这个水平。

## 二、病因与发病机制

肥胖是 NAFLD 一种常见并已证实的危险因素。过高的体重指数（BMI）和内脏型肥胖是公认的NAFLD危险因素。与欧美国家相比，我国NAFLD的病因构成基本相近，即与肥胖、糖尿病、代谢综合征相关疾病为主。有数据表明，甲状腺功能减退、垂体功能低下、性腺功能减退、睡眠呼吸暂停和多囊卵巢综合征是独立于肥胖之外的发生 NAFLD 的重要危险因素。

NAFLD 是遗传 - 环境 - 代谢应激相关性疾病，"二次打击学说"和"四步骤学说"似乎可解释其复杂的发病机制。初次打击主要为 IR，IR 通过促进外周脂解增加和高胰岛素血症引起肝细胞脂肪储积（单纯性脂肪肝）；反应性氧化代谢产物增多，导致脂质过氧化伴细胞因子、线粒体解偶联蛋白 -2 以及 Fas 配体被诱导活化，进而引起脂肪变的肝细胞发生气球样变和坏死性炎症（脂肪性肝炎）为二次打击；肝脏炎症的持续存在则不可避免地导致肝星形细胞活化和增殖，从而启动肝脏基质的修复反应（肝纤维化，第三步）；伴随于进展性肝纤维化的肝脏微循环障碍所继发的缺血性坏死可导致肝小叶结构改建，从而诱发肝硬化（第四步）。此外，肠道菌群紊乱、肠源性内毒血症、睡眠呼吸暂停综合征以及肝组织铁负荷过重均可作为二次打击的组分参与 NAFLD 的发生和发展。

### 三、病理表现

NAFLD 的病理特征为肝腺泡 3 区大泡性或以大泡为主的混合性肝细胞脂肪变,伴或不伴有肝细胞气球样变、小叶内混合性炎症细胞浸润以及窦周纤维化。与成人不同,儿童的 NASH 汇管区病变(炎症和纤维化)通常较小叶内严重。推荐 NAFLD 的病理学诊断和临床疗效评估参照美国立卫生研究院 NASH 临床研究网病理工作组指南,常规进行 NAFLD 活动度积分(NAFLD activity score,NAS)和肝纤维化分期。

NAS 积分(0~8 分)为①肝细胞脂肪变:0 分(<5%);1 分(5%~33%);2 分(34%~66%);3 分(>66%)。②小叶内炎症(20 倍镜计数坏死灶):0 分(无);1 分(<2 个);2 分(2~4 个);3 分(>4 个)。③肝细胞气球样变:0 分(无);1 分(少见);2 分(多见)。

肝纤维化分期(0~4)为 0:无纤维化;1a:肝腺泡 3 区轻度窦周纤维化;1b:肝腺泡 3 区中度窦周纤维化;1c:仅有门脉周围纤维化;2:肝腺泡 3 区窦周纤维化合并门脉周围纤维化;3:桥接纤维化;4:高度可疑或确诊肝硬化,包括 NASH 合并肝硬化、脂肪性肝硬化以及肝硬化。

### 四、临床表现与辅助检查

#### (一)临床表现

1. 代谢综合征　NAFLD 与代谢综合征组分通常合并存在。肥胖症,即腰围 >90cm(男性)和 >80cm(女性)和 / 或 BMI>25kg/m$^2$;血清甘油三酯(TG)=1.7mmol/L 或高 TG 血症;高密度脂蛋白胆固醇(HDL-C)降低;血压增高或原发性高血压;空腹血糖(FPG)增高或 2 型糖尿病。然而,20%~25% 的 NAFL 患者在确诊时 BMI、血脂、血糖等均处于正常范围内,这些“隐源性脂肪肝”通常有近期体重和腰围增加史,其与普通 NAFLD 患者一样。

2. 肝病相关表现　大多数患者无肝病相关表现,即使出现也无特异性。最常见的症状为乏力,但乏力程度与病情严重程度无相关性。多数患者存在睡眠紊乱(夜间打鼾和夜间睡眠不宁),醒来后感到疲乏。部分患者存在上腹不适,以儿童多见。半数以上患者体检时发现肝大,而脾大少见。少数出现肝掌和蜘蛛痣,发展到肝硬化失代偿期可出现腹水、消化道出血、肝性脑病等并发症。

#### (二)辅助检查

1. 人体学指标　疑似 NAFLD 患者需常规测量身高、体重、腰围和血压,计算 BMI 明确有无体重超标,腰围可反映内脏型肥胖。

2. 实验室检查　血清 GPT、GOT、GGT 水平轻度增高持续半年以上是 NAFLD 常见的生化异常。氨基转移酶水平与肝脏组织学改变的相关性很差,氨基转移酶增高与否并不证实脂肪性肝炎。氨基转移酶异常与 NAFLD 患者肝组织学改变的一致率仅为 20%~30%。对于疑似 NAFLD 患者应检测空腹血糖、血脂、尿酸及血红蛋白,必要时完善胰岛素、C 肽检测等。同时需检查 HBV、HCV 等其他肝病相关化验。

3. 肝脏弹性纤维　通过肝脏弹性反映纤维化程度,特别是磁共振成像指导下的弹性检测,目前普遍认为是反映肝纤维化指标的较好的检测方法,应用最多的是 FibroScan 和 FibroTouch,但其对 NASH 的诊断相对较差。

4. 磁共振质谱分析　对肝脏脂肪定量的分析是“金标准”,甚至超过肝穿刺,因为它的采样面积大。

5. 肝活检 目前肝活检仍然是诊断 NAFLD 的"金标准",尤其对于高度怀疑有进展性肝纤维化,甚至早期肝硬化患者,肝穿刺是必要的。其病理表现如前所述。

## 五、诊断与鉴别诊断

明确 NAFLD 的诊断需符合以下 3 项条件:①无饮酒史或饮酒折合乙醇量 <每周 140g(女性 <每周 70g);②除外病毒性肝炎、药物性肝病、全胃肠外营养、肝豆状核变性、自身免疫性肝病等可导致脂肪肝的特定疾病;③肝活检组织学改变符合脂肪性肝病的病理学诊断标准。鉴于肝组织学诊断难以确定者:①肝脏影像学表现符合弥漫性脂肪肝的诊断标准且无其他原因可解释和/或②有代谢综合征相关组分的患者出现不明原因的血清 GPT 和/或 GOT、GGT 持续增高半年以上,减肥和改善 IR 后,异常酶谱和影像学脂肪肝改善甚至恢复正常者可确诊为 NAFLD。NAS 为半定量评分系统而非诊断程序:NAS<3 分可排除 NASH,>4 分则可诊断为 NASH,介于两者之间为 NASH 可能,不伴有小叶内炎症、气球样变和纤维化但肝脂肪变 >33% 者为 NAFL,脂肪变达不到此程度者仅称为肝细胞脂肪变。

在通过影像学或病理学脂肪肝归结为 NAFLD 之前,需除外酒精性肝病、慢性丙型肝炎、自身免疫性肝病、肝豆状核变性等可导致脂肪肝的特定肝病;除外药物(他莫昔芬、胺碘酮、丙戊酸钠、甲氨蝶呤、糖皮质激素等)、全胃肠外营养、炎性肠病、甲状腺功能减退症以及一些与 IR 相关等综合征等可导致脂肪肝的特殊情况。

在通过血清氨基转移酶和/或 GGT 增高归结为 NAFLD 之前,需除外病毒性肝炎、自身免疫性肝病、肝豆状核变性、药物性肝病等其他类型的肝病,除外肝脏恶性肿瘤、感染和胆道疾病。

NAFLD 需与酒精性脂肪肝及其他明确的损肝因素所致的脂肪肝鉴别。

## 六、治疗方案

### (一)治疗目标和原则

1. 治疗目标 控制代谢紊乱,防治 2 型糖尿病和血管事件;逆转肝细胞脂肪病变,减少胆囊炎和胆石症的发生;防治 NASH,阻止肝纤维化进展,减少肝硬化。

2. 治疗原则 有效的治疗 NAFLD 的方法包括生活方式干预、外科治疗和药物治疗,具体采用哪些治疗取决于病理组织学改变情况。对于 NASH 患者,治疗取决于基础疾病。

### (二)治疗方法

1. 生活方式干预和减重手术

(1)通过饮食控制和运动减肥,改善 NAFLD/NASH 患者的肝功能和组织结构。应用低热量饮食减肥可改善 NAFLD 患者的肝功能和脂肪变性。运动可改善心血管健康,并且减轻外周、脂肪和肝脏的胰岛素抵抗。在一项研究中,对地中海饮食和一种等热量的低脂肪、高碳水化合物饮食进行比较,结果显示地中海饮食与肝脏脂肪减少和胰岛素敏感性提高有关,体重减轻无差异;限制碳水化合物饮食与减少热量饮食组的体重减轻相似,但限制碳水化合物组的肝脏脂肪减少百分率更高。

(2)对于不能减重或者严重肥胖的 NAFLD/NASH 患者,减重手术对改善其肝脂肪变性和 NASH 相关性肝炎有效。

2. 药物治疗 NAFLD/NASH 的药物治疗主要针对代谢综合征相关疾病,如肥胖、2 型糖尿病、血脂异常和高血压等。目前,有多种药物用于评估 NAFLD/NASH 的治疗,但是尚无证实有效的疗法。

(1)胰岛素增敏剂:有研究表明,应用吡格列酮 30mg/d 持续 96 周可改善组织学特征,特别是肝纤维化水平,可修复脂肪性肝炎,改善 GPT、GOT、肝脏脂肪变及肝小叶组织炎症程度。应用吡格列酮 15mg/d 持续 8 周,空腹血糖、甘油三酯和血清胰岛素水平明显下降。经肝穿证实为 NASH 的非糖尿病患者,应用吡格列酮 16 周可明显降低胰岛素抵抗评分。有证据表明噻唑烷二酮类药物(吡格列酮和罗格列酮)对肝脏组织学改变有正面影响,但也有一些副作用,如增高心血管事件风险、促进骨质流失、导致骨质疏松症和增加骨折的发生率,特别是在绝经后妇女容易发生。对于患有膀胱癌的患者,FDA 建议避免吡格列酮的应用。由于冠状动脉事件风险增加,在欧洲罗格列酮不再销售,并且在美国也严格限制使用。日本胃肠病学会和日本肝病学会制定的 NAFLD/NASH 循证医学临床治疗指南推荐吡格列酮用于存在 IR 的 NASH 患者。美国肝病研究协会、美国胃肠病协会指南推荐对于肝穿证实的 NASH 患者可应用吡格列酮治疗,但长期应用该药的疗效和安全性有待于进一步研究。

(2)抗氧剂:在 NASH 患者中氧化应激是肝细胞损害和疾病进展的关键机制。维生素 E 是一种抗氧剂,并被研究用于治疗 NASH。维生素 E 的作用可概括为①使用维生素 E 与 NASH 患者的氨基转移酶下降有关;②评估有组织学终点的研究表明在成人 NASH 中维生素 E 可导致脂肪变性、炎症和气球样变改善,以及脂肪性肝炎的消退;③维生素 E 对肝脏纤维化并无影响。维生素 E 为一种亲脂的抗氧剂,可抑制脂质过氧化,抑制炎症细胞因子(如 TNF-α),降低氨基转移酶水平,改善肝脏脂肪变和炎症,延缓 NAFLD 进展。而另一项研究表明,应用维生素 E 400IU/d 会增加患前列腺癌的风险。每天使用 800IU/d 维生素 E(α- 生育酚)可改善肝脏组织学,因此可作为非糖尿病患者且肝活检证实为 NASH 患者的一线用药。在进一步支持其有效性的数据获取之前,不推荐维生素 E 用于治疗糖尿病患者的 NASH、无肝活检的 NAFLD、NASH 相关的肝硬化或隐匿性肝硬化。

(3)降脂药:NAFLD 和 NASH 患者的心血管疾病风险增加,几项研究表明心血管疾病是其最常见的死亡原因。NAFLD 患者应行心血管疾病风险分层,并相应处理其心血管危险因素。在 NAFLD 患者中,血脂异常的治疗应在心血管风险减少的总体框架中考虑。目前研究最多的降脂药为他汀类药物,他汀类药物是通过抑制 3- 羟基 -3- 甲基戊二酰 - 辅酶 A 还原酶来发挥作用的,有研究证明该药可改善 NASH 患者的肝脏生化学指标和组织学改变。最初认为他汀类药物治疗高脂血症时可引起肝脏氨基转移酶升高,损害肝脏功能,但临床实践中严重的肝损害罕见。目前没有证据显示接受他汀类药物的慢性肝病包括 NAFLD 和 NASH 患者的严重肝损害风险高于那些无肝病的患者,因而他汀类药物可用于治疗 NAFLD 和 NASH 患者的血脂异常。

(4)抗高血压药:血压控制的目标是减少心血管疾病的危险因素。肾素 - 血管紧张素 - 醛固酮系统可调节胰岛素敏感性,并与 NAFLD/NASH 的发病机制相关。研究表明氯沙坦可改善血清氨基转移酶水平和肝脏组织学改变,但对于血压正常者需注意其降压作用。

3. 肝移植　对于伴有肝衰竭的进展期 NASH 患者建议进行肝移植,因为肝移植后的整体生存率与因其他肝病所致的肝衰竭而接受肝移植手术的患者相同。

## 七、药学监护要点

目前缺乏诊断非酒精性脂肪性肝病的特异用药,药学监护可参考糖尿病和高血压等用药。需要注意的是当患者使用他汀类降脂药物时,由于他汀类药物可导致 GPT、GOT 升高,需密切检测患者肝功能变化。极少数患者可发生他汀类药物所致肝脏功能衰竭。

## 八、案例分析

案例 1  合理药物治疗方案

病史摘要:患者,女,60 岁,汉族,体重 75kg。主因反复发作右上腹不适 6 个月,偶有心慌,无反酸、纳差等其他症状,为求进一步诊治来诊。既往史:自述有脂肪肝、原发性高血压病史 3 年,血压最高 160/130mmHg。既往入院前未使用任何药物,否认长期饮酒史及食物、药物过敏史,否认肝炎等传染病病史,否认手术史及外伤史,否认冠心病及糖尿病病史。查体:未见明显的阳性体征。辅助检查:腹部彩超提示脂肪肝(重度);生化检查:谷丙转氨酶 114U/L,谷草转氨酶 60U/L,甘油三酯 3.45mmol/L,总胆固醇 7.0mmol/L;病毒系列阴性;血常规、免疫系列、血糖、肾功能等检查无明显异常。腹部彩超提示脂肪肝(中度)。BMI 指数 32.89,腹型肥胖。

诊断:非酒精性脂肪肝。

治疗方案:缬沙坦胶囊 80mg p.o. q.d.;阿托伐他汀钙片 10mg p.o. q.d.。

用药分析:该患者诊断明确,伴有血清肝脏酶谱异常。NAFLD 通常与代谢紊乱如内脏肥胖、胰岛素抵抗、2 型糖尿病和血脂异常有关。因此,对于 NAFLD 的治疗不仅限于肝脏疾病本身,还要治疗相关的代谢并发症及预防致病因素,其中改变生活方式、增加体育运动及与之相关的体重减轻仍是 NAFLD/NASH 的首选治疗方法。而对于上述治疗无效者,建议可使用药物治疗如吡格列酮、维生素 E、抗氧剂、血管紧张素Ⅱ受体拮抗剂、他汀类、贝特类、依折麦布和保肝药,然而对于其长期疗效和安全性仍有待于进一步评估。针对本患者,目前的治疗方案主要以生活方式干预为主,首先应嘱咐患者改善生活和饮食习惯,控制体重,减少腰围,通过饮食控制和运动减肥,改善肝功能和组织结构;患者既往有高血压、高血脂等代谢危险因素,可给予降压、降脂治疗。

(1)伴高血压的 NASH 患者应用血管紧张素Ⅱ受体拮抗剂可给予缬沙坦(AngⅡ受体拮抗剂)80mg p.o. q.d. 降压。

(2)阿托伐他汀钙片 10mg p.o. q.d. 降脂。2015 年日本胃肠病学会(JSGE)发布的《非酒精性脂肪性肝病 / 非酒精性脂肪性肝炎循证临床实践指南》中推荐高胆固醇血症的 NAFLD 患者应用 HMG-CoA 还原酶抑制剂(他汀类药物)(证据水平 B,强度 2)及依折麦布(证据水平 C,强度 2)。由于降脂药本身具有一定的肝毒性,因此肝功能异常患者应谨慎使用。但是近年国外心血管疾病领域的研究表明,他汀治疗对于降低心血管事件风险和改善肝功能都有明确获益,没有证据表明基础肝功能异常接受他汀治疗存在额外的高风险。其他的长期研究目前都未发现随着他汀治疗时间的延长,肝功能异常的发生率显著变化或升高。

用药监护:

(1)肝功能损伤患者:约 70% 的缬沙坦以原型从胆汁排出;缬沙坦不经生物转化,因而其全身性影响与肝功能低下无关,所以非胆道性或非胆汁淤积型肝功能不全患者无须调整剂量;而胆汁型肝硬化或胆道梗阻患者的缬沙坦清除率降低(AUCS 较高),这些患者服用缬沙坦时应特别慎重,应用时需严密监测患者的肝功能。

(2) 他汀类药物使用时少数患者出现肝功能检查指标异常,但大多为一过性,可能是对药物代谢的适应反应过程。但他汀类药物确实可以在极少数患者中引起严重的药物性肝损伤,因此使用时应严密监测患者的肝功能。

案例 2 不合理药物治疗方案及建议

病史摘要:男,23 岁,体重 80kg。主诉大汗、腰背痛 3 个月,体检 CT 示中度脂肪肝就诊。患者发病以来进食较前差,夜间入眠可,大小便正常,体重无明显变化。否认肝炎等传染病病史,否认手术史及外伤史,否认冠心病及糖尿病病史。入院前未使用任何药物,否认长期饮酒史及食物、药物过敏史。查体:未见明显的阳性体征。辅助检查:腹部彩超提示脂肪肝(中度);生化检查:谷丙转氨酶 122U/L,谷草转氨酶 60U/L,甘油三酯 3.24mmol/L;乙型肝炎酶标:HBsAb(+),丙型肝炎抗体 HCVAb(−);血常规、免疫系列、血糖、肾功能等检查无明显异常。

诊断:非酒精性脂肪肝。

治疗方案:多烯磷脂酰胆碱注射液 10ml+5% 葡萄糖注射液 250ml iv.drip q.d.;注射用谷胱甘肽 1.2g + 5% GS 250ml iv.drip q.d.;阿托伐他汀钙片 10mg p.o. q.d.。

用药分析:患者脂肪性肝病诊断明确,GPT、GOT、甘油三酯均升高。目前改变生活方式、增加体育运动及与之相关的体重减轻是 NAFLD/NASH 的首选治疗方法。因此,该患者的治疗以清淡饮食、加强锻炼为主。因患者甘油三酯异常,药物治疗方案主要为降脂。目前无足够的证据推荐保肝药常规用于 NAFLD/NASH 患者,其在 NAFLD 防治中的作用和地位至今仍有争论。在基础治疗的前提下,保肝药可作为辅助治疗用于①临床特征、实验室改变以及影像学检查等提示可能存在明显的肝损害和 / 或进展性肝纤维化者;②拟用其他药物因有可能诱发肝损害而影响基础治疗方案实施者,或者基础治疗过程中出现血清氨基转移酶明显增高者;③合并嗜肝病毒感染或其他肝病者。

分析:除去方案中的注射用谷胱甘肽和多烯磷脂酰胆碱注射液。2 周后患者的病情好转,复查肝功能指标正常准予出院。

用药监护:他汀类药物使用时少数患者出现肝功能检查指标异常,但大多为一过性,可能是对药物代谢的适应反应过程。但他汀类药物确实可以在极少数患者中引起严重的药物性肝损伤,因此使用时应严密监测患者的肝功能。

(卢瑷瑷 张 维 崔丽娜 韩 英)

# 参 考 文 献

[1] European Association for the Study of Diabetes(EASD);European Association for the Study of Obesity(EASO). EASL-EASD-EASO clinical practice guidelines for the management of non-alcoholic fatty liver disease.Obesity facts,2016,9(2):65-90.

[2] World Gastroenterology Organisation Global Guidelines.Nonalcoholic fatty liver disease and nonalcoholic steatohepatitis. Journal of clinical gastroenterology,2014,48(6):467-473.

［3］ CHALASANI N,YOUNOSSI Z,LAVINE J E,et al.The diagnosis and management of non-alcoholic fatty liver disease:practice guideline by the American association for the study of liver diseases,American college of gastroenterology,and the American gastroenterological association.Hepatology,2012,55 :2005-2023.

［4］ GANESH S,RUSTGI V K.Current pharmacologic therapy for nonalcoholic fatty liver disease.Clinics in liver disease,2016,20(2):351-364.

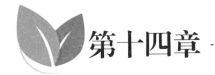

# 第十四章

# 胰 腺 疾 病

## 第一节 急性胰腺炎

### 一、定义与流行病学

急性胰腺炎(acute pancreatitis,AP)是指多种病因引起胰酶激活,继以胰腺局部炎症反应为主要特征,病情较重者可发生全身炎症反应综合征,并可伴有器官功能障碍的疾病。

急性胰腺炎的发病率目前呈逐年上升的趋势。据报道,AP 的年发病率为(13~45)/10 万,国内发病率的相关数据少见。各地区报道的发病率不同主要由于研究方法和诊断胰腺炎的标准不同。此外各地域不同的生活方式也会造成罹患胰腺炎风险的差异。与其他亚洲国家相比,西方国家和日本易发酒精性胰腺炎。各国发病率的报道差异较大,似乎与肥胖人群增多有关。

### 二、病因与发病机制

在急性胰腺炎确诊后,要尽可能地明确病因并且去除病因,以防止复发。

常见病因包括胆石症、大量饮酒、高脂血症。胆道结石及胆道感染为急性胰腺炎的最常见的病因。由于解剖上 70%~80% 的胰管与胆总管汇合成通道共同开口于十二指肠壶腹部,一旦结石嵌顿在壶腹部,将会导致胰腺炎,即"共同通道"学说。另外,大量饮酒也是主要病因之一。目前认为其机制可能为乙醇导致刺激胰腺分泌,增加 CCK 分泌,导致胰液中的胰酶和蛋白质含量增加,小胰管内形成蛋白栓,阻塞胰液流出;同时乙醇刺激导致壶腹括约肌痉挛,胰液流出不畅。另外,当甘油三酯 ≥ 11.3mmol/L 时,胰腺毛细血管内大量的甘油三酯被脂肪酶水解,产生大量的游离脂肪酸引起毛细血管阻塞;同时高脂诱发动脉粥样硬化,致使胰腺出现缺血性损伤。当前研究表明,当甘油三酯 ≥ 5.65mmol/L 时可避免胰腺炎复发。

其他病因包括壶腹部乳头括约肌功能不良、药物和毒物、外伤、高钙血症、血管炎、先天性疾病(胰腺分裂、环形胰腺、十二指肠乳头旁憩室等)、肿瘤(壶腹癌、胰腺癌)、感染性疾病(科萨奇病毒、腮腺炎病毒、获得性免疫缺陷病毒感染,蛔虫症)、自身免疫性疾病(系统性红斑狼疮、干燥综合征)、医源性病因(ERCP 术后、腹部手术)等。

不能确定病因者为特发性。急性胰腺炎的发病机制是一个复杂的、多因素参与的病理生理过程,这些因素相互影响、相互作用,至今还没有完全阐明。

## 三、病理分型

急性胰腺炎以病理学变化分为间质水肿型胰腺炎和坏死型胰腺炎。

间质水肿型胰腺炎大体见胰腺水肿,分叶模糊、质脆。显微镜下见间质充血、水肿、炎症细胞浸润和散在脂肪坏死。

坏死型胰腺炎大体表现为胰腺呈红褐色、灰褐色,分叶结构消失,同时有较大范围的脂肪坏死。显微镜下见凝固性坏死,细胞结构消失,有明显的炎症细胞和吞噬细胞,间质血管壁坏死导致出血和血管壁血栓形成。

## 四、临床表现与辅助检查

### (一)临床表现

临床表现有消化道表现和全身表现及并发症表现。消化道表现主要有腹痛、恶心、呕吐、腹胀、黄疸。腹痛是最常见的症状,表现为突发的上腹部剧痛。但也有腹痛由轻到重进行性加重者。疼痛部位通常与病变部位有关,根据病变部位不同,放射痛的部位也有相应变化。病变位于胰体尾时,疼痛主要位于左上腹,并向后腰部及左肩部放射;病变位于胰体时,疼痛位于上腹部;病变以胰头为主时,右上腹疼痛明显,并向右腰部和右肩放射。伴有恶心、呕吐,呕吐后腹痛不缓解是急性胰腺炎的特点。胰腺炎性渗出致肠麻痹,产生腹胀,大量腹腔渗液可加重腹胀。胆源性可出现黄疸,少数情况当胰头部水肿严重时可压迫胆总管也可引发黄疸。全身表现主要为发热,胸腔积液、腹水,水、电解质紊乱。

临床体征轻者仅表现为轻压痛,重者可出现腹膜刺激征、腹水。偶见腰肋部皮下瘀斑征(Grey-Turner 征)和脐周皮下瘀斑征(Cullen 征)。腹部因液体积聚或假性囊肿形成可触及肿块。

### (二)辅助检查

1. 血清酶学检查 强调血清淀粉酶测定的临床意义,尿淀粉酶变化仅作参考。血清淀粉酶活性高低与病情严重程度不呈相关性。血清脂肪酶活性测定具有重要的临床意义,尤其当血清淀粉酶活性已经下降至正常或其他原因引起血清淀粉酶活性增高时,血清脂肪酶活性测定有互补作用。同样,血清脂肪酶活性与疾病严重程度不呈正相关。

2. 血清标志物 推荐使用 CRP,发病 72 小时后 CRP>150mg/L 提示胰腺组织坏死。动态测定血清 IL-6 水平增高提示预后不良。血清淀粉样蛋白升高对 AP 的诊断也有一定价值。

3. 影像学诊断 在发病初期的 24~48 小时行 CT 检查,可以初步判断胰腺的组织形态学变化,同时有助于判断有无胆道疾病。发病 1 周左右的增强 CT 诊断价值更高,可有效区分液体积聚和坏死的范围。在 SAP 的病程中,应强调密切随访 CT 检查,建议按病情需要,平均每周 1 次。

## 五、诊断与鉴别诊断

### (一)诊断

临床上符合 3 项中的 2 项即可诊断:①具有急性胰腺炎特征性腹痛;②血清淀粉酶和/或脂肪酶≥正常值上限 3 倍;③急性胰腺炎特征性的 CT 表现。

1. 严重程度分级 轻症急性胰腺炎(mild acute pancreatitis,MAP)占 AP 的多数,不

伴有器官功能衰竭及局部或全身并发症,通常在 1~2 周内恢复,病死率极低。中重症急性胰腺炎(moderately severe acute pancreatitis,MSAP)伴有一过性(≤ 48 小时)器官功能障碍,早期病死率低,后期如坏死组织合并感染则病死率增高。重症急性胰腺炎(severe acute pancreatitis,SAP)占 AP 的 5%~10%,伴有持续(>48 小时)的器官功能衰竭,早期病死率高,如后期合并感染则病死率更高。

2. 并发症

(1)全身并发症:AP 的病程进展过程中可引发全身并发症,包括 SIRS、脓毒症(sepsis)、多器官功能障碍综合征(multiple organ dysfunction syndrome,MDOS)、多器官功能衰竭(multiple organ failure,MOF)及腹腔间隔室综合征(abdominal companment syndrome,ACS)等。

(2)局部并发症:①急性胰周液体积聚发生于病程早期,表现为胰周或胰腺远隔间隙液体积聚,并缺乏完整的包膜,可以单发或多发;②急性坏死物积聚发生于病程早期,表现为混合有液体和坏死组织的积聚,坏死物包括胰腺实质或胰周组织的坏死;③包裹性坏死是一种包含胰腺和 / 或胰周坏死组织且具有界限清晰的炎性包膜的囊实性结构,多发生于 AP 起病 4 周后;④胰腺假性囊肿有完整的非上皮性包膜包裹的液体积聚,起病 4 周后假性囊肿的包膜逐渐形成。以上每种局部并发症存在无菌性及感染性 2 种情况,其中急性坏死物积聚和包裹性坏死继发感染称为感染性坏死。

3. 疾病严重程度判定 判断 AP 严重程度的评分标准较多,可根据临床需要选用,如表 14-1 所示的 Ranson 标准、APACHE- Ⅱ 标准、CT 影像学分级标准。

(1)Ranson 标准:于 1974 年提出,需动态观察入院时的 5 项临床指标和 48 小时的 6 项指标,每项 1 分,合计 11 分,评分在 3 分以下为轻症,≥ 3 分为病重,≥ 5 分为预后较差。

表 14-1 Ranson 标准

| 入院时的指标 | 入院后 48 小时的指标 |
| --- | --- |
| 年龄 >55 岁 | 血钙浓度 <2mmol/L |
| 血糖 >11.1mmol/L | $PaO_2$<60mmHg |
| GOT>250U/L | 碱缺失 >4mmol/L |
| LDH>350U/L | 血 BUN>1mol/L |
| 白细胞计数 >13 × 10⁹/L | Hct 减少 >10% |
| — | 体液丢失量 >6L |

(2)APACHE- Ⅱ 评分(acute physiology and chronic health evaluation):评分可靠,但计算复杂,评分 ≥ 8 分者提示预后不良。

用于计分的指标有肛温、平均动脉压、心率、呼吸次数、氧分压(kPa)、动脉血 pH、血钠(mmol/L)、血钾(mmol/L)、血肌酐(μmol/L)、红细胞比容(%)、白细胞计数( × 10⁹/L)11 项。

(3)改良的 CT 严重指数评分:包含的指标较少且容易判断,常用于炎症反应及坏死程度的判断(表 14-2)。

表 14-2　急性胰腺炎 CT 评分

| 积分 | 胰腺炎症反应 | 胰腺坏死 | 胰腺外并发症 |
|---|---|---|---|
| 0 | 胰腺形态正常 | 无坏死 | |
| 2 | 胰腺和 / 或胰周炎性改变 | 坏死 ≤ 30% | 胸腔积液、腹水、脾、门静脉血栓,胃流出道梗阻等 |
| 4 | 单个或多个积液区或胰周脂肪坏死 | 坏死 >30% | |
| | 评分 ≥ 4 分为 MSAP 或 SAP | | |

### （二）鉴别诊断

1. 胆石症和急性胆囊炎　常有胆绞痛史,疼痛位于右上腹,常放射到右肩部,Murphy 征阳性,血及尿淀粉酶轻度升高。B 超有助于快速鉴别诊断。

2. 消化性溃疡急性穿孔　有溃疡病史,腹痛突然加剧,腹肌紧张。X 线透视见膈下有游离气体。血尿淀粉酶正常或轻度升高。

3. 急性肠梗阻　腹痛为阵发性,腹胀,呕吐,肠鸣音亢进,可见肠型。腹部 X 线可见液气平面。血清淀粉酶正常或轻度升高。

4. 急性胃肠炎　发病前常有不洁饮食史,主要症状为腹痛、呕吐及腹泻等。血、尿淀粉酶一般正常。

5. 心肌梗死　有冠心病病史,有时疼痛限于上腹部。心电图显示心肌梗死征象。血清心肌酶升高。血、尿淀粉酶正常。

6. 其他　需注意与肠系膜血管栓塞、脾破裂及异位妊娠破裂等相鉴别。

## 六、治疗方案

### （一）治疗目标和预后评估

AP 病情变化较多,应根据症状、体征、实验室检测、影像学变化及时了解病情发展。

1. 禁食　食物可刺激胰液分泌,AP 发病后短期禁食水,可降低胰液分泌,减轻自身消化。

2. 胃肠减压　有助于减轻腹胀,当患者没有胃内容潴留时可停止胃肠减压。

3. 液体复苏　是早期治疗的重点,是维持血容量及水、电解质平衡的重要措施。由于 SIRS 引起毛细血管渗漏综合征(capillary leak syndrome,CLS),导致血液成分大量渗出,造成血容量丢失与血液浓缩。补液不充分是 SAP 的常见原因之一。如心功能容许,在最初的 48 小时内静脉补液量及速度为 200~250ml/h,或使尿量维持在 >0.5ml/(kg·h)。复苏液首选乳酸林格液,还应根据病情补充适量的白蛋白、血浆或血浆代用品,维持血浆胶体渗透压,代谢性酸中毒时应积极补充碳酸氢钠。扩容治疗需避免液体复苏不足或过度,可通过动态监测中心静脉压或毛细血管楔压、心率、血压、尿量、血细胞比容及混合静脉血氧饱和度等作为指导。

4. 维持器官功能　①针对呼吸衰竭的治疗:给予鼻导管或面罩吸氧,维持氧饱和度在 95% 以上。当出现急性肺损伤、呼吸窘迫时可应用机械通气,并根据尿量、血压、血气分析结果等调整补液量,总液量宜 <2 000ml,且适当使用利尿药。②针对急性肾衰竭的治疗:早期预防急性肾衰竭主要是容量复苏等支持治疗,稳定血流动力学;治疗急性肾衰竭主要采用连

续性肾脏替代治疗(continuous renal replacement therapy,CRRT),清除体内有害代谢产物或毒物。③其他器官功能的支持:如出现肝功能异常时可予以保肝药,急性胃黏膜损伤需应用质子泵抑制剂或 $H_2$ 受体拮抗剂。

**(二)药物治疗**

1. 生长抑素及其类似物(奥曲肽) 治疗机制为天然生长抑素由胃肠黏膜 D 细胞合成,奥曲肽为天然生长抑素的八肽类似物,可减少胰腺内/外分泌及胃、小肠和胆囊分泌,降低酶活性,是目前治疗胰腺炎的有效药物。

(1)生长抑素

1)给药说明:用于急性胰腺炎,首先以 250μg 用可配伍溶液缓慢静脉注射作为负荷剂量,而后 3~6mg 加入可配伍溶液(0.9% 氯化钠注射液或 5% 葡萄糖注射液)中,以 250μg/h 缓慢静脉滴注或微量泵泵入,维持 12~24 小时。在连续给药过程中应不间断地注入,换药间隔最好不超过 3 分钟,最好通过输液泵给药,连续用药 72~120 小时。为预防 ERCP 术后胰腺炎,应于术前 2~3 小时开始用药,以 250μg/h 连续静脉滴注至术后 24 小时。

2)禁忌证:对本品过敏者,孕妇、哺乳期妇女禁用。1 型糖尿病患者使用本药后每隔 3~4 小时应测试血糖,应尽可能地避免使用葡萄糖作为溶媒。

3)不良反应:少数患者用药后出现恶心、眩晕、面部潮红、腹痛、腹泻和血糖轻微变化。

4)药物相互作用:由于本药对阿片类镇痛药活性的拮抗,可使阿片类的镇痛作用下降。

(2)奥曲肽:本药为人工合成的八肽类化合物,为天然生长抑素的同系物,具有与生长抑素类似的作用,作用较生长抑素更强、更持久。

1)给药说明:①预防胰腺疾病的胰腺术后并发症,皮下注射,一次 0.1mg,一日 3 次,持续治疗 7 日。首次注射应在术前至少 1 小时进行。②急性重型胰腺炎,皮下注射,一次 0.1~0.2mg,每 8 小时 1 次,持续治疗 5~14 日。③胰腺损伤,一次 0.1mg,每 8 小时 1 次,持续治疗 7~14 日或瘘管闭合。注射前使药液达到室温,并避免短期内同一部位多次重复注射,可减少局部不适。两餐之间或卧床休息时注射给药,可减少胃肠道不良反应。在 0.9% 氯化钠注射液或 5% 葡萄糖溶液中奥曲肽可保持理化性质稳定达 24 小时,但由于奥曲肽会影响葡萄糖的体内平衡,故建议使用 0.9% 氯化钠注射液而不用葡萄糖。尽管在 25℃ 以下稀释药液可维持理化活性达 24 小时,但考虑到微生物污染,配制好的药液应当立即使用。

2)禁忌证:对本药过敏者、孕妇(国内资料建议禁用)、哺乳期妇女、儿童禁用。

3)不良反应:①注射局部反应,包括疼痛、注射部位针刺或烧灼感伴红肿。这些现象极少超过 15 分钟,注射前使药液达室温则可减少局部不适。②胃肠道反应,包括食欲缺乏、恶心、呕吐、痉挛性腹痛、胀气、稀便、腹泻及脂肪痢。在罕见的病例中,胃肠道反应可类似于急性肠梗阻伴进行性严重的上腹痛、腹部触痛、肌紧张和腹胀,长期使用可能导致胆石症形成。③低血糖。由于本品可抑制 GH、胰高糖素和胰岛素释放,故本品可能引起血糖调节紊乱。由于可降低患者的餐后糖耐量,少数长期给药者可引致持续性的高血糖症,曾观察到低血糖的出现。④其他,如少数报道出现急性胰腺炎,停药后可逐渐消失;在罕见的情况下曾报道醋酸奥曲肽治疗引起患者脱发;长期应用本品且发生胆石症者也可能出现胰腺炎;个别患者发生肝功能失调,包括缓慢发生的高胆红素血症伴碱性磷酸酶、谷氨酰转移酶和氨基转移酶轻度增高。

4)药物相互作用:本药可改变接受胰岛素治疗的糖尿病患者对胰岛素的需求量;可降低肠道对环孢素的吸收,也可延迟西咪替丁的吸收。

2. H₂ 受体拮抗剂和质子泵抑制剂

(1)质子泵抑制剂(PPI):通过抑制壁细胞的 H⁺,K⁺-ATP 酶活性,具有强烈的抑制胃酸分泌的作用。一般推荐奥美拉唑 40mg/ 次、泮托拉唑 40mg/ 次、兰索拉唑 30mg/ 次,每日 1~2 次,静脉滴注。

(2)H₂ 受体拮抗剂(H₂RA):通过抑制壁细胞的组胺 H₂ 受体,抑制壁细胞胃酸的分泌,但不如 PPI。可选用西咪替丁 200~400mg/ 次,每 4~6 小时给药 1 次,一般每日不超过 1.6g;或法莫替丁 20mg/ 次,每日 2 次,静脉滴注给药。

不良反应、药物相互作用等详见第三章。

3. 抑制胰酶活性药物 多在发病早期应用,主要有加贝酯、抑肽酶、乌司他丁。

(1)抑肽酶:抑肽酶通过酶上的丝氨酸活性部分,形成抑肽酶 - 蛋白酶复合物而达到抑制人体的胰蛋白酶、纤溶酶、血浆及组织中的血管舒缓素的作用,中断瀑布效应。

1)给药说明:应早应用,剂量宜大。

2)过敏反应试验:临用前,将本品 1 瓶溶于 5% 葡萄糖注射液 10ml 中,抽出 1ml,再用 5% 葡萄糖注射液稀释成每 1ml 含 2 500U 抑肽酶的溶液,静脉注射 1ml,严密观察 15 分钟,如果发生过敏反应,则不能使用。

3)参考剂量:第 1 天 50 000U/h,总量为 100 000~250 000U,随后 20 000~40 000U/d,疗程 1~2 周。

4)禁忌证:对抑肽酶过敏者。

5)不良反应:少数患者可出现过敏反应、过敏性休克等,应立即停药。输注过快有时出现恶心、呕吐、发热、瘙痒、荨麻疹等。较少见的不良反应有治疗胰腺炎时可出现凝血功能障碍。输注抑肽酶后可能出现血栓性静脉炎。

6)药物相互作用:本品可抑制血管紧张素转换酶抑制药(如卡托普利)的降压作用。本品有拮抗纤维蛋白溶酶(如阿替普酶、阿尼普酶、链激酶、尿激酶等)的作用,可用于抑制这些药物引起的出血。本品可干扰出凝血时间、血清肌酸激酶、血清肌酐、氨基转移酶等的检验值。

(2)加贝酯:加贝酯为一种非肽类蛋白分解酶抑制剂,该药为从大豆中提取的小分子膜酶拮抗剂,对胰蛋白酶、血管舒缓素、磷脂酶 A₂ 等均有极强的抑制作用,对肝胰壶腹部奥迪括约肌有松弛作用。

1)给药说明:100mg/ 次,每日 3 次,连续 3 天;症状减轻后 100mg/ 次,每日 1 次,均静脉滴注给药,疗程 7~10 天。先将本品用注射用水溶解,再用 5% 葡萄糖注射液或林格注射液稀释后静脉滴注,滴速为 1mg/(kg·h),不宜 >2.5mg/(kg·h)。药液应新鲜配制,仅供静脉滴注使用,如多次使用应更换注射部位,且勿使药液漏出血管外。

2)禁忌证:对本药过敏者;对多种药物有过敏史者;脑动脉瘤或脑出血者;未控制的严重高血压者;未控制的出血患者;孕妇;儿童。

3)不良反应:滴注本药后,少数患者出现滴注部位血管局部疼痛、皮肤刺激症状和轻度浅表性静脉炎,偶有皮疹、颜面潮红、过敏症状;极少数患者出现胸闷、呼吸困难、血压下降等过敏性休克的症状。

4)药物相互作用:接受本药治疗期间如同时使用抗血小板药如阿司匹林等应谨慎。

(3)乌司他丁:系从人尿中提取的糖蛋白,为一种蛋白酶抑制剂,可以抑制胰蛋白等各种胰酶。此外,它还有稳定溶酶体膜、抑制溶酶体酶释放、抑制心肌抑制因子产生和炎症介质释放的作用。

1)给药说明:用法为10万U+可配伍溶液(5%葡萄糖注射液或0.9%氯化钠注射液)500ml静脉滴注,1~2小时内滴完,1~3次/d。随症状缓解而减量。

2)禁忌证:对本品过敏者禁用;妊娠中给药的安全性尚未得到证实;动物实验显示本药在乳汁中有分布,哺乳期妇女用药期间应停止哺乳。

3)不良反应:血液系统偶见白细胞减少或嗜酸性粒细胞增多;消化系统偶见恶心、呕吐、腹泻,偶有氨基转移酶升高;局部偶见血管痛、发红、瘙痒、皮疹等。

4. 镇痛药　AP患者常有剧烈疼痛,多数患者在静脉滴注生长抑素或奥曲肽后疼痛可缓解,疼痛剧烈时可考虑镇痛治疗,可给予阿片类镇痛药如盐酸哌替啶,不推荐应用吗啡或胆碱能受体拮抗剂如阿托品、山莨菪碱等,因前者会收缩壶腹乳头括约肌,后者会诱发或加重肠麻痹。盐酸哌替啶注射液用法:肌内注射,一次50~100mg。根据《处方管理办法》,需要有资质的医师使用"麻、精一"粉红色处方开具,每张处方限1次用量。用于镇痛的极量为一次150mg,一日600mg。因本品具有耐受性和成瘾性,一般不应连续使用,治疗剂量时可出现轻度眩晕、出汗、口干、恶心、呕吐、心动过速、直立性低血压等。

5. 营养支持　对于MAP患者,在短期禁食期间通过静脉补液提供能量即可。SAP时,在肠蠕动尚未恢复时应先给予肠外营养。每日补充能量25~30kcal/(kg·d),肥胖和女性减10%。热氮比以100kcal:1g或氨基酸1.2g/(kg·d)为宜,根据血电解质水平补充钾、钠、氯、钙、镁、磷,并注意补充水溶性和脂溶性维生素,采用全营养混合液方式输入。高脂血症患者由于血脂过高,在发病初期应以碳水化合物供能为主,禁止静脉输入脂肪乳剂,防止血脂进一步升高而加重胰腺炎,当血甘油三酯≤5.65mmol/L时可适量给予中/长链脂肪乳剂,并监测血脂变化。

一旦腹痛缓解、肠功能恢复,应尽早进行肠内营养(EN)。EN是维持肠黏膜屏障,防止肠道衰竭、菌群移位的重要措施。采用鼻空肠管或鼻胃管输注法,注意营养制剂的配方、温度、浓度和输注速度,并依据耐受情况进行调整。恢复饮食应从少量、无脂、低蛋白饮食开始,逐渐增加食量和蛋白量,直至恢复正常饮食。

6. 预防和抗感染　除胆源性胰腺炎外,AP早期为化学性炎症,不推荐静脉使用抗菌药预防感染。预防感染可采取:①导泻清洁肠道,减少肠腔内细菌生长,促进肠蠕动,维护肠黏膜屏障,如33%硫酸镁溶液一次30~50ml口服;②尽早恢复肠内营养,有助于保护肠黏膜,减少细菌移位。

AP常易继发细菌感染,尤其SAP,其感染源多来自于肠道,通常为肠杆菌科细菌、肠球菌属和拟杆菌属等厌氧菌的混合感染。一旦确诊感染,应尽早开始抗菌药的经验性治疗,应选用能覆盖革兰氏阴性杆菌和脆弱拟杆菌等厌氧菌、极性小、脂溶性高、能透过血胰屏障的抗菌药,如喹诺酮类或第三、第四代头孢菌素类联合抗厌氧菌的硝基咪唑类。严重败血症或上述抗菌药无效时可使用碳青霉烯类。若怀疑真菌感染,可经验性应用抗真菌药。获得病原学检测结果后应根据治疗反应和检查结果调整治疗方案。应重视感染病灶的有效引流,有手术指征者应进行外科处理。

抗感染药物的选择如下：

(1)青霉素类：哌拉西林、阿洛西林和美洛西林对革兰氏阴性杆菌的抗菌作用较强。除对部分肠杆菌科细菌外，对铜绿假单胞菌亦有良好的抗菌作用。适用于肠杆菌科细菌及铜绿假单胞菌所致的胆道感染、腹腔感染等。

1)哌拉西林：静脉给药，一次 3~4g，每 6 小时 1 次，一日最大剂量不超过 24g。婴幼儿和 12 岁以下的儿童一日 100~200mg/kg。肾功能不全者适当减量。静脉滴注时将静脉滴注液至少稀释至 50~100ml，于 20~30 分钟内滴入。

2)阿洛西林：静脉滴注。一般细菌性感染一次 2g，每 6 小时 1 次，疗程 7~14 日。严重感染可增至一次 3g，每 4 小时 1 次；或一次 4g，每 6 小时 1 次，疗程 7~14 日。儿童一次 75mg/kg，一日 2~4 次。肾功能不全时，肌酐清除率 Ccr>30ml/min 者不须调整剂量；Ccr 为 10~30ml/min 者推荐一次 2g，每 8 小时 1 次；Ccr 小于 10ml/min 者推荐一次 3g，每 12 小时 1 次。在严重肝脏疾病时应减少剂量，但目前尚无关于肝功能不全时的具体推荐用量。静脉滴注时可加入适量 5% 葡萄糖氯化钠注射液或 5%~10% 葡萄糖注射液中，滴速不宜太快。

3)美洛西林：一般感染肌内注射，一次 2~3g，每 6 小时 1 次。重症感染静脉给药，一次 3g，每 4 小时 1 次。极重感染静脉给药，可增至一日 24g，分 6 次给药。稀释液在冰箱内保存不得超过 24 小时(本药溶于 5% 葡萄糖注射液中，在 20℃ 以下，24 小时内超过 10% 的药物会分解)。

对青霉素或青霉素类抗菌药过敏者禁用本品。无论采用何种给药途径，用青霉素类抗菌药前必须详细询问患者有无青霉素类过敏史、其他药物过敏史及过敏性疾病史，并须先做青霉素皮肤试验。

老年人的肾功能呈轻度减退，本品主要经肾脏排出，故治疗老年患者感染时宜适当减量应用。

(2)头孢菌素类：第三代头孢菌素的主要品种有头孢噻肟、头孢曲松、头孢他啶、头孢哌酮。适用于敏感肠杆菌科细菌等革兰氏阴性杆菌所致的严重感染，如血流感染、腹腔感染等。治疗腹腔感染时需与抗厌氧菌药(如甲硝唑)合用。头孢他啶、头孢哌酮尚可用于铜绿假单胞菌所致的各种感染。第三代口服头孢菌素主要用于治疗敏感菌所致的轻、中度感染，也可用于经第三代头孢菌素注射剂治疗后的序贯治疗；但需注意第三代口服头孢菌素均不宜用于铜绿假单胞菌和其他非发酵菌感染。

第四代头孢菌素如头孢吡肟的抗菌谱和临床适应证与第三代头孢菌素相似，可用于对第三代头孢菌素耐药而对其敏感的产气肠杆菌、阴沟肠杆菌、沙雷菌属等细菌所致的感染。

1)头孢曲松：肌内注射、静脉给药，每 24 小时 1~2g 或每 12 小时 0.5~1g，最高剂量为一日 4g，疗程 7~14 日。肌内注射时，本药 1g 溶于 1% 盐酸利多卡因 3.5ml 中，不宜在同一处肌内注射 1g 以上的剂量；静脉注射时，本药 1g 溶于 10ml 灭菌注射用水中，一般注射时间为 2~4 分钟；静脉滴注时：本药 2g 溶于 4ml 0.9% 氯化钠注射液或 5% 葡萄糖注射液中，再用同一溶剂稀释至 100~250ml，如使用剂量 >50mg/kg，输注时间应 30 分钟以上。

2)头孢他啶：静脉给药，中度感染一次 1g，一日 2~3 次；重度感染一次可增至 2g，一日 2~3 次。胆道感染一日 4~6g，分 2~3 次给药，疗程 10~14 日。本药 1~2g 用 5% 葡萄糖注射液或 0.9% 氯化钠注射液 100ml 稀释后静脉滴注 20~30 分钟，稀释液在室温下存放不宜超过 24 小时。65 岁以上老年患者的剂量可减至正常剂量的 1/2~2/3，一日最高剂量不超过 3g。

肾功能不全者给予首次饱和量 1g，以后根据 Ccr 调整药物剂量（表 14-3）。

表 14-3　肾功能不全者的剂量调整

| 肌酐清除率 /(ml/min) | 建议剂量 /g | 给药间隔时间 / 小时 |
| --- | --- | --- |
| 31~50 | 1 | 12 |
| 16~30 | 1 | 24 |
| 6~15 | 0.5 | 24 |
| <6 | 0.5 | 48 |

对于透析患者，建议用 1g 负荷量，每次血液透析后再加用 1g；对腹膜透析患者可用 1g 负荷量，接着每 12 小时给予 0.5g。

3）头孢哌酮：肌内注射或静脉给药，一般感染一次 1~2g，每 12 小时 1 次；严重感染一次 2~3g，每 8 小时 1 次；一日剂量不宜超过 9g。每 1~2g 药物溶解于 100~200ml 5% 葡萄糖注射液、0.9% 氯化钠注射液或其他可配伍稀释液中，其浓度为 5~25mg/ml，于 30~60 分钟内快速静脉滴注。

肾功能不全时的剂量：如患者的肾小球滤过率低于 18ml/min 或血清肌酐高于 35μg/ml，则一日最高剂量为 4g；如使用一日 2~4g 的常用量，则肾衰竭患者无须调整剂量。血液透析时本药的血清半衰期略微缩短，血液透析后的给药时间需予以调整。

肝功能不全时的剂量：严重胆道梗阻、严重肝脏疾病或同时存在肾功能不全者需调整剂量。如患者同时存在肝、肾功能不全，应监测本药的血清浓度，并根据需要调整剂量；如不能监测血清浓度，则剂量不应超过一日 2g。

4）头孢噻肟：成人肌内注射或静脉注射，一次 0.5~1g（0.5~1 支），每 6 小时 1 次；严重感染患者的一日剂量可加大至 6~8g（6~8 支）。

肾功能减退患者应用本品须适当减量。肌酐清除率 <10、25、50 和 80ml/min 时，每 6 小时给予的剂量分别为 0.5、1、1.5 和 2g。无尿患者每天的维持剂量为 1.5g，分 3 次给药。血液透析和腹膜透析能有效清除本品，透析期间为维持有效血药浓度，应每 6~12 小时给予 1g。

配制肌内注射液时，1g 本品加 4ml 灭菌注射用水使溶解。静脉注射时，可将 1g 本品溶于 10ml 灭菌注射用水、5% 葡萄糖注射液或氯化钠注射液中，配制成的溶液于 3~5 分钟内徐缓注入。供静脉滴注时，先将 4g 本品溶于 20ml 灭菌注射用水中，然后再适量稀释。

5）头孢吡肟：成人和 16 岁以上的儿童或体重为 40kg 或 40kg 以上的儿童患者可根据病情，一次 1~2g，每 12 小时 1 次，静脉滴注，疗程 7~10 天；轻、中度尿路感染一次 0.5~1g，静脉滴注或深部肌内注射，疗程 7~10 天；重度尿路感染一次 2g，每 12 小时 1 次，静脉滴注，疗程 10 天；对于严重感染并危及生命时，可以每 8 小时 2g 静脉滴注。用于中性粒细胞减少伴发热的经验性治疗，一次 2g，每 8 小时 1 次静脉滴注，疗程 7~10 天或至中性粒细胞减少缓解；如发热缓解但中性粒细胞仍处于异常低水平，应重新评价有无继续使用抗生素治疗的必要。

对肾功能不全患者，如肌酐清除率低于（含）60ml/min，则应调节本品的用量，弥补这些患者减慢的肾清除速率。这些患者使用头孢吡肟的起始剂量与肾功能正常的患者相同，维持剂量和给药间隙时间见表 14-4。

表 14-4　肾功能不全成人患者的推荐维持给药方案

| 肌酐清除率 /(ml/min) | 推荐维持给药方案<br>（根据感染情况确定用量） |
| --- | --- |
| >60，正常给药方案 | 每次 0.5g/1g/2g，每 12 小时 1 次或每次 2g，每 8 小时 1 次 |
| 30~60 | 每次 0.5g/1g/2g，每 24 小时 1 次或每次 2g，每 12 小时 1 次 |
| 11~29 | 每次 0.5g/1g/2g，每 24 小时 1 次 |
| <11 | 每次 0.25g/0.5g/1g，每 24 小时 1 次 |
| 血液透析* | 每次 0.5g，每 24 小时 1 次 |

注：*血液透析患者在治疗第 1 天可给予负荷剂量 1g，以后每天 0.5g。透析日，头孢吡肟应在透析结束后使用。每天的给药时间应尽可能相同。

禁用于对任何一种头孢菌素类抗菌药有过敏史及有青霉素过敏性休克史的患者。用药前必须详细询问患者既往有否对头孢菌素类、青霉素类或其他药物的过敏史。有青霉素类、其他 β- 内酰胺类及其他药物过敏史的患者，有明确应用指征时应谨慎使用本类药物。在用药过程中一旦发生过敏反应，须立即停药。如发生过敏性休克，须立即就地抢救并予以肾上腺素等相关治疗。

本类药物多数主要经肾脏排泄，中度以上肾功能不全患者应根据肾功能适当调整剂量。中度以上肝功能减退时，头孢哌酮、头孢曲松可能需要调整剂量。

头孢哌酮可导致低凝血酶原血症或出血，合用维生素 K 可预防出血；本药亦可引起双硫仑样反应，用药期间及治疗结束后的 72 小时内应戒酒或避免摄入含乙醇的饮料。

头孢曲松与含钙药物（包括含钙溶液）联用有出现头孢曲松 - 钙盐沉淀而导致严重不良反应的风险，故不宜将两者混合或同时使用，即使是在不同部位使用不同的给药方式，且在使用本药后的 48 小时内不宜使用含钙药物。

（3）单环 β- 内酰胺类：单环 β- 内酰胺类对肠杆菌科细菌、铜绿假单胞菌等需氧革兰氏阴性菌具有良好的抗菌活性，对需氧革兰氏阳性菌和厌氧菌无抗菌活性。该类药物具有肾毒性低、免疫原性弱以及与青霉素类、头孢菌素类交叉过敏少等特点。现有品种为氨曲南，适用于敏感革兰氏阴性菌所致的腹腔感染，需与甲硝唑等抗厌氧菌药物合用。病原菌未查明患者的经验性治疗时宜联合抗革兰氏阳性菌药物。本品尚可与其他药物联合治疗产金属 β-内酰胺酶革兰氏阴性菌感染，但应注意细菌可能同时产水解氨曲南的 β- 内酰胺酶。可用于替代氨基糖苷类药物与其他抗菌药联合治疗肾功能损害患者的需氧革兰氏阴性菌感染，并可在密切观察的情况下用于对青霉素类、头孢菌素类过敏的患者。

用法用量见表 14-5。

表 14-5　氨曲南的用法用量

| 感染类型 | 剂量 /g | 间隔时间 / 小时 |
| --- | --- | --- |
| 中至重度感染 | 1 或 2 | 8 或 12 |
| 危及生命或铜绿假单胞菌严重感染 | 2 | 6 或 8 |

对肌酐清除率 <10~30ml/(min·1.73m²) 的肾功能损害者，首次用量为 1 或 2g，以后用量

减半;对肌酐清除率 <10ml/(min·1.73m²) 者,如依靠血液透析的严重肾衰竭患者,首次用量为 0.5、1 或 2g,维持剂量为首次剂量的 1/4,间隔时间为 6、8 或 12 小时;对严重或危及生命的感染者,每次血液透析后,在原有的维持剂量上增加首次用量的 1/8。

禁用于对氨曲南过敏的患者。

(4)β-内酰胺类 /β-内酰胺酶抑制剂:目前临床应用的主要品种有阿莫西林克拉维酸、氨苄西林舒巴坦、头孢哌酮舒巴坦、哌拉西林他唑巴坦,但氨苄西林不能很好地透过血胰屏障。

阿莫西林克拉维酸对大肠埃希菌、沙门菌属等肠杆菌科细菌,脆弱拟杆菌,梭杆菌属等厌氧菌具良好的抗菌作用。头孢哌酮舒巴坦、哌拉西林他唑巴坦对大肠埃希菌、克雷伯菌属、肠杆菌属等肠杆菌科细菌,铜绿假单胞菌以及拟杆菌属等厌氧菌具有良好的抗菌活性。头孢哌酮舒巴坦对不动杆菌属具有抗菌活性。头孢哌酮舒巴坦对嗜麦芽窄食单胞菌亦具抗菌活性。可用于上述敏感菌引起的腹腔感染。

1)阿莫西林克拉维酸:成人一次 1.2g(1 支),一日 3~4 次,疗程 10~14 日。取本品 1 次用量溶于 50~100ml 氯化钠注射液中。

2)头孢哌酮舒巴坦:本品的成人每日推荐剂量见表 14-6。

表 14-6 头孢哌酮舒巴坦的成人每日推荐剂量

| 比例 | 头孢哌酮舒巴坦 /g | 头孢哌酮 /g | 舒巴坦 /g |
| --- | --- | --- | --- |
| 2∶1 | 1.5~3.0 | 1.0~2.0 | 0.5~1.0 |

上述剂量分等量,每 12 小时给药 1 次。在严重感染或难治性感染时,本品的每日剂量可增加到 12g(2∶1 头孢哌酮舒巴坦,即头孢哌酮 8g、舒巴坦 4g)。舒巴坦的每日推荐最大剂量为 4g。

3)哌拉西林他唑巴坦:肾功能明显降低的患者(肌酐清除率 <30ml/min)的舒巴坦清除减少,应调整头孢哌酮舒巴坦的用药方案;肌酐清除率为 15~30ml/min 的患者每日舒巴坦的最高剂量为 2g,分等量,每 12 小时注射 1 次;肌酐清除率 <15ml/min 的患者每日舒巴坦的最高剂量为 1g,分等量,每 12 小时注射 1 次。遇严重感染,必要时可单独增加头孢哌酮的用量。

在血液透析患者中,舒巴坦的药动学特性有明显改变。头孢哌酮在血液透析患者中的血清半衰期轻微缩短,因此应在血液透析结束后给药。

用药前必须详细询问药物过敏史并进行青霉素皮肤试验,对青霉素类药物过敏者或青霉素皮试阳性患者禁用。对以上复合制剂中的任一成分过敏者亦禁用该复合制剂。

有头孢菌素类或舒巴坦过敏史者禁用头孢哌酮舒巴坦。有青霉素类过敏史的患者确有应用头孢哌酮舒巴坦的指征时必须在严密观察下慎用,但有青霉素过敏性休克史的患者不可选用头孢哌酮舒巴坦。

应用本类药物时如发生过敏反应,须立即停药;一旦发生过敏性休克,应就地抢救,并给予吸氧及注射肾上腺素、肾上腺皮质激素等抗休克治疗。

中度以上肾功能不全患者使用本类药物时应根据肾功能减退程度调整剂量。

(5)喹诺酮类:临床上常用者为环丙沙星、左氧氟沙星和莫西沙星,抗菌谱覆盖革兰氏阴性菌,对衣原体属、支原体属、军团菌等细胞内病原体或厌氧菌的作用强,但对脆弱类杆菌不敏感。其中环丙沙星对铜绿假单胞菌有较强的抗菌活性,用于腹腔、胆道感染时需与甲硝唑等抗厌氧菌药物合用。莫西沙星可单药治疗轻症复杂性腹腔感染。

1）左氧氟沙星：一次 500mg，一日 1 次。肾功能不全者应减量或延长给药时间，重度肾功能不全者慎用。

2）莫西沙星：推荐剂量为一次 0.4g，一日 1 次。肾功能受损患者［包括肌酐清除率 ≤ 30ml/（min·1.73m²）］和慢性透析如血液透析和持续性不卧床的腹膜透析患者无须调整剂量。

对喹诺酮类药物过敏的患者禁用。18 岁以下的未成年患者避免使用本类药物。制酸药和含钙、铝、镁等金属离子的药物可减少本类药物的吸收，应避免同用。妊娠期及哺乳期患者避免应用本类药物。

本类药物偶可引起抽搐、癫痫、意识改变、视力损害等严重的中枢神经系统不良反应，在肾功能减退或有中枢神经系统基础疾病的患者中易发生，因此本类药物不宜用于有癫痫或其他中枢神经系统基础疾病的患者。肾功能减退患者应用本类药物时需根据肾功能减退程度减量用药，以防发生由于药物在体内蓄积而引起的抽搐等中枢神经系统严重不良反应。本类药物可能引起皮肤光敏反应、关节病变、肌腱炎、肌腱断裂（包括各种给药途径，有的病例可发生在停药后）等，并偶可引起心电图 Q-T 间期延长等。加替沙星可引起血糖波动，用药期间应注意密切观察。

（6）碳青霉烯类：为广谱抗菌药，分为具有抗非发酵菌作用和不具有抗非发酵菌作用两组，前者包括亚胺培南西司他丁（西司他丁具有抑制亚胺培南在肾内被水解的作用）、美罗培南、帕尼培南倍他米隆（倍他米隆具有减少帕尼培南在肾内蓄积中毒的作用）、比阿培南和多尼培南；后者为厄他培南。亚胺培南、美罗培南、帕尼培南、比阿培南等对各种革兰氏阳性球菌、革兰氏阴性杆菌（包括铜绿假单胞菌、不动杆菌属）和多数厌氧菌具强大的抗菌活性，对多数 β- 内酰胺酶高度稳定，但对甲氧西林耐药葡萄球菌和嗜麦芽窄食单胞菌等的抗菌作用差。厄他培南与其他碳青霉烯类抗菌药有 2 个重要差异：血半衰期较长，可一天 1 次给药；对铜绿假单胞菌、不动杆菌属等非发酵菌的抗菌作用差。

适用于多重耐药但对本类药物敏感的需氧革兰氏阴性杆菌所致的严重感染，包括肺炎克雷伯菌、大肠埃希菌、阴沟肠杆菌、枸橼酸杆菌属、黏质沙雷菌等肠杆菌科细菌，铜绿假单胞菌，不动杆菌属等细菌所致的腹腔感染；脆弱拟杆菌等厌氧菌与需氧菌混合感染的重症患者。

1）亚胺培南西司他丁：肾功能正常和体重 ≥ 70kg* 的成年患者使用本品静脉滴注的剂量见表 14-7。对于肾功能不全患者，需要根据表 14-7 确定每日所需总剂量，然后根据表 14-8 确定实际给药方案和剂量。

**表 14-7　亚胺培南西司他丁的用法用量**

| 感染程度 | 剂量（亚胺培南） | 给药间隔时间 | 每日总剂量 |
| --- | --- | --- | --- |
| 轻度 + | 250mg | 6 小时 | 1.0g |
| 中度 | 500mg | 8 小时 | 1.5g |
| | 1 000mg | 12 小时 | 2.0g |
| 严重的敏感细菌感染 | 500mg | 6 小时 | 2.0g |
| 由不太敏感的病原菌所引起的严重和 / 或威胁生命的感染（主要为某些铜绿假单胞菌株） | 1 000mg | 8 小时 | 3.0g |
| | 1 000mg | 6 小时 | 4.0g |

注：* 对体重 <70kg 的患者，给药剂量须进一步按比例降低。常用于免疫力低下的移植患者，肿瘤化疗患者以及年老体衰患者的轻度感染。由于本品有高度的抗菌作用，推荐的最高总剂量不超过每天 50mg/kg 或每天 4g，并择较低剂量使用。然而，在治疗肾功能正常的囊性纤维化患者情况下，本品的剂量可用至每天 90mg/kg，分次给药，但每天不超过 4g。

表 14-8 肾功能不全和体重 ≥ 70kg 成年患者推荐治疗方案

| 每日总剂量 | 肌酐清除率[ ml/(min·1.73m$^2$)] | | |
| --- | --- | --- | --- |
| | 41~70 | 21~40 | 6~20 |
| 1.0g | 250mg 每 8 小时 1 次 | 250mg 每 12 小时 1 次 | 250mg 每 12 小时 1 次 |
| 1.5g | 250mg 每 6 小时 1 次 | 250mg 每 8 小时 1 次 | 250mg 每 12 小时 1 次 |
| 2.0g | 500mg 每 8 小时 1 次 | 250mg 每 6 小时 1 次 | 250mg 每 12 小时 1 次 |
| 3.0g | 500mg 每 6 小时 1 次 | 500mg 每 8 小时 1 次 | 500mg 每 8 小时 1 次 |
| 4.0g | 750mg 每 8 小时 1 次 | 500mg 每 6 小时 1 次 | 500mg 每 8 小时 1 次 |

2) 美罗培南:成人剂量的治疗剂量和疗程需根据感染类型和严重程度及患者的情况决定。推荐每日剂量为治疗肺炎、尿路感染、妇科感染如子宫内膜炎、皮肤及附属器感染时 0.5g/ 次,每 8 小时 1 次;治疗医院获得性肺炎、腹膜炎、推定有感染的中性粒细胞减低患者及败血症时 1g/ 次,每 8 小时 1 次;治疗脑膜炎时 2g/ 次,每 8 小时 1 次。

对于肌酐清除率 <50ml/min 的严重肾功能障碍患者,应采取减少给药剂量或延长给药间隔等措施,随时观察患者的情况。

禁用于对本类药物及其配伍成分过敏的患者。本类药物不宜用于治疗轻症感染,更不可作为预防用药。

本类药物所致的严重中枢神经系统反应多发生在原本患有癫痫等中枢神经系统疾病的患者及肾功能减退患者未减量用药者,因此上述基础疾病的患者应慎用本类药物。中枢神经系统感染患者不宜应用亚胺培南西司他丁,有指征可应用美罗培南或帕尼培南倍他米隆时仍需严密观察抽搐等严重不良反应。

肾功能不全者及老年患者应用本类药物时应根据肾功能减退程度减量用药。

碳青霉烯类抗菌药与丙戊酸或双丙戊酸联合应用,可能导致后两者的血药浓度低于治疗浓度,增加癫痫发作风险,因此不推荐本品与丙戊酸或双丙戊酸联合应用。

(7) 硝基咪唑类:硝基咪唑类有甲硝唑、替硝唑和奥硝唑等,对拟杆菌属、梭杆菌属、普雷沃菌属、梭菌属等厌氧菌均具高度抗菌活性,适用于各种厌氧菌感染,包括腹腔感染等的混合感染。通常需与抗需氧菌的抗菌药联合应用。

禁用于对硝基咪唑类药物过敏的患者。妊娠早期(3 个月内)患者应避免应用。哺乳期患者用药期间应停止哺乳。本类药物可能引起粒细胞减少及周围神经炎等,神经系统基础疾患及血液病患者慎用。用药期间禁止饮酒及含乙醇的饮料,以免产生双硫仑样反应。肝功能减退可使本类药物在肝脏代谢减慢而导致药物在体内蓄积,因此肝病患者应减量应用。

7. 中医中药治疗 可以使用中医中药治疗,促进胃肠功能恢复及胰腺炎症吸收,包括理气攻下的中药内服、外敷或灌肠等。生大黄对 AP 有效,生大黄对胰蛋白酶、胰脂肪酶、胰淀粉酶具有明显的抑制作用,有利于抑制胰酶的自身消化;生大黄所含的番泻苷甲可以促进肠道排空,有助于减轻肠腔内细菌、毒素在肠屏障功能受损时的细菌移位及减轻肠道炎症反应;生大黄具有止血和降低血管通透性的作用,防止和改善休克的产生及胰腺的血液循环。

用法为生大黄 25~30g/d,用开水 100~200ml 浸泡 15~30 分钟后,去渣分 3 次服用或灌肠。

## 七、药学监护要点

1. 监测患者的生命体征及腹痛情况是否改善,监测腹部影像学等情况,注意有无继发性脏器损害或囊肿形成。应密切监测患者有无寒战、发热、意识不清、休克等症状。如出现上述症状,需及时行 ERCP 或手术治疗解除胆道梗阻。

2. 监测血常规、血淀粉酶、降钙素原、肝肾功能、电解质、血气分析等指标,评估患者的病情进展及治疗效果。

3. 应用抗菌药应注意评估药物抗感染治疗的指征,经验性应用前应送病原学检查,根据病情及病原学检查结果调整。抗菌药选择抗菌谱为针对革兰氏阴性菌和厌氧菌为主、脂溶性强、可有效通过血胰屏障的药物。

4. 使用生长抑素及奥曲肽应注意滴速,并监测患者的血糖,防止低血糖发生。

5. 注意不同剂型的质子泵抑制剂的使用方法、质子泵抑制剂的配伍禁忌等。

## 八、案例分析

患者,男,51 岁。2 个月前进食脂餐后出现上腹部胀痛,呈持续胀痛,阵发性加剧,向腰背部呈带状放射,弯腰抱膝体位略减轻,当地医院给予止痛、营养、促消化、抗感染等对症处理,反复发作。近 5 天腹痛加重,伴有皮肤、巩膜黄染,发热,最高体温 40℃,无发冷、寒战,无心悸、心前区疼痛、憋气、呼吸窘迫、发绀、咳嗽等。患者自发病以来,精神、睡眠差,禁食水,尿量无异常,有排气、排便。

否认"高血压、冠心病、糖尿病"病史,否认"肝炎、结核、疟疾、菌痢"等传染病病史,无输血史,否认药物过敏史。

查体:体温 36.2℃,脉搏 66 次/min,呼吸 18 次/min,血压 122/65mmHg。肝病面容,强迫坐位,全身皮肤、巩膜黄染,心率 66 次/min,律齐,双肺呼吸音清,未闻及啰音,腹软,中上腹压痛,无反跳痛、肌紧张,肠鸣音 4~5 次/min,双下肢无水肿。

辅助检查:腹部彩超示胰腺弥漫性肿大,肝内多发钙化灶,胆囊壁多发胆固醇结晶,考虑胆囊结石、胰腺弥漫性肿大。肝功能示 TBIL 157.1μmmol/L,DBIL 111.4μmmol/L,GOT 101μmmol/L;血常规示 WBC $8.91 \times 10^9$/L,NEUT 77.6%,RBC $4.49 \times 10^{12}$/L,HGB 138g/L,PLT $301 \times 10^9$/L,血淀粉酶 376U/L。

诊断:急性胰腺炎;胆囊结石;慢性胆囊炎。

初始治疗方案见表 14-9。

表 14-9 初始治疗方案

| 药物名称 | 用量 | 用法 |
| --- | --- | --- |
| 注射用头孢替安 | 2.0g | iv.drip q12h. |
| 0.9% 氯化钠注射液 | 100ml | |
| 左奥硝唑氯化钠注射液 | 0.5g | iv.drip q12h. |
| 生长抑素注射液 | 3mg | iv.drip q12h. |
| 0.9% 氯化钠注射液 | 500ml | |
| 盐酸消旋山莨菪碱 | 10mg | i.m. prn. |

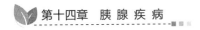

续表

| 药物名称 | 用量 | 用法 |
|---|---|---|
| 注射用泮托拉唑钠 | 80mg | iv.drip q.d. |
| 0.9% 氯化钠注射液 | 100ml | |
| 注射用乌司他丁 | 40 万单位 | iv.drip q12h. |
| 0.9% 氯化钠注射液 | 100ml | |
| 注射用还原型谷胱甘肽 | 2g | iv.drip q12h |
| 0.9% 氯化钠注射液 | 100ml | |
| 多烯磷脂酰胆碱注射液 | 930mg | iv.drip q.d. |
| 5% 葡萄糖注射液 | 250ml | |
| 5% 葡萄糖氯化钠注射液 | 400ml | iv.drip q.d. |
| 丙氨酸谷氨酰胺 | 10g | |
| 10% 氯化钾注射液 | 10ml | |

(1)合理药物治疗方案

1)抑制胰腺分泌:急性胰腺炎是胰腺分泌过度旺盛,胰液排泄障碍,胰腺血液循环紊乱与生理性胰蛋白酶抑制物质减少等引起胰酶被激活所致的胰腺及其周围组织自身消化的化学性炎症,胰腺及胰周炎症反应和大量胰液渗出造成胰腺水肿、出血、坏死、溶血,肠系膜水肿,肠麻痹,微循环障碍,休克,肠源性内毒素、消化酶、坏死组织液等通过血液循环、淋巴管途径等吸收入血激活炎症细胞释放炎症介质,引起全身炎症反应综合征、多器官功能障碍。生长抑素及其类似物是目前治疗急性胰腺炎的有效药物,具有强有力的抑制胰腺内 / 外分泌的功能,减轻组织水肿,有效减少胰周部位感染及其他并发症的发生,选用生长抑素及乌司他丁治疗是合理的。但生长抑素的用法用量有待于改善,给予该患者生长抑素 3mg 静脉滴注 q12h.,因生长抑素的半衰期极短,为 1.1~3 分钟,使用静脉滴注的方式给药速度不均匀,建议改为泵入的给药方式或者换用半衰期较长的奥曲肽。

2)抑酸:抑制胃酸分泌的原因主要是因为进入十二指肠的胃酸可以刺激胰腺分泌,因此抑制胃酸分泌,从而间接减少胰腺分泌。其次是因为急性胰腺炎患者处于高度应激状态,加之胃黏膜缺血缺氧,机体很容易发生上消化道出血,抑制胃酸分泌可以有效地预防上消化道出血发生。该患者给予 0.9% 氯化钠注射液 100ml+ 泮托拉唑 80mg 抑酸治疗是合理的。

3)止痛:该患者腹部疼痛明显,剧烈疼痛可引起患者精神不安,还可使奥迪括约肌痉挛,加重病情,所以可以选用镇痛药。在药物选择方面应该注意不宜选用吗啡、阿托品止痛。吗啡可以引起奥迪括约肌痉挛,导致胆、胰液排泄不畅;且吗啡有止泻作用,可能加重胰腺炎患者的腹胀。山莨菪碱为抗胆碱药,可以解痉止痛,如果伴有肠麻痹,应用后可加重症状。该患者病后有排气、排便的情况,且患者肠鸣音比较活跃,因此使用山莨菪碱是合理的,但应注意是否有肠麻痹现象。

4)保肝:由于微循环障碍参与急性胰腺炎发病及病程进展已成共识,氧自由基的增加发挥重要作用,可引起多脏器损害,肝功能损害是最常见的并发症之一,因此在患者发病初期需及时进行保肝治疗。该患者使用多烯磷脂酰胆碱及还原型谷胱甘肽保肝有使用指征。

5)液体复苏:对于急性胰腺炎患者,需要早期液体复苏,一经诊断应立即开始进行控制性液体复功,输液种类包括胶体物质 0.9%NaCl 溶液和平衡液。扩容时应注意晶体与胶体的比例,补充微量元素和维生素。该患者入院立即予以氯化钠、葡萄糖的液体复苏,同时予以钾离子的补充。前 24 小时液体复苏的入量为 4 000ml,给药方案是合理的。

（2）不合理药物治疗方案及建议

1）抗感染:该患者入院时体温最高 40℃,腹部彩超提示胆囊结石,肝功能示 TBIL 157.1μmmol/L、DBIL 111.4μmmol/L,胆红素明显升高,以结合胆红素升高为主,提示存在胆道梗阻,因此该患者考虑胆源性胰腺炎,对于胆源性 MAP 或伴有感染的 MSAP 和 SAP 应常规使用抗菌药。

胰腺感染的致病菌主要为革兰氏阴性菌和厌氧菌等肠道常驻菌。抗菌药应选择能有效覆盖胰腺感染的常见致病菌(革兰氏阴性菌和厌氧菌)、脂溶性强、能有效通过血胰屏障。推荐方案为碳青霉烯类、青霉素 +β- 内酰胺酶抑制剂、第三代头孢菌素 + 抗厌氧菌、喹诺酮 + 抗厌氧菌,疗程为 7~14 天,特殊情况下可延长应用时间。

该患者的初始抗感染方案选用注射用头孢替安 2g q12h. 联合左奥硝唑氯化钠注射液 0.5g q12h.。头孢替安为第二代头孢菌素,其对革兰氏阴性杆菌的活性不如第三代头孢菌素。此外,头孢替安在胰腺组织中的分布差,因此不容易透过血胰屏障,因此头孢替安不推荐作为急性胆源性胰腺炎患者的初始抗感染治疗。临床药师向治疗团队建议选择可以透过血胰屏障的第三代头孢菌素,如头孢曲松、头孢唑肟等,治疗团队采纳,更换抗菌药为头孢唑肟。左奥硝唑有良好的抗厌氧菌活性及血胰屏障穿透力,因此选择左奥硝唑是合理的。

2）营养支持:MAP 患者只需短期禁食,不需肠内或肠外营养,因此该患者不需要营养支持。医师给予患者丙氨酸谷氨酰胺,同时使用丙氨酰谷氨酰胺易出现恶心、呕吐、高氨血症等,应注意监护。

# 第二节　慢性胰腺炎

## 一、定义与流行病学

慢性胰腺炎(chronic pancreatitis,CP)为各种不同病因引起的胰腺组织和功能持续性损害。病理表现为不同程度的腺泡萎缩或胰管变形、胰腺纤维化或钙化,甚至胰腺假性囊肿形成。由于炎症持续不断地发展,导致腺体发生一系列复杂、不可逆性的损害。

2014 年的一项研究显示:英国和美国的慢性胰腺炎发病率约为 4/10 万,芬兰的慢性胰腺炎发病率为 13.4/10 万。德国、丹麦、波兰、捷克共和国、法国发病率介于二者之间。我国缺乏近期的慢性胰腺炎的流行病学数据。早期的调查显示我国 1996 年至 2004 年慢性胰腺炎发病率从 3.08/10 万增加至 13.52/10 万。

## 二、病因与发病机制

CP 的致病因素较多,但酗酒是主要因素,多数患者的饮酒时间至少超过 4 年。但有 5%~15% 的酗酒者并不发生慢性胰腺炎,可能饮食过多脂肪和蛋白质是其前提条件。吸烟对发生酒精性胰腺炎并非起重要作用,但吸烟可能增加慢性胰腺炎钙化的风险。遗传性胰腺炎多为年轻时发病,特点为胰腺钙化,常伴严重的脂肪泻。其他还包括胆道疾病、高脂血症、高钙血症、胰腺先天性异常、胰腺外伤或手术、急性胰腺炎导致胰管狭窄、自身免疫病等。

## 三、病理与分类

基本病理特征包括胰腺实质慢性炎症损害和间质纤维化、胰腺实质钙化、胰管扩张及胰管结石等改变。临床上根据其病理变化分为 3 种类型：①慢性阻塞性胰腺炎通常由于胰腺坏死感染等因素侵犯胰管引起胰腺狭窄，狭窄远端胰管扩张；胰管内无钙化及结石，胰管上皮完整。②慢性钙化性胰腺炎多为散在性斑点状，常伴有胰管上皮萎缩和胰管内蛋白栓塞，主胰管呈节段性狭窄、扩张、钙化或者伴有结石，部分侧支伴有不规则扩张。酒精性慢性胰腺炎属于此种类型，最为常见。③慢性炎症性胰腺炎呈弥漫性纤维化，可见单核细胞浸润、胰腺实质受到破坏。慢性胆管炎导致的胰管系统发生炎症属于此种类型。

## 四、临床表现与辅助检查

### （一）临床表现

CP 的早期临床表现无特异性，多数患者均是在病情发展至进展期甚至并发症期（出现明显的腹部疼痛、体重减轻及消化不良等症状）方至医院就诊。临床以反复发作的上腹部疼痛和胰腺内/外分泌功能不全为主要症状。顽固性腹痛是 CP 最常见的临床表现，腹痛的典型表现为发作性上腹部疼痛，常因高脂饮食或饮酒诱发，随着胰腺外分泌功能不断下降，疼痛程度会减轻，甚至消失。但需要注意的是约有 20% 的患者并无腹痛症状，而是以内/外分泌功能障碍为首发症状。内分泌功能不全早期患者可出现糖耐量异常，后期表现为糖尿病症状；外分泌功能不全早期患者无特殊症状，后期可出现脂肪泻、消瘦及营养不良的表现。如果胰脂肪酶分泌不低于正常的 10%，一般不出现脂肪泻，而且不引起消瘦，因为患者可以通过增加饮食而摄取能量，除非因疼痛而影响进食。严重脂肪泻患者排便可达 3~4 次/d，但一般不伴严重腹痛。

### （二）辅助检查

主要包括超声与内镜超声（EUS）、CT、磁共振成像（MRI）、磁共振胆胰管成像（MRCP）、ERCP 等。

1. 超声与内镜超声（EUS） 可发现胰腺多数形态改变（胰管狭窄、扩张、结石或钙化及囊肿等征象），方便快捷，是较好的初筛工具，但敏感性和特异性较差。EUS 除显示形态特征外，还可以辅助穿刺活检组织学诊断。

2. 腹部 CT 检查 CT 检查对 CP 的诊断有重要意义，是诊断 CP 的首选检查方法。典型的慢性胰腺炎 CT 影像包括胰腺弥漫性增大或萎缩、胰腺钙化、结石形成、主胰管扩张及假性囊肿形成等征象。需要注意的是腹部 CT 对中、晚期病变的诊断准确性较高，对早期病变的诊断价值有限。

3. 腹部磁共振成像（MRI）和磁共振胆胰管成像（MRCP）等 MRI 的诊断价值与 CT 相似，但对胰腺结石的显示不如 CT。MRCP 可以清晰显示胰管病变的部位、程度和范围，有利于胰头部位肿块的鉴别诊断。此外，其他 MRI 技术如 MR 灌注、MR 扩散、促胰液素-磁共振胆胰管成像等有助于 CP 的早期诊断。

4. 内镜逆行胆胰管造影（ERCP） 主要显示胰管形态改变，可以观察到胰腺内分布不均匀的分支胰管呈不规则扩张或主胰管不规则扩张，易于发现胰管内的结石。但作为有创性检查，目前多被其他无创性检查措施如 MRCP 和超声内镜（EUS）所替代，但在诊断困难的情况下仍具有非常重要的价值。

5. 胰管镜检查　对胰腺癌的鉴别诊断和早期诊断有一定意义,可直接观察胰管内病变并进行活检,可以收集胰液及细胞学刷检等。但该方法的难度较大,目前尚未普及。

6. 实验室检查(胰腺内/外分泌功能检测)　CP时胰腺内/外分泌功能可能发生改变,但目前的检测手段均是在胰腺功能大部分受损后才能有阳性。

(1)胰腺外分泌功能检测:分为直接外分泌功能和间接外分泌功能试验。包括促胰液素试验、Lundh试餐试验,血/尿苯甲酰-酪氨酰-对氨基苯甲酸试验、粪便弹力蛋白酶Ⅰ测定及 $^{13}$C呼气试验等。该检查的敏感度和特异性较差,临床诊断价值有限。

(2)胰腺内分泌功能检测:包括血清胆囊收缩素测定、血浆胰多肽测定及血浆胰岛素浓度测定等。继发于CP的糖尿病现归类为ⅢC型,诊断标准为糖化血红蛋白>6.5%、空腹血糖≥7mmol/L。这些指标通常在患者胰腺内分泌功能损失90%以上才出现变化,敏感性较差。

7. 组织学活检　是诊断CP的最准确的检查方法,主要用于临床上与胰腺癌的鉴别诊断。但因其对胰腺有创伤性,存在一定的风险,故一般在B超(超声内镜)或CT监视下甚至胰管镜下取活组织。

## 五、诊断与鉴别诊断

### (一)诊断

慢性胰腺炎的最终诊断主要依据临床表现和影像学检查,胰腺内/外分泌功能检测可以作为诊断的补充。病理学诊断是慢性胰腺炎的确定标准。诊断标准包括:①1种及1种以上的影像学检查显示CP的特征性形态改变;②组织病理学检查显示CP的特征性改变;③患者有典型的上腹部疼痛或其他疾病不能解释的腹痛,伴或不伴体重减轻;④血清或尿胰酶水平异常;⑤胰腺外分泌功能异常。①或②任何一项典型表现,或者①或②疑似表现加③、④和⑤中的任何两项可以确诊。①或②任何一项疑似表现考虑为可疑患者,需要进一步临床观察和评估。

### (二)鉴别诊断

1. 胰腺癌　因胰腺癌和慢性胰腺炎均可有上腹部持续性疼痛,向腰背部放射,食欲减退,脂肪泻,体重减轻及糖尿病等症状,有的患者上腹部可扪及包块和黄疸等体征,鉴别较为困难。胰腺病理学检查可确诊。血清CA199升高及MRCP可见胰管分支中断有助于鉴别诊断。

2. Vater壶腹癌和胆总管癌　Vater壶腹癌通过ERCP下活检病理组织学检查可明确诊断。胆总管癌通过影像学检查一般可作出鉴别。

3. 胃癌　常表现为上腹隐痛、食欲缺乏、体重减轻及腹块,与慢性胰腺炎的表现相似,胃镜检查可以确诊。

4. 慢性肠系膜上静脉血栓形成　常表现为餐后脐周压榨样疼痛、钝痛、绞痛,可向背部或下腹部放射。选择性肠系膜血管造影可发现血管病变。

## 六、治疗方案

### (一)止痛

1. 非镇痛药

(1)胰酶制剂:CP患者外分泌不足可使胆囊收缩素(CCK)对胰腺的刺激加重,使疼痛剧烈,胰酶制剂可抑制 CCK 释放和胰酶分泌,以缓解疼痛(具体药物详见本章"胰酶不足的替代方案")。

(2)H$_2$ 受体拮抗剂或质子泵抑制剂:可降低胰液的分泌量,降低胰管内压以减轻疼痛。另外可提高 pH,保持胰酶活性的最佳 pH>6.0(具体药物详见本章第一节)。

(3)CCK 受体拮抗剂丙谷胺:本药为胆囊收缩素受体和促胃液素受体拮抗剂,能抑制胃酸和胃蛋白酶分泌,减少对胰腺的刺激性。

给药说明:口服给予,一次 10~15mg/kg,一日 3 次,餐前 15 分钟服用,疗程视病情而定。用药期间应避免烟、酒、刺激性食物和精神创伤。

胆囊管及胆道完全梗阻患者禁用。

本品无明显的副作用,偶有口干、便秘、瘙痒、失眠、腹胀、下肢酸胀等不良反应,一般不需要特殊处理;个别报道有暂时性白细胞减少和轻度氨基转移酶升高。本药中毒的主要表现为皮疹及胃肠道症状。

与其他抑酸药合用可能增强抑制胃酸分泌的作用;可拮抗氟哌啶醇的作用使运动障碍加重,治疗亨廷顿舞蹈症时两者不能合用。

(4)奥曲肽:每次餐前 0.1~0.2mg 皮下注射,症状减轻后改为中、晚餐前或仅在中餐前注射 1 次,以后再改为口服胰酶制剂。

2. 镇痛药 宜以非甾体抗炎药开始,如果有必要,可使用曲马多或丙氧酚类镇痛药。上述药物不能缓解疼痛或有并发症,可使用阿片类镇痛药。吗啡能引起奥迪括约肌痉挛,应避免使用。

盐酸曲马多为非阿片类中枢性镇痛药。曲马多为消旋体,其右旋对映体作用于阿片受体,而左旋对映体则抑制神经元突触对去甲肾上腺素的再摄取,并增加神经元外的 5- 羟色胺浓度,从而影响痛觉传递,产生镇痛作用。

常规剂量为一日剂量不超过 400mg。口服给药的用量视疼痛程度而定,用于中度疼痛时单次剂量为 50~100mg,必须时 4~6 小时后可重复使用。连续用药不超过 48 小时,累积用量不超过 800mg。肌内注射时一次 50~100mg,必须时可重复。皮下注射时一次 50~100mg,必须时可重复。静脉注射时一次 100mg,缓慢注射。肝、肾功能不全时应延长给药间隔时间。药物在超过 75 岁老年人体内的清除时间可能延长,因此应酌情延长给药间隔时间,2 次给药间隔不少于 8 小时。

对本品过敏者;酒精、镇痛药、镇静药、其他中枢神经系统作用药物急性中毒的患者;严重脑损伤、意识模糊、呼吸抑制者禁用。乳汁中的药物浓度为母体血药浓度的 0.1%,哺乳期妇女用药应权衡利弊,但单次给药不需终止哺乳。

不良反应常见出汗、嗜睡、头晕、恶心、呕吐、食欲减退及排尿困难等。少见心悸、心动过缓、直立性低血压或循环性虚脱,尤其在患者精神紧张或静脉注射时;偶见胸闷。还可见头痛、干呕、便秘、胃肠道刺激症状、皮肤瘙痒、皮疹、口干、疲倦、耳鸣。极少见乏力、情绪改变、认知和感知改变。静脉注射速度过快可出现面部潮红、多汗和一过性心动过速。

本药与地西泮合用时镇静和镇痛作用增强,合用时应适当减量。本药与地高辛合用可增加地高辛的不良反应,如恶心、呕吐、心律失常。卡马西平可降低本药的血药浓度,从而减弱本药的镇痛作用。本品与华法林合用可增加出血风险。西咪替丁对本药的影响甚微。

（二）胰酶不足的替代方案

胰酶制剂有助于改善消化吸收不良、脂肪泻，比较理想的胰酶制剂应是肠溶性、高脂酶含量、微粒型、不含胆酸。目前常用的有胰酶肠溶胶囊、复方消化酶胶囊、米曲菌酶肠溶胶囊等。正餐给予3万~4万U脂肪酶的胰酶，辅餐给予1万~2万U脂肪酶的胰酶，效果不佳可增加剂量或联合服用质子泵抑制剂。

1. 胰酶肠溶胶囊

（1）用法用量：口服，成人一次0.3~0.9g（2~6粒），一日3次，餐前服用。

（2）禁忌证：大剂量胰酶可致腹泻、恶心、肠道痉挛或腹部疼痛，还可使血和尿中的尿酸含量增多。如服用过量或出现严重不良反应，请立刻就医。

（3）不良反应：由于胰酶的来源，偶见对制剂中动物蛋白的变应反应。对胃肠道的作用，偶有腹泻、便秘、胃部不适、恶心的报道；对泌尿生殖系统的作用，长期大量服用的儿童患者中有高尿酸血症、高尿酸尿症和尿石症的报道；对皮肤的作用，有过敏引起的皮疹发生。

（4）药物相互作用

1）阿卡波糖、米格列醇：由于胰酶为糖类裂解剂，因此与阿卡波糖、米格列醇等合用时可能加速这些降血糖药的降解，从而降低其疗效。因此应避免与之同时使用。

2）西咪替丁、雷尼替丁、法莫替丁、尼扎替丁等：胰酶与上述药物合用时，由于这些$H_2$受体拮抗剂均可升高胃内pH，抑制胃液对胰酶的破坏作用，可能增加口服胰酶的疗效。因此，胰酶在与上述$H_2$受体拮抗剂合用时可能需要降低其剂量。

3）叶酸：胰酶可能妨碍叶酸的吸收，因此服用胰酶的患者可能需要补充叶酸。

4）酸性药物：胰酶在酸性条件下易破坏，服用时不可咀嚼，不宜与酸性药物同服。

5）铁：同时服用胰酶和铁补剂可能会引起铁吸收的降低。

6）锌：胰酶可能会促进锌的吸收。

2. 复方消化酶胶囊

（1）用法用量：口服，一次1~2粒，一日3次，饭后服用。

（2）注意事项：服用时可将胶囊打开，但不可嚼碎药片。对本品过敏者禁用，过敏体质者慎用。本品性状发生改变时禁止使用。请将本品放在儿童不能接触的地方。儿童必须在成人监护下使用。

（3）不良反应：呕吐、泄泻、软便，可能发生口内不快感。

（4）药物相互作用：铝制剂可能影响本品的疗效。

3. 米曲菌肠溶胶囊

（1）用法用量：成人和12岁以上的儿童请于饭中或饭后吞服1片。原则上讲，治疗持续时间不限。

（2）禁忌证：禁用于对其中的某一活性成分或其他成分过敏者，因为当他们遇到米曲菌霉提取物时会产生呼吸道和皮肤反应。禁用于急性胰腺炎和慢性胰腺炎的急性发作期，但对存在胰酶缺乏的患者在饮食恢复期给药有时会有帮助。如果出现与肠梗阻类似的症状，应立刻就医。

（3）不良反应：服用胰酶后，个别病例会出现过敏反应的最初症状（如皮疹、打喷嚏、支气管痉挛）及过敏反应的消化道症状。给患者服用高剂量的胰酶制剂，个别病例会导致黏膜纤毛炎、回肠结肠炎和升结肠病症。

#### (三) 胰酶内分泌不足的替代方案

主要是糖尿病的治疗。

#### (四) 营养

营养不良者给予足够的热量、高蛋白、低脂饮食(脂肪摄入量限制在总热量的 50% 以下,一般不超过 75g/d),严重脂肪泻患者可静脉给予中 / 长链甘油三酯(MCT/LCT)。少量多餐加上胰酶制剂,补充脂溶性维生素 A、维生素 D、维生素 K 及水溶性维生素 $B_{12}$、叶酸等,有条件者可应用要素饮食或全肠外营养。

#### (五) 自身免疫性胰腺炎的治疗

糖皮质激素是治疗自身免疫性胰腺炎的有效方法,大多数患者接受治疗后病情可以控制。常用药物为泼尼松口服,起始剂量为 30~40mg/d,症状缓解后,2~4 周后减量至 2.5~5mg/d,维持 6~12 个月。治疗期间通过监测血清 IgG4 及影像学复查评估疗效。需要注意的是,尽管激素治疗有效,但不能完全逆转胰腺的形态学改变。

## 七、药学监护要点

1. 疼痛的治疗　非镇痛药包括胰酶制剂、抗氧剂等对缓解疼痛可有一定效果;疼痛治疗主要依靠选择合适的镇痛药,初始宜选择非甾体抗炎药,效果不佳可选择弱阿片类药物,仍不能缓解甚至加重时选用强阿片类镇痛药。如存在胰头肿块、胰管梗阻等因素,应选择手术治疗。

2. 胰腺内分泌功能不全的治疗　根据糖尿病进展程度及并发症情况,一般首选二甲双胍控制血糖,必要时加用促胰岛素分泌药物,对于症状性高血糖、口服降血糖药物疗效不佳者选择胰岛素治疗。CP 合并糖尿病的患者对胰岛素敏感,需特别注意预防低血糖发作。

## 八、案例分析

患者,男,51 岁,身高 164cm,体重 47.7kg。患者 6 个月前因"糖尿病"复诊,行腹部 CT 检查示"慢性胰腺炎、胰管结石",无腹痛、腹胀,无腹泻、便秘,无恶心、呕吐,无发热、畏寒。4 个月前行 4 次体外冲击波碎石术,并给予调节血糖、补液、抗炎的对症治疗。近 1 个月出现间断性大便次数增多,2~3 次 /d,粪便色淡、量多、泡沫状、有恶臭,偶伴腹部隐痛不适,无腹胀、恶心、呕吐。为进一步治疗,门诊拟"慢性胰腺炎、胰管结石"收治入院。

既往史:糖尿病病史 3 年,血糖最高 21mmol/L,未规律服用降血糖药,血糖波动较大。否认其他疾病,否认饮酒史、药物过敏史。

查体:T 36.5℃,P 70 次 /min,R 20 次 /min,BP 120/70mmHg,神志清,全身皮肤黏膜无黄染,心、肺听诊未见异常,腹部柔软,无压痛、反跳痛,腹部无包块,肝、脾未触及,Murphy 征阴性,肾区无叩击痛,无移动性浊音,肠鸣音未见异常(4 次 /min)。

辅助检查:MRCP 示胰管多发结石、胰管扩张、胆总管下段小结石。肝肾功能、电解质检查示结合胆红素 14.0μmol/L,非结合胆红素 2.8μmol/L,总胆酸 38.5μmol/L,白蛋白 32g/L,谷丙转氨酶 28U/L,碱性磷酸酶 196U/L,谷草转氨酶 50U/L,钾 3.0mmol/L,葡萄糖 10.7mmol/L,肌酐 128.2 μmol/L;血脂检查示总胆固醇 4.09mmol/L,甘油三酯 5.35mmol/L;血常规示白细

胞计数 $3.61 \times 10^9/L$, 中性粒细胞 59.9%, 血小板计数 $155 \times 10^9/L$, 血红蛋白 109g/L。

诊断: 慢性胰腺炎, 胰管结石; 2 型糖尿病。

治疗方案: 见表 14-10。

**表 14-10 治疗方案**

| 药物名称 | 给药剂量 | 给药方法 | 给药频次 |
| --- | --- | --- | --- |
| 盐酸二甲双胍片 | 850mg | p.o. | t.i.d. |
| 枸橼酸钾溶液 | 10ml | p.o. | t.i.d. |
| 兰索拉唑注射剂 | 30mg | iv.gtt | q.d. |
| 0.9% 氯化钠输液 | 100ml | | |
| 头孢匹胺钠注射剂 | 2g | iv.gtt | b.i.d. |
| 0.9% 氯化钠注射液 | 100ml | | |
| 米曲菌胰酶肠溶片 | 4 片 | p.o. | t.i.d. |

（1）合理药物治疗方案

1）患者慢性胰腺炎诊断明确, 本次因脂肪泻入院, 为慢性胰腺炎胰腺外分泌功能不全的主要临床表现, 应用胰酶制剂有助于改善消化吸收不良、脂肪泻。此外, 慢性胰腺炎外分泌不足可使胰酶泌素（CCK）对胰腺的刺激加重, 使疼痛剧烈, 胰酶制剂可抑制 CCK 释放和胰酶分泌, 缓解疼痛。米曲菌酶肠溶片是目前常用的胰酶制剂。

2）兰索拉唑为质子泵抑制剂, 通过抑制胃酸分泌, 可降低胰液分泌量, 降低胰管内压以减轻疼痛; 另外胰酶活性的最佳 pH>6.0, 质子泵抑制剂可提高胃内 pH, 以增强胰酶的疗效。

（2）不合理药物治疗方案及建议

1）慢性胰腺炎可伴有胰腺内分泌功能异常, 该患者有糖尿病病史 3 年, 查空腹血糖为 10.7mmol/L, 2 型糖尿病诊断明确。我国及许多国家和国际学术组织的糖尿病指南中均推荐二甲双胍作为 2 型糖尿病控制血糖的一线用药和联合用药中的基础用药, 最大剂量一般不超过 2g。该患者虽然没有双胍类药物的使用禁忌证[如血清肌酐水平 >132μmol/L（男性）, 急、慢性代谢性酸中毒等], 选用二甲双胍降糖治疗适宜。但考虑到该患者患慢性胰腺炎, 伴有腹泻、腹部不适症状, 且体重指数偏低, 而二甲双胍会使体重下降, 有消化道不良反应, 故选用二甲双胍需谨慎。该患者的二甲双胍使用剂量为 850mg t.i.d., 宜监测血糖和肾功能, 减少给药频次。

2）患者患慢性胰腺炎, 本次主因大便次数增多入院, 无发热, 血常规、肝功能、胆红素未见异常, 查体无压痛、无反跳痛, 虽然 MRCP 示胰管多发结石、胰管扩张、胆总管下段小结石, 但患者无急性胆管炎的临床表现和体征, 使用第三代头孢菌素类的头孢匹胺属无指征用药。

（于齐宏 刘 振 王学彬 杨依磊 邹多武 高 申）

# 参 考 文 献

［1］陆再英,钟南山.内科学.7版.北京:人民卫生出版社,2008:476-479.

［2］中华医学会外科学分会胰腺外科学组.慢性胰腺炎诊治指南(2014).中国实用外科杂志,2015,35(3):277-282.

［3］中国医师协会胰腺病专业委员会慢性胰腺炎专委会.慢性胰腺炎诊治指南(2018·广州).中华胰腺病杂志,2018,18(5):289-296.

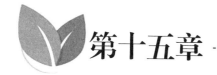

# 第十五章

# 胆囊疾病

## 第一节 胆 石 症

### 一、定义

胆石症为在胆囊内发生结石的疾病。大多数为多发,单发者多为球形,多发者可为小球形、多面体形或扁片状不等。

### 二、分类

按化学成分可分为两大类:①胆固醇结石,以胆固醇为主要成分,其中纯胆固醇结石可为单发或多发,球形,呈皂白色或黄色,剖面见放射状结晶,核心可有少量胆红素,胆固醇含量>90%;另有一种胆固醇混合性结石为多发,多面体形,表面呈褐绿色,可有花纹,剖面分层,可见结晶,胆固醇含量>60%。②胆色素结石,是以胆色素为主的混合性结石,胆固醇含量<45%,可为单发或多发,呈红褐色或黑褐色,形状不定,呈块状或泥样,也可为小沙砾样,较大结石的剖面可见年轮样层状结构,多为胆色素混合性结石;纯胆色素结石呈黑色小结石。

### 三、病因

1. 胆固醇结石　　胆固醇结石的形成认为需具备以下情况:①胆汁中的胆固醇过饱和。胆汁中的胆固醇浓度明显增高,胆酸盐和卵磷脂含量相对减少,不足以转运胆汁中的胆固醇,此种胆汁为胆固醇过饱和胆汁,即石胆汁。②胆汁中胆固醇的成核过程异常。胆汁中的小泡聚集融合成大泡,使溶解状态的胆固醇析出胆固醇单水结晶,是胆固醇结石形成的最初阶段。在此过程中成石胆汁中的某些成核因子有明显的促成核作用,缩短成核时间;黏糖蛋白还可将胆固醇结晶网结在一起促进结石增长。③胆囊功能异常。胆囊结石只在胆囊内发生,切除胆囊后胆固醇结石不再复发,说明胆囊在胆固醇结石形成中的重要性。胆囊对水、电解质的吸收功能增加,使胆汁浓缩,成石胆汁刺激导致胆囊黏膜分泌黏糖蛋白增加,在成核过程中起重要作用。胆囊收缩运动减弱使胆汁滞留于胆囊内形成沉淀物,提供胆固醇结晶聚集和生长所必要的时间和场所。另胆固醇结石在女性多见,雌激素可促进胆汁中的胆固醇过饱和,与胆固醇结石成石有关。

2. 胆色素结石 胆色素结石分黑色和棕色 2 种,在形态学、发病机制和临床相关表现方面均存在差异。黑色结石的形成无明显诱因,主要发生于胆囊且不伴感染。与黑色结石形成的有关因素包括慢性溶血、地中海贫血、心脏瓣膜修复术、年龄增长、长期全胃肠外营养及肝硬化等。棕色结石常发生于胆道,且与细菌和寄生虫感染相关。

## 四、临床表现与辅助检查

### (一)临床表现

早期常无明显症状,伴有轻微不适易被误认为是胃病而未及时就诊。少数单发的大的胆固醇结石在胆囊内自由存在,不易发生嵌顿,很少产生症状,个别在体检时偶然发现,被称为无症状性胆石症。胆囊内的小结石可嵌顿于胆囊颈部,引起临床症状,尤其在进食油腻食物后胆囊收缩,或睡眠时由于体位改变使症状加重。胆绞痛是其典型的首发症状,右上腹痛,持续伴阵发性加剧,向后背部放射,常伴有恶心、呕吐等,症状也可自行缓解。如胆囊结石嵌顿不缓解,则胆囊增大、积液,合并感染可发展为急性化脓性胆囊炎或胆囊坏疽;如胆囊结石较小,可通过胆囊管排入胆总管,胆绞痛症状暂时缓解。体征常不明显,右上腹胆囊区可有压痛,有时可扪及肿大的胆囊。

### (二)辅助检查

1. 实验室检查 一般的胆绞痛无血液学和生化学方面的改变。急性胆囊炎常见白细胞增多和核左移,胆囊的炎症和水肿可压迫胆总管造成氨基转移酶和碱性磷酸酶增高。

2. 影像学检查 ①腹部平片:价值不大,只有 13%~17% 的胆石症含有足够的钙成为阳性结石;②超声检查:特异性和敏感性均很高,超声下结石表现为高回声及后方声影,超声检查未能发现结石并不能排除胆石症的诊断;③ CT 检查:和超声检查相比不具优势,但可显示胆管扩张、结石和肿块等。

## 五、诊断与鉴别诊断

诊断有赖于临床表现和 B 超检查。胆囊结石很常见,并可与其他疾病共存,应通过适当的诊断性检查排除,包括上消化道、结肠、肾和胰腺等疾病。一些腹腔外疾病如心绞痛、降主动脉瘤、脊髓神经痛、胸膜炎、心包炎及代谢性疾病如遗传性血管性水肿、急性间歇性卟啉病也可出现类似的临床表现,应注意相鉴别。

## 六、治疗方案

胆石症的治疗目的在于缓解症状,减少复发,消除结石,避免并发症。

### (一)手术治疗

1. 开腹手术 开腹胆囊切除术简单、安全,适用于大部分有症状的胆石症患者,是有并发症的患者的第一选择。胆总管胆石症患者应行胆囊切除术加胆总管探查和取石。肝内胆管结石伴局限性的肝硬化或肝内胆管狭窄者首选肝叶切除术。

2. 腹腔镜胆囊切除术 有创伤小、痛苦轻、术后恢复快的特点。绝对禁忌证为不能耐受全麻和无法控制的凝血功能障碍;相对禁忌证包括粘连或炎症、弥漫性腹膜炎。

### (二)对症治疗

主要适应证为初次发作的青年患者,经非手术治疗症状迅速缓解者,临床症状不典型,发病以超过 3 天,无紧急手术指征且在非手术治疗下症状有消退者。主要包括卧床休息、禁饮食或低脂饮食、输液、纠正电解质和酸碱紊乱、抗感染、解痉止痛和其他对症治疗。

1. 控制饮食　脂肪类食物可促进胆囊收缩素释放而引起胆囊收缩,促进胆汁排泌。因此,为了能够使胆囊及胆管得到适当的休息,在急性发作期应禁食脂肪类食物,而采用高糖流汁饮食。富含胆固醇的食物如动物脑、肝、肾、鱼卵、蛋黄等,不论在胆石症发作期或是静止期均少食为宜。无胆总管梗阻或在胆石症静止期,植物油脂有利胆作用,可不必限制。

2. 缓解疼痛　轻度疼痛可经控制饮食、休息、肛门排气等治疗而缓解。严重病例除禁食外,应插鼻胃管行胃肠减压,以吸出胃及十二指肠内容物、气体,减少胃十二指肠内容物对胆汁分泌的刺激性,有利于胆汁引流及排出。亦可以消除或减少因胆囊收缩素引起的胆囊收缩作用,从而减少胆绞痛的发作频率和减轻疼痛程度。此外,还可以应用解痉止痛药与镇静药。

(1)硝酸甘油每次 0.3~0.6mg,每 3~4 小时于舌下含服 1 次。亦可应用作用时间长的硝酸酯类控释制剂。

(2)阿托品每次 0.5mg 皮下注射或肌内注射,每 3~4 小时肌内注射 1 次;或山莨菪碱 20mg 加入 10% 葡萄糖溶液 250ml 中静脉滴注,1~2 次 /d。

(3)镇痛药如哌替啶或布桂嗪 50~100mg 肌内注射,效果较好。

上述镇痛药与解痉药合用可以加强止痛效果。但吗啡能引起奥迪括约肌痉挛,故属禁忌。

3. 利胆及抗感染治疗　硫酸镁口服有松弛奥迪括约肌的作用,使滞留的胆汁易于排出,口服 50% 硫酸镁 10~15ml,3 次 /d,与餐后口服;胆盐能刺激肝脏分泌大量稀薄的胆汁,有利于冲洗胆管,用于症状缓解期并持续数周,可减少症状复发;去氢胆酸片 0.25g 或胆酸片 0.2g,3 次 /d,餐后服用此 2 种药,在胆道梗阻时不宜采用,以免增加胆管压力。抗生素应考虑抗菌谱、药物在胆汁中的浓度及其不良反应,常选用广谱抗生素,尤其对革兰氏阴性杆菌敏感的抗生素和抗厌氧菌药物,最好按照细菌培养结果来选择;若细菌感染种类不明时,则应优先选择在胆汁中浓度最高的抗生素;必要时在加强抗生素的情况下使用激素治疗,以减轻炎症反应、增强机体应激能力。

4. 慢性病例的治疗　可采用利胆药如脱氧胆酸、牛胆酸钠、消炎利胆片等,同时注意饮食调节,多能控制发作。

5. 其他治疗　胆石症的急性发作期伴胆道梗阻时,可出现黄疸及皮肤瘙痒,控制黄疸所致的瘙痒可用炉甘石洗剂洗擦,或应用去双氢麦角碱 1mg 或考来烯胺等。但考来烯胺对完全梗阻性黄疸的瘙痒无治疗效果,还应注意补充维生素 A、维生素 D、维生素 K 等脂溶性维生素及钙盐。

6. 经皮肝穿刺胆管引流术(PTCD)　对严重的胆道梗阻或化脓性胆管炎者可行 PTCD,以引流胆管、降低胆管压力、控制感染、降低病死率、赢得手术时间等。

7. 内镜下十二指肠乳头切开术(EPT)　此法适应于直径 <3cm 的胆总管结石,乳头狭窄经 ERCP 证实伴有胆总管扩张、淤胆等。术后可自行排石或以取石器械取出石头,同时可在胆总管内放置长引流管行鼻胆管引流。

8. 体外震波碎石　效果差,虽可碎石,但不一定能排净,可复发,有并发症,价格贵。胆管内结石可以试用。

### (三)药物治疗

包括口服溶石药物治疗和局部注射溶石治疗。

1. 口服溶石药物治疗　鹅脱氧胆酸和熊脱氧胆酸(UDCA)均能增加胆汁中的胆酸浓度,同时继发性减少肝脏内胆固醇分泌;鹅脱氧胆酸可减少胆固醇合成,而熊脱氧胆酸可以减少胆固醇吸收,加速结石溶解。熊脱氧胆酸的溶石作用较鹅脱氧胆酸快,毒副作用小,价格昂贵,治疗建议剂量为 8~10mg/(kg·d),肥胖者需加大剂量。如果连续治疗 6~9 个月仍未见明显的溶石效果,应停止治疗。对含钙阳性结石患者合并较重肠炎、以往患有肝病或糖尿病者则不宜应用。

2. 经皮、经肝胆囊置管药物直接溶石　经皮、经肝胆囊置管及十二指肠镜置入鼻胆导管,将导管与胆石接触,注入溶石剂进行溶石治疗。溶解胆固醇结石的药物有单辛酯、甲基叔丁醚;溶解胆色素结石的药物有二甲基亚砜、依地酸钠等。

## 七、药学监护要点

1. 注意哌替啶静脉注射后出现静脉血管扩张、血压下降,尤其与吩噻嗪类药物(如氯丙嗪等)以及与中枢抑制药并用时。本品严禁与单胺氧化酶抑制剂同用,且务必在单胺氧化酶抑制剂停药 14 天以上方可用药,而且应先试用小剂量(1/4 的常用量),否则会发生难以预料的严重并发症。

2. 注意长期使用 UDCA 可增加外周血小板数量,如治疗中出现症状反复、加重应终止治疗,行外科手术或其他治疗。本品不应与考来烯胺、考来替泊以及含有氢氧化铝和/或蒙脱石等的抗酸药同时服用,因为这些药可以在肠道中和 UDCA 结合,从而阻碍吸收,影响疗效。如果必须服用上述药物,应在服该药前或后 2 小时后给予 UDCA。

3. 注意老年患者使用阿托品容易发生抗 M 胆碱样副作用,如排尿困难、便秘、口干(特别是男性),也易诱发未经诊断的青光眼,一经发现,应立即停药。

## 八、案例分析

案例 1　合理药物治疗方案

患者,女,46 岁。间断右上腹痛 1 年余,再发 1 天。1 年余前出现间断右上腹痛,为隐痛,进食油腻食物可诱发,可自行缓解,伴腰背部放散,无明显发热、呕吐等。腹部 B 超:提示胆囊结石,慢性胆囊炎。1 天前进食油腻食物后再次出现右上腹部痛,为绞痛,疼痛剧烈,伴腰背放散,伴恶心,无明显呕吐。

既往史:否认高血压、糖尿病等慢性病史。否认饮酒史、药物过敏史。

查体:T 36.5℃,P 70 次/min,R 20 次/min,BP 120/70mmHg,神志清,全身皮肤黏膜无黄染,心、肺听诊未见异常,腹软,右上腹压痛,无反跳痛,腹部无包块,肝、脾未触及,Murphy 征阴性,肾区无叩击痛,无移动性浊音,肠鸣音正常。

辅助检查:腹部 B 超提示胆囊结石,慢性胆囊炎,胆总管未见明确结石。腹部立位 X 线片未见异常。肝肾功能、电解质未见异常;血常规示白细胞计数 $6.46 \times 10^9$/L,中性粒细胞 67.3%,血小板计数 $155 \times 10^9$/L,血红蛋白 128g/L。

诊断:胆石症;慢性胆囊炎。

治疗经过:山莨菪碱 10mg/次,i.v.;患者症状缓解,无发热,复查血常规大致正常。出院后口服熊去氧胆酸 250mg 3 次 /d。6 个月后复查腹部 B 超。

分析:胆石症所致胆绞痛对症给予解痉药和 / 或阿片类缓解腹痛。对于轻度胆囊炎(无胆管炎、菌血症 / 脓毒症、脓肿或穿孔),抗生素并非始终推荐。熊去氧胆酸可用于胆囊胆固醇结石(X 线阴性结石)的溶石治疗。患者胆囊结石、胆绞痛,使用解痉药山莨菪碱镇痛、X 线未见明确异常,缓解后给予熊去氧胆酸治疗合理。熊去氧胆酸溶石治疗一般需 6~24 个月,服用 12 个月后结石未见变小者,停止服用,治疗结果根据每 6 个月进行超声波或 X 线检查判断。

案例 2　不合理药物治疗方案及建议

患者,老年男性,间断右上腹不适 1 年,右上腹痛伴皮肤巩膜黄染 3 天。1 年前出现间断右上腹不适,偶有隐痛,无发热、皮肤巩膜黄染,无恶心、呕吐等。食纳可,大小便正常。3 天前无明显诱因出现右上腹痛,为绞痛,伴发热、恶心,无呕吐。体温最高 38.8℃。发病以来,大小便正常,体重无明显减轻。

既往史:高血压病史 10 余年,服用氨氯地平治疗,血压控制良好。否认糖尿病病史。否认饮酒史、药物过敏史。

查体:T 39.4℃,P 90 次 /min,R 28 次 /min,BP 125/70mmHg,神志清,全身皮肤黏膜轻度黄染,巩膜黄染,心、肺听诊未见异常,腹肌略紧张,右上腹压痛,反跳痛可以,腹部无包块,肝、脾未触及,Murphy 征阴性,肾区无叩击痛,无移动性浊音,肠鸣音正常。

辅助检查:MRCP 提示,胆总管下端结石,胆总管及肝内胆管轻度扩张。血常规示白细胞计数 $14.4 \times 10^9/L$,中性粒细胞 87.6%,血小板计数 $136 \times 10^9/L$,血红蛋白 123g/L。肝功能显示:谷丙转氨酶 46U/L,谷草转氨酶 55U/L,谷氨酰转肽酶 229U/L,碱性磷酸酶 105U/L,总胆红素 125.3μmol/L,直接胆红素 32.8μmol/L。

诊断:胆总管结石;急性胆管炎。

治疗方案:头孢噻肟钠 1g + 5% 葡萄糖注射液 100ml 静脉滴注,每 8 小时 1 次。熊脱氧胆酸胶囊 250mg,口服,3 次 /d。

分析:患者胆管结石导致胆道梗阻,合并胆管炎,应给予广谱抗生素治疗,并尽早行 ERCP 取石,接触梗阻,预防化脓性胆管炎。急性胆管炎、胆道梗阻时禁用熊脱氧胆酸。

# 第二节　胆　囊　炎

## 一、急性胆囊炎

### (一) 定义

急性胆囊炎是一种常见的急腹症,由胆囊管梗阻、化学刺激、细菌感染所引起的胆囊急性炎症性病变所致。根据胆囊内有无结石将胆囊炎分为结石性胆囊炎和非结石性胆囊炎,非结石性胆囊炎较少见。

### (二) 病因

1. 胆囊管梗阻　急性胆囊炎患者大部分由于结石梗阻胆囊管所致,此外还有蛔虫、梨形鞭毛虫、华支睾吸虫、炎性渗出物等所致的梗阻及胆囊管扭曲畸形、胆囊管外肿大淋巴结和肿瘤压迫等原因所致的胆囊管梗阻。

2. 胰液反流　胆总管和胰管的共同通道发生梗阻时,导致胰液反流进入胆囊,胆汁中的胆盐激活胰酶原引起化学性胆囊炎。

3. 细菌感染　大多数致病菌通过胆管逆行进入胆囊,也可自血液循环入侵。入侵的细菌主要为革兰氏阴性杆菌、厌氧菌等,一旦胆囊胆汁排出不畅或梗阻时,胆囊的内环境有利于细菌繁殖和生长。

4. 其他　急性非结石性胆囊炎占急性胆囊炎的 5%~10%。大多数与严重创伤、烧伤、大手术后、长期肠外营养等病因有关,可能与胆囊胆汁淤积和缺血相关。但是约有 70% 的急性非结石性胆囊炎不能由上述原因解释。

（三）病理

急性胆囊炎的起始阶段胆囊管梗阻、内压升高,黏膜充血性水肿、渗出物增多,此时为急性单纯性胆囊炎。如果病因没有解除,炎症发展,病变可累及胆囊壁全层,白细胞弥漫浸润,浆膜也有纤维性和脓性渗出物覆盖,称为急性化脓性胆囊炎,还可引起胆囊积脓。如胆囊内压继续增高,致囊壁血液循环障碍,引起胆囊壁组织坏疽,即为急性坏疽性胆囊炎。胆囊壁坏死穿孔发生时会导致胆汁性腹膜炎,穿孔部位常在胆囊颈部或底部。如胆囊穿孔发生过程较慢,被周围大网膜、十二指肠、横结肠粘连包裹可形成胆囊周围脓肿。

（四）临床表现

1. 腹痛　是本病的主要症状,常在进食脂肪餐后或夜间发作,为右上腹部剧烈绞痛或胀痛,可向右肩、右肩胛下区放射。2/3 的患者可有典型胆绞痛的既往史。在老年人中,由于对疼痛的敏感性降低,可无剧烈腹痛,甚至可无腹痛症状。

2. 恶心、呕吐和食欲缺乏　患者常有食欲缺乏,反射性恶心、呕吐,呕吐剧烈时可吐出胆汁,引起水、电解质紊乱,呕吐后腹痛不能缓解。

3. 全身症状　大多数患者伴有中度发热,当发生化脓性胆囊炎时可有寒战、高热、烦躁、谵妄等症状,甚至可出现感染性休克。10% 的患者可出现轻度黄疸。如果嵌于胆囊管或 Hartmann 囊的结石引起胆囊炎,同时压迫胆总管,引起胆总管阻塞(type Ⅰ);或者胆石症嵌入肝总管,产生胆囊胆管瘘,引起胆管炎或黄疸(type Ⅱ),称为 Mirizzi 综合征。表现为反复发作的胆囊炎、胆管炎及梗阻性黄疸。

4. 体征　早期可有右上腹压痛或叩痛。胆囊化脓坏疽时可扪及肿大的胆囊,压痛明显,范围增大,可出现反跳痛和肌紧张。Murphy 征阳性是急性胆囊炎的典型体征。

（五）辅助检查

血白细胞明显增高者提示胆囊化脓或坏疽,血清氨基转移酶和总胆红素可能有升高。超声检查为首选的诊断方法,可显示胆囊增大、囊壁增厚、胆囊周围有渗出液,并可探及胆囊内结石影像。CT 可获得与 B 超相似的效果。胆道核素扫描可提示胆囊管有无梗阻,对诊断也有一定帮助。

（六）诊断与鉴别诊断

本病多见于 40 岁以上的肥胖女性,根据症状、体征、超声等检查,急性胆囊炎的诊断大多都能明确。但需与相关疾病相鉴别,包括急性病毒性肝炎、急性酒精性肝炎、急性胰腺炎、右下肺炎、肾盂肾炎、急性右心衰竭、心肌梗死、消化性溃疡并发急性穿孔、急性盲肠高位或后位阑尾炎等疾病。

## 二、慢性胆囊炎

### (一) 定义

慢性胆囊炎是胆囊慢性炎症性病变,可由结石、慢性感染、化学刺激及急性胆囊炎反复迁延发作所致。

### (二) 病因

1. 胆囊结石　约 70% 的慢性胆囊炎患者胆囊内存在结石,结石可刺激和损伤胆囊壁并引起胆汁排泌障碍。

2. 感染　由细菌、病毒、寄生虫等各种病原体引起胆囊慢性感染。慢性炎症可引起胆管上皮及纤维组织增生,可引起胆管狭窄。

3. 化学刺激　胆总管和胰管的共同通道发生梗阻时,导致胰液反流进入胆囊,胆汁中的胆盐激活胰酶原并损伤囊壁的黏膜上皮。此外,胆汁排泌发生障碍,浓缩的胆盐又可刺激囊壁的黏膜上皮造成损害。

4. 急性胆囊炎反复发作　急性胆囊炎反复迁延发作,使胆囊壁纤维组织增生和增厚、囊腔萎缩变小并丧失正常功能。

### (三) 病理

胆囊壁的慢性炎症使囊壁水肿、纤维组织增生和钙化,致囊壁中度增厚,胆囊浆膜面与周围组织发生粘连,瘢痕组织收缩,囊腔变窄甚至闭合,即胆囊纤维化。大部分慢性胆囊炎在镜下见黏膜萎缩,胆囊壁各层有明显的结缔组织增生,淋巴细胞和单核细胞浸润,黏膜上皮向囊壁内凹陷生长,有时深达肌层,形成 Rokitansky-Aschoff 窦。

### (四) 临床表现

临床症状常不典型,大多数患者有胆绞痛的病史,有厌油脂饮食、腹胀、嗳气等消化不良的症状。也可有右上腹隐痛,极少有发热。体检可发现右上腹胆囊区有轻压痛或不适。

### (五) 辅助检查

B 超是最重要的辅助手段,可测定胆囊和胆总管的大小、胆石的存在及囊壁的厚度;可发现胆囊缩小、壁厚内存结石、胆囊收缩功能差等。其他还有腹部 X 线片、胆囊胆道造影术及放射性核素扫描等检查。

### (六) 诊断与鉴别诊断

对脂肪饮食不耐受、腹胀及反复发作的餐后上腹部胀痛不适患者,经超声检查显示胆囊结石、囊壁增厚、胆囊萎缩者可确诊为慢性胆囊炎。常需与胆囊胆固醇沉积症、胆囊腺肌增生症、胆囊神经瘤病、消化性溃疡、慢性胃炎、慢性胰腺炎、非溃疡性消化不良等疾病相鉴别。

## 三、治疗方案

### (一) 一般治疗

对于急性胆囊炎患者,确诊后一般采用非手术治疗,既能控制炎症,也可作为术前准备。一般经非手术治疗,症状多可缓解,以后再行择期手术。非手术治疗包括卧床休息,禁食,输液,静脉补充营养,维持水、电解质平衡,解痉、镇痛,抗感染治疗和利胆治疗等,必要时进行胃肠减压。腹痛时可给予解痉药和镇痛剂,如阿托品、哌替啶等。

## (二) 手术治疗

有下列情况时,应经短时的对症治疗准备后,施行紧急手术:

1. 临床症状重,不易缓解,胆囊肿大,且张力较大有穿孔可能者。

2. 腹部压痛明显,腹肌强直,腹膜刺激症状明显,或在观察治疗过程中腹部体征加重者。

3. 化脓性胆囊炎在非手术治疗下症状未能缓解或病情恶化者。

4. 老年患者胆囊容易发生坏疽及穿孔,对症状较重者应及早手术。

## (三) 药物治疗

1. 治疗措施

(1)解痉镇痛对症治疗:有阵发性腹痛者可给予山莨菪碱或阿托品肌内注射。诊断明确而腹痛剧烈者必要时可用哌替啶肌内注射。吗啡可使胆管平滑肌张力增加,故不宜使用。可用33%硫酸镁溶液口服或胃管注入利胆治疗。

(2)抗生素的应用:急性胆囊炎应及时控制感染,改善症状。胆系感染的细菌可能为大肠埃希菌、肠球杆菌、肺炎杆菌、其他革兰氏阴性杆菌和厌氧菌。宜选用在胆汁中浓度高的药物,一般可用第二和三代头孢菌素、氨基糖苷类抗生素、第三代喹诺酮及抗厌氧菌药物。例如头孢哌酮、头孢他啶、头孢曲松、庆大霉素、妥布霉素等均在胆汁内有较高的浓度,有利于胆管感染的治疗;为了控制厌氧菌可加用甲硝唑或替硝唑,对控制肠源性混合型细菌感染效果较好。

(3)口服溶石治疗:各种口服溶石药物如熊脱氧胆酸等均是通过降低胆固醇饱和度起到溶石作用,故仅对胆固醇结石有效。

2. 治疗药物

(1)茴三硫:能增强肝脏谷胱甘肽水平,增强肝细胞活力,使胆汁分泌增多,有利胆作用。用于胆囊炎、胆石症及消化不适,也用于急、慢性肝炎的辅助治疗。口服,一次25mg,一日3次。甲状腺功能亢进者慎用,胆管完全梗阻者禁用。

(2)苯丙醇:促进胆汁分泌、帮助消化,并有排出结石及降低胆固醇的作用。用于胆囊炎、胆管感染、胆石症、胆管手术后综合征和高胆固醇血症、脂肪肝、慢性肝炎等。口服,一次0.1~0.2g,一日3次,饭后服用。如治疗超过3周,一日剂量不宜超过0.1~0.2g。胆管完全梗阻者禁用,孕妇最初3个月应慎用。

(3)曲匹布通:具有选择性松弛胆管平滑肌并直接抑制胆管奥迪括约肌的作用,可使胆管括约肌松弛,使它能降低胆总管与十二指肠汇合部位的通过阻力;能降低胆囊、胆管内压,促进胆汁和胰液排出而改善食欲、消除腹胀;还有解痉镇痛及利胆作用。口服,一次1片,一日3次,饭后服用,疗程2~4周。完全性胆道梗阻、急性胰腺炎患者慎用。

3. 其他 慢性胆囊炎以非手术治疗为主,应低脂饮食,可口服硫酸镁或中药利胆,腹痛明显者可用抗胆碱药解除平滑肌痉挛。在急性发作期应积极进行抗感染治疗。对反复发作、伴有较大胆石、胆囊积水或有胆囊壁钙化者行胆囊切除术是合理的根本治疗,也可行腹腔镜下胆囊切除术。

## 四、药学监护要点

注意服用茴三硫偶可发生荨麻疹样红斑。

## 五、案例分析

案例 1　合理药物治疗方案

患者,男,54 岁。间断右上腹痛 2 年余。2 年余前出现间断右上腹痛,伴腰背部放散,多于餐后出现,疼痛不剧烈,可自行缓解。伴间断腹胀,餐后为重。大、小便正常。体重无明显减轻。腹部 B 超显示胆囊壁厚,胆囊内可见 1.8cm 高回声光团,后方声影。

既往史:否认高血压、糖尿病等慢性病史,前列腺肥大病史。否认饮酒史、药物过敏史。

查体:T 36.2℃,P 65 次 /min,R 22 次 /min,BP 110/75mmHg,神志清,全身皮肤黏膜无黄染,心、肺听诊未见异常,腹软,右上腹轻压痛,无反跳痛,腹部无包块,肝、脾未触及,Murphy 征阴性,肾区无叩击痛,无移动性浊音,肠鸣音正常。

辅助检查:胃镜未见明显异常;Hp 检测阴性;腹部 B 超提示:胆囊结石,慢性胆囊炎。血常规、肝肾功能、电解质未见异常。

诊断:胆石症;慢性胆囊炎。

治疗方案:口服茴三硫片,一次 25mg,一日 3 次。

分析:茴三硫能增强肝脏谷胱甘肽水平,增强肝细胞活力,使胆汁分泌增多,有利胆作用。用于胆囊炎、胆石症及消化不适,也用于急、慢性肝炎的辅助治疗。本例患者有餐后腹胀症状,胃镜及 Hp 阴性,考虑为消化不良症状。既往患者有前列腺肥大病史,因此山莨菪碱类不宜使用,故选择茴三硫。

案例 2　不合理药物治疗方案及建议

患者,男,48 岁,发现 HBsAg 阳性 8 年,乏力、纳差 2 周入院。既往 8 年前查体发现 HBsAg 阳性,HBV DNA 为 $8.1 \times 10^7$copies/ml,未诊治。2 周前劳累后出现乏力、纳差,且进行性加重,1 周前出现腹胀、尿少、皮肤巩膜黄染。无腹痛、发热等。发病以来大便正常,小便量少。

查体:体温 36.7℃,心率 76 次 /min,血压 105/75mmHg,皮肤巩膜中度黄染,心肺未及异常,腹部膨隆,全腹部轻度压痛,右上腹为重,无反跳痛,肝肋下未及,脾脏肋下 4cm,墨菲征阳性,移动性浊音阳性。

辅助检查

肝肾功能:总胆红素 176μmol/L,直接胆红素 108μmol/L,白蛋白 31g/L,GPT 127U/L,GGT 149U/L,ALP 173U/L,肾功能正常。血常规:WBC $2.8 \times 10^9$/L,N 66.7%,Hb 100g/L,PLT $103 \times 10^9$/L。B 超:肝脏大小正常,肝左叶增大,肝裂增宽,包膜尚光整、光滑,肝脏实质回声增粗,门静脉增宽。胆囊略大,胆囊壁毛糙增厚,呈"双边征",胆囊腔内见 1 个强回声,后伴声影,直径约 1.2mm。胆总管内径正常。腹腔积液,最深位于盆腔,约 60mm。腹水常规:白细胞计数 $0.73 \times 10^9$/L,红细胞计数 $0.18 \times 10^9$/L。多形核白细胞计数(PMN)312/mm³。腹水生化:蛋白 9.2g/L,葡萄糖 123g/L。

诊断:①肝硬化失代偿期;②病毒性感染乙型慢性;③自发性细菌性腹膜炎;④胆囊炎。

治疗方案:恩替卡韦 1mg,口服,1 次 /d;螺内酯 20mg,口服,2 次 /d;阿莫西林克拉维酸钾 375mg/ 次,口服,3 次 /d。

分析:患者肝硬化失代偿期,给予抗病毒及利尿剂合理。患者存在急性胆囊炎及自发性细菌性腹膜炎(SBP)。SBP 和胆囊炎的感染源多为大肠埃希菌、肠球杆菌、肺炎杆菌、其他革兰氏阴性杆菌和厌氧菌。宜选用在胆汁中浓度高的药物,一般可用第二和三代头孢菌素、氨基糖苷类抗生素、第三代喹诺酮及抗厌氧菌药物。阿莫西林克拉维酸钾不能有效覆盖可能的致病菌,且存在导致肝功损害的可能。推荐改用头孢类抗生素联合抗厌氧菌药物联合治疗。本例用药不合理。

(吕顺莉　陈　虹　孔祥毓　曾婷婷　杨云云　邹多武)

## 参 考 文 献

[1] European Association for the Study of the Liver.EASL Clinical Practice Guidelines on the prevention,diagnosis and treatment of gallstones.Journal of Hepatology,2016,65(1):146-181.

[2] 中国中西医结合学会消化系统疾病专业委员会.胆石症中西医结合诊疗共识意见(2017 年).中国中西医结合消化杂志,2018,26(2):132-238.

[3] TAZUMA S,UNNO M,IGARASHI Y,et al. Evidence-based clinical practice guidelines for cholelithiasis 2016. Journal of gastroenterology,2017,52:276-300.

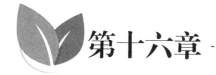

# 第十六章

# 肝 硬 化

## 第一节 概 述

肝硬化是各种慢性肝病进展至以肝脏弥漫性纤维化、假小叶形成、肝内外血管增殖为特征的病理阶段,代偿期无明显临床症状,失代偿期以门静脉高压和肝功能严重损伤为特征,患者常因并发腹水、消化道出血、脓毒症、肝性脑病、肝肾综合征和癌变等导致多脏器功能衰竭而死。

### 一、病因与病理生理表现

#### (一)病因

引起肝硬化的常见病因有:HBV、HCV 感染;酒精性肝病;非酒精性脂肪性肝病;自身免疫性肝病,包括原发性胆汁性肝硬化(原发性胆汁性胆管炎)、自身免疫性肝炎和原发性硬化性胆管炎等;遗传、代谢性疾病,主要包括肝豆状核变性、血色病、肝淀粉样变、遗传性高胆红素血症、$a_1$-抗胰蛋白酶缺乏症、肝性卟啉病等;药物或化学毒物等;寄生虫感染,主要有血吸虫病、华支睾吸虫病等;循环障碍所致,常见的有布-加综合征和右心功能衰竭;不能明确病因的肝硬化等。

#### (二)病理生理

肝硬化的形成是一种损伤后的修复反应,发生在慢性肝损伤的患者中。在这一过程中,肝星状细胞活化是中心环节,还包括了正常肝细胞外基质的降解,纤维瘢痕组织的聚集、血管扭曲变形以及细胞因子的释放等。代偿期肝硬化无明显病理生理特征,失代偿期主要出现门静脉高压和肝功能减退两大类病理生理变化。

1. 门静脉高压 肝硬化时,由于肝纤维化和假小叶的形成,压迫肝内小静脉及肝窦,使血管扭曲、闭塞,肝内血液循环障碍,门静脉回流受阻,是门静脉压升高最主要的原因。同时,门静脉血中去甲肾上腺素、5-羟色胺、血管紧张素等活性物质增加,作用于门静脉肝内小分支和小叶后小静脉壁,使其呈持续性收缩状态。

2. 肝功能减退 由于肝脏慢性炎症导致肝细胞坏死,而新生的肝细胞又不能完全行使正常功能,故导致肝功能减退,如白蛋白和凝血因子的合成、胆色素的代谢、有害物质的生物转化、雌激素的灭活等受到影响而引起各种临床表现。

## 二、病理表现

肝硬化在发展早期,随着炎症水肿进展,肝脏可出现肿大;到晚期肝脏缩小,质地变硬,表面有弥漫性大小不等的结节和塌陷,边缘薄,包膜厚。肝脏切面同样可见大小不等的圆形结节,周围有结缔组织间隔包绕。肝硬化按照形态分为小结节型、大结节型、大小结节混合型及不完全分割型。我国对于肝硬化常用的分类方法是结合病因的综合分类法:门脉性、坏死后性、胆汁性、淤血性、寄生虫性和色素性肝硬化。不同病因的肝硬化的病理特点也不尽相同,但总体上包括以下病理特点:①肝小叶结构破坏,细胞广泛变性坏死;②肝小叶纤维支架塌陷,残存肝细胞再生,形成再生结节;③广泛增生的纤维组织将肝小叶分割包绕成大小不等的圆形或椭圆形肝细胞团,即假小叶;④假小叶内肝细胞索排列紊乱,小叶中央静脉缺如、偏位或有 2 个以上。肝血管受到再生结节的挤压,相互出现交通支,形成肝内分流。

## 三、临床表现与辅助检查

### (一)临床表现

肝硬化起病缓慢、症状隐匿,根据肝功能储备可分为代偿期和失代偿期。代偿期指肝硬化早期,Child-Pugh 评分为 A 级。患者并无明显的临床症状,此期患者可有轻度乏力、纳差、腹胀、腹泻、食欲减退等症状,但无明显的肝衰竭表现。相关腹部影像学检查可提示肝、脾轻度肿大,血液生化检查提示肝功能及凝血功能轻度异常,可有门静脉高压,如轻度食管静脉曲张,但无腹水、肝性脑病或上消化道出血。失代偿期指肝硬化中晚期,Child-Pugh 评分为 B~C 级。此期患者症状较重,有明显的肝功能异常,如白蛋白 <35g/L、凝血酶原活动度 <60%、明显黄疸等。患者可出现腹水、肝性脑病及门静脉高压引起的食管 - 胃底静脉明显曲张或破裂出血。

### (二)辅助检查

1. 实验室检查　血常规常提示"三系"减少,尤其血小板减少最明显。有黄疸时尿胆红素 / 尿胆原阳性。肝功能代偿期时可正常,失代偿期时表现为白蛋白减少、白蛋白 / 球蛋白倒置等。凝血功能在代偿期时多为正常,失代偿期时凝血酶原活动度降低。

2. 影像学检查　B 超或 CT 检查可见肝脏缩小、表面呈锯齿状,肝实质呈结节样,门静脉内径增宽,脾脏增大等。胃镜检查可见食管 - 胃底静脉曲张、门静脉高压性胃病等表现。

3. 组织病理学检查　肝活检组织病理学检查仍被认为是诊断肝纤维化和肝硬化的"金标准"。对于不明原因的肝硬化进行肝脏病理活检具有重要意义,且可作为肝纤维化分级和分期的依据。具体病理表现如上所述。

## 四、诊断与鉴别诊断

### (一)诊断

首先,确定患者有无肝硬化。肝活检组织病理学检查至今仍被认为是诊断肝纤维化和肝硬化的"金标准",结合患者的症状及相关实验室检查确定肝硬化程度。其次,肝硬化的病因为何,结合详细的病史、实验室检查尽可能地作出病因诊断;有哪些并发症,肝硬化一旦确定,应进行全面检查了解患者有无食管 - 胃底静脉曲张、腹水、肝性脑病等;患者的肝功能储备如何,因肝硬化患者的预后和各种并发症的病死率及一些治疗措施的远期疗效都取决于肝功能储备,因此对患者进行肝功能储备分级非常重要。目前常用的肝功能分级方法为英国外科医师 Pugh 等改良的 Child 分级方法,简称 Child-Pugh 分级(表 16-1)。

表 16-1 肝硬化患者的 Child-Pugh 分级标准

| 临床或生化指标 | 分数 | | |
| --- | --- | --- | --- |
| | 1 | 2 | 3 |
| 肝性脑病 / 级 | 无 | 1~2 | 3~4 |
| 腹水 | 无 | 轻度 | 中至重度 |
| 总胆红素 /(μmol/L)* | <34 | 34~51 | >51 |
| 白蛋白 /(g/L) | =35 | 28~35 | =28 |
| 凝血酶原时间延长 / 秒 | 1~3 | 4~6 | >6 |

注:*PBC 或 PSC,总胆红素 <68μmol/L 为 1 分,68~170μmol/L 为 2 分,>170μmol/L 为 3 分。总分:A 级 =6 分,B 级为 7~9 分,C 级 =10 分。

### (二)鉴别诊断

肝硬化的临床表现比较复杂,需与有类似表现的疾病相鉴别。有腹水时需与结核性腹膜炎、癌性腹膜炎、卵巢癌、缩窄性心包炎等相鉴别,上消化道出血应与消化性溃疡、出血性胃炎、胃黏膜脱垂、胆道出血等相鉴别,脾大需与白血病、血吸虫病等可引起脾大的其他疾病相鉴别。

## 五、肝硬化的治疗

肝硬化诊断明确后,应尽早开始综合治疗。重视病因治疗,必要时抗炎抗肝纤维化,积极防治并发症,随访中应动态评估病情。若药物治疗欠佳,可考虑胃镜、血液净化(人工肝)、介入治疗,符合指征者进行肝移植前准备。

### (一)病因治疗

病因治疗是肝硬化治疗的关键,只要存在可控制的病因,均应尽快开始病因治疗。针对病因的治疗可以改善肝硬化的预后,提高患者生存。

### (二)抗炎抗肝纤维化治疗

对某些疾病无法进行病因治疗,或充分病因治疗后肝脏炎症和 / 或肝纤维化仍然存在或进展的患者,可考虑给予抗炎抗肝纤维化的治疗。

常用的抗炎保肝药物有甘草酸制剂、双环醇、多烯磷脂酰胆碱、水飞蓟素类、腺苷蛋氨酸、还原型谷胱甘肽等。这些药物可通过抑制炎症反应,解毒,免疫调节,清除活性氧和自由基,调节能量代谢,改善肝细胞膜稳定性、完整性及流动性等途径,达到减轻肝组织损害,促进肝细胞修复和再生,减轻肝内胆汁淤积,改善肝功能的目的。

在抗肝纤维化治疗中,目前尚无抗纤维化西药经过临床有效验证,中医中药发挥了重要作用。目前常用的抗肝纤维化药物包括安络化纤丸、扶正化瘀胶囊、复方鳖甲软肝片等。在病因治疗基础上加用这些药物治疗慢性乙型肝炎患者可进一步减轻肝纤维化。

### (三)治疗和预防并发症

由于肝功能减退和门脉高压,肝硬化患者可以发生多种并发症。在病因治疗和抗炎抗纤维化治疗的基础上,密切监控肝硬化相关并发症并积极预防和治疗对于改善患者预后至关重要(详见本章第二节)。

# 第二节  肝硬化并发症的治疗

失代偿期肝硬化若发生并发症可进一步加速疾病的进展,这些并发症包括:腹水、食管-胃底静脉曲张破裂出血、肝肾综合征(HRS)、肝肺综合征、门脉性肺动脉高压症、肝硬化性心肌病及肝性脑病等。

## 一、腹水

腹水是失代偿期肝硬化患者常见且严重的并发症之一,也是肝硬化自然病程进展的重要标志,一旦出现腹水,1 年病死率约 15%,5 年病死率约 44%~85%。

### (一)发病机制

1. 门静脉高压  门静脉高压是肝硬化发展到一定程度的必然结果。肝硬化导致肝内血管变形、阻塞,门静脉血回流受阻,门静脉系统血管内压增高,毛细血管静脉端静水压增高,水分漏入腹腔。

2. 肾素-血管紧张素-醛固酮系统失衡  门静脉高压引起脾脏和全身循环改变致使肾素-血管紧张素-醛固酮系统活性增强,导致水钠储留,是腹水形成与不易消退的主要原因。

3. 其他血管活性物质分泌增多或活性增强  肝硬化时,其他血管活性物质如心房肽、前列腺素、血管活性肽等分泌增多及活性增强,使脾脏小动脉广泛扩张,促使静脉流入量增加,同时引起小肠毛细血管压力增大和淋巴流量增加,可产生钠潴留。

4. 低白蛋白血症  肝硬化时,白蛋白合成功能明显减低,引起血浆胶体渗透压降低,促使液体从血浆中漏入腹腔,形成腹水。

5. 淋巴回流受阻  肝硬化时肝内血管阻塞,肝淋巴液生成增多,当回流的淋巴液超过胸导管的引流能力时,可引起腹水。

### (二)腹水诊断与评估

1. 诊断主要依靠症状体征和影像学检查

(1)症状和体征:肝硬化患者近期出现乏力、食欲减退等或原有症状加重,或新近出现腹胀、双下肢水肿、少尿等表现。查体见腹壁静脉曲张及腹部膨隆等。移动性浊音阳性提示患者腹腔内液体 >1 000ml。

(2)影像学检查:最常用的是腹部超声,超声可以确定有无腹水及腹水量。其次包括腹部 CT 和 MRI。

2. 腹水评估  临床上根据腹水的量可分为 1 级(少量)、2 级(中量)、3 级(大量)。1 级或少量腹水:只有通过超声检查才能发现的腹水,患者一般无腹胀的表现,查体移动性浊音阴性;超声下腹水位于各个间隙,深度 <3cm;2 级或中量腹水:患者常有中度腹胀和对称性腹部隆起,超声下腹水淹没肠管,但尚未跨过中腹,深度 3~10cm;3 级或大量腹水:患者腹胀明显,查体移动性浊音阳性,可有腹部膨隆甚至脐疝形成;超声下腹水占据全腹腔,中腹部被腹水填满,深度 >10cm。

### （三）腹水的治疗

1. 治疗目标 腹水消失或基本控制,改善临床症状,提高生活质量,延长生存时间。

2. 治疗方案 1级腹水和轻度2级腹水可门诊治疗,重度2级腹水或3级腹水需住院治疗。一线治疗包括:限制盐的摄入(4~6g/d),合理应用螺内酯、呋塞米等利尿剂。二线治疗包括:合理应用缩血管活性药物和其他利尿剂,如特利加压素、盐酸米多君及托伐普坦;腹腔穿刺大量放腹水及补充人血白蛋白、经颈内静脉门体分流术(TIPS)。三线治疗包括肝移植、腹水浓缩回输、肾脏替代治疗等。顽固性腹水推荐三联治疗:利尿药物、白蛋白和缩血管活性药物。不推荐使用多巴胺等扩血管药。

3. 治疗药物

(1)醛固酮拮抗剂:螺内酯是临床最广泛应用的醛固酮拮抗剂。推荐螺内酯起始剂量40~80mg/d,以3~5天阶梯式递增剂量,常规用量上限为100mg/d。最大剂量不超过400mg/d。不良反应:高钾血症、男性乳房发育胀痛、女性月经失调、行走不协调等。

(2)袢利尿剂:呋塞米是最常用的袢利尿剂,其他有托拉塞米等。呋噻米存在明显的剂量效应关系,随着剂量加大,利尿效果明显增强,且药物剂量范围较大。肝硬化患者口服呋塞米的生物利用度较好,静脉效果优于口服。对于肝硬化腹水复发及顽固型腹水患者,袢利尿剂联合螺内酯的疗效与安全性优于单用螺内酯。呋塞米推荐起始剂量20~40mg/d,3~5天可递增20~40mg,呋塞米常规用量上限为80mg/d,每日最大剂量可达160mg。不良反应:直立性低血压、低钾、低钠、心律失常等。

(3)高度选择性血管加压素$V_2$受体拮抗剂:这类药物包括托伐普坦、利伐普坦等。托伐普坦对肝硬化腹水和/或伴低钠血症患者、终末期肝病患者合并腹水或顽固型腹水均有较好的疗效及安全性。开始一般15mg/d,根据服药后8小时、24小时的血钠浓度与尿量调整剂量,最大剂量60mg/d,最低剂量3.75mg/d,一般连续应用不超过30天。禁忌证为低血容量低钠血症。不良反应:口渴、高钠血症、肾功能衰竭等,需密切监测血钠及肝肾功能。

(4)收缩血管活性药物

1)特利加压素用法:1~2mg/次,每12小时一次静脉缓慢推注(至少15分钟)或持续静脉滴注,有治疗应答反应则持续应用5~7天;如果无反应,1~2mg/次,每6小时一次。有反应则持续应用5~7天。如果无反应,可增加剂量,最大剂量12mg/d。

2)盐酸米多君:为$\alpha_1$受体激动剂,常用于治疗低血压,可增加肝硬化顽固型腹水患者24小时尿量和钠排泄,对非氮质血症肝硬化腹水患者有较好疗效。用法:12.5mg,3次/d,口服。

(5)人血白蛋白或新鲜血浆:对于肝硬化腹水伴自发性细菌性腹膜炎(SBP)患者,首日应用人血白蛋白1.5g/kg,第2~5天人血白蛋白1g/kg。每放1 000ml腹水,补充6~8g白蛋白,可以防治大量放腹水后循环功能障碍,提高生存率。

4. 腹水相关并发症

(1)自发性腹膜炎:自发性腹膜炎(SBP)是在肝硬化基础上发生的腹腔感染,是指无明确腹腔内病变来源(如肠穿孔、肠脓肿)的情况下发生的腹膜炎。疑似SBP和腹水的中性分叶核粒细胞计数(PMN)=0.25×$10^9$/L(250个/mm³)应接受经验性抗菌治疗。无症状性细菌性腹水(一般腹水的PMN计数<250个/mm³并且腹水培养阳性)患者不需要立即给予抗菌药,因为细菌性腹水通常代表短暂的定植,患者需要进行后续的腹腔穿刺,复检细菌计数和

培养,确保细菌性腹水没有进展成为真性自发性腹膜炎。

在怀疑或证实存在 SBP 时推荐使用广谱抗菌药,在进一步获得培养结果后应针对病原菌选用窄谱抗菌药。SBP 的药物治疗方案见表 16-2。

表 16-2 SBP 的药物治疗方案

| 特定情况 | 抗菌药治疗方案 | 替代方案 |
|---|---|---|
| 标准治疗 | 头孢噻肟 2g i.v. q8h.×5 天 | 头孢曲松 1g i.v. q12h. 或 2g i.v. q.d.×5 天 |
| 非复杂性 SBP* | 氧氟沙星 400mg p.o. b.i.d.×8 天 | 生物利用度相似的氟喹诺酮类(如环丙沙星 500mg p.o. b.i.d. 或左氧氟沙星 500mg p.o. q.d.) |
| 院内 SBP | 超广谱抗菌药(如碳青霉烯类的哌拉西林他唑巴坦) | 根据当地的细菌谱决定 |
| 既往使用氟喹诺酮或复方磺胺甲噁唑预防 SBP | 头孢噻肟 2g i.v. q8h.×5 天 | 类似的第三代头孢菌素(如头孢曲松 1~2g i.v. q.d.) |
| 对 β- 内酰胺类过敏 | 环丙沙星 400mg i.v. q12h. | 左氧氟沙星 750mg i.v. q.d. |
| 晚期肝、肾衰竭:血清肌酐 >88.4μmol/L,尿素氮 >10.74mmol/L 或总胆红素 >68.4μmol/L | 头孢噻肟 2g i.v. q8h.×5 天 + 白蛋白首日 1.5g/kg,第 3 日 1g/kg | — |

注:* 不伴有休克、肠梗阻、消化道出血、>2 级的肝性脑病和血清肌酐 >265.2μmol/L 的社区获得性 SBP。

SBP 的预防首选诺氟沙星 400mg p.o. q.d.。替代方案为复方磺胺甲噁唑 800mg/160mg q.d.;环丙沙星 500mg p.o. q.d.(也有推荐 750mg 每周 1 次,但考虑间歇给药易产生耐药性);左氧氟沙星 250mg p.o. q.d.。疗程为只要存在腹水,应持续使用。

(2)肝肾综合征:肝肾综合征(HRS)是严重肝病患者病程后期出现的功能性肾衰竭,肾脏无明显器质性病变,是以肾功能损伤、血流动力学改变和内源性血管活性物质明显异常为特征的一种综合征。可应用特利加压素(1mg/4~6h)联合人血白蛋白(20~40g/d),治疗 3 天,血肌酐未降低至少 25%,可逐步增加至最大剂量 2mg/4h。有效疗程 7~14 天。无效停用特利加压素。有效复发可重复应用。肝硬化顽固型腹水伴低钠血症的 HRS 可使用托伐普坦。HRS 患者建议暂停使用非选择性 β 受体拮抗剂。不推荐 HRS 使用血管扩张药。血管收缩药物治疗无效且满足肾脏替代治疗标准的 1 型 HRS,可选择肾脏替代治疗或人工肝支持系统等。对血管收缩药物治疗无应答且伴大量腹水的 2 型 HRS 可行 TIPS 治疗。

## 二、食管 - 胃底静脉曲张破裂出血

食管 - 胃底静脉曲张破裂出血(esophagogastricvaricealbleeding,EVB)是肝硬化的炎症并发症。肝硬化时门静脉系统血流受阻和 / 或血流量增加,门静脉及其属支血管内静力压升高并伴侧支循环形成,食管 - 胃底静脉曲张,曲张静脉破裂可导致严重的出血,有可能危及肝硬化患者生命。

**（一）EVB 的诊断**

肝硬化患者出现呕血、黑便时应怀疑 EVB。出血 12~24 小时内进行食管胃十二指肠镜（简称胃镜）检查是诊断 EVB 的可靠方法。内镜下可见曲张静脉活动性出血（渗血、喷血）、在未发现其他部位有出血病灶但有明显静脉曲张的基础上发现有血栓头。

腹部超声检查可反映肝硬化和门静脉高压的严重程度。多排螺旋 CT 可作为筛查门静脉高压症食管 - 胃底静脉曲张的无创性检查方法。磁共振血管成像能较好地显示门静脉系统解剖图像，磁共振弹性成像和动态增强磁共振成像等技术均可用于预测食管 - 胃底静脉曲张。肝弹性检测与肝静脉压力梯度具有一定相关性，也可用于肝硬化门静脉高压的辅助诊断。

**（二）急性 EVB 的治疗**

1. 药物治疗

（1）一般处理：肝硬化急性大量出血者，早期治疗主要针对纠正低血容量休克、防止胃肠道出血相关并发症（感染、电解质酸碱平衡紊乱、肝性脑病等）、有效控制出血、监护生命体征和尿量，有条件者入住 ICU。少量出血、生命体征稳定的患者可在普通病房密切观察。

（2）血容量的恢复：保持有效（至少两条）的静脉通路，以便快速补液输血，根据出血程度确定扩血容量和液体性质，输血以维持血流动力学稳定并使血红蛋白维持在 60g/L 以上。

（3）抗感染：25%~65% 的肝硬化伴消化道出血的患者会继发细菌感染，包括 SBP。在这种情况下，预防性使用抗菌药可降低细菌感染、再出血的风险，并降低全因病死率。急性消化道出血患者可给予诺氟沙星（400mg p.o. b.i.d. × 7 天）；对于存在 2 项下列症状如腹水、重度营养不良、脑病或胆红素 ≥ 51.3μmol/L 的患者，选用头孢曲松（1g i.v. q.d.）优于诺氟沙星，在病情稳定后应转为口服治疗：诺氟沙星（400mg p.o. b.i.d.）或环丙沙星（500mg p.o. b.i.d. 或 400mg i.v. b.i.d.）建议疗程为 7 天。

（4）应用质子泵抑制剂，当胃液 pH>5 时可以提高止血成功率。

（5）早期降低门静脉压力药物的应用：目前临床急诊常用降门静脉压力药物包括血管加压素及其类似物（特利加压素）、十四肽生长抑素及其类似物（奥曲肽）。

（6）血管加压素及其类似物：包括血管加压素和特利加压素。

（7）生长抑素及其类似物：十四肽生长抑素半衰期 3~5 分钟，人工合成八肽生长抑素 - 奥曲肽及伐普肽，其半衰期为 70~90 分钟。

急性出血的药物治疗详细方案见表 16-3。

表 16-3　急性出血的药物治疗方案

| 分类 | 药物治疗方案 |
| --- | --- |
| 血管收缩药 | 十四肽生长抑素 250~500μg/h 或奥曲肽（25~50μg/h i.v.）3~5 天<br>静脉使用特利加压素（前 48 小时 2mg q4h.，接下来 1mg q4h.）3~5 天 |
| 抗菌药 | 静脉使用头孢曲松 1g q.d.7 天（首选于 Child-Pugh B/C 级肝硬化）<br>口服诺氟沙星 400mg b.i.d.7 天 |
| 抑酸药 | PPI（如埃索美拉唑 40~80mg/d），静脉滴注；对于难控制的静脉曲张出血患者，PPI（如埃索美拉唑 8mg/h）持续静脉滴注；如果 PPI 不可及，临床上也可使用 $H_2$ 受体拮抗剂，如法莫替丁 80mg/d 静脉滴注 5~7 天 |

2. 非药物治疗　食管 - 胃底静脉曲张破裂出血，药物治疗效果欠佳时可考虑三腔二囊

管;或行急诊内镜下套扎、硬化剂或组织黏合剂治疗,药物联合内镜治疗的效果和安全性更佳;可行介入治疗(TIPS)、手术治疗。急性出血的高危患者应接受早期(72 小时内)TIPS 治疗。胃静脉曲张出血可首选球囊阻断逆行静脉血管硬化术。

**(三) EVB 的预防**

EVB 的防治包括预防首次 EVB(一级预防)和预防再次 EVB(二级预防)。

1. 静脉曲张出血的一级预防(见表 16-4) 不推荐无食管静脉曲张者使用非选择性 β 受体拮抗剂用于一级预防;轻度食管静脉曲张若 Child B、C 级或红色征阳性,推荐使用非选择性 β 受体拮抗剂预防首次静脉曲张出血;对于轻度食管静脉曲张未使用非选择性 β 受体拮抗剂者,应定期复查胃镜;中、重度食管静脉曲张,出血风险较大者推荐使用非选择性 β 受体拮抗剂或食管曲张静脉套扎(EVL)预防首次静脉曲张出血。出血风险不大者,首选非选择性 β 受体拮抗剂,对非选择性 β 受体拮抗剂有禁忌证、不耐受或依从性差者可选 EVL。

**表 16-4 静脉曲张出血的一级预防药物**

| 药物 | 起始剂量 / 频次 | 目标 | 监测 |
| --- | --- | --- | --- |
| 普萘洛尔 | 10mg b.i.d. | HVPG 低于 12mmHg 或较基线水平下降超过 10%。应用普萘洛尔或纳多洛尔的患者若不能检测 HVPG 应答,则应使静息心率下降到基础心率的 75% 或静息心率达 50~60 次 /min | 每次就诊监测心率 |
| 纳多洛尔 | 20~40mg q.d.,需根据肾功能调节 | | 每次就诊监测心率 |
| 卡维地洛 | 6.25mg q.d.,每日不超过 12.5mg | | 每次就诊监测心率 |

2. 静脉曲张出血的二级预防 未接受一级预防的患者,二级预防可选择非选择性 β 受体拮抗剂或内镜单独治疗或二者联合治疗。对于已接受非选择性 β 受体拮抗剂一级预防应答差或不能耐受者,可改为内镜治疗。如果内镜或外科手术治疗不可及,可以联合应用单硝酸异山梨酯。TIPS、外科手术可作为 Child A/B 级患者。肝硬化合并顽固性腹水者,无论一级或二级预防均禁用非选择性 β 受体拮抗剂。

## 三、肝性脑病

肝性脑病(hepatic encephalopathy,HE)是由急、慢性肝功能严重障碍或各种门静脉一体循环分流异常所致的、以代谢紊乱为基础、轻重程度不同的神经精神异常综合征。

**(一) 肝性脑病的诊断**

诊断要点:①有引起 HE 的基础疾病、严重肝病和 / 或广泛门体侧支循环分流;②有临床可识别的神经精神症状及体征;③排除其他导致神经精神异常的疾病,如代谢性脑病、中毒性脑病、神经系统疾病(如颅内出血、颅内感染及颅内占位)、精神疾病等情况;④可能存在引起 HE 的诱因,如感染、上消化道出血、大量放腹水等;⑤血氨升高。

轻微肝性脑病由于患者无明显的认知功能异常表现,常常需要借助特殊检查才能明确诊断,如神经心理学测试、脑电图、视觉诱发电位(VEP)、脑干听觉诱发电位(BAEP)等。

**(二) 肝性脑病的治疗**

1. 去除 HE 的诱因 感染为诱因者应尽早开始经验性抗菌药物治疗。消化道出血者应尽快止血,并清除胃肠道内积血。避免过度利尿、放腹水。详细见表 16-5。

表 16-5　HE 的对因治疗

| 促发因素 | 治疗 |
| --- | --- |
| 氮负荷增加 | 限制蛋白摄入,避免高蛋白饮食 |
| 消化道出血 | 内镜或血管造影治疗,输血,预防使用抗菌药 |
| 感染 | 抗菌药治疗 |
| 电解质紊乱 | 纠正低钠血症、高钾血症或低钾血症 |
| 手术 | — |
| 蛋白摄入过量 | 限制蛋白摄入是不利的,对蛋白耐受低的患者考虑口服支链氨基酸 |
| 毒素清除降低 | — |
| 低血压或低血容量 | 液体复苏,白蛋白,停止使用利尿药,限制穿刺或控制腹泻 |
| 肾衰竭 | 停用利尿药和肾毒性药物 |
| 便秘或肠梗阻 | 对于便秘使用泻药或灌肠;解除肠梗阻(手术或灌肠) |
| 药物治疗依从性低 | 乳果糖 ± 利福昔明 |
| 门静脉分流 | 对重度持续性 HE 停止或撤除分流 |
| 慢性肝衰竭急性发作 | 去除诱发肝衰竭病因,积极纠正肝功能状态 |
| 进展为肝癌 | — |
| 血管阻塞或血栓 | — |
| 神经传递改变 | 使用支链氨基酸等纠正神经递质失调 |
| 精神药物或毒素 | 停用苯二氮䓬类药物、镇静催眠类药物,戒酒 |
| 低血糖 | 葡萄糖 |
| 缺氧 | 给氧 |

2. 药物治疗

(1)降氨治疗:降低血氨的主要药物有乳果糖、拉克替醇、L- 鸟氨酸 L- 门冬氨酸(L-ornithine L-aspartate,LOLA)、利福昔明等。乳果糖可有效改善 HE/MHE 肝硬化患者的生活质量及生存率。推荐剂量为 15~30ml,2~3 次 /d,以每天 2~3 次软便为宜;拉克替醇推荐初始剂量为 0.6g/kg,分 3 次于餐时服用;L- 鸟氨酸 L- 门冬氨酸剂量为 10~40g/d;利福昔明常用剂量为 800~1200mg/d,分 3~4 次口服。

(2)镇静药物的应用:对于严重精神异常,如躁狂、危及他人安全及不能配合医生诊疗者,向患者家属告知风险后,可使用苯二氮䓬类镇静药或丙泊酚控制症状,药物应减量静脉缓慢注射。

(3)其他药物:①益生菌。一项比较使用乳果糖、益生菌或安慰剂治疗肝硬化伴肝性脑病的研究显示,相较于安慰剂,乳果糖和益生菌均可以减少 HE 发作,但在入院率上三者没有统计学差异。②支链氨基酸。一项纳入 8 个 RCT 研究的 meta 分析表示,口服富含支链链氨基酸的药物后偶发 HE 的症状改善,而静脉给予支链氨基酸对偶发 HE 没有作用。③代谢氨清除剂。包括鸟氨酸苯乙酸、甘油苯丁酸酯(GPB)。④新霉素。现在仍有提倡使用这个曾经被广泛用于 HE 治疗的药物。

对一线治疗的快速应答支持 HE 的诊断。大多数患者初始治疗的 24~48 小时内即有应答。除非治疗需要,症状持续超过 72 小时应进一步排查其他原因。在评估其他致病原因的同时应给予患者经验性的 HE 治疗,并找出诱发因素。对 HE 急性期的治疗后应防止再发HE。HE 的管理见表 16-6。

表 16-6　HE 的管理

**急性 HE 发作**:①支持治疗,保护呼吸道。②识别和治疗发作原因。③乳果糖 10~30g(15~45ml) 每 1~2 小时经口鼻胃管给药,直至排便;然后给予 10~30g(15~45ml) 口服,每天 2~4 次,至每日排 2~3 软便。或乳果糖灌肠(300ml/1L 水)q6~8h.,直到能够口服。④利福昔明 400mg p.o. q8h.。⑤不要限制蛋白质的摄入。⑥考虑 HE 的长期管理方案并对肝脏移植进行评估。

**复发性或持续性 HE**:①避免和预防促发因素。②乳果糖 10~30g 口服,每天 2~4 次,至每日排 2~3 软便。③利福昔明 400mg p.o. q8h.。④保证每日 1.2~1.5g/(kg·d) 的蛋白质摄入,少食多餐。对重度持续性 HE 首选植物蛋白,对于蛋白不耐受的患者可考虑使用口服支链氨基酸补充剂。⑤对于重度持续性 HE,部分患者可考虑撤除 TIPS 或降低 TIPS 的直径。⑥评估肝移植。

## 四、其他并发症

肝硬化合并感染时,尽快开始经验性抗感染治疗,获得病原学检测及药敏结果后,尽快转化为目标性抗感染治疗。对脓毒症及严重感染或休克时,推荐抗菌药物、白蛋白和血管活性药物三联治疗。

肝硬化心肌病应改善心脏功能、慎用能够延长 Q-T 间期的药物,应列入肝移植计划。肝肺综合征尚无特效药物,对于肝肺综合征和严重低氧血症患者,建议进行长期氧疗,推荐肝移植。

肝硬化急性 PVT、进展 PVT 均可抗凝或溶栓治疗。可使用低分子肝素单药或联合华法林等,活动性消化道等部位出血是抗凝治疗的禁忌证。

肝性骨病骨质疏松可在钙剂、维生素 D 的基础上加用双膦酸盐治疗。

## 五、药学监护要点

肝硬化患者肝脏功能受损,在药物使用时应考虑肝功能对药物代谢和活性的影响,避免药物造成进一步肝脏损害,并警惕可能出现其他不良反应。肝硬化腹水治疗时利尿剂使用应检测尿量,防止电解质紊乱,并根据患者对利尿剂的反应调整药物选择和剂量,尤其是对于肝肾综合征患者。使用 NSBB 时需要检测心率,预防低血压等不良反应,并注意肝脏灌注不足的可能。血管活性药物使用时应根据患者血流动力学状况,治疗应答反应调整用量。肝性脑病患者镇静药物使用需要评估镇静药物的风险,对药物使用的时机、药物选择、药物剂量、停药的时间进行综合考量。肝硬化患者存在凝血机制障碍,但是门静脉存在高凝状态,使用促凝药物和抗凝药物需密切监测可能的出血或血栓风险。

## 六、案例分析

病史摘要:患者,男,55 岁,体重 68kg。主诉上腹痛、呕吐少量鲜红色血液。4 年前诊断为乙型肝炎性肝硬化,饮酒 20 年,于 5 年前戒酒。查体:血压 110/72mmHg,心率 88 次 /min,体温 37.0℃,呼吸 25 次 /min。入院时体检前胸部可见少量蜘蛛痣、肝掌、巩膜轻度黄染,可触及肝脾大。肝胆彩超提示肝硬化、脾大;胃镜示食管静脉曲张并出血。实验室检查:乙型肝炎病毒

定量 $4.67 \times 10^5$ IU/ml,BUN 6.07mmol/L,Cr 79.6μmol/L,GOT 43U/L,GPT 92U/L,ALP 114U/L,Alb 29g/L,TBIL 25.6μmol/L,DBIL 18.8μmol/L,WBC $3.1 \times 10^9$/L,RBC $2.74 \times 10^{12}$/L,HGB 71g/L,Hct 23%,PLT $80 \times 10^9$/L,PT 16秒,INR 1.16。

诊断:上消化道出血(食管-胃底静脉曲张破裂);肝硬化失代偿期(Child-Pugh B 级);病毒性肝炎(慢性,乙型)。

治疗方案:

(1)控制食管-胃底静脉曲张破裂出血:奥曲肽 250μg 弹丸式静脉注射,随后 0.3mg + 0.9% NS 50ml 50μg/h 持续泵入,一般治疗 3~5 天;头孢曲松 1g i.v. q.d. 7 天;泮托拉唑 40mg i.v. q12h. 5~7 天。

(2)病情稳定后的药物治疗方案

1)抗病毒治疗:恩替卡韦 0.5mg p.o. q.d.,结合临床长期服用。

2)消化道出血及出血后预防感染:抗菌药转口服治疗,诺氟沙星 400mg b.i.d.7 天。

3)食管静脉曲张出血的二级预防:普萘洛尔 10mg b.i.d.,结合临床调整剂量与疗程。

用药分析:

(1)控制食管-胃底静脉曲张破裂出血:早期应用血管活性药物。近年来认为生长抑素及其类似物具有抑制胃肠道血管紧张因子的作用,从而出现局部缩血管效应,导致门静脉血流量减少,从而降低门静脉压力。25%~65% 的肝硬化伴消化道出血的患者会继发细菌感染,包括 SBP。预防性使用抗菌药可降低细菌感染、再出血的风险,并降低全因病死率。由于医院内喹诺酮的耐药率增加,短期静脉应用第三代头孢菌素类抗菌药被证明是有益的。在病情稳定后应转为口服治疗,如诺氟沙星(400mg p.o. b.i.d.)或环丙沙星(500mg p.o. b.i.d. 或 400mg i.v. b.i.d.),建议疗程为 7 天。当胃液 pH>5 时,可以提高止血成功率。迄今,没有证据表明 PPI 治疗肝硬化静脉曲张出血可以影响患者的临床结局,即死亡或再出血。但有研究表明较不使用 PPI 的患者,使用 PPI 可以减少出血时间。

(2)食管静脉曲张的二级预防:急性 GOV 出血 5 天后开始二级预防治疗。NSBB 减少约 43% 的静脉曲张再出血率。合并使用单硝酸异山梨酯可以进一步降低再出血率,但这样的联合用药有较大的副作用并且耐受性差,所以多数患者单用 NSBB 进行预防。

(3)病因治疗:患者的乙型肝炎病毒定量为 $4.67 \times 10^5$ IU/ml。根据《慢性乙型肝炎防治指南(2015 年版)》,肝硬化患者均建议积极、长期的抗病毒治疗,首选恩替卡韦或替诺福韦,在出血控制后应继续抗病毒治疗。

用药监护:监测消化道出血情况,复查血常规、心率、血压。奥曲肽常见胃肠道不良反应,尽量延长用药和进餐的时间间隔有助于减轻胃肠道不良反应;可能影响机体对血糖的调节,应监测血糖。诺氟沙星应空腹服用,同时饮水 250ml,为避免结晶尿的发生宜多饮水,保证每日尿量在 1 200ml 以上;避免过度暴露于阳光,如发生光敏反应可停药;胃肠道反应常见。普萘洛尔从小剂量开始应用,目标是 HVPG=12mmHg 或较基线水平下降 =10%。若不能检测 HVPG 应答,应使静息心率下降到基础心率的 75% 或静息心率达 50~60 次/min。根据心率、血压等指标逐渐调整剂量,密切观察患者的反应以免发生意外。长期使用时撤药必须缓慢,至少经过 3 天,一般为 2 周。

(尹　芳　　朱绍华　　海文利　　周新民)

# 参 考 文 献

［1］ TSOCHATZIS E A,BOSCH J,BURROUGHS A K.Liver cirrhosis.Lancet,2014,383(9930):1749-1761.

［2］ LIOU I W.Management of end-stage liver disease.Medical clinics of north America,2014,98(1):119-152.

［3］ RUNYON B A,AASLD.Introduction to the revised American association for the study of liver diseases practice guideline management of adult patients with ascites due to cirrhosis 2012.Hepatology,2013,57:1651-1653.

［4］ NADIM M K,DURAND F,KELLUM J A,et al.Management of the critically ill patient with cirrhosis:a multidisciplinary perspective.Journal of Hepatology,2016,64:717-735.

［5］ WANG R,QI X S,GUO X Z.An excerpt of Italian association for the study of liver(AISF)-Italian society of transfusion medicine and immunohematology(SIMTI)position paper:the appropriate use of albumin in patients with liver cirrhosis.Journal of gastroenterology,2016,32(6):1046-1051.

［6］ FUKUI H,SAITO H,UENO Y,et al.Evidence-based clinical practice guidelines for liver cirrhosis 2015 Journal of gastroenterology,2016,51(7):629-650.

［7］ VILSTRUP H,AMODIO P,BAJAJ J,et al.Hepatic encephalopathy in chronic liver disease:2014 practice guideline by the American association for the study of liver diseases and the European association for the study of the liver.Hepatology,2014,60(2):715-735.

［8］ LEWIS J H,STINE J G.Review article:prescribing medications in patients with cirrhosis-a practical guide.2013 John Wiley & Sons Ltd,doi:10.1111/apt.12324.

［9］ 中华医学会肝病学分会,中华医学会感染病学分会.慢性乙型肝炎防治指南(2015年版).中国肝脏病杂志(电子版),2015,7(3):1-18.

［10］ 中华医学会肝病学分会.肝硬化诊治指南.临床肝胆病杂志,2019,35(11):2408-2425.

［11］ 中华医学会肝病学分会.肝硬化肝性脑病诊疗指南.中华肝脏病杂志,2018,26(10):721-736.

［12］ 中华医学会肝病学分会.肝硬化腹水及相关并发症的诊疗指南.临床肝胆病杂志,2017,33(10):1847-1863.

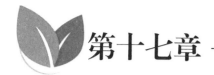

# 第十七章

# 药物诱导的消化系统疾病

## 第一节　药物性胃溃疡

### 一、概述

药物性胃溃疡是指某些药物导致胃黏膜发生的炎症与坏死性病变,病变深达黏膜肌层。药物性溃疡可由多种药物引起,老年人易发。

### 二、发病机制与常见药物

1. 药物性胃溃疡的发病机制不同于消化性胃溃疡,主要表现在:

(1)药物干扰胃黏膜上皮细胞合成黏蛋白,影响胃黏液的质和量,抑制黏膜前列腺素合成及黏膜上皮细胞正常增生、更新和肉芽组织形成,使胃黏膜屏障遭受破坏,使修复障碍,导致胃黏膜糜烂形成溃疡。

(2)药物影响胃黏膜腺体正常分泌,刺激胃酸、胃蛋白酶分泌。

(3)有些药物对胃黏膜有刺激、腐蚀作用,如氯化钾及铁盐等。

(4)有些药物影响胃肠运动功能及胃黏膜的血液和淋巴循环等,而损伤胃肠的正常功能。

2. 引起胃溃疡的常见药物

(1)解热镇痛药:如阿司匹林、吲哚美辛、吡罗昔康、保泰松、布洛芬等,易引起上腹部疼痛不适,重者上消化道出血,胃镜检查常有胃黏膜炎症、糜烂及溃疡、出血。上消化道出血多见于成人,偶见于婴幼儿。

(2)抗生素类:许多口服抗菌药如四环素类、红霉素、甲硝唑、呋喃类等,重者引起消化性溃疡甚至出血;静脉注射抗菌药如红霉素、两性霉素 B、丝裂霉素等偶可导致消化道出血;多黏菌素对胃黏膜上皮细胞的毒性较大,可造成胃黏膜局部缺血、促进组胺释放,形成胃炎、胃黏膜损伤。

(3)抗肿瘤药:如甲氨蝶呤、巯嘌呤、氟尿嘧啶等。刺激胃肠黏膜产生弥漫性炎症,黏膜肿胀、糜烂或形成溃疡。

(4)肾上腺皮质激素类:包括 ACTH、各种糖皮质激素,均可诱发胃肠形成溃疡,或使溃疡复发、恶化。此类溃疡疼痛无明显的规律性,常为隐袭发生,待病变已很严重,甚至出血、穿孔才被发现。

（5）其他：交感神经阻滞剂如胍乙啶等可促进胃酸分泌、增加胃肠蠕动，从而易发生胃溃疡；口服降血糖药如甲苯磺丁脲、注射胰岛素均可使胃液分泌增加、胃酸增高，从而易发生溃疡；大剂量应用烟酸、维生素 $B_6$ 可促进组胺释放，增加胃溃疡形成及发生出血的可能性。

### 三、病理表现

药物性胃溃疡的病理表现与消化性溃疡基本相似，但病变多位于胃体，少数累及食管下段及十二指肠。内镜检查可见胃黏膜广泛充血、多处糜烂、出血点、浅表溃疡，有时见到胃内有活动性渗血的表现。病变部位组织活检常有炎症细胞浸润，黏膜浅表坏死、出血等。

### 四、临床表现与辅助检查

药物性胃溃疡的临床表现与溃疡程度及有无严重并发症相关，可有从无症状到胃灼热、腹痛、呕血、黑粪等不同的表现，严重者可并发大出血而出现休克。查体可出现贫血貌，上腹部压痛不适。实验室检查在病程较长者可有慢性失血性贫血的表现，血常规检查可见缺铁性贫血。但较少出现穿孔及深溃疡。辅助检查主要依靠内镜，条件不具备时可行上消化道钡餐。主要并发症为消化道大出血、胃穿孔等。

### 五、诊断与鉴别诊断

药物性胃溃疡的诊断依据：①有可以引起胃溃疡的药物使用史，并排除幽门螺杆菌感染；②可有胃溃疡的临床表现，如腹痛、腹胀、恶心、呕吐，并发出血者可出现呕血、黑粪，严重者可出现失血性休克；③内镜检查可见胃黏膜广泛充血、多处糜烂、出血点、浅表溃疡，有时见到胃内有活动性渗血的表现；④病变部位组织活检常有炎症细胞浸润，黏膜浅表坏死、出血等。

药物性胃溃疡应与非药物性食管炎、胃及十二指肠病变、消化性溃疡、胃癌、胃黏膜脱垂、非溃疡性消化不良等相鉴别。

### 六、治疗方案

#### （一）一般治疗

注意饮食和休息。在药物性胃溃疡活动期要注意休息、避免剧烈运动、避免刺激性饮食、戒烟戒酒，主要是慎用或停用诱发溃疡加重的有关药物。

#### （二）药物治疗

1. 药物治疗机制及分类　治疗药物性胃溃疡的药物主要包括降低胃酸的药物、增强胃黏膜保护作用的药物、抗幽门螺杆菌（Hp）药物及促胃肠动力药。

（1）降低胃酸的药物：包括抗酸药和胃酸分泌抑制剂 2 类。

1）抗酸药：抗酸药与胃内的盐酸作用形成盐和水，使胃酸降低。种类繁多，有碳酸氢钠、碳酸钙、氧化镁、氢氧化铝、三硅酸镁等。其治疗作用在于：①结合和中和 $H^+$，从而减少 $H^+$ 向胃黏膜反弥散，同时也可减少进入十二指肠的胃酸。②提高胃液的 pH，降低胃蛋白酶的活性。胃液的 pH 为 1.5~2.5 时，胃蛋白酶的活性最强。抗酸药分可溶性和不溶性 2 类，碳酸氢钠属于可溶性，其他属于不溶性。前者的止痛效果快，但长期和大量应用时副作用较大。含钙、铋、铝的制酸药可致便秘，镁制剂可致腹泻，常将 2 种或多种制酸药制成复合剂，以抵消其副作用。

2）胃酸分泌抑制剂：主要有组胺 $H_2$ 受体拮抗剂和质子泵抑制剂 2 类。①组胺 $H_2$ 受体拮抗剂选择性地竞争 $H_2$ 受体，从而使壁细胞内的 cAMP 产生及胃酸分泌减少，故对治疗胃溃疡有效。②胃酸分泌的最后一步是壁细胞分泌膜内质子泵驱动细胞内的 $H^+$ 与小管内的 $K^+$ 交换，质子泵即是一种 $H^+/K^+$-ATP 酶。质子泵抑制剂可明显减少任何刺激激发的酸分泌。

（2）增强胃黏膜保护作用的药物：已知胃黏膜保护作用减弱是溃疡形成的重要因素。近年来的研究认为加强胃黏膜保护作用，促进黏膜修复是治疗胃溃疡的重要环节之一。

1）胶态次枸橼酸铋（CBS）：商品名为 De-Nol、德诺、迪乐。CBS 对消化性溃疡的疗效大体与 $H_2$ 受体拮抗剂相似。CBS 在常规剂量下是安全的，口服后主要在胃内发挥作用，仅约 0.2% 吸收入血。严重肾功能不全者忌用该药。少数患者服药后出现便秘、恶心、一过性血清氨基转移酶升高等。

2）前列腺素 E：是近年来用于治疗消化性溃疡的一类药物。前列腺素具有细胞保护作用，能加强胃肠黏膜的防卫能力，但其抗溃疡作用主要基于其对胃酸分泌的抑制。

3）硫糖铝：硫糖铝是硫酸化二糖和氢氧化铝的复合物，在酸性胃液中凝聚成糊状黏稠物，可附着于胃、十二指肠黏膜表面，对溃疡面的附着作用尤为显著。

4）表皮生长因子（EGF）：EGF 是一种多肽，由唾液腺、Brunner 腺和胰腺分泌。EGF 不被肠道吸收，能抵抗蛋白酶的消化，在黏膜防御和创伤愈合中起重要作用。EGF 不仅能刺激黏膜细胞增殖、维护黏膜光整，还可增加前列腺素、巯基和生长抑素的释放。胃肠外的 EGF 还能抑制壁细胞的活力和各种刺激引起的酸分泌。

5）生长抑素：生长抑素能抑制促胃液素分泌而抑制胃酸分泌，可协同前列腺素对胃黏膜起保护作用。主要应用于治疗胃十二指肠溃疡并发出血。

（3）抗幽门螺杆菌药物：对 Hp 感染的治疗主要是应用具有杀菌作用的药物。清除指药物治疗结束时 Hp 消失，根除指药物治疗结束后至少 4 周无 Hp 复发。临床上要求达到 Hp 根除，消化性溃疡的复发率可大大降低。体外药敏试验结果表明，在中性 pH 条件下 Hp 对青霉素最为敏感，对氨基糖苷类、四环素类、头孢菌素类、氧氟沙星、环西沙星、红霉素、利福平等高度敏感，对大环内酯类、呋喃类、氯霉素等中度敏感，对万古霉素有高度抗药性。但 Hp 对铋盐中度敏感。

（4）促胃肠动力药：在消化性溃疡病例中，如见有明显的恶心、呕吐和腹胀，实验室检查见有胃潴留、排空迟缓、胆汁反流或胃食管反流等表现，应同时给予促胃肠动力药。如甲氧氯普胺（metoclopramide）、多潘立酮（domperidone）、伊托必利（itopride）等。

2. 药物性胃溃疡的预防和治疗药物选用

（1）药物性胃溃疡的预防：①严格控制 NSAID 的使用指征，对高龄、有溃疡病史、心血管疾病患者慎用，并避免 2 种 NSAID 合用和与类固醇类药物联用，否则会增加出血和穿孔的风险。②选择对胃黏膜刺激性小的和小剂量 NSAID。大量比较研究显示，布洛芬、双氯酚酸钠相对安全，吡罗昔康、酮洛芬对胃肠道的损害较大，舒林酸、萘普生和吲哚美辛介于两者之间。不同类别的 NSAID 引起胃病的相对危险度（RR）差异较大，故目前多推荐使用萘普生或布洛芬作为长期治疗。但长期服用小剂量 NSAID 也会增加溃疡出血的风险。③NSAID 治疗同时加用米索前列醇或同时服用 $H_2$ 受体拮抗剂。米索前列醇是目前较为肯定的预防用药，在比较米索前列醇和雷尼替丁预防 NSAID 诱发的溃疡的研究中显示米索前列醇较雷尼替丁更为有效,应将米索前列醇作为预防此类溃疡的首选药物。目前已有双氯酚酸和米索前列醇的复方制剂,如奥湿克。④质子泵抑制剂(PPI)奥美拉唑 20mg 每日 1 或 2 次对 NSAID 相关性溃疡有较好的预防效果。⑤选择性 COX-2 抑制剂的应用。研究证实至少有 2 种 COX 同工酶,NSAID 选择性地作用于 COX-2,理论上减少炎症而不产生胃肠道不良反应。选择性 COX-2 抑制剂与传统的非选择性 NSAID 相比,上消化道出血的风险要低。⑥根除 Hp。Hp 与 NSAID 对消化性溃疡的相互协同作用是迄今最具争议的问题,有建议 Hp 感染存在不加重 NSAID 导致的胃病理组织学改变,亦不增加其并发症的发生,故不强调长期服用 NSAID 的患者必须进行 Hp 根除治疗。但在已知高龄、溃疡出血史等高危患者给予 Hp 根除治疗。在消化性溃疡伴出血与幽门螺杆菌感染、非甾体抗炎药的关系探讨中,根除 Hp 后可显著降低 NSAID 导致的胃病及溃疡的发生率,并能降低总的医疗费用,应进行根除 Hp 治疗。

(2)药物选用原则:对 NSAID 相关性溃疡的预防及治疗应首选 PPI,通过它的高效抑制胃酸分泌作用,显著改善患者的胃肠道症状、预防消化道出血、提高胃黏膜对 NSAID 的耐受性等,并能促进溃疡愈合。PPI 的疗程与剂量同消化道溃疡。$H_2$ 受体拮抗剂仅能预防 NSAID 相关性消化性溃疡,但不能预防 NSAID 相关性胃溃疡的发生。奥美拉唑可用作一线药物,但在更多的情况下是用于其他药物治疗失败的顽固性溃疡。Hp 阳性的病例应采用二联或三联疗法根除 Hp 感染。

(3)治疗药物选用:除因大出血等手术适应证需手术外,仍主要是药物治疗。①停用诱发溃疡的药物是重要手段,如果病情不允许停药,应同时积极治疗,并注意观察,防止并发症发生。但有报道常规剂量的雷贝拉唑能有效治疗 NSAID 相关性胃溃疡,能在不停用 NSAID 的情况下促进胃溃疡愈合,不良反应小。②米索前列醇不仅有肯定的预防作用,亦可通过保护胃黏膜促进溃疡愈合而起治疗作用,但患者常因腹胀、腹泻等不良反应而不能耐受。③PPI 是治疗消化性溃疡的最好的药物,对溃疡出血和溃疡复发都有较好的疗效,对 Hp 相关性溃疡也有肯定的疗效。在奥美拉唑与米索前列醇对 NSAID 相关性溃疡的疗效比较中,奥美拉唑对溃疡、糜烂等 NSAID 相关性疾病的治疗成功率与米索前列醇相似,且不良反应较少,可代替米索前列醇用于 NSAID 相关性溃疡的治疗。而联用前列腺素和奥美拉唑治疗 NSAID 相关性溃疡的效果优于单用奥美拉唑组。④$H_2$ 受体拮抗剂是治疗消化性溃疡的较好的药物,但对 NSAID 相关性溃疡的疗效不满意。总之,NSAID 与消化性溃疡的关系肯定而密切,在使用 NSAID 时应熟悉其特性,积极采取预防措施,从而减少消化性溃疡和上消化道出血的发生。

(4)溃疡复发的防治:药物相关性溃疡在治愈后如果仍然需要维持使用相关药物,患者易复发溃疡。高危因素包括:年龄 ≥ 65 岁,合并多种诱发药物,合并 Hp 感染。对于需要长期使用致溃疡药物的高危者,建议同时服用 PPI 预防溃疡复发。

(5)溃疡的维持治疗:由于消化性溃疡治愈停药后复发率甚高,并发症发生率较高,而且自然病程长达 8~10 年,因此药物维持治疗是个重要措施。有下列 3 种方案可供选择:

1)正规维持治疗:适用于反复复发、症状持久不缓解、合并存在多种危险因素或伴有并发症者。维持方法为西咪替丁 400mg,雷尼替丁 150mg,法莫替丁 20mg,睡前 1 次服用;也可口服硫糖铝 1g,每日 2 次。正规长程维持疗法的理想时间尚难定,多数主张至少维持 1~2 年,对于老年人、预期溃疡复发可产生严重后果者可终身维持。

2)间隙全剂量治疗:在患者出现严重症状复发或内镜证明溃疡复发时,可给予1个疗程的全剂量治疗,据报告有70%以上的患者可取得满意的效果。这种方法简便易行,易为多数患者所接受。

3)按需治疗:本法系在症状复发时给予短程治疗,症状消失后即停药。对有症状者应用短程药物治疗,目的在于控制症状,而使溃疡自发愈合。事实上,有相当多的消化性溃疡患者在症状消失后即自动停药。按需治疗时,虽然溃疡愈合较慢,但总的疗效与全程治疗并无不同。下列情况不适合此法,包括60岁以上、有溃疡出血或穿孔史、每年复发2次以上以及合并其他严重疾病者。

(6)联合用药:随着NSAID的应用越来越广泛,对患者胃肠黏膜的损害成为该类药物的主要不良反应。NSAID类消化性溃疡的幽门螺杆菌感染率较高,而幽门螺杆菌可对多种抗菌药耐药,因此共识推荐铋剂+PPI+2种抗菌药组成的四联疗法,其中抗生素的组成方案为阿莫西林+克拉霉素、阿莫西林+左氧氟沙星、阿莫西林+呋喃唑酮、四环素+甲硝唑或呋喃唑酮。对青霉素过敏者推荐的抗菌药组成方案为克拉霉素+左氧氟沙星、克拉霉素+呋喃唑酮、四环素+甲硝唑或呋喃唑酮、克拉霉素+甲硝唑,疗程为10或14天。不再细分一线和二线治疗方案,可选择其中的1种方案作为初次治疗;如初次治疗失败,可在剩余的方案中再选择1种方案进行补救治疗。补救治疗建议间隔2~3个月,选择作用稳定、疗效高、受CYP2C19基因多态性影响较小的PPI,可提高幽门螺杆菌根除率。

3. 并发症的治疗

(1)大量出血:消化性溃疡并发大量出血常可引起周围循环衰竭和失血性贫血,应当进行紧急处理,包括①输血、输液补充血容量,纠正休克和稳定生命体征是重要环节。②同时给予全身药物止血,如生长抑素25μg稀释后静脉滴注,以后每小时注入250μg,治疗24~48小时有止血作用。组胺$H_2$受体拮抗剂能减少胃酸分泌,有助于止血、溃疡愈合,可选择西咪替丁0.8g/d或法莫替丁40mg/d溶于500ml葡萄糖中静脉滴注;也可选用质子泵抑制剂奥美拉唑40mg/d加入补液中滴注。③内镜下局部止血,可选用局部喷洒1‰肾上腺素液、5%孟氏液、凝血酶500~1 000U或血凝酶1~2kU;或者于出血病灶注射1%乙氧硬化醇、高渗盐水联合肾上腺素或血凝酶;或者应用电凝、微波、激光止血,常可获得良好的疗效。

以下情况考虑紧急或近期内、外科手术治疗:①中老年患者,原有高血压、动脉硬化,一旦大出血,不易停止;②多次大量出血的消化性溃疡;③持续出血不止,虽经积极的治疗措施仍未见效;④大量出血合并幽门梗阻或穿孔,内科治疗多无效果。

(2)急性穿孔:胃、十二指肠溃疡一旦并发急性穿孔,应禁食,放置胃管抽吸胃内容物,防止腹腔继发感染。无腹膜炎发生的小穿孔可采用非手术疗法。饱食后发生穿孔,常伴有弥漫性腹膜炎,需在6~12小时内施行急诊手术。慢性穿孔进展较缓慢,穿孔毗邻脏器,可引起粘连和瘘管形成,必须施行外科手术。

(3)幽门梗阻:功能性或器质性幽门梗阻初期的治疗方法基本相同,包括①静脉输液,以纠正水、电解质代谢紊乱或代谢性碱中毒;②放置胃管连续抽吸胃内潴留物72小时后,于每日晚餐后4小时行胃灌洗术,以解除胃潴留和恢复胃张力;③经胃灌洗术后,如胃潴留已少于200ml,表示胃排空已接近正常,可给流质饮食;④消瘦和营养状态极差者宜及早予以全肠外营养疗法;⑤口服或注射组胺 $H_2$ 受体拮抗剂;⑥应用促胃肠动力药如多潘立酮或伊托必利,但禁用抗胆碱药如何托品、颠茄类,因此此类药物能使胃松弛和胃排空减弱而加重胃潴留。

4. 外科治疗 大多数消化性溃疡经过内科积极治疗后症状缓解、溃疡愈合,如能根除 Hp 感染和坚持药物维持治疗,可以防止溃疡复发。外科治疗主要适用于①急性溃疡穿孔;②穿透性溃疡;③大量或反复出血,内科治疗无效者;④器质性幽门梗阻;⑤胃溃疡癌变或癌变不能除外者;⑥顽固性或难治性溃疡,如幽门管溃疡、球后溃疡多属此类。

## 七、药学监护要点

对于需要服用诱导胃溃疡药物的患者,需要评估患者胃溃疡的风险因素,对患者进行风险分层和评估;对于发生药物性胃溃疡患者,建议进行 Hp 检测,如果阳性,建议根除;对于高危患者应使用 PPI 预防溃疡发生和复发;需要注意 PPI 与其他药物之间的相互作用。

## 八、案例分析

病史摘要:患者,男,59 岁。因"呕血、黑便 1 天"入院。既往长期因风湿性关节炎服用泼尼松和甲泼尼龙;患者于 1 个月前无明显诱因出现上腹部疼痛,为针刺样痛,呈阵发性发作,每次持续约 20 分钟,与饮食无明显关系,伴有恶心、呃逆;1 天前无明显诱因突感头晕,伴意识不清,并呕血 1 次,量约 600ml,约 3 分钟后自行苏醒,醒后感头晕明显,无肢体活动障碍及大小便失禁。查体:生命体征平稳,贫血貌,满月脸;辅助检查:血常规示白细胞计数 $14.49 \times 10^9/L$,中性粒细胞百分比 85.20%,红细胞计数 $2.94 \times 10^{12}/L$,血红蛋白 87g/L,血小板计数 $298 \times 10^9/L$;余生化指标未见异常。胃镜示胃体下部至胃角胃窦小弯侧有一巨大溃疡,大小约 $5.0cm \times 6.0cm$,周围黏膜充血光滑,底覆厚黑苔,内镜诊断为胃溃疡 $A_2$ 期。大便潜血实验(+),$^{13}C$ 呼气试验提示幽门螺杆菌感染阳性。

诊断:胃溃疡 $A_2$ 期。

治疗方案:

(1)埃索美拉唑 80mg+0.9% 氯化钠注射液 20ml,静脉推注,8mg/h 连续输注 72 小时。

(2)埃索美拉唑 40mg+0.9% 氯化钠注射液 100ml,静脉滴注,2 次/d。

(3)埃索美拉唑 40mg,口服,2 次/d;枸橼酸铋钾 900mg,口服,2 次/d;阿莫西林 1 000mg,口服,2 次/d;克拉霉素 500mg,口服,2 次/d。

用药分析:该患者诊断为胃溃疡 $A_2$ 期,治疗目的在于缓解临床症状、促进溃疡愈合、防止溃疡复发、减少并发症。

(1)促进溃疡愈合:止血和抑酸是促进溃疡愈合的主要手段。患者溃疡出血属于 Forrest Ⅱb 级,符合内镜止血的指征,24 小时内急行内镜止血。有研究表明内镜止血成功后,对附着有血凝块的溃疡患者给予质子泵抑制剂(如:埃索美拉唑 80mg 静脉推注,然后以 8mg/h 的速度持续输注 72 小时),可以显著降低再出血率,降低手术率和死亡率;溃疡的愈合与酸分泌的抑制程度和抑制时间成正比,最佳抑酸治疗为 24 小时中胃 pH>3.0 的时间 >16 小时,标准剂量 PPI 每日 1 次基本能够达到促进溃疡愈合的目的。在各种质子泵抑制剂中,埃索美拉唑的药动学和立体选择性使首过效应较小,血药浓度增加,生物利用度增加,体内清除率降低,副作用降低。研究表明,40mg 每日 2 次埃索美拉唑能够快速降低和有效维持胃内 pH,显著性降低胃溃疡出血的发生。所以该患者埃索美拉唑 80mg 静脉推注后,以 8mg/h 的速度持续静脉泵入或滴注,然后埃索美拉唑 40mg 静脉滴注,每 12 小时 1 次使用合理。

(2)防止溃疡复发:患者因风湿性关节炎服用泼尼松和甲泼尼龙,长期服用激素是导致消化性溃疡的主要原因之一,风湿性关节炎处于稳定期,可暂时停药。$^{13}$C 呼气试验提示幽门螺杆菌(Hp)感染阳性,根除 Hp 可以加速胃溃疡愈合。国际 Hp 感染共识推荐 Hp 阳性的活动性胃溃疡初始治疗时应根除 Hp,以加速溃疡愈合,预防再次发作。因此我国《第四次全国幽门螺杆菌感染处理共识报告》推荐初次根除方案为 PPI+ 铋剂 +2 种抗菌药的四联疗法,疗程为 14 天。所以使用 PPI+ 铋剂 + 阿莫西林 + 克拉霉素的四联疗法治疗 Hp 感染合理。

用药监护:

(1)埃索美拉唑的稳定性对 pH 的依赖性很强,只能溶于 0.9% 氯化钠中供静脉使用,稳定性差,建议 5 小时内用完。

(2)埃索美拉唑、阿莫西林、克拉霉素可引起皮疹、荨麻疹等过敏反应。患者 Hp 治疗时服用枸橼酸铋钾、阿莫西林、克拉霉素可能出现胃肠道不适,表现为腹泻、恶心、呕吐、便秘、腹痛及腹胀。

(3)患者服用铋剂有黑便,注意观察与出血相区分。

(4)克拉霉素治疗期间会有可逆性的失聪、味觉改变或味觉失调,用药期间注意观察,如有发生停药即可恢复。

# 第二节　药物性上消化道出血

## 一、定义

药物性上消化道出血是指和用药相关的上消化道出血。可引起上消化道黏膜损害或严重凝血功能障碍的药物均可导致上消化道出血,是药源性消化系统疾病的严重并发症。

## 二、发病机制

1. 消化道黏膜损伤　药物直接刺激、损伤消化道黏膜或通过降低消化道黏膜防御能力引起黏膜损伤。

2. 凝血功能障碍　抗凝血药中华法林通过抑制肝脏环氧化还原酶使无活性的氧化型维生素 K 无法还原为有活性的还原型维生素 K,阻止维生素 K 的循环使用,并与维生素 K 竞争羧化酶,使凝血因子 Ⅱ、Ⅶ、Ⅸ、Ⅹ 合成过程中的谷氨酸羧基化受抑制,使这些维生素 K 依赖性凝血因子的合成显著减少,并抑制抗凝蛋白 C 和 S 的合成,显著降低血液循环中的 D-二聚体水平而发挥抗凝作用。但出血是其最常见的并发症,且发生率随抗凝强度增加而明显上升。肝素(低分子量肝素)具有Ⅹa因子和抗凝血酶活性作用,并能诱导血小板减少而致出血。

## 三、临床表现与辅助检查

### (一) 临床表现

药物性上消化道出血的临床表现与其他原因所致的上消化道出血一致。轻者仅表现为黑便,严重者可发生上消化道大出血而出现失血性休克危及生命。

### (二) 辅助检查

1. 实验室检查　轻者可因骨髓代偿无明显异常,出血较多者可出现血红蛋白、红细胞计数、血细胞比容下降,大便潜血阳性,肾功能表现为尿素氮升高等。

2. 上消化道内镜检查,尤其是急诊内镜可协助诊断并可行内镜下治疗。

## 四、诊断与鉴别诊断

上消化道出血病史结合患者有可疑药物使用史,应怀疑本病。当出现消化道出血时,应行出血量评估及是否再出血评估,包括动态监测生命体征、血常规、尿素氮等。

诊断药物性上消化道出血需排除食管-胃底静脉破裂、门静脉高压性胃病、消化性溃疡、肿瘤、动静脉畸形、憩室炎等。

## 五、治疗方案

药物诱导的上消化道出血主要为非静脉曲张性出血。出现药物相关的上消化道出血后,应停止使用相关药物,并按照非静脉曲张上消化道出血进行治疗。

### (一) 液体复苏

1. 血容量的补充　患者出现大量出血,有休克表现时应补充血容量。应立即建立快速静脉通道,并选择较粗静脉以备输血,建议留置中心静脉导管。根据失血的多少在短时间内输入足量液体,以纠正循环血量的不足。对于血流动力学不稳的患者,液体复苏要优先于内镜止血治疗。为防止出现肺水肿、稀释性凝血功能障碍、血管外液体的蓄积等,在液体复苏达到终点指标,血流动力学稳定后应尽早采用限制性液体复苏。对于急性大量出血者,应尽可能施行中心静脉压监测以指导液体的输入量。下列情况时可输血,紧急时输液、输血同时进行:①收缩压 <90 且 >30mmHg;②血红蛋白 <70g/L,血细胞比容 <25%;③心率增快(>120 次 /min)。

2. 血管活性药物的使用　在积极补液的前提下,可以适当选用血管活性药物(如多巴胺或去甲肾上腺素),以改善重要脏器的血液灌注。

### (二) 止血措施

1. 抑酸药物

(1) 抑酸药能提高胃内 pH,既可促进血小板聚集和纤维蛋白凝块的形成,避免血凝块过早溶解,有利于止血和预防再出血,又可治疗消化性溃疡。临床常用的抑酸剂包括质子泵抑制剂(PPI)和 $H_2$ 受体拮抗剂($H_2$RA),常用的 PPI 注射剂有艾司奥美拉唑、奥美拉唑、泮托拉唑、兰索拉唑、雷贝拉唑、艾普拉唑等,常用的 $H_2$RA 注射剂包括雷尼替丁、法莫替丁等。

(2) 尽可能早期应用 PPI,建议在内镜诊疗前静脉给予大剂量(80mg)PPI,再持续静脉输注(8mg/h)至内镜检查开始,内镜检查前应用 PPI 可以改善出血病灶的内镜下表现,从而减少内镜下止血的需要。

(3)内镜诊疗后,应用大剂量PPI可以降低高危患者再出血的发生率,并降低病死率。

对于低危患者,可采用常规剂量PPI治疗,如艾司奥美拉唑40mg静脉输注,每天2次。建议对内镜止血治疗后的高危患者,如Forrest分级Ⅰa-Ⅱb的溃疡、内镜止血困难或内镜止血效果不确定者、合并服用抗血小板药物或NSAID者,给予静脉大剂量PPI(如艾司奥美拉唑)72小时,并可适当延长大剂量PPI疗程,然后改为标准剂量PPI静脉输注,每日2次,3~5天,此后口服标准剂量PPI至溃疡愈合。如果患者病情允许且能够耐受口服药物,也可考虑大剂量口服PPI预防再出血(如艾司奥美拉唑40mg/次,1次/12h,连用3天)。

2. 内镜下止血 起效迅速、疗效确切。推荐对Forrest分级Ⅰa~Ⅱb的出血病变行内镜下止血治疗。在内镜止血前,对严重大出血或急性活动性出血患者必要时可使用红霉素(250mg静脉输注),可显著减少胃内积血量、改善内镜视野,且不良事件无明显增加。常用的内镜止血方法包括药物局部注射、热凝止血和机械止血3种。药物注射可选用1∶10 000去甲肾上腺素盐水、高渗钠-肾上腺素溶液(HSE)等;热凝止血包括高频电凝、氩离子凝固术(APC)、热探头、微波等方法;机械止血主要采用各种止血夹,尤其适用于活动性出血,但对某些部位的病灶难以操作。

3. 静脉使用止血药物 静脉使用止血药物对ANVUGIB的疗效尚未证实,不推荐作为一线药物使用,以免加重血栓风险。

4. 数字减影血管造影(DSA) 对内镜止血失败或外科手术风险过大的患者,DSA有助于明确出血的部位与病因,必要时可行栓塞治疗。

5. 手术治疗 对经各种检查仍未能明确诊断而出血不止,病情特别凶险者,或药物、内镜和放射介入治疗失败者,可进行内科、影像介入、外科等多学科协作诊疗,病情紧急时可考虑剖腹探查,可在术中结合内镜检查,明确出血部位后进行治疗。

## 六、药学监护要点

在平稳的患者中推荐内镜检查前静脉内注射质子泵抑制剂。作为辅助手段,内镜治疗结束后口服大剂量的质子泵抑制剂用于预防再出血;对服用抗血小板药物的血栓形成的高危患者中,出血停止后应立即恢复该药物治疗;同时使用PPI与氯吡格雷可增加主要不良心血管事件的风险。在接受双重抗血小板药物治疗的患者中,上消化道出血患者应至少恢复一种抗血小板药物;直接口服抗凝剂(DOAC)或华法林的血栓形成高危患者发生溃疡出血,出血停止后,应立即恢复DOAC或华法林。

## 七、案例分析

病史摘要:患者,男,70岁,体重71kg。因"间断腹痛半个月,呕血、黑便2次"入院。14年前有胃溃疡史,口服奥美拉唑后未再复发。1年前行冠状动脉支架植入术,术后服用阿司匹林(100mg,1次/d)联合氯吡格雷(75mg,1次/d)至今。半个月前患者开始间断出现脐周隐痛,每次持续1小时,疲劳及饥饿时加重,与进食无明显关系,伴间断黑便,未诊治。入院前6小时于午餐后再次出现脐周隐痛,随即呕吐咖啡色胃内容物,伴头晕、乏力和意识丧失,数分钟后意识恢复,出现排血便,量约750ml。至急诊后再次呕血伴排血便 1 次,量约 800ml,生命体征尚稳定。查体:血常规示红细胞计数 $2.62 \times 10^{12}$/L,血红蛋白 75g/L,血小板计数 $165 \times 10^9$/L,余生化检查未见异常;B 超示肝、胆、胰、脾未见异常;$^{13}$C 呼气试验阴性,提示无幽门螺杆菌感染;胃镜检查示胃窦小弯侧可见溃疡,大小约 1.0cm × 1.5cm,基底部见裸露血管及陈旧血痂,周围黏膜充血。急行内镜止血,术后患者消化道出血停止。

诊断:上消化道出血;冠心病,PCI 术后。

治疗方案:埃索美拉唑 80mg+0.9% 氯化钠注射液 20ml,静脉推注,8mg/h 连续输注 72 小时;埃索美拉唑 40mg+0.9% 氯化钠注射液 100ml,静脉滴注,2 次 /d。

用药分析:该患者诊断为上消化道出血,治疗目标是缓解症状、促进溃疡愈合、预防并发症和再出血。

(1)促进溃疡愈合:止血和抑酸是促进溃疡愈合的 2 条途径。患者活动性出血,手术止血,同时使用 PPI。PPI 能降低胃内酸度,抑制胃蛋白酶活性,增强血小板凝聚性,促进血液凝固,防止血凝块溶解,达到止血和防止再出血的目的;同时 PPI 抑制壁细胞泌酸,减少胃酸对胃黏膜的刺激性,起到保护溃疡创面并促进其愈合的作用。

患者内镜检查显示胃窦溃疡,基底部见裸露血管及陈旧血痂,周围黏膜充血,Forrest 分级显示该患者为高危溃疡 Ⅱa 级且同时服用阿司匹林,亚太工作组共识:推荐尽可能早期应用 PPI;内镜检查前应用 PPI 可以改善出血病灶的内镜下表现,从而减少内镜下止血的需要;内镜治疗时,应用大剂量 PPI 可以降低高危患者再出血的发生率,并降低病死率;因而该患者早期给予大剂量埃索美拉唑 8mg/h 连续输注 72 小时合理。

(2)预防再出血:患者发生消化道损伤后是否停用抗血小板药需平衡患者的血栓和出血风险。该患者属于心血管二级预防,出血稳定后尽早恢复抗血小板治疗。《抗血小板药物消化道损伤的预防和治疗中国专家共识》指出对于阿司匹林和氯吡格雷所致的溃疡、出血患者,推荐联合 PPI 治疗,由于氯吡格雷主要经 CYP2C19 肝药酶代谢,尽量避免使用有相互作用的奥美拉唑及埃索美拉唑。因而出血稳定后推荐可以在阿司匹林肠溶片、氯吡格雷联合抗血小板治疗时,合用泮托拉唑钠肠溶片,泮托拉唑连续使用不超过 6 个月。

用药监护:

(1)埃索美拉唑的稳定性对 pH 的依赖性很强,只能溶于 0.9% 氯化钠中供静脉使用,稳定性差,建议 5 小时内用完。泮托拉唑钠肠溶片注意要整片吞服,不要嚼碎或压碎后服用。

(2)埃索美拉唑可引起皮疹、荨麻疹等过敏反应(1/1 000< 发生率 <1/100),告知患者若出现不适及时告知医师,以便于调整用药剂量或换用其他药物。

(3)患者为冠心病 PCI 术后,出血稳定后恢复抗血小板治疗选用阿司匹林、氯吡格雷和泮托拉唑钠三联用药,同时口服氯吡格雷与阿司匹林时,如需合用 PPI,建议连续使用不超过 6 个月,此后可间断使用。氯吡格雷主要经肝药酶 CYP2C19 代谢,因此选用相互作用小的泮托拉唑,研究表明可以减少心血管不良事件,告知患者切不可自行切换。服用阿司匹林肠溶片、氯吡格雷和泮托拉唑钠能引起胃肠道不适,表现为腹泻、恶心、呕吐、便秘、腹痛或腹胀。泮托拉唑可能引起头痛、头晕、感觉异常等精神神经症状,用药期间注意观察,若有发生及时处理。出血是阿司匹林、氯吡格雷最常见的不良反应,表现为紫癜、鼻出血、结膜出血,注意观察大便颜色。

## 第三节 药物性肝损伤

### 一、定义与流行病学

药物性肝损伤（drug-induced liver injury，DILI）是指在药物使用过程中，因药物本身及其代谢产物所致的肝脏损伤，是常见和严重的药物不良反应。已知全球有 1 100 多种上市的药物可潜在地致肝损伤，常见的包括非甾体抗炎药（NSAID）、抗感染药（含抗结核药）、抗肿瘤药、中枢神经系统用药等。其发生多具有不可预测性，10%~15% 为重症，其中 6% 死亡或需要肝移植。迄今仍缺乏简便、客观、特异性的诊断指南和特效的治疗手段。

在发达国家，DILI 的发病率估计介于 1/100 000~20/100 000。我国目前报道的 DILI 发病率主要来自于医疗机构的住院或门诊患者，急性 DILI 约占急性肝损害住院比例的 20%，由于缺乏面向普通人群的大规模 DILI 流行病学数据，故尚不清楚 DILI 在人群中的确切发病率，但其发病率有逐年升高的趋势。不同地区、不同种族及不同人群药物代谢酶的基因多态性，使得 DILI 的种类和发病率存在地区差异。

### 二、临床表现

急性 DILI 的临床表现通常无特异性。潜伏期差异很大，可短至 1 至数日、长达数月。多数患者可无明显症状，仅有血清 GPT、GOT、ALP 及 GGT 等肝脏生化指标不同程度的升高。部分患者可有乏力、食欲减退、厌油腻、肝区胀痛及上腹不适等消化道症状。淤胆明显者可有全身皮肤黄染、大便颜色变浅或瘙痒等。少数可有发热、皮疹、嗜酸性粒细胞增多甚至关节酸痛等过敏表现，还可能伴有其他肝外器官损伤的表现。病情严重者可出现急性肝衰竭（ALF）或亚急性肝衰竭（SALF）。

慢性 DILI 在临床上可表现为慢性肝炎、肝纤维化、代偿性或失代偿性肝硬化、自身免疫性肝炎（AIH）样 DILI、慢性肝内胆汁淤积和胆管消失综合征（VBDS）等；少数患者还可出现肝窦阻塞综合征 / 肝小静脉闭塞病（SOS/VOD）及肝脏肿瘤等。SOS/VOD 可呈急性，并有腹水、黄疸、肝大等表现。

### 三、诊断与鉴别诊断

DILI 的临床诊断目前仍为排他性诊断，应结合用药史、临床特征和肝脏生化指标动态改变的特点、药物再刺激反应、其他肝损害病因的排除等进行综合分析。肝活检组织学检查有助于诊断与鉴别诊断。

DILI 患者中既往有肝病史者超过 6%，而既往有肝病史的患者约 1% 可出现 DILI，如 HBV、HCV 感染者合并炎性肠病（IBD）应用免疫抑制剂治疗易发生肝损害，往往很难鉴定是由免疫抑制剂治疗导致的病毒激活，还是 IBD 合并的自身免疫性肝损害，或由免疫抑制剂导致的 DILI，甚或 3 种情况同时发生。

以下情况应考虑肝组织活检：①经临床和实验室检查仍不能确诊 DILI，尤其是 AIH 仍不能排除时；②停用可疑药物后，肝脏生化指标仍持续上升或出现肝功能恶化的其他迹象；③停用可疑药物 1~3 个月，肝脏生化指标未将至峰值的 50% 或更低；④怀疑慢性 DILI 或伴有其他慢性肝病时;⑤长期使用某些可能导致肝纤维化的药物,如甲氨蝶呤等。

DILI 的诊断与鉴别诊断流程参见图 17-1。

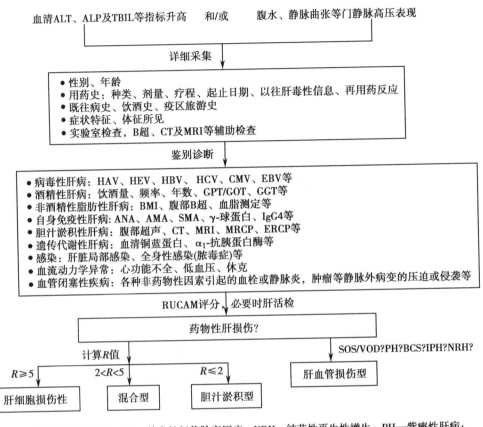

BCS—巴德-基亚里综合征;IPH—特发性门静脉高压症;NRH—结节性再生性增生;PH—紫癜性肝病;
SOS/VOD—肝窦阻塞综合征/肝小静脉闭塞病;$R$=(GPT实测值/ULN)/(ALP实测值/ULN)。

**图 17-1 DILI 的诊断与鉴别诊断流程**

目前国际上通常将急性 DILI 的严重程度分为 1~5 级,结合我国的肝衰竭指南,大致分级如下:0 级(无肝损害),即患者对暴露药物可耐受,无肝毒性反应;1 级(轻度肝损害),即血清 GPT 和 / 或 ALP 升高,TBIL<2.5ULN 且 INR<1.5,多数患者可适应,可有或无乏力、虚弱、恶心、畏食、右上腹痛、黄疸、瘙痒、皮疹或体重减轻等;2 级(中度肝损害),即血清 GPT 和 / 或 ALP 升高,TBIL=2.5ULN,或虽无 TBIL 升高但 INR=1.5,上述症状加重;3 级(重度肝损害),即血清 GPT 和 / 或 ALP 升高,TBIL=5ULN,伴或不伴 INR=1.5,上述症状进一步加重,需住院治疗,或住院时间延长;4 级(ALF),即血清 GPT 和 / 或 ALP 升高,TBIL=10ULN 或每日上升 =17.1 μmol/L,INR=2.0 或 PTA<40%,同时出现腹水或肝性脑病,或与 DILI 相关的其他器官功能衰竭;5 级(致命),即因 DILI 死亡,或需要接受肝移植才能存活。

## 四、治疗方案

DILI 的基本治疗原则是:①及时停用可疑的肝损害药物,尽量避免再次使用可疑或同类药物;②应充分权衡停药引起原发病进展和继续用药导致肝损害加重的风险;③根据

DILI 的临床类型选用适当的药物治疗,糖皮质激素应用于 DILI 的治疗应十分谨慎;④ ALF/SALF 等重症患者必要时可考虑紧急肝移植。

（一）药物治疗

1. 解毒剂　重型患者可选用 N- 乙酰半胱氨酸（NAC）。NAC 可清除多种自由基,临床越早应用效果越好。对成人药物性 ALF 和 SALF 早期,建议尽早选用 NAC。视病情可按 50~150mg/（kg·d）给药,疗程至少 3 天。治疗过程中应严格控制给药速度,以防不良反应。

美国 ALF 研究小组 8 年 24 个中心 173 例非对乙酰氨基酚（APAP）所致 ALF 患者的前瞻性对照研究显示,NAC 可提高早期无肝移植患者的生存率。2011 年美国肝病年会（AASLD）ALF 指南推荐 NAC 用于药物及毒蕈所致的 ALF 治疗。由于在儿童非 APAP 引起的 ALLF 随机对照研究结果不一致,故不建议 NAC 用于儿童非 APAP 所致的药物性 ALF/SALF 的治疗,尤其是 0~2 岁的患儿。

2. 糖皮质激素　糖皮质激素对 DILI 的疗效尚缺乏随机对照研究,应严格掌握治疗适应证,宜用于超敏或自身免疫征象明显且停用肝损害药物后生化指标改善不明显甚或继续恶化的患者,并应充分权衡治疗收益和可能的不良反应。

3. 抗炎保肝药　目前无证据显示 2 种或 2 种以上抗炎保肝药对 DILI 有更好的疗效,因此尚不推荐 2 种或 2 种以上抗炎保肝药联用。在抗结核治疗 DILI 发生风险相对高的治疗中,目前也无确切证据表明预防性应用抗炎保肝药可减少 DILI 的发生。但应在用药期间,特别是用药的 3 个月加强生化检测,及时发现肝损害并给予合理的治疗。

异甘草酸镁可较好地降低 DILI 患者的 GPT 水平,我国国家药品监督管理局已批准增加急性 DILI 为异甘草酸镁的治疗适应证,可用于治疗 GPT 明显升高的急性肝细胞型或混合型 DILI。有经验表明,轻至中度肝细胞损伤型和混合型 DILI 炎症较重者可试用双环醇和甘草酸类制剂,炎症较轻者可试用水飞蓟素。胆汁淤积型 DILI 可选用熊脱氧胆酸（UDCA）。有报道腺苷蛋氨酸（SAMe）治疗胆汁淤积型 DILI 有效。上述药物的确切疗效有待于严格的前瞻性随机对照研究加以证实。

4. 其他　对 SOS/VOD 早期应用低分子量肝素等抗凝血药治疗有一定疗效。妊娠期 DILI 的治疗除停用导致肝损害药物外,还应关注妊娠结局的改善,注意预防早产,加强胎儿监护以把握终止妊娠的时机。

（二）肝移植

对出现肝性脑病和严重凝血功能障碍的 ALF/SALF,以及失代偿性肝硬化可考虑肝移植。

## 五、药学监护要点

1. 注意不推荐 2 种或 2 种以上抗炎保肝药联用治疗 DILI,因目前尚无证据显示 2 种或 2 种以上抗炎保肝药对 DILI 有更好的疗效。

2. 注意不推荐预防性用药来预防 DILI 的发生。

3. 注意 NAC 滴注过快可出现恶心、呕吐、皮疹、瘙痒等,偶可见面部潮红、血管性水肿、心动过速等,应减慢静脉输液滴速,减少不良反应。

## 六、案例分析

案例:患者,女,28岁,体重60kg,身高170cm。主因"乏力、皮肤和巩膜黄染10余天"入院。患者于10余天前口服左炔诺孕酮片1.5mg q.d.,连续口服数天后出现全身乏力、皮肤及巩膜黄染、尿呈深黄色,无陶土样大便,无发热及恶心、呕吐等不适。查体:理解力、计算力、定向力正常,皮肤和巩膜中度黄染,未见肝掌蜘蛛痣;心、肺查体未见异常,腹平坦,未见胃肠型及腹壁静脉曲张,右上腹深压痛,无反跳痛及腹肌紧张,肝、脾肋下未及,移动性浊音阴性,肠鸣音正常。实验室检查:WBC $8.68 \times 10^9$/L,NEU $40.60 \times 10^9$/L,GPT 420U/L,GOT 356U/L,TBIL 82.1μmol/L,DBIL 32.7μmol/L,IBIL 49.4μmol/L,ALP 281U/L,γ-GT 127U/L,ALB 34g/L;凝血功能:PT 18.2秒,AT 58%,INR 1.33;血脂、血糖正常;感染筛查:HAV、HBV、HCV、HEV、MCV、EBV病毒均阴性;铜蓝蛋白、血清铜铁蛋白、血清铁正常;自身免疫性肝炎系列:ANA(-),AMA(-);免疫球蛋白系列:IgM、IgG、IgG4正常;腹部超声:肝光点增粗,提示肝损害,肝内外胆管未见扩张,胆囊大小及形态正常,脾大小正常,门、脾静脉内径正常;肝脏穿刺活检病理示急性肝损害,多考虑药物/毒物所致的肝损害。既往史及个人史:既往体健,无饮酒、吸烟史,无疫区接触史。

诊断:药物性肝损伤(混合型,急性,严重程度为2级)。

治疗方案:停用或避免再次服用左炔诺孕酮片,嘱患者低脂、高蛋白饮食,注意口腔卫生,预防肺部、泌尿系统等感染。无须住院治疗,密切观察病情及监测肝功能、凝血功能变化情况。

分析:

(1)关于药物性肝损伤(混合型,急性,中度)的诊断:药物性肝损伤为排他性诊断。该患者的主要症状为乏力、皮肤和巩膜黄染10余天,发病前有服用左炔诺孕酮片史,服药后数天出现上述症状,主要体征为皮肤和巩膜黄染,入院后完善相关实验室检查可初步排除病毒性肝炎(HAV、HBV、HCV、HEV、MCV、EBV)、自身免疫性肝病、酒精性肝病、非酒精性脂肪肝病(BMI 20.76)、遗传代谢性肝病、肝内胆汁淤积性疾病等,肝脏病理进一步证实药物性肝损伤,$R$值为3.7,混合型肝损害,病程10余天,急性病程,结合肝功能、凝血功能等相关指标肝损害程度为2级中度肝损害。

(2)治疗方案制订:药物性肝损伤无特异性治疗药物,及时停用可疑的肝损害药物,尽量避免再次使用可疑或同类药物是关键,多数患者停药后肝功能可自行恢复。结合该患者的病情暂时可不给予进一步的治疗,应密切监测肝功能恢复情况,如病情恶化随时启动治疗。

(3)评估病情预后:急性DILI患者大多数预后良好,及时停用可疑药物后,约95%的患者可自行改善甚至痊愈,少数发展为慢性,极少数进展为ALF/SALF。研究提示,肝细胞型损伤的恢复时间为3.3周±3.1周,胆汁淤积型为6.6周±4.2周。该患者的肝损害为混合型,严重分级为2级(中度肝损害),应在停用肝损害药物后密切监测肝功能、凝血功能及患者的症状。

(韩者艺　张　维　郑林华　乔　逸　文爱东)

# 参 考 文 献

［1］CUI L H,LI C,WANG X H,et al.The therapeutic effect of high-dose esomeprazole on stress ulcer bleeding in trauma patients.Chinese journal of traumatology,2015,18(1):41-43.

［2］CHALASANI N P,HAYASHI P H,BONKOVSKY H L,et al.ACG clinical guideline:the diagnosis and management of idiosyncratic drug-induced liver injury.American journal of gastroenterology,2014,109(7):950-966.

［3］于乐成,茅益民,陈成伟.药物性肝损伤诊治指南.临床肝胆病杂志,2015,31(11):1752-1769.

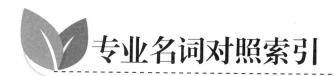

# 专业名词对照索引

## W

万古霉素耐药肠球菌（VRE）215
胃肠道间质瘤（gastrointestinal stromal tumor，GIST）2
胃溃疡（gastric ulcer，GU）147
胃食管反流病（gastroesophageal reflux disease，GERD）124, 198

## X

消化系统（digestive system）1
消化性溃疡（peptic ulcer）147
泻药（purgative，cathartic）39
血管活性肠肽（VIP）131
血流中未被血浆蛋白结合的药物比例（$f_u$）12

## Y

炎性肠病（inflammatory bowel disease，IBD）79
药物不良反应（adverse drug reaction，ADR）102
药物性肝损伤（drug-induced liver injury，DILI）313
胰岛素抵抗（IR）251
乙型病毒性肝炎（viral hepatitis type B）218
乙型肝炎病毒（hepatitis B virus，HBV）218
幽门螺杆菌（Hp）140

原发性胆汁性胆管炎（primary biliary cholangitis，PBC）238
原发性肝细胞癌（hepatocellular carcinoma，HCC）218
原发性硬化性胆管炎（primary sclerosing cholangitis，PSC）243

## Z

正电子发射断层显像（PET）5
直接抗病毒药（direct-acting antiviral agent，DAA）61, 225
止泻药（antidiarrhoeal drug）44
治疗药物监测（therapeutic drug monitoring，TDM）180
中枢神经系统（central nervous system，CNS）35
中重症急性胰腺炎（moderately severe acute pancreatitis，MSAP）260
终末期肝病模型（MELD）248
肿瘤坏死因子（TNF）86
重症急性胰腺炎（severe acute pancreatitis，SAP）260
自身免疫性肝炎（autoimmune hepatitis，AIH）231
总清除率（$Cl_E$）12
佐林格-埃利森综合征（Zollinger-Ellison syndrome）150

# 中文药名索引

# 英文药名索引

6-MP  85, 169

## A

adalimumab  178
adefovir dipivoxil, ADV  61, 62, 222
albendazole  96
artemisinin  90
ASA  170
asunaprevir  68
azathioprine, AZA  85

## B

balsalazide  79
bithionol  99

## C

certolizumab pegol  178
chloroquine phosphate  90
cyclosporine, CsA  85

## D

dacarbazine  163
daclatasvir  68
diloxanide  94
domperidone  305

## E

entecavir, ETV  61, 62, 221
esomeprazole  127

## G

gefarnate  29

## I

IFN-α  221
infliximab, IFX  87, 178
itopride  305
ivermectin  96

## L

lamivudine, LAM  61, 62, 223
lansoprazole  127

## M

malaridine  90
mebendazole  96
mesalazine  79
methotrexate, MTX  85
metoclopramide  305
metronidazole  94

## N

natalizumab  179
niclosamide  99

## O

obeticholic acid, OCA  240
olsalazine  79
omeprazole  127

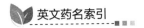